U0816237

育婴师
职业资格培训教程

（国家职业资格五级、四级、三级）

湖南省育婴师国家职业资格
培训与鉴定教程编审委员会　组织编写

湖南科学技术出版社
Hunan Science & Technology Press

内容简介

本教程根据育婴师国家职业标准，结合育婴师的职业特点和最新进展进行编写，内容包括基础理论知识和操作技能两部分。为了适应成人教育的特点和要求，本教材改变了课堂上课的传统形式，采用了参与式培训模式进行编写，期望能够方便教学过程以及提高职业培训的效果。

本教程涵盖了儿童生长发育、儿童保健、婴幼儿家庭养育和生活照料、婴幼儿常见疾病的家庭护理、婴幼儿早期教育和训练、家长养育指导以及育婴师职业道德和相关法律法规等内容。为了方便学员学习和日后工作参考，将育婴师国家职业资格五级、四级和三级的培训内容合并为一册，分为基础理论知识和操作技能两个部分，教员可以根据培训对象的具体情况，根据育婴师职业培训计划和大纲，实施培训。

本教程编写人员都是长期从事儿童保健、儿童早期教育和职业教育方面的实际工作者，具有深厚的理论研究功底和丰富的实践经验。教程内容科学严谨、文字流畅、通俗易懂、图文并茂，既可作为育婴师（国家职业资格五级、四级和三级）职业培训与技能鉴定的教材，也可作为高、中等职业院校师生以及相关从业人员的培训或辅导教材。

湖南省育婴师国家职业资格培训与鉴定教程
编审委员会

主　编：谢　鹏

副主编：晨　风

编　者：（以姓氏笔画为序）

万湘桂（湖南省第一师范）

王满风（湖南省妇幼保健院）

谭竞华（长沙市妇幼保健院）

陈　湘（长沙市东方爱婴早教集团）

张平芳（湖南省民政学院）

张利霞（长沙市妇幼保健院）

吴　虹（湖南省妇幼保健院）

钟　燕（湖南省儿童医院）

晨　风（湖南省民政学院）

谢　鹏（湖南省妇幼保健院）

前 言

3岁前的孩子处于成长的巅峰期，一生中80%到90%的精细动作都要在这3年中奠定基础。目前我国的学历教育机构还没有开设专门针对0~3岁婴幼儿学前教育的专业,使得这个年龄阶段的教育人才出现空白,极不利于人口素质的提高。

随着婴幼儿教育越来越受到社会和父母的重视,那些能够对婴儿生理、心理、营养、保健、动作技能、智力开发、行为培养和人格培养等诸多方面的健康成长提供科学指导的专业人员——育婴师,越来越受到青睐。

为了适应育婴师职业培训和技能鉴定的需要,湖南省职业技能鉴定专家委员会指导家政服务专业委员会,根据育婴师国家职业标准和育婴师职业发展的最新动态,组织编写了育婴师国家职业资格培训与鉴定教程,包括《育婴师职业资格培训教程(国家职业资格五级、四级、三级)》一册,《育婴师职业资格培训教程(国家职业资格二极)》一册和《育婴师职业资格考试辅导指南》一册。

本教程具有以下特点:

一是先进性。本教程根据育婴师国家职业标准,内容紧扣育婴师鉴定考核细目和题库,实用性强,在核心知识与技术方面有较多提升,充分体现了科学性、先进性和超前性,使学员在系统学习后,能够掌握本职业的基础理论和操作技能,适应从业的需要。

二是实用性。本教程遵循“以职业活动为导向,以职业能力为核心”的指导思想,突出育婴师职业能力的培养,使学员不仅能“知道什么”,而且能够实现“会做什么”;同时为适应该职业从业人员工作特点和要求,本教程改变了课堂上课的传统形式,采用参与式培训模式进行编写,期望能够方便教学过程以及提高职业培训的效果。

三是系统性。本教程图文并茂,便于理解和学习;为便于学员系统掌握育婴师相关理论知识和操作技能,特将育婴师国家职业资格五级、四级和三级的培训内容合订成一册。其中操作技能部分的内容逐级提高,低一级已有的内容在高一级中不再重复,凡是低一级有的内容,高一级育婴师都需要掌握;基础理论知识的培训内容各级通用。

参与本培训教材编写的人员都是长期从事儿童保健和儿童早期教育以及职

业教育方面的实际工作者，具有深厚的理论研究功底和丰富的实践经验。教材内容科学严谨、文字流畅、通俗易懂、图文并茂。本教程在湖南省劳动保障厅职业技能鉴定中心的指导下，经过多次培训实践，修订后定稿。

本书的出版得到湖南科学技术出版社的大力支持，在此一并表示感谢。育婴师职业培训教材的编写是一项探索性工作，由于经验不足，时间紧迫，不足之处在所难免，欢迎使用单位和个人对教材提出宝贵意见和建议。

湖南省育婴师国家职业资格培训与鉴定教程编审委员会
2008 年 7 月

目　　录

第一部分　基础理论知识
（育婴师国家职业资格五级、四级、三级共用）

第二部分　操作技能

（育婴师国家职业资格五级、四级、三级）

育婴师国家职业资格五级操作技能

育婴师国家职业资格四级操作技能

育婴师国家职业资格三级操作技能

第一部分　基础理论知识

（育婴师国家职业资格五级、四级、三级共用）

第一章　儿童生长发育

第一节　婴幼儿期各期特点及保健措施

一、胎儿期

胎儿期从精子和卵子结合开始，直到婴儿出生，贯穿整个妊娠过程。胎儿期又分为胚胎期、胎儿中期和胎儿晚期。

1. 胚胎期：自形成受精卵至未满 13 周；

2. 胎儿中期：自满 13 周至未满 28 周；

3. 胎儿晚期：自满 28 周至胎儿娩出。

胎儿完全依靠母体而生存。由于胎盘和脐带异常或其他原因引起的胎儿缺氧、各种感染、不良理化因素以及孕妇营养不良、吸烟酗酒、精神和心理创伤等不利因素均可导致胎儿生长发育障碍，严重者可致死胎、流产、早产或先天畸形等后果。胎儿期保健的重点是加强早期保健。

二、新生儿期

新生儿期指婴儿出生后自脐带结扎到未满 28 天，是婴儿出生后适应外界环境的阶段。此时小儿开始独立生活，由于内外环境发生了巨大变化，而其生理调节和适应能力还不够成熟，因此发病率高，死亡率也高，这一时期是生命周期中最为脆弱的时期。新生儿期的保健重点是：

1. 保暖：环境温度对新生儿体温影响很大，环境温度低可导致新生儿体温下降，甚至体温不升，严重时可导致硬肿症。室温应保持在 20℃~26℃左右，湿度保持在 50%。新生儿保暖的方法应注意居住环境的大气候和新生儿局部的小气候。居室环境的保暖可采用多种方法，如暖气、空调、室内生炉子等；小气候保暖指的是局部保暖，如睡袋、热水袋、母亲怀抱等。

2. 喂养：提倡早开奶。生后半小时即可开奶，可按需要随时哺乳。只要母乳充足，不必另加其他食物及饮料。如乳汁不足应设法增加母乳分泌量，一般方法是增加吮吸次数，乳母保持心情舒畅，充足的营养和睡眠。如乳汁仍不足，可添加其他代乳品。

3. 护理：新生儿脐带未脱落前要保持脐部清洁和避免污染脐带包布。脐带脱落后仍要无菌包扎 3~4 天。如果脐蒂有渗液、脐周发红是脐部感染的征象，要及时处理。

尿布采用柔软且吸水性好的棉布，应定时更换，预防尿布疹的发生。每次大便后要用温水清洗臀部。新生儿洗澡的水温以略高于体温为宜，可用中性的婴儿肥皂。洗后要迅速擦干，尤其是腋窝、颈下、手臂、大腿等皮肤皱褶处。擦干后扑爽身粉保持皮肤干燥。新生儿的衣服宜选用柔软的棉布制作，包裹应宽松，使新生儿手足能活动。

4. 预防感染：新生儿免疫力弱，预防感染十分重要。新生儿居室空气要清新，冬季要定时开窗换气，避免过多探视和亲吻。新生儿需接种卡介苗和乙型肝炎疫苗。

5. 新生儿早期教育：新生儿的视、听、触觉已初步发展，具备了接受教养的基础，可通过反复的视觉和听觉训练，建立各种条件反射，培养新生儿对周围环境的定向和反应能力，促进手眼协调动作。亲子教育是早期教育的开始。

三、婴儿期

婴儿期指婴儿出生至未满 1 周岁，是生后生长发育最为迅速的时期。由于生长迅速，婴儿对营养素和能量的需要量相对较大，但其消化吸收功能尚未发育成熟，因此容易发生消化紊乱和营养不良；后半年因从母体所获得的被动免疫力逐渐消失，易患感染性疾病。此期喂养十分重要，还需有计划地接受预防接种。

四、幼儿期

幼儿期指 1 周岁以后至 3 周岁。此期幼儿生长速度稍减慢但活动范围增大，接触周围事物增多，故神经心理发育较快，语言、思维和人际交往能力逐步增强，但对各种危险的识别能力不足，应注意防止意外伤害。由于活动范围增大而自身免疫力尚不够健全，故仍应注意防止传染病。

婴幼儿保健重点是：

1. 健康宣教：父母亲是儿童保健服务的中心，家庭是儿童保健的主要场所，几乎所有的儿童保健措施都需要通过家长才能真正贯彻落实到儿童身上。因此，提高家长的科学育儿知识成了婴幼儿保健中最重要的内容和方法。要通过多种渠道及方式，把儿童保健的知识和技术传授给家长，然后通过家长来保护孩子的健康。

2. 生长发育监测：主要利用生长发育监测图监测婴幼儿的生长，是一种适合于家庭和基层儿童保健人员使用的婴幼儿保健措施。

生长发育监测图的主要部分是 0~2 岁正常儿童的体重参考曲线，以按年龄的体重值的第 3 百分位两条体重曲线表示正常儿童体重发育的上等和下等界限，也有些生长发育监测图中增加一条第 50 百分位的体重曲线。

3. 定期测量体重：一般是生后 6 个月内每 1 个月测 1 次；6~12 个月每 2 个月测 1 次；1~2 岁每 3 个月测 1 次；2~3 岁每 6 个月测 1 次；3 岁以后每 1 年测 1 次。

4. 定期健康检查：根据婴幼儿生长发育的特点，实行儿童定期体格检查，可以系统地了解生长发育和健康状况，早期发现发育缺陷和疾病，早期进行矫正和治疗。

根据小儿生长发育的规律，体格检查定为：生后 6 个月内每 1 个月测 1 次；6~12 个月每 2 个月测 1 次；1~2 岁每 3 个月测 1 次；2~3 岁每 6 个月测 1 次；3 岁以后每 1 年测 1 次。

5. 计划免疫：按免疫程序完成预防接种。

6. 预防意外事故：意外事故是 1~4 岁儿童的第 1 位死亡原因，应加强防范。由于婴幼儿生性好动，好奇心强，缺少生活经验，综合判断能力差，所以特别容易发生意外事故。婴幼儿期常见的意外事故有车祸、溺水、烧伤、烫伤、跌落伤、触电、煤气中毒、误服药物、农药中毒和食物中毒等。

7. 早期教育：主要是语言、运动、认知能力的培养

第二节　儿童生长发育的规律

儿童与成人最大的区别是儿童处于连续不断的生长发育过程中，各系统器官组织逐渐长大，功能亦渐趋成熟。生长是指儿童身体各器官、系统的长大，可用相应的测量值来表

示其量的变化；发育是指细胞、组织、器官的分化与功能成熟。儿童生长发育不是在总的速度还是各器官、系统的发育顺序，都遵循一定的规律。

一、生长发育是连续的、有阶段性的过程

生长发育在整个儿童时期不断进行，不同年龄阶段生长速度不同。如，体重和身长在生后第一年为生后的第一个生长高峰，至青春期出现第二个生长高峰。

二、各系统器官生长发育不平衡

人体各器官系统的发育顺序遵循一定规律。如神经系统的发育较早，生殖系统发育最晚。其他系统如心、肝、肾、肌肉的发育基本与体格生长相平行。

三、生长发育的一般规律

1. 由上到下：先抬头，后抬胸，再会坐、立、行。

2. 由近到远：从臂到手，从腿到脚的活动。

3. 由粗到细：从全掌抓握到手指拾取。

4. 由低级到高级：先会看、听、感觉事物，认识事物，发展到有记忆、思维、分析、判断。

5. 由简单到复杂：先画直线，后画圈、画图形。

四、生长发育的个体差异

儿童生长发育虽按一定的总规律发展，但在一定范围内受遗传、环境的影响，存在着相当大的个体差异，每个人生长的“轨道”不完全相同。

第三节　影响生长发育的因素

一、营养

儿童的生长发育，包括宫内胎儿生长发育，需充足的营养素供给。当营养素供给比例恰当，加之适宜的生活环境，可使生长潜力得到最好的发挥。宫内营养不良的胎儿不仅体格生长落后，严重时还影响脑的发育；生后营养不良，特别是出生后第 1~2 年内如严重营养不良，可影响体重、身高及智能的发育，使身体免疫、内分泌、神经调节等功能低下。

二、疾病

疾病对生长发育的阻挠作用十分明显。急性感染常使体重减轻；长期慢性疾病则影响体重和身高的发育；内分泌疾病常引起骨骼生长和神经系统发育迟缓；先天性疾病，如先天性心脏病则引起生长迟缓。

三、母亲情况

胎儿在宫内的发育受孕母生活环境、营养、情绪、疾病等各种因素的影响。母亲妊娠早期的病毒性感染可导致胎儿先天畸形；妊娠期严重营养不良可引起流产、早产和胎儿体格生长以及脑的发育迟缓；妊娠早期受到某些药物、X 线照射、环境中有毒物和精神创伤的影响，可使胎儿发育受阻。

四、生活环境

生活环境对儿童健康的重要作用往往易被家长和儿科医生忽视。良好的居住环境，如阳光充足、空气新鲜、水源清洁、无噪音、居住条件舒适，配合良好的生活习惯、科学护理、良好教养、体育锻炼、完善的医疗保健服务等都是促进儿童生长发育达到最佳状态的重要因素。随着社会的进步、生命质量的提高，生活环境的好坏在一定程度上决定儿童生长发育的状况。

五、遗传因素

父母双方的遗传因素决定了小儿生长发育的"轨道"或"特征"、潜力趋向。种族、家庭的遗传信息影响深远，如皮肤、头发的颜色、面型特征、身材、性发育的迟早、对传染的易感性等。

综上所述，遗传决定了生长发育的潜力，这种潜力从受精卵开始就受到环境因素的作用与调节，表现出个人的生长发育模式。因此，生长发育水平是遗传与环境的共同作用的结果。

第四节　体格发育指标的意义及测量

常用的体格发育指标有体重、身长（高）、头围等。

一、体重

体重是近期营养状况的指标，容易被家长理解，也容易测量。婴儿出生体重平均为3千克，1岁时体重约为出生时的3倍（9千克），是生后体重增长的第一个生长高峰；2岁时体重约为12千克；2岁至青春前期体重增长减慢，每年约长2千克。

小儿体重可按以下公式粗略估计。

1~6月：体重（千克）=出生体重（千克）+月龄×0.7（千克）

7~12月：体重（千克）=出生体重（千克）+月龄×0.5（千克）

2岁~青春期前：体重（千克）=年龄×2（千克）+8（千克）

体重测量方法：0~3岁用婴儿磅秤，3岁以上小儿用杠杆式体重计。测量前，小儿应排大小便，脱鞋、袜、帽子和外面的衣服，仅穿背心（或短袖衫）、短裤衩。婴儿卧于秤盘中（无婴儿磅秤者可于台秤上放一个固定重量的箩，称后减去箩重），1~3岁小儿可采用坐位测量。

二、身长（高）

身长（高）指头部、脊柱与下肢长度的总和，是营养状况的远期指标。身长（高）的增长规律与体重相似。年龄越小增长越快，出生时身长平均为50厘米，1岁时身长约为75厘米；2岁时身长约85厘米；2岁以后身高每年增长5~7厘米。2岁~青春期身高粗略估计为：身高（厘米）=年龄×7+70（厘米）。

身高测量方法：3岁以下小儿取卧位。小儿去鞋袜，仅穿单裤，仰卧于量床底板中线上，助手固定小儿头使其接触头板。测量者位于小儿右侧，左手握住两膝，使两下肢互相接触并贴紧底板，右手移足板，使其接触两侧足跟，读数。3岁以上小儿和青少年量身高取立位。

三、头围

头围的测量在2岁以内最有价值。头围的增长与脑和颅骨的生长与双亲的头围有关。出生时头相对大，平均32~34厘米，1岁时头围约为46厘米；2岁时头围约48厘米；2~15岁头围仅增加6~7厘米。较小的头围常提示脑发育不良；头围增长过速往往提示脑积水。

头围测量方法：小儿取立位、坐位或仰卧位，测量者立于被测者之前或右方，用左手拇指将软尺零点固定于头部右侧齐眉弓上缘处，软尺从头部右侧经过枕骨粗隆最高处而回至零点，读至0.1厘米。量时软尺应紧贴皮肤，左右对称，长发者应先将头发在软尺经过处向上下分开。

四、胸围

胸围代表肺与胸廓的生长，也是评价营养状况的指标。婴儿出生时胸围约 32 厘米，略小于头围 1~2 厘米。1 岁左右胸围约等于头围。以后胸围超过头围，胸围与头围的差数等于实足年龄数。

胸围的测量方法：小儿取卧位或立位，被测者应处于平静状态，两手自然平放（卧位时）或下垂，两眼平视，测量者立于其前或右方，用左手拇指将软尺零点固定于被测者胸前乳头下缘，右手拉软尺使其绕经右侧后背以两肩胛下角下缘为准，经左侧而回至零点。注意前后左右对称，取呼、吸气时的中间值。

五、上臂围

上臂围代表肌肉、骨骼、皮下脂肪和皮肤的生长，是评价营养的简易指标。1 岁以内上臂围增长迅速，1~5 岁增长缓慢，约 1~2 厘米。1~5 岁儿童上臂围 12.5~13.5 厘米为中等，小于 12.5 厘米表示营养状况低下，超过 13.5 厘米为营养良好。

上臂围的测量方法：被测者上肢放松下垂，在肱二头肌最突出处进行测量。测处系肩峰与尺骨鹰嘴连线中点，周径与肱骨成直角。测量时软尺只需紧贴皮肤即可，勿压迫皮下组织。

第五节　体格发育评价

一、评价的参照标准

体格发育评价的标准常用身长和体重两个指标。采用按年龄的身长、按年龄的体重以及按身长的体重三种方法进行评价，参照标准有“中国九市儿童体格发育衡量数字”（简称中国九市标准）和世界卫生组织（WHO）推荐的“国际生长标准”。一般常用后者（见附录）。

二、正常范围

对照参照标准，确定一个正常范围，采用统计学上的离差法，即用平均数±2 个标准差为正常范围，这个正常范围包含了 95%的儿童。儿童的体重值或身长值在正常范围内，就评定为正常，超出正常范围就是不正常（过低或过高）。

三、体格发育评价指标和方法

正确测量儿童的身长、体重、头围后，对照参照标准进行评价。常用的评价指标和方法有以下几种：

1. 按年龄的体重：根据不同年龄的体重标准进行评价的指标，体重值小于平均数–2 个标准差（即体重$<\bar{X}-2SD$）为低体重；体重值大于平均数+2 个标准差（即体重$>\bar{X}+2SD$）为体重超重，有肥胖的倾向。

2. 按年龄的身长：根据不同年龄的身长标准进行评价的指标。身长值小于平均数–2 个标准差（即身长$<\bar{X}-2SD$）为生长迟缓即矮小。

3. 按身长的体重：不论年龄，根据不同身长的体重标准进行评价的指标，也就是指身长有多高，体重应该有多重，是评价儿童养育状况的可靠指标。按身长的体重小于平均数–2 个标准差（即体重$<\bar{X}-2SD$）为消瘦。如超过平均数 20%即为肥胖。

4.头围：按照不同年龄的头围标准进行评价的指标。

头围小于平均数–2 个标准差（即头围$<\bar{X}-2SD$）为小头；

头围大于平均数+2 个标准差（即头围$>\bar{X}+2SD$）为大头。

第二章　婴幼儿生理解剖特点

第一节　神经系统解剖生理特点

一、神经系统的解剖特点

1. 脑发育迅速：婴幼儿大脑发育十分迅速，脑重量增长很快。新生儿脑重量平均为 350 克，1 岁时可达 950 克，6 岁就接近成人水平。因此，早期教育非常重要。

2. 神经髓鞘化：髓鞘是包裹在神经凸外面的一层类似电线绝缘体的磷脂类物质，刚出生时婴幼儿的神经细胞缺乏髓鞘，因此，兴奋传导易波及邻近神经而引起泛化现象，许多动作不精确。通常到 4 岁时完成神经纤维髓鞘化。

3. 小脑发育晚：婴幼儿出生时脑干、脊髓已发育成熟，但小脑发育较晚，到 3 岁左右小脑功能才逐渐完善。因此，1~3 岁左右的婴幼儿平衡能力差，步态不稳，动作协调性比较差，容易摔跤。

二、婴幼儿神经系统的生理特点

1. 脑功能发育不全：婴幼儿的大脑尚未完全建立起各种神经反射，所以在运动、语言、思维等各方面的能力都不及成人。

2. 大脑容易兴奋，易疲劳：婴幼儿大脑皮层发育不完善，兴奋占优势，抑制过程形成较慢。婴幼儿大脑对外界刺激非常敏感，因此，婴幼儿容易激动，注意力不能持续集中，不能长时间做一件事，容易疲劳。

3. 自主神经发育不全：婴幼儿自主神经发育不完善，表现在内脏器官的功能活动不稳定，如婴幼儿的心跳和呼吸频率较快，节律不稳定，胃肠消化功能容易受情绪的影响。

第二节　呼吸系统解剖生理特点

一、呼吸系统的解剖特点

婴幼儿呼吸系统分为上、下呼吸道两部分：上呼吸道包括鼻及鼻旁窦、咽、喉等；下呼吸道指气管、支气管、毛细支气管及肺泡。

1. 鼻：婴幼儿鼻腔相对短小狭窄，鼻黏膜柔嫩并富于血管，感染时鼻黏膜充血肿胀，致使鼻腔狭窄，甚至闭塞，由于婴幼儿不会用口呼吸，鼻塞会导致其烦躁不安、呼吸困难和拒奶。

2. 鼻泪管和咽鼓管：婴幼儿鼻泪管短，因而鼻腔感染后，病毒易侵入结膜囊引起眼部炎症。婴幼儿的咽鼓管较宽，且直而短，呈水平位，鼻咽腔开口处较低，故咽部炎症易侵入中耳，引起中耳炎。

3. 喉：婴幼儿喉腔窄，声门狭小，黏膜脆弱，黏膜下组织较疏松，富于淋巴组织和血管，即使轻度炎症也易因喉头水肿狭窄而出现呼吸困难、声音嘶哑，严重者可引起窒息。

4. 气管、支气管：婴幼儿的右侧支气管较垂直，因此，一旦异物吸入，较易进入右侧支气管。气管及支气管管腔相对成人狭窄，黏膜血管丰富，黏膜纤毛运动差，不能很好地清除微生物及黏液，易引起感染，由于感染可使管腔变得更窄，易引起呼吸困难。

5. 肺脏：婴幼儿肺脏富有结缔组织，弹力组织发育差，血管丰富而含血较多，含气较少，肺间质富裕旺盛，肺泡数量较少，故肺炎时容易发生缺氧。

6. 胸廓：婴幼儿的胸廓，前后径相对较长，呈圆桶状，肋骨呈水平位。以后随着年龄的增长，开始站立行走，胸部形状才逐渐接近成人。婴幼儿期以腹式呼吸为主，到 3 岁后才逐渐转为胸式呼吸。

二、呼吸系统的生理特点

1. 上呼吸道具有调节温度的作用：上呼吸道黏膜有丰富的毛细血管网，呼吸时能使吸入的冷空气加温，以使其接近体温，还可以起到加湿作用，再进入下呼吸道。鼻腔无鼻毛，灰尘、微生物等易侵入呼吸道。

2. 黏膜纤毛的清除作用：支气管以上部位的黏膜上皮细胞，均有纤毛运转系统，具有清除功能，对防止感染、维持正常功能是非常重要的，一旦微生物或颗粒吸入后，黏膜纤毛摆动，使它们以痰的形式排出体外。

3. 肺回缩力的特点：婴幼儿肺回缩力与胸廓回缩力比成人小，故肺处于膨胀状态，若需氧量增加，由于缓冲气量较少，易发生换气不足的症状。

第三节　消化系统解剖生理特点

一、消化系统的解剖特点

婴幼儿处于生长发育阶段，所需要的总能量相对成人较多，而消化器官的发育尚未完善，较容易发生消化功能紊乱。

1. 口腔：婴幼儿口腔容量小，口腔黏膜非常细嫩，血管丰富，易受损伤，清洁口腔时，须谨慎擦洗。颊部有坚厚的脂肪垫，为吸吮动作提供了良好条件。牙齿发育变化大，婴幼儿出生时乳牙尚未萌出，不能咀嚼食物，4~10 个月开始出牙，2 岁左右长齐，共 20 颗。

2. 食管：婴幼儿的食管呈漏斗状，黏膜纤弱，腺体缺乏，弹力组织及肌层尚不发达，容易溢乳。

3. 胃：婴幼儿的胃呈水平位，当婴幼儿开始会走时，胃的位置逐渐为垂直。胃容量小，新生儿胃容量约为 30~35 毫升，3 个月时为 120 毫升，1 岁时为 250 毫升，因此每天喂食次数较多。胃平滑肌发育尚未完善，胃贲门部肌肉较松弛，在充满液体食物后易使胃扩张，易使婴幼儿发生呕吐或溢乳、食物反流，可导致食管炎或反复呼吸道感染。

4. 肠：婴幼儿肠的长度约为身长的 6 倍，而成人的仅为身长的 4 倍。肠黏膜细胞富有血管及淋巴管，小肠的绒毛发育良好。肠肌层发育差，肠系膜柔软而长，黏膜下组织松弛，易发生肠套叠及肠扭转。

二、消化系统的生理特点

1. 新生儿出生时已具有吸吮和吞咽反射，出生半小时后即可开奶。新生儿及婴幼儿唾液腺发育差，分泌量少，口腔比较干燥。

2. 新生儿出生后 3~4 个月时唾液分泌开始增加，5~6 个月时显著增多，故常发生流涎，称为生理性流涎。出生后 5 个月以内，淀粉酶分泌少且活性低，故 3 个月以内不宜添加淀粉类食物。

3. 新生儿肝功能不完善可能会出现生理性黄疸。脾有部分造血功能并与免疫有关。

第四节　心血管系统解剖生理特点

一、心血管系统的解剖特点

1. 心脏：婴幼儿时期心脏体积相对较成人稍大，但其与身体的比例随年龄的增加而减少。新生儿心脏重约 20~25 克，占体重的 0.8%；1~2 岁达 60 克，较新生儿时期增加 2 倍多，占体重的 0.5%。出生后第一年心脏体积增加最快，7~9 岁及青春期增长速度再次加快。

2. 大血管：新生儿大血管的弹力纤维少，故弹力不足，以后血管壁渐厚，弹力纤维增多，直到 12 岁时大血管的发育成熟程度与成人相同。

二、心血管系统的生理特点

婴幼儿出生时心脏的迷走神经发育尚未完善，故迷走神经紧张度较低，交感神经占优势，对心脏抑制作用较弱。年龄越小，心率越快。呼吸次数平均值与脉搏比见表 1。

表 1　呼吸次数平均值及与脉搏的比

年　龄	每分钟呼吸平均次数	脉搏:呼吸
新生儿	40~50	3:1
1 岁以内	30~40	(3~4):1
1~3 岁	25~30	(3~4):1
4~7 岁	20~25	4:1

第五节　泌尿系统解剖生理特点

一、泌尿系统的解剖特点

泌尿系统包括肾脏、输尿管、膀胱及尿道。

1. 肾脏：肾脏不仅是重要的排泄器官，也是维持机体内环境稳定的重要调节器官和内分泌器官。新生儿肾脏相对较大，肾表面凹凸不平，呈分叶状，位置较低，故 2 岁以下婴幼儿肾脏容易扪及。

2. 输尿管：婴幼儿输尿管较长且弯曲，管壁肌肉及弹力纤维发育不良，容易扩张并易受扭曲导致梗阻，造成尿潴留，从而诱发感染。

3. 膀胱：婴幼儿膀胱位置较高，尿充盈时易升入腹腔，易误认为腹部包块。

4. 尿道：女婴尿道较短，外口暴露且接近肛门，易受粪便污染。男婴尿道较长，但常有包茎，积垢时易引起细菌上行性感染。

二、泌尿系统的生理特点

1. 足月儿出生时肾脏已能有效发挥作用，一般能完成肾脏生理机能。

2. 储备能量差，调节机制不够成熟。

3. 机体内环境的调节主要依靠肾脏维持。随着生理要求的提高，肾功能迅速提高，到 1 岁后肾功能与成人相似。

第六节　感觉系统解剖生理特点

一、皮肤的解剖生理特点

1. 保护功能差：婴幼儿皮肤细嫩，角质层薄，真皮层的胶原纤维和弹性纤维较少，细菌容易入侵，皮肤保护功能差，易感染。

2. 新陈代谢活跃：婴幼儿皮肤新陈代谢快，分泌物多，需要经常清洗，如果不及时清洁容易长痱子、疖肿等。

3. 体温调节能力差：婴幼儿皮肤的散热和保温能力都不及成人，容易受凉或中暑。新生儿易发生"脱水热"。

4. 皮肤渗透作用强：婴幼儿皮肤薄嫩，渗透作用强，一些有害物质容易通过皮肤被机体吸收，引起中毒。

二、眼睛的解剖生理特点

1. 发育早：胎儿从母亲怀孕的第一天就开始了眼的生长发育全过程。在母亲妊娠期间(尤其是前 3 个月)，眼睛受伤害的机会多，如母亲患病、营养不良、接触有害射线和有毒物质等，均可影响到胎儿眼的正常生长发育，造成先天性眼病。

2. 生长快：0~3 岁是器官发育最快的时期，正常的视觉发育主要在出生后近几年形成。2 岁前为视觉发育的关键期，6 岁为视觉发育的敏感期。刚出生的婴儿，视力很低，只有光感，半岁儿童视力大约发育到 0.2，2 岁时视力可达到 0.4~0.5，3 岁时视力可达到 0.6，4 岁时视力可达到 0.8 或更好，一般 5~6 岁视力即可达到 1.0。

3. 变化大：儿童眼屈光的变化大。人眼不仅是一个生物器官，而且是一个精密的光学器具，人眼从胚胎到成年期所发生的各种变化中，最主要的是屈光系统的变化。刚出生的婴儿，眼轴较短，呈远视状态，以后屈光逐渐向正视化发展，如发育过早停止，表现为发育不良，则为远视状态；如过度发育，为近视眼。人眼屈光的演变遵循远视→正视→近视的发展，此过程是不可逆的。预防和早期治疗弱视和斜视非常重要。

三、耳的解剖生理特点

1. 耳咽管短、平：人体中耳内有管道与咽部相通，称之为耳咽管。婴幼儿的耳咽管短、管径宽、呈水平位置，上呼吸道的细菌、病毒等病原体十分容易从耳咽进入中耳，引发中耳炎。

2. 对声音敏感：婴幼儿对声音比较敏感，当声音达到 60 分贝时，呼吸就会有改变。

第七节　内分泌系统解剖生理特点

内分泌系统包括内分泌腺和内分泌组织。主要的内分泌腺有脑垂体、松果体、甲状腺、肾上腺等。内分泌腺分泌的有效化学物质称为激素。激素由腺体直接渗入血液，随血液循环到全身而发挥作用。激素在体内含量少，其浓度在血液中仅有百分之几微克以下，但对人体的新陈代谢、生长发育和生殖等生理过程起着至关重要的作用。

内分泌系统的主要功能是促进和调节人体生长、发育、性成熟和生殖等生命过程。激素是内分泌系统借以调节机体生理代谢活动的化学信使，它们由各种内分泌细胞所合成、储存和释放。

一、内分泌系统的解剖特点

1. 脑垂体：脑垂体位于脑底部蝶骨体上面的垂体窝内，与下丘脑相连。依据其发生和结构特点，可分为腺垂体（前叶）和神经垂体（后叶）两部分。

2. 松果体：松果体位于背侧丘脑的后上方，呈松子形，5~6 岁以前发达，7 岁左右开始萎缩，腺细胞逐渐消失。松果体分泌的激素可抑制性成熟，防止性早熟。

3. 甲状腺：甲状腺位于颈前部，呈“H”形，分左右两叶和中间的峡部，可随吞咽上下移动。甲状腺是人体最大的内分泌腺，在青春期腺体发育最快，机能也达最高峰。

4. 肾上腺：肾上腺位于肾上端内侧，左右各一。肾上腺包括皮质和髓质两部分，彼此功能各异。

二、内分泌系统的生理特点

1. 腺垂体分泌的生长激素能促进人体的生长发育，是从出生到青春期影响生长发育最重要的激素。生长激素能促进机体内蛋白质的合成，加速骨的生长，使人长高。生长激素白天分泌少，夜间分泌多。生长激素分泌不足，则生长迟缓，可患侏儒症，身材矮小但一般智力正常；如果此种生长激素分泌过多，则生长速度过快，可患巨人症。腺垂体还能分泌多种促激素，如促甲状腺激素、促肾上腺皮质激素、促性腺激素等，从而调节着相关腺体的生理活动。

2. 松果体分泌的激素可抑制性成熟，防止性早熟。

3. 甲状腺能合成并释放甲状腺激素。甲状腺激素的主要作用是促进机体的新陈代谢，维持机体正常生长发育，特别是对骨骼和神经的发育有重要作用。甲状腺分泌功能低下或亢进时，可引起机体发育异常。幼儿时期如果甲状腺机能不足，可发生呆小症，其骨骼生长落后，前囟闭合延迟，智力低下，性发育停滞；如果分泌过多，可患甲状腺功能亢进症即“甲亢”，主要表现为基础代谢率增高，如食欲大量增加、消瘦、低热、失眠、紧张、焦虑烦躁、心跳加快、多汗、易怒等。

4. 肾上腺皮质分泌的激素主要有糖皮质激素、盐皮质激素和性激素。前两种激素主要调节体内的水盐代谢及糖、脂肪、蛋白质的代谢。性激素调节性器官和第二性征的发育，同时能增强机体对有害刺激 (如过敏、炎症等) 的耐受力。髓质主要分泌肾上腺素和去甲肾上腺素。它们与心血管系统、淋巴系统及中枢神经系统的兴奋、内脏平滑肌的松弛、肝糖原的分解及维护体液平衡等有着密切关系。

第八节 骨骼系统解剖生理特点

一、骨骼系统的解剖特点

1. 婴幼儿骨骼外层的骨膜比较厚，血管丰富，从而有利于儿童骨骼的生长和骨组织的再生和修复。

2. 婴幼儿骨骼含骨胶原蛋白等有机物多，骨骼柔软，弹性大，可塑性强。

3. 新生儿出生时头部骨与骨之间有很大的缝隙。在颅顶前方和后方有两处仅有一层结缔组织膜覆盖，分别称前囟和后囟。

4. 脊柱出生时是直的，随着动作发育弯曲逐渐形成。

5. 腕部骨骼出生时均是软骨，婴幼儿关节窝浅，关节韧带松弛。

6. 足弓尚未形成。

二、骨骼系统的生理特点

1. 骨骼生长迅速：婴幼儿正处于身高迅速增长时期，其骨骼不断增长、加粗，有利于儿童骨骼的生长和骨组织的再生和修复。

2. 骨骼柔软易弯曲：婴幼儿可以做许多成人无法做到的动作，如婴幼儿能吃到自己的脚，但同时骨骼也很容易出现变形、弯曲。由于维生素 D 的缺乏易导致“O”形腿或“X”形腿。

3. 头部骨骼尚未发育好：颅骨缝出生时尚分离，约于 3~4 个月时闭合。后囟在 3 个月左右闭合。前囟出生时为 1.5~2.0 厘米，后随颅骨发育而增大，6 个月后逐渐骨化而变小，到 1~1.5 岁时闭合。

4. 脊柱的生理弯曲。一般婴幼儿在出生后 3 个月抬头时出现颈曲，6 个月坐着时出现胸曲，10~12 个月学走时出现腰曲。7 岁前形成的弯曲还不是很固定，当儿童躺下时，弯曲可消失。7 岁后随着韧带发育完善后，弯曲才固定下来。

5. 婴幼儿的手部力量小，不能拿重物。

6. 由于关节发育不全，容易发生关节脱臼。

7. 婴幼儿到了站立和行走时，才开始出现脚弓。

第三章　婴幼儿心理发展

第一节　婴幼儿心理发展的特点

一、心理发展的连续性及阶段性

婴幼儿心理发展是一个连续的过程，且这一过程有其自身的发展规律，同时也表现出年龄阶段特点，每一年龄阶段都有最典型的特征，以区别于其他阶段。

二、心理发展的稳定性和可塑性

婴幼儿心理发展的每一年龄阶段特点，都具有相对的稳定性。从一阶段向后一阶段过渡的时间可能略有早晚，但顺序是一致的；在每一阶段，各种心理发展变化的过程或速度会有个体差异，但差异是在量的水平上，而不是在质的水平上。

三、婴幼儿心理发展是整个儿童心理发展的早期阶段

婴幼儿的基本语言能力、典型动作和行为方式与能力、各种心理能力，基本情绪和情感获得等，都是在这一阶段初步形成的。

第二节　婴幼儿心理发展的规律

一、感知觉能力的发展

感觉能力和知觉能力是两种不同的能力，但又密切相关。感觉是反映当前客观事物的个别属性的认识过程，例如，物体的声、色、冷、热、软、硬等。知觉是反映当前客观事物整体特征的认识过程，它是在感觉的基础上形成的。任何一个客观事物，都包含多方面的属性，单纯靠某一种感觉是不能把握的。感觉能力最早出现的是皮肤感觉，其后逐步表现出敏锐的视觉、听觉、味觉和嗅觉。

1. 视觉：婴儿从出生到 3 岁，其视觉发展情况如下：

新生儿：已有瞳孔对光反射和短暂的原始注视，目光能跟随近距离缓慢移动的物体，能在 20 厘米处调节视力和两眼协调。

1 个月：开始出现头眼协调，眼在水平方向跟随物体在 90°范围内移动。

3 个月：调节范围扩大，头眼协调好。仰卧时水平方向视线可跟随物体在 180°范围内移动。

4 个月：颜色视觉开始发育。

6 个月：视线跟随在水平及垂直方向移动的物体转动。能看到远距离的物体，如飞机、汽车，并能主动观察事物。

8 个月：开始出现视深度感觉。

9 个月：能较长时间地看相距 3~3.5 米以内的人物活动，喜欢鲜艳的颜色。

18 个月：能区别形状。

2 岁：会区别直线与横线，喜欢看图画。

3 岁：能区别基本颜色（红、黄、蓝、绿）。

2. 听觉：新生儿已有良好的听觉敏感度，听到声音可有眨眼、呼吸的改变。3 个月时头转向铃声；4 个月听悦耳声音时会微笑；6 个月对母亲语音有反应；9 个月会寻找来自不同声调的声源；1 岁能听懂自己的名字；2 岁能听懂简单的吩咐；3 岁后可精确区别不同声音。

3. 味觉：生后半个月左右即对甜味露出愉快表情，对苦、酸、咸的物质则表现出不安、皱眉、闭眼、恶心等表情。3~4 个月味觉敏感。

4. 嗅觉：新生儿对有气味的物质已能发生各种反应，如面部表情、脉搏改变、不规则的深呼吸、打喷嚏等。3 个月左右已能对不同气味进行分辨。

5. 触觉：新生儿触觉对冷、热的感觉敏感，但对痛觉反应较迟钝，2 个月后对痛刺激才表示痛苦。

二、粗大运动能力的发展

粗大运动包括抬头、翻身、做、爬、立、走、跑等方面。婴幼儿粗大运动发展顺序如下。

1 个月：俯卧位抬头片刻。

2 个月：俯卧位抬头 45°，从仰卧位拉至坐位，头后仰。

3 个月：俯卧位抬头 90°，垂直位能抬头，但控制尚不稳定，出现头晃动。

4 个月：仰卧头向中央，四肢对称；俯卧抬头高，并以肘支撑抬起胸部。

5 个月：能直腰靠坐。扶腋下直立时，双下肢可支持体重。

6 个月：喜欢扶腋下跳跃，会转身。

7 个月：俯卧位能向左右旋转追逐物体，能独坐片刻。

8 个月：长时间稳坐，会爬。

9 个月：扶着栏杆能站立。

10 个月：会自己从坐位扶栏杆站起，推着小车能走几步。

11 个月：会扶栏行走或牵着一手走。

12 个月：会独立片刻，约 1/4 婴幼儿能独立行走。

15 个月：会独走（一般 13~15 个月会独走），15 个月时能自己开步、停步，能弯腰捡物并站起。

18 个月：行走快，很少跌倒，会扶着栏杆上楼梯，能拖拉玩具前进及后退。

21 个月：会踢球，会爬到椅子上再爬下来，由成人牵一手能下楼梯。

2 岁：会双脚并拢原地跳起，跑步笨拙，能扶栏杆上下楼梯。

2 岁半：能立定跳远 20 厘米。

3 岁：能两脚交替登楼，独足站立片刻，跑步比较熟练。

三、精细运动

精细运动是指手及手指的功能，如取物、搭积木、绘图、扣纽扣等。

新生儿手接触物体时出现握持反射。3 个月左右随着握持反射的消失，出现了主动握抓。5~6 个月以后出现了以视觉为线索的抓握，并进而出现手、眼及其他部位肌肉的协调。手的功能发展：先用手掌尺侧握物，后用桡侧，再用手指；先会用手掌以一把抓方式取物，后会用拇指、食指捏取；先会抓握，后能主动放松。

婴幼儿精细运动发育顺序如下：

新生儿：两手握拳。

出生至2个月：紧握触手物。

2个月：能短暂留握如拨浪鼓一类的物体。

3个月：两手放松，常拉自己的衣服及大人的头发。

4个月：两手在胸前玩弄，见到新鲜物体两臂会活动起来。

5个月：会伸手抓物，主动伸手抓起拨浪鼓。

6个月：双手能各拿一块边长2.5厘米左右的方木。

7个月：可在两手间传递玩具，能用手掌以一把抓方式取到小糖丸。

8个月：出现捏弄、敲打及抛掷玩具的动作。

9个月：拇指、食指能配合用钳形动作拾小糖丸，但近尺侧腕部仍贴在桌面，即平指拾物。

10个月：能伸出手指拨弄小糖丸。

11个月：能从杯中取出方木。

12个月：拇指、食指用钳形动作取小糖丸时已不需要近尺侧腕部的支持，称为“垂指摘”。

15个月：能搭方木2~3块，能将小糖丸放入小瓶中。

18个月：能搭方木3~4块，会将小糖丸从瓶中倒出以取得小糖丸，开始用笔在纸上乱画。

21个月：能用蜡笔在纸上画直线，搭方木5~6块。

2岁：能搭方木6~7块，能逐页翻书，会用蜡笔乱涂画。

2岁半：能搭方木8块，搭桥，用蜡笔画横线、竖线。

3岁：能搭方木10块，模仿画圆圈，会用筷子夹花生。

四、言语的发展

1. 0~1岁，为言语的发生期，包括咿呀学语、开始听懂别人讲话和自己说词的三个阶段。新生儿会啼哭；2个月能发元音“啊、哦”；4个月会笑出声；6个月会发出唇音；8个月会发出无意识重复音节（baba，mama）；9~10个月会模仿发音，懂得成人某些要求并作出反应；12个月懂得某些人及物体名称，约50%的婴幼儿能有意识地叫爸爸、妈妈。

2. 1~3岁，婴幼儿言语的发展。

第一阶段（1~1.5岁）：主要是理解语言的阶段。婴幼儿对成人所说语言的理解不断发展，但其本身积极的言语交际能力却发展得比较慢。1岁婴幼儿能懂得成人说出的某些词，1岁以后能说出某些词，但数量很少；1岁半能听懂50个词左右，会讲个10个左右有意义的词，但个体差异较大。

第二阶段（1.5~3岁）：是儿童积极的言语活动发展阶段。儿童的积极言语表达能力发展很快，词汇量增加，词类范围明显扩大，言语结构也更加复杂化。1岁半后言语能力迅速发展；2岁能讲300~500个词，能讲2~3个词构成的简单句；3岁掌握词汇达1000个左右，能说出姓名、性别，会唱简单儿歌。

五、记忆能力的发展

记忆分感觉记忆、短时记忆和长时记忆。通常提到的记忆，大多是指长时记忆。长时记忆有再认和重现两种。

1 岁以前记忆能力比较差，只有再认而无重现。5~6 个月时仅能再认妈妈，且记忆保持的时间短。在反复出现的情况下，可以逐步认识周围所熟悉的事物，保持对事物的记忆。1 岁时能再认相隔几天或十几天的人与物。

1 岁以后，随着年龄的增长，活动范围扩大，认识的事物增多，会记住越来越多的东西。但是，这时的记忆无意性很大，主要凭借兴趣认识并记住自己喜欢的事物，记忆过程缺乏明确的目的。

2 岁左右，可以有意识地回忆数天前的事件，不过这种能力还很弱。这种能力的出现和发展与语言的发展密切有关。

3 岁左右，能再认 3 个月前的人与物，但重现仅限于几星期前的事。

六、思维能力的发展

0~1 岁是婴幼儿思维方式的准备时期。凭借手摸、体触、口尝、鼻闻、耳听、眼看，发展起感觉、知觉能力，并在复杂的综合知觉的基础上，开始产生萌芽状态的思维现象。

1~3 岁阶段主要产生的是人类的低级思维形式，即感知动作思维，又称直觉行动思维。

感知动作思维是指思维过程离不开直觉感知的事物和操纵事物的动作的思维方式，婴幼儿只有在直接摆弄具体事物的过程中才能思考问题。

具体形象思维是一种依靠事物或情景的表象及表象的联想进行的思维活动。例如，在游戏中扮演不同的角色，并且依角色的身份进行表演；在绘画中，依据事先想好的形象去塑造、绘画。3 岁左右在感知动作思维的基础上，逐步发展起具体形象思维，并在 3~6 岁的思维活动中逐步占有主导地位。

七、想象能力的发展

想象是对已有的表象进行加工改造，建立新形象的心理过程。

新生儿没有想象能力。1 周岁之前的婴幼儿尚无想象活动。

1~2 岁，由于个体生活经验不足，头脑中已有的表象有限，而表象的联想活动也比较差，再加上言语发展程度较低，所以只有萌芽状态的想象活动。他们能够把日常生活中某些简单的行动，反映在自己的游戏中。例如，喂娃娃吃东西，或者抱娃娃睡觉等。

3 岁左右，随着经验和言语的发展，可以产生带有简单主题和角色的游戏、能够反映婴幼儿模仿成人社会生活情节的想象活动。例如，装扮成护士打针、老师上课等。

3 岁以前的婴幼儿想象的内容也比较简单，一般是他所看到成人或其他婴幼儿的某个简单行为的重复，属于再造想象的范围，缺乏创造性。这个年龄阶段的想象经常缺乏自觉的、确定的目的，只是零散、片段的东西。

八、注意力的发展

注意是一种心理特性，而非独立的心理过程，通常总是伴随着感知觉、记忆、思维、想象等活动表现出来。例如，注意听、看，全神贯注地想或记等。

注意可分为无意注意和有意注意两种：无意注意是一种事先没有预定的目的，也不需要努力的注意；有意注意是一种主动地服从于一定活动任务的注意，为了保持这种注意，需要一定的意志努力。

婴幼儿 3 个月左右可以比较集中注意于某个感兴趣的新鲜事物，5~6 个月时能够比较稳定地注视某一物体，但持续的时间很短。

1~3岁时，随着活动能力的发展，活动范围的扩大，接触的事物及感兴趣的东西越来越多，无意注意迅速发展。如2岁多时对周围的事物及其变化，对别人的谈话都会表现出浓厚的兴趣。对有兴趣的事物，1岁半时能集中注意5~8分钟；1岁9个月时能集中注意8~10分钟；2岁时能集中注意10~12分钟；2岁半时能集中注意10~20分钟。

3岁前有意注意刚刚开始发展。由于言语的发展和成人的引导，开始把注意集中于某些活动目标。例如，注意看少儿电视节目，如果节目引不起兴趣，他们的注意便会转移。在整个0~3岁阶段，无意注意占主导的地位，有意注意还处于萌芽状态。

九、人际交往关系的发展

婴幼儿的人际交往关系有一个发生、发展和变化的过程。首先发生的是亲子关系，其次是玩伴关系，再次逐渐发展起来的是群体关系。0~3岁阶段主要发生的是前两种交往关系。

0~1岁阶段主要建立的是亲子关系，即婴幼儿同父母的交往关系。父母是婴幼儿最亲近的人，也是接触最多的人。在关怀、照顾的过程中，与婴幼儿有充分的体肤接触、感情展示、行为表现和语言刺激，这些都会对婴幼儿的成长产生深刻的影响。

1岁以后，随着动作能力、言语能力的发展，活动范围的扩大，开始表现出强烈的追求小玩伴的愿望，于是出现玩伴交往关系。玩伴交往关系在人一生的发展中起着至关重要的作用。它不排斥亲子关系，也不能由亲子关系所代替。一个人没有玩伴或朋友，就不会有健康的心理。3岁前建立的玩伴关系，常常是一对一的活动，要建立群体的玩伴交往关系还有一定的困难。

十、自我意识的发展

自我意识是意识的一个方面，包括自我感觉、自我评价、自我监督、自尊心、自信心、自制力、独立性等。它的发展是人的个性特征的重要标志之一。

婴幼儿1岁左右时，在活动过程中，通过自我感觉逐步认识作为生物实体的自我。

从2岁到满3岁时，在不断扩大生活范围，不断增长社会经验和能力，不断发展言语的帮助下逐步把握作为一个社会人的自我意识。

十一、情绪和情感的发展

0~3岁婴幼儿的情绪和情感，对其生存与发展起着至关重要的作用。另外，情绪和情感也是激动心理活动和行为的驱动力。良好的情绪和情感体验会激发婴幼儿积极的探求欲望与行动寻求更多的刺激，获得更多的经验。

0~3岁婴幼儿的情绪和情感的最大特点是：冲动、易变、外露，年龄越小特点越突出。婴幼儿的情绪更多受外在的影响，而不是被稳定的主观心态来左右。

十二、意志力的发展

新生儿的行为主要受本能的反射支配，没有意志力，饿了就要吃，困了就要立即睡。在1~12个月阶段，开始产生一些不随意运动，进而有随意运动，即学会的运动。例如，玩弄玩具，摆弄物品，向着某个目标的爬行和走路等。初步的运动能力的掌握和运动的目的性，为婴幼儿意志力的产生准备了条件。

1~3岁阶段，随着言语能力的飞速发展，各种典型动作能力的形成以及自我意识的萌芽，婴幼儿带有目的性的、受言语调节的随意运动越来越多。开始是由成人言语调节婴幼儿的行为。“我要”干什么，“我不要”干什么，这种具有明显独立性的行为更多在2~3

岁阶段发生。当婴幼儿开始能在自己的言语调节下有意识地行动或抑制某些行动的时候，这就出现了意志的最初形态。这时婴幼儿的意志力水平极差，只处于萌芽状态，虽然可以控制自己的某些行为，但时间极短，有很大的冲动性。

第四章　婴幼儿营养

营养是小儿生长发育的基础，没有营养物质就如同小苗没有肥料一般，宝宝就不能健康成长。营养从食物中得到，正确的喂养不仅可以保证小儿的健康成长，并能增强对各种感染的抵抗力。年龄愈小，生长发育愈快，营养要求愈高，但其消化功能不完善，喂养不当容易发生腹泻和营养不良。

营养包括能量和营养素两方面。能量是维持人体生理功能最重要的因素，营养素是维持生理功能的基础。能量是由膳食中能产生热能的营养素（如蛋白质、脂肪、碳水化合物）在人体内进行氧化和代谢的过程中所释放出的能量。能量单位用焦耳（J）来表示，营养素包括蛋白质、脂肪、碳水化合物、维生素、矿物质、水、膳食纤维。

第一节　能量

一、能量的需要

1. 基础代谢所需：为在清醒、安静、空腹状况下，处于18℃~25℃环境中人体维持基本生理活动所需的最低热能。小儿基础代谢的能量需要量较成人高。基础代谢所需能量，婴儿为每千克体重每日所需约 230.23 焦耳，以后下降，12~13 岁时每千克体重每日所需约 125.58 焦耳，约与成人相同。

2. 生长所需：组织生长合成消耗能量为儿童特有，生长所需能量与儿童生长的速度呈正比，即随年龄增长逐渐减少。

3. 活动消耗：儿童活动所需能量与身材大小、活动强度、活动持续时间、活动类型有关。故活动所需能量波动较大，并随年龄增加而增加。当能量摄入不足时，儿童会表现活动减少。

4. 食物特殊动力作用：是指进食后机体的产热量比进食前有所增加，食物的这种使机体产生“额外”量的作用称为特殊动力作用。

5. 排泄消耗：每日所摄取的食物不能全部吸收利用。大小便的排泄需要消耗能量。

以上 5 部分能量的总和就是儿童能量的需要量。一般认为基础代谢占能量的 50%，排泄消耗占能量的 10%，生长和运动所需能量占 32%~35%，食物的特殊动力作用占 7%~8%。

二、能量的供给量

能量的供给量根据年龄、体重和生长速度来估计，按每日每千克体重计算，新生儿第一周为251.16 焦耳，第 2~第 4 周为 418.6 焦耳，1 岁以内为 460.46 焦耳，以后每 3 岁减去 41.86 焦耳，至 15 岁时为251.16 焦耳，成人为 104.65~125.58 焦耳。能量摄入过多会引起肥胖，能量摄入过少则会使体重增加减慢或不增。

每克蛋白质提供 16.74 焦耳能量，每克脂肪提供 37.67 焦耳能量，每克碳水化合物提供 16.74 焦耳能量。婴幼儿膳食中蛋白质、脂肪和碳水化合物提供的能量占总能的比例分别为 8%~15%，35%~45%和 45%~55%。

第二节　营养素

一、蛋白质

1. 蛋白质的生理作用

(1) 蛋白质是人体的“建筑材料”，人体的一切细胞组织都含有蛋白质，神经、肌肉、内脏、血液、骨骼，甚至指甲、头发都是由蛋白质组成的。

(2) 蛋白质构成酶、激素、抗体等生理活性物质，参与各种生命活动和生理、生化反应的调节，如肌肉收缩、血液循环、神经传导、能量转化、生长发育等。同时抗体能保护机体免受细菌和病毒的侵害，提高机体的抵抗力。

(3) 蛋白质维持机体内环境的稳定，在酸碱平衡、渗透压平衡中均起重要的调节作用。

2. 蛋白质缺乏的危害：婴儿处于生长发育阶段，需要有足够的蛋白质提供氨基酸来合成自身的蛋白质，同时机体蛋白质需要不断地更新。

膳食蛋白质的缺乏将阻碍细胞和组织的正常发育，造成生长发育迟缓或停止，免疫功能下降。严重者引起营养不良，甚至有生命危险。

3. 蛋白质的推荐供给量：2000 年中国营养学会推荐，母乳喂养儿每日蛋白质 1.5~2.0 克；牛奶喂养儿每日蛋白质 2.5~3.5 克；1~3 岁 2~4 克/千克/天；4~6 岁 2~3 克/千克/天。

4. 蛋白质的食物来源：蛋白质的食物来源有两种：一种是动物蛋白质，如禽、肉、鱼、蛋和奶制品；另一种是植物蛋白质，主要来自于粮食谷物类食品和豆制品。其中动物性蛋白和豆类蛋白属于优质蛋白。

二、脂肪

1. 脂肪的生理作用

(1) 提供能量：脂肪是能量的重要来源，也是体内重要的储能物质，且产生能量高。1 克脂肪可提供 37.67 焦耳能量，是蛋白质和碳水化合物（1 克提供 16.74 焦耳能量）的 2.25 倍。

(2) 构成组织的成分：如细胞膜、大脑、神经组织都由磷脂、糖脂、胆固醇等组成。

(3) 保护内脏和维持体温：人体的内脏器官、关节的外面都有脂肪包裹，可起到保护和固定的作用，防止机械性损伤。脂肪在皮肤下面可阻止体温散失，有隔热、保温和御寒的作用。

(4) 提供必需脂肪酸：脂肪酸是脂肪的重要组成部分，某些多不饱和脂肪酸是人体不能合成的，需要通过膳食尤其是植物油提供。必需脂肪酸是组成细胞膜的重要成分，可以促进大脑和视力的发育。

(5) 促进脂溶性维生素的吸收：维生素 A、维生素 D、维生素 E、维生素 K 属于脂溶性维生素，它们不溶于水，而溶于脂肪。它们溶于脂肪后才能被身体吸收和利用。

(6) 其他：脂肪可改善食物的口味和增加饱腹感，缩小食物体积，减轻胃肠道负担。

2. 脂肪缺乏或过多的危害：脂肪缺乏常使婴幼儿的能量摄入不足，引起体格生长发育落后，脂溶性维生素缺乏症；必需脂肪酸缺乏会引起某些皮肤病，如湿疹且不易痊愈，还造成智力发育迟缓。脂肪摄入过多会引起肥胖。

3. 脂肪的推荐供给量：2000 年中国营养学会推荐，小于 6 个月的婴儿脂肪提供能量占总能量的 45%；6 个月~1 岁为 30%~40%；1~3 岁为 30%~35%。

4. 脂肪的食物来源：脂肪分为动物性脂肪和植物性脂肪两大类。动物性脂肪如猪油、牛油、奶油、鱼肝油等，其成分以饱和脂肪酸为主。植物性脂肪如芝麻油、豆油、花生油、菜油、玉米油和橄榄油、花生、核桃、葵花子等。植物脂肪以不饱和脂肪酸为主，营养价值高于动物脂肪。

三、碳水化合物

1. 碳水化合物的生理作用

(1) 供给能量：碳水化合物主要是供给能量，促进生长发育。身体各个组织器官维持正常生理功能，必须由能量来保证，尤其是肌肉、心脏的活动都需要糖原氧化供能，神经系统更是除葡萄糖外，不能利用其他营养物质供给能量的。

(2) 构成神经组织的成分：所有神经组织和细胞都含有碳水化合物。作为生物遗传物质的脱氧核糖核酸（DNA）就含有核糖。糖蛋白是一些抗体、酶和激素的组成成分。

(3) 保肝、解毒：肝糖原储备充足时肝脏对由某些化学毒物（如一氧化碳、砷、酒精等），以及由各种致病微生物感染引起的毒血症有较强的解毒能力。因此保证糖的供给，保证肝脏中含有充足的糖原，可保护肝脏免受有害物质的损伤，并可保持肝脏正常的解毒功能。

(4) 对蛋白质的保护作用：帮助体内蛋白质的合成，完成脂肪的氧化。食品中供给充足的糖，可以防止蛋白质作为能量来源而消耗，从而使蛋白质发挥更重要的作用。

2. 碳水化合物缺乏和过量的后果：如果碳水化合物不足，可通过脂肪氧化产热，但大量脂肪代谢时会因氧化不足而产生过多酮体。酮体是一种酸性物质，在体内积聚过多时可引起酸中毒。

如果碳水化合物吃得过多，则会引起肥胖。如若蛋白质摄入不足而碳水化合物摄入过量会造成免疫低下、虚胖、肌肉发育差、水肿等；如果碳水化合物供给不足则会出现低血糖、营养不良等。

3. 碳水化合物的食物来源：薯类、谷类和根茎类食物及各种单糖和双糖，如葡萄糖、蔗糖、麦芽糖、蜜糖、果糖等。

4. 碳水化合物的摄入量：一般认为，碳水化合物供给占全日热能需求的55%~60%，对婴幼儿膳食安排是合理的。

四、微营养素

微营养素包括矿物质（宏量元素和微量元素）以及维生素。人体所需要的矿物质占人体重量万分之一以上的称为宏量元素，如钙、镁、钾、钠、磷、硫、氯；人体所需要的矿物质占人体重量万分之一以下的称为微量元素，如铁、锌、碘、铜等。维生素是一大类有机化合物，它不能在人体内合成或合成量不能满足人体需要时，必须由食物供给（除维生素D）。维生素有重要的生理功能，能维持人类正常的生命活动，促进生长发育。

1. 维生素

维生素可分为两大类：一类是脂溶性维生素，如维生素A、维生素D、维生素E、维生素K，吸收时需要有脂肪参与；另一类是水溶性维生素，如维生素B和维生素C等，

(1) 维生素A

① 维生素A的主要生理作用：维生素A参与眼睛的视觉功能，参与眼球中具有视觉功能的物质——视紫红质的合成；同时，对人体所有的上皮细胞的形成、发育以及维持其功

能具有重要作用。维生素A也为骨骼生长所必需，有助于细胞生长和繁殖，有增加机体免疫、减少疾病发生的功能。

② 维生素A缺乏和过多的后果：当维生素A缺乏时，会引起各种上皮组织的病变，如角膜软化，腺体分泌减少，皮肤粗糙干燥，呼吸道、消化道和泌尿道黏膜破坏，从而使感染机会增多；眼睛在暗光中看不清四周物体称夜盲症；同时可出现生长迟缓、矮小、抵抗力低下。维生素摄入过多，会在体内蓄积从而引起中毒。

③ 维生素A的食物来源：主要有两个来源：一个是动物性食物，如动物肝脏、全脂奶粉及奶制品、蛋黄和鱼肝油等；另一个是植物性食物，如胡萝卜素，尤以深色和黄色的蔬菜及水果中为多，如菠菜、苜蓿（草头）、豆苗、红心甜薯、胡萝卜、南瓜、芒果和杏子等。

(2) 维生素D

① 维生素D的主要生理作用：促进钙和磷在小肠内的吸收；促进肾小管吸收磷；促进钙在骨骼中沉着，从而促进骨、软骨骨化和正常生长。维生素D还和甲状旁腺素与降钙素共同作用，维持血钙水平和防止骨质疏松症。

② 维生素D缺乏和过多的后果：当维生素D缺乏或不足时，会造成钙、磷吸收减少，血钙水平下降，钙不能在骨骼中沉积从而引起骨质软化变形，使婴幼儿发生佝偻病，成年人发生骨软化病和骨质疏松。维生素D摄入过多，会在体内蓄积引起中毒。

③ 维生素D的食物来源：一个是外源性维生素D。它来自于食物，但除了在脂肪含量高的海鱼和肝脏中的维生素D的含量较高外，天然食物中的维生素D含量都不高。因此，人们把海鱼肝脏中的维生素D提炼出来制成鱼肝油，作为婴幼儿维生素D的补充，在配方奶粉中也添加维生素D。含维生素D的食物有肝脏、蛋黄、奶类。另一个来源是内源性维生素D。它由皮肤合成，当阳光中的紫外线直接照射人体皮肤时，皮肤就会产生维生素D供人体需要。

(3) 维生素B_1（又称硫胺素）

①维生素B_1的主要生理作用：维生素B_1是体内物质代谢和能量代谢的关键物质，还能促进食欲、胃肠道的正常蠕动和消化液的分泌。因此，它有促进婴幼儿生长发育的作用。

②维生素B_1缺乏的后果：缺乏维生素B_1会引起多发性神经炎，严重时会累及心脏功能，对婴幼儿甚至会导致死亡。

③维生素B_1的食物来源：主要存在于动物内脏，如肝、心、肾等，还有瘦肉类、豆类、花生和不过于碾白的谷类，如全麦、糙米等。维生素B_1易溶于水，并且遇碱易破坏，因此谷物不要过分淘洗，蒸煮时不要弃去米汤，在做饭和蒸馒头时不应加碱。

(4) 维生素B_2（又称核黄素）

① 维生素B_2的主要生理作用：维生素B_2是体内多种氧化酶系不可缺少的构成部分，在氨基酸、脂肪酸和碳水化合物的代谢中起重要作用，并参与铁的吸收储存。

② 维生素B_2缺乏的后果：可引起角膜充血畏光、口唇干裂、口角炎、舌乳头增大、阴囊炎（男童）或会阴炎（女童）、贫血、生长发育迟缓等。

③ 食物来源：维生素B_2主要存在于动物性食物中，如肉、蛋、肝、肾、心等，尤其是在乳类的干酪中维生素B_2的含量丰富。植物性食物中如大豆、各种绿叶蔬菜和水果中含量较少。

(5) 维生素 C（又称抗坏血酸）

① 维生素 C 的主要生理作用：它在体内作为酶的激活剂和物质的还原剂，参与激素合成。它可促进组织胶原蛋白合成，维持血管、肌肉、骨、牙的正常功能。

② 维生素 C 缺乏的后果：缺乏维生素 C 会得坏血病，使毛细血管脆性增加，有出血倾向，全身皮下有出血点或淤斑，婴幼儿易引起骨膜下出血，在膝关节上下局部有肿胀、压痛，但不发红，不愿被人抱，两腿外展很像瘫痪，故称假性瘫痪。

③ 维生素 C 的食物来源：主要存在于新鲜的蔬菜和水果中。蔬菜类中青菜、韭菜、菠菜、柿子椒、花菜、卷心菜中维生素 C 较多。水果类中柑橘、山楂、柚子、猕猴桃、草莓中含量较多，而其他水果和蔬菜中维生素 C 含量较少。

2. 矿物质

(1) 钙——属于宏量元素

① 钙的生理作用：

a. 99%的钙存在于骨骼和牙齿中，能使骨骼和牙齿坚硬，其余的 1%的钙以结合或游离状态存在于软组织、细胞外液以及血液中。钙是维持多种生理功能所必需的物质。

b. 钙能够维持神经肌肉的正常活动，包括心脏的活动，并且还能促进体内很多酶的活性，这些酶对蛋白质、脂肪的代谢都有重要的作用。

c. 钙还参与血液凝固作用，维持体内酸碱平衡。

② 影响钙吸收因素：膳食中的钙只有 30%左右可被吸收。膳食中可提高钙吸收利用的元素有：氨基酸（赖氨酸、色氨酸和精氨酸）、乳糖（存在于奶中）和维生素 D。降低钙吸收的元素有：存在于粮食中的植酸盐和某些蔬菜中的草酸盐，如蕹菜、菠菜、苋菜、竹笋等，它们能与钙结合从而降低钙吸收；膳食纤维过多也会降低钙吸收；脂肪消化不良或摄入过多与钙结合形成钙皂也会影响钙吸收。当体内钙水平较低时，则钙的吸收率高。

③ 钙缺乏的影响：血清钙降低时会引起神经肌肉的兴奋性增高，婴幼儿易出现手足抽搐症，骨密度降低，心脏的搏动紊乱和凝血功能下降。

④钙的食物来源：钙的最好的食物来源是奶制品，其他如虾皮、海带、豆及豆制品含钙也不少。

(2) 锌——属于微量元素

①锌的生理作用：能促进生长发育和组织的再生，参与很多酶的组成，与体内蛋白质和核酸合成、细胞生长、分裂、分化的过程都有关，而这些过程都是生长发育的基础；维持正常的味觉，促进食欲，并且还参与维护和保持细胞免疫反应，与创伤的愈合有关。

②锌缺乏的影响：锌缺乏时婴幼儿进食少、食欲差、身体抵抗力降低，易感染疾病，生长发育速度减慢。

③锌的食物来源：以牡蛎、鲱鱼等海产品最丰富，其次为肉、肝、蛋类。植物性食物中锌含量较低，且吸收率较差。母乳中的锌含量比牛奶中高，尤其在初乳中更高。

(3) 铁——属于微量元素

①铁的生理作用：铁是血红蛋白的组成成分，血红蛋白在体内担负着输送氧的功能，人体通过呼吸得到氧气，被输送到组织，与组织细胞进行气体交换，这些都需要血红蛋白参与。铁还是体内许多酶或辅酶的组成部分，这些酶控制着物质的氧化、水解和转化过程。

②铁缺乏的影响：会导致贫血并影响其他许多系统的功能，如注意力不集中，智商低下，消化功能减弱，易疲乏等。

③铁的食物来源：铁的食物来源有两种：一种为血红素铁，来自于肝脏、动物血、瘦猪肉等含动物蛋白质高的食物，血红素铁可以直接从肠道吸收，且吸收率高；另一种铁来自于植物性食物或无机铁（又叫非血红素铁）。来自于蔬菜、豆类、铁锅或药物的铁，这些食物中铁含量少，吸收率低。在饮食中有许多因素可抑制铁的吸收，如蔬菜中的草酸、粮食中的植酸、茶叶中的鞣酸和高纤维素食物等；也有一些因素可促进铁吸收，如维生素 C 和动物性食物中的“内因子”。

（4）碘——属于微量元素

①碘的生理作用：主要存在于人体的甲状腺中，参与甲状腺素的生成，促进调节各种生理功能和婴幼儿的生长发育。

②碘缺乏的影响：在胎儿期或新生儿期碘缺乏会引起脑发育不良和严重智力低下；在婴幼儿期，碘缺乏也会对其智力和体格生长产生不利影响；在成人可出现甲状腺肿大，俗称“大脖子病”。

③碘的食物来源：碘主要存在海产品中，如紫菜、海带、海鱼，每天食用的碘盐等。

五、水

1. 水的生理作用：水是人类赖以生存的重要营养素。水是人体中含量最多的组成成分，是构成细胞内液、组织液和血液的主要成分；水是营养素的溶剂，所有的物质必须溶于水才可被吸收、被输送到各组织器官，代谢产物必须通过水才能排出体外；水能调节人体的体温，保持体温的恒定，还能作为关节、肌肉和脏器的润滑剂。

2. 水缺乏与过量的后果：当体内水分损失达 20%时人不能生存。脱水会造成婴幼儿代谢紊乱，水电解质平衡失调。当饮食缺水会使消化液的分泌相应减少，阻碍食物的消化吸收，引起食欲不振，易于疲乏。过量水摄入会引起水中毒。

3. 水的来源：水来自于流质食物，如牛奶、稀饭、各种汤、果汁、开水等。

4. 婴儿水代谢的特点：

（1）婴儿水代谢旺盛，每天摄入及排出的水量占体内总液量的 1/2（成人为 1/7）。婴儿发生水代谢紊乱时容易出现脱水和水肿现象。

（2）婴儿期每天的需水量应为 700 毫升（成人每天的需水量应为 2000 毫升），体内水含量约为 70%~75%（成人 60%~65%）。

（3）健康婴儿每天水的消耗量约为体重的 10%~15%（成人 2%~4%），水在体内交换取决于蛋白质和电解质的浓度。由于生长速率不同，摄入液量的 0.5%~3%用于生长发育。如果急性丢失体内水量的 20%可导致生命危险，如果无水摄入几天便可死亡。

（4）水平衡与摄入的液量、膳食中蛋白质和矿物质的含量、肾分泌的固体物质负荷、代谢和呼吸速度及体温等因素有关。

（5）婴儿每天排出的水分包括：不显性失水（包括肺部呼出的水分和皮肤排出的水分），显性失水（包括汗液中排出的水分和大便、小便中排出的水分）。

六、膳食纤维

1. 膳食纤维的主要作用：膳食纤维是指在胃肠道不能被消化酶所裂解但可被细菌分解的物质，属于碳水化合物的一类。因其不能被人类消化道分泌物水解，故又称为“无法利用的碳水化合物”。

纤维素虽然不能被人体消化吸收，但对人体健康起重要作用，它通过在大肠吸收水分，增加粪便的体积，使粪便变软保持大便通畅，有助于腹泻、便秘、厌食等消化道疾病的治疗，有利于将肠腔内对人体有损害的物质及时排出。但纤维素不提供热能。

2. 膳食纤维过多的后果：由于婴幼儿胃容量小，需要的能量和各种营养物质又相对较多，如果吃过多的纤维素会影响其他食物摄入不足，影响婴幼儿生长发育。纤维素摄入过多还会影响其他营养素吸收，尤其是钙、铁、锌和维生素的吸收。

3. 膳食纤维的来源：主要来源为谷物，尤其是粗粮（米、玉米、面粉、小米、高粱）、豆类、蔬菜、水果和坚果。我国饮食习惯喜此类食物，其摄入量一般均可达到供给量要求。

第三节　婴幼儿营养状况评价

一、体格测量

通过生长发育的监测，如婴幼儿的身高、体重等体格发育指标是正常的，则表示婴幼儿的营养状况良好，膳食基本是适当的。

二、膳食调查

可记录婴幼儿 1~7 天的所有摄入的食物种类和量，由医生计算出膳食所含的能量和各种营养素的摄入量，再与食物参考摄入量比较，评价婴幼儿膳食是否合适。

三、实验室的检查

可以通过实验室检查来测定婴幼儿有否贫血和其他营养素的缺乏来评价婴幼儿的营养状况。

第五章　儿童疾病的概念

小儿时期是人生的基础阶段，其特点是全身组织和器官逐步成长，体格、心理和精神行为都在不断发育的过程中。儿科学是研究小儿疾病防治、促进身心健康以及正常生长发育的综合性科学。小儿时期疾病的病因、临床表现以及诊断、治疗都与成人不同。在小儿期间，遗传性、先天性疾病多见，感染性疾病容易发生，环境因素对机体影响也非常明显，发病率和死亡率远远超过成人时期。

第一节　儿科学与成人医学的区别

一、解剖方面

小儿不是成人的缩影，除身高、体重与成人有差别外，各器官、组织在解剖结构和功能上均不同于成人。例如：呼吸道较狭窄，容易阻塞；骨骼发育尚未完善，容易变形。

二、生理方面

年龄愈小，生长发育愈快，因而所需要的能量、营养物质和水分都比成人高，但此时消化能力低，容易出现消化不良。小儿的脉搏也比成人快。

三、病理方面

缺乏维生素 D 时成人出现骨软化症，婴儿则患佝偻病；婴幼儿受疾病刺激后容易出现异常血象和肝脾肿大等。

四、免疫方面

小儿免疫功能不成熟，对感染缺乏抵抗力，容易患病，需要接受各种预防接种，增强对传染病的免疫力。

五、诊断方面

小儿疾病起病急骤，发展迅速，变化快，患病时症状不典型，小儿又不能清楚表达，造成诊断上的困难，但是小儿患病又需要及时抢救，所以往往采取边抢救、边诊断的方法。

六、预后方面

由于病情变化多端，有正反两方面的倾向：从正面讲，小儿疾病经过适当的治疗往往迅速痊愈，后遗症比成人少；从反面讲，有些疾病可以在尚未出现明显症状时就十分危重，病死率高。

七、预防和治疗方面

很多小儿疾病是可以预防的，甚至能够在胎儿期及新生儿期进行预防，所以对小儿疾病的预防是十分重要的。对小儿疾病的治疗应该做到早期、及时、正确，用药要合理，不能滥用抗生素和保健药品，防止药物的副作用和耐药性的发生。

第二节　病因学

小儿疾病是病原体、环境和机体生理状况失调等因素共同作用的结果。常见的病因有以下几种。

一、遗传性疾病

有些疾病是通过遗传产生的，称为遗传病。

二、病原体感染

病原体感染包括病毒、细菌、立克次体、原虫、寄生虫等感染，是小儿主要的致病因素，杀灭或抑制病原体是治疗疾病的主要手段。

三、环境因素

环境因素包括气候变化、干燥、空气或水源污染、不洁饮用水或食物等。

四、营养供给不足

能量供给不足可引起营养不良、消瘦，能量过剩导致肥胖症。微营养素缺乏也是儿童发病的一个主要原因，如维生素 D 和钙缺乏导致佝偻病，维生素 K 缺乏导致出血，碘缺乏导致甲状腺功能低下症。

五、早期教育不当

缺乏早期教育可导致智力落后、心理障碍和行为异常等。

六、免疫力降低

除了先天性或获得性免疫功能低下外，不少疾病可使小儿免疫力降低，容易生病，如营养不良、肥胖病、慢性腹泻、佝偻病等。

第三节　疾病的诊断

诊断是治疗疾病的前提，诊断清楚后，才能对症治疗，取得最好的治疗效果。诊断疾病要根据发病的相关因素（病因）、病史、疾病的表现（症状）、医师检查发现的异常情况（体征），以及实验室检查（如血液、尿液化验、B 超、X 线检查等）等资料进行综合分析和判断，才能获得正确的诊断。

一、病史

一般由最接近病儿的人员（如母亲、保育员）叙述。家长应该如实向医师提供以下情况：

1. 年龄：实足年龄对小儿疾病的诊断十分重要。例如：1 个月小儿呕吐时，首先考虑喂养不当，消化道畸形；1 岁小儿面色苍黄时，首先考虑营养不良性贫血。

2. 母亲孕期健康状况和小儿出生情况：例如母亲孕期不晒太阳或摄食不足，往往缺钙，会造成新生儿缺钙性抽搐；有些疾病与出生时缺氧、产伤、窒息有关。

3. 生长发育史：儿童的身长、体重的增长情况和智力发育情况都与小儿的神经、骨骼、内分泌等疾病有关。有儿童保健手册的小儿应该带上保健手册，从中可以观察到每次健康检查的结果，并要了解小儿发笑、抬头、坐、爬、认人、站立、行走的时间，以掌握生长发育情况，对疾病的诊断很有价值。

4. 营养与喂养：母乳喂养和人工喂养对一些疾病也有诊断价值。例如：维生素 K 缺乏症常发生在母乳喂养儿，使用牛奶的人工喂养儿则少见；换乳期喂养情况，添加米糊、蛋类、水果、豆腐、菜叶、禽肉类食物的情况，食物的搭配、每日餐数，是否及时添加了维生素 AD、钙剂、碘剂，以及大便情况等都与一些疾病的发生有关。

5. 预防接种史和急性传染病史：接种了一种疫苗就对该种传染病有了抵抗力，同样患了某种传染病以后也能产生对该种疾病的抵抗力。所以了解预防接种史对诊断一些疾病是很有价值的，应该保存好预防接种手册，供医师了解情况。应该注意有些小儿急性传染病在早期的临床表现不典型，很像一般感冒的表现，所以应该详细了解传染病的接触史，帮助早期正确诊断疾病。

6. 家庭情况：家庭成员的健康状况和家庭环境与一些疾病的发生有关，例如小儿结核病常与家庭中结核病患者密切接触有关。某些遗传病和先天性疾病有家族史或与父母近亲婚配有关。家庭环境拥挤、空气污染（例如室内吸烟）、周边环境或水源污染（例如铅污染）等都与疾病有关。

7. 既往疾病史：既往是否患过某些严重疾病或传染病，可能与本次的发病有联系。因此，对与本次疾病有关的既往病史都要详细了解。例如出生后有产伤、缺氧史的小儿，可能与今后智力发育、运动功能发育有关。此外，对药物过敏、食物过敏等情况都应该了解清楚。

二、症状

了解起病情况是急性起病还是缓慢发生，发病后主要的表现是什么，例如发热、呕吐、腹泻、咳嗽、呼吸困难、惊厥、出疹等都要了解清楚，同时要了解起病后的饮食、精神状态、体重的增减等情况。发病以来这些症状是逐渐加重还是好转，接受了什么治疗，效果如何等等。

对每一个症状的发展和变化都要了解清楚，例如咳嗽要了解咳嗽的性质，是连续咳还是阵发性咳嗽，干咳还是有痰，咳后是否呕吐或青紫。对发热应该说明体温的高低，发热持续的时间，体温的变化，发热时有无伴发寒战、出汗等。

三、体格检查和实验室检查

在了解了病情后，医师要进行系统的体格检查，在检查中发现的异常表现叫做体征。体征常常是诊断的重要依据之一。例如：发热时咽部充血、扁桃体肿大，可能是上呼吸道感染；咳嗽并伴有呼吸困难，在肺部听到湿性啰音，可能是肺炎；腹泻患儿出现皮肤弹性差，表示有脱水，腹泻比较严重了。

在体格检查后，根据需要做一些必要的实验室检查，能够帮助诊断。例如发热时要作血常规检查，腹泻时要化验大便，肺炎要进行肺部 X 线检查等。有时医师根据病情需要还要做一些特殊检查，例如发热、反复抽搐的患儿要作脑脊液检查，不发热抽搐的患儿需要进行脑电图检查，智力发育有问题则需要进行智力测定等等。

第四节 治疗学

小儿患病后应立即治疗，以尽快消除疾病恢复健康。小儿的治疗主要是药物治疗。

一、药物治疗

药物治疗是治疗疾病的综合措施中的重要部分。有些药物有杀灭致病微生物（病毒、细菌等）或抑制其生长的作用，有的药物通过调节身体生理功能而到达治疗效果。但药物也能产生许多副作用，引起身体的不良反应甚至可以产生损伤或中毒。小儿对药物的敏感性和耐受性也因年龄和体质不同而各不相同。因此儿童应用药物治疗一定要在医师的指导下进行，选择疗效高、副作用小、使用方便的药物

二、儿童用药注意事项

1. 小儿处于生长发育时期，各器官脏器的功能还不成熟（特别是肝、肾功能），用药不当会导致不良反应或药物中毒，例如使用某些抗生素会引起耳聋，一些成人常用的药物（如阿司匹林、磺胺药等）对小儿就不适合使用，否则会导致严重药物副作用。

2. 用药剂量要求精确，通常是按照体重计算药物剂量，对每天的用药次数、疗程都要严格控制，以求达到最大的治疗效果。

3. 用药途径要方便、有效：为了方便儿童用药，许多儿童药物制成水剂、糖浆、乳剂或颗粒剂，服药时可以混在果汁或其他可口的液体中服用。药片是最普通的药物剂型，但对 3 岁以前的儿童不能把整片的药丸放在口腔里让孩子吃，一定要捻碎或溶化后喂服，避免发生呛入气管的意外事故。儿童的一般病症能用口服药进行治疗达到治疗效果时，就尽量避免注射治疗。

4. 胃肠道外给药：多用于病情严重的患儿需要速效药物时，或患儿昏迷、呕吐不能服药，以及患消化道疾病不易吸收药物时可以使用注射药物治疗。注射途径有皮下、肌肉、静脉、鞘内及呼吸道给药等。当前许多家长和医疗单位喜欢采用静脉点滴给药，不论疾病轻重都挂上吊瓶，是一种不良倾向，不但增加患儿的痛苦和经济负担，也容易产生药物不良反应和院内交叉感染。

5. 不要滥用抗生素：抗生素曾一度被称为抗菌素，它是一种杀灭细菌或抑制其生长的药物，是治疗细菌感染所致疾病的有效药物。但是抗生素对于一些由病毒感染引起的疾病（例如上呼吸道感染、腹泻等）是无效的。当前存在无原则地滥用抗生素的倾向，只要儿童患病一律使用抗生素治疗，这样易造成许多抗生素的不良反应或中毒，同时造成细菌耐药性增高，所以应该避免。

第五节　预防

许多小儿疾病是可以预防的，因此应该提倡积极预防的方针，预防儿童疾病。

一、预防接种

预防接种是一种预防传染病的有效措施，应该按照预防接种程序按时按量接种疫苗。

二、先天性疾病的预防和早期发现

孕妇服用叶酸可以预防神经管畸形，一些新生儿遗传代谢病通过筛查能够早期发现，获得早期治疗，避免残疾发生。

三、预防婴幼儿营养缺乏性疾病

出生后补充维生素 K 可以预防维生素 K 缺乏症；生后半个月开始补充维生素 D 和钙，可以预防佝偻病；婴儿补碘预防碘缺乏症等，都是有效的预防疾病措施。

四、科学育儿

合理营养、体格锻炼、科学养育是增强体质、提高免疫力的最好办法，不能靠吃补药、

喂“保健药”的办法来预防疾病。

五、定期健康检查

对婴幼儿定期进行健康检查，可以得到医师的保健指导，早期发现在生长发育过程中的异常，早期进行健康干预，是一种十分有效的保健措施。

第六章　育婴师职业道德与相关法规

第一节　育婴师的工作性质与定位

一、育婴师的职业性质

育婴师是适应我国社会发展需要应运而生的一种新的职业，它的主要职责是“育人”。所有从事0~3岁婴儿生活照料、护理和教育的人员,不仅要掌握婴儿生长发育的规律和相关的专业知识,还必须具有良好的职业道德和品德修养。育婴教育将保健、教育两种工作结合起来，既需要承担婴幼儿保健工作，又要担任教育工作，通过日常生活中的活动或游戏来开发婴幼儿的潜能，促进他们全面发展。

育婴师职业目前共设四个等级：育婴员（国家职业资格五级）、育婴师（国家职业资格四级）、高级育婴师（国家职业资格三级）、高级育婴师（国家职业资格二级）。根据育婴师职业申报等级的规定，凡符合年龄、学历、从业经验要求的人员都可以申报相关的等级。

育婴师职业的从业人员经过培训，可以从事与0~3岁婴幼儿有关的工作。国家职业资格五级育婴员适合在家庭、幼儿园、早期教育机构中承担喂养、护理和教育婴幼儿方面的工作。

二、育婴师的工作职责

国家职业资格五级育婴师的工作职责是在家庭、幼儿园、早期教育机构中承担喂养、护理和教育婴幼儿方面的训练。他们需要掌握的工作职责及工作内容分为四大部分：基础知识、婴幼儿养育、婴幼儿保健和常见病家庭护理、早期教育和训练，如表2所示。

表2　　育婴师的职业功能和工作内容

职业功能	工作内容	
一、基础知识	1. 生长发育 2. 婴幼儿解剖生理特点	3. 神经心理发展 4. 婴幼儿营养基础
二、婴幼儿养育	1. 喂养 2. 睡眠 3. 大小便	4. 体格锻炼 5. 生活制度和日常生活护理
三、婴幼儿保健和常见病家庭护理	1. 生长监测 2. 计划免疫 3. 新生儿护理 4. 早产儿护理	5. 高危儿护理 6. 意外伤害的预防 7. 常见病护理 8. 常见行为异常
四、早期教育和训练	1. 婴幼儿神经心理发展 2. 婴幼儿动作发育规律 3. 手的精细运动发育 4. 感知觉发育规律 5. 婴幼儿语言发育规律	6. 注意、记忆、思维发育 7. 情绪发展和健全人格的培养 8. 不同年龄阶段的早期教育方法 9. 不同年龄阶段的亲子游戏 10. 家庭式早期教育环境与玩教具

第二节　育婴师职业道德规范与工作常规

一、育婴师的职业道德规范

1. 爱岗敬业，优质服务。爱岗即热爱自己的工作岗位；敬业就是要用一种严肃认真的态度对待自己的工作。

2. 热爱儿童，尊重儿童。了解儿童，有爱心、耐心、诚心和责任心，尊重儿童生存和发展的权利。

3. 遵纪守法、诚实守信。遵纪守法的要求是懂法、用法、守法。诚，即不自欺，指个人的内在品德；信，即履行诺言，不欺人。诚信是处理人际关系的准则。诚实守信是指真实无欺，遵守承诺和契约的品德及行为。诚实是守信的心理品格基础，也是守信表现的品质，守信是诚实的品格必然导致的行为。

二、育婴师工作守则

1. 工作守则

（1）认真履行工作职责，具有服务精神和奉献精神；

（2）平等地对待每一个婴儿，让他们充分享有安全感、自信心和自尊心；

（3）掌握婴幼儿身心发育的特点和规律，用科学的方法进行喂养和教育；

（4）坚持保教并重的原则，注重培养婴儿的个性、品德和行为习惯；

（5）尊重婴幼儿的个性差异，促进其潜能的充分发展；

（6）掌握婴幼儿生活照料、护理和教育的专业知识和操作技能；

（7）宣传科学育婴、保教并重的基本理念；

（8）对婴幼儿家庭的有关资料保密，保护个人隐私；

（9）听取家长与社会有关方面的意见，改进和提高工作质量；

（10）与卫生保健、学前教育机构密切配合，协调一致，为婴儿健康成长创造良好的社会环境。

2. 专业修养

（1）学习勤奋；

（2）富有爱心、耐心、诚心和责任心；

（3）热爱儿童并尊重儿童；

（4）具有现代教育观念及科学育婴的专业知识；

（5）具有广泛的兴趣及宽泛的知识；

（6）善于沟通，具有与人合作的能力；

（7）具有解决问题和研究问题的能力；

（8）身心健康；

（9）爱好清洁，做事有条理性；

（10）有进取精神。

三、人身安全自我保护知识

育婴师的人身安全问题，主要是来自家庭内部和来自家庭外部的四个方面：其一是来自家庭内部因工作中失误造成的安全事故；其二是来自家庭内部由雇主家庭成员造成的人为伤害；其三是因育婴师外出引发的交通安全；其四是因育婴师外出受到的人为伤害。在这里只讨论涉及因人为因素诱发的人身伤害问题。

育婴师从事的是一个特殊的职业，她以个体形式进入雇主家庭。由于工作和工作环境的特殊性，育婴师大多数是女性，她们的文化水平普遍较低，缺乏城市生活经验，缺乏严格的职业培训，法律意识淡泊，缺乏维护自身合法权益的意识和能力。总结以往的经验教训，只要育婴师做好以下几点，就能够有效地保证自身的安全。

1. 筑起思想防线，提高识别能力。育婴师首先要做到，不贪图钱财，不爱慕虚荣，不轻信，不要心有他图，只有自己在思想上牢固树立起一道防线，别人才无法打开你安全防护的大门。如果有人用小恩小惠对你进行引诱，给予劳动不符的高额报酬，偏袒明显过失，放纵不良行为和嗜好；用甜言蜜语，奉承你漂亮美貌，或带你出入高档消费场所展示他的财富；用为你安置工作、与你结婚、办理城市户口等不切实际的承诺、许愿来诱惑你的贪婪欲望。对此，育婴师应保持高度警惕，不要被假象和眼前的利益蒙住双眼，对过分的热情与馈赠应坚决回绝，否则，一失足会造成终身遗憾。

2. 自尊、自重是自我保护的关键。育婴师在服务期间要做到自尊、自重。要特别注意自己的行为举止，一言一行、一举一动都要有板有眼、规规矩矩，决不要有任何轻浮之举，轻佻之态。保持一身凛然正气，对任何不良企图都是非分明，明朗态度会使有企图的人望而生畏，保持自己做人的尊严是最好的安全保障。育婴师在服务的过程中，绝不要与男性雇主嬉笑大闹，尽量避免与男性雇主单独相处，特别是当女主人不在家中的时候，应更加注意。

3. 要提高警惕性，以预防为主。育婴师的人身安全防范，应以预防为主。在和雇主洽谈时，就要问清对方的家庭情况，包括家庭人员结构、住房情况等。育婴师在服务中，既要真诚地对待自己的雇主，同时也要提高警惕，防范一些别有用心的人。

第三节　育婴师的职业保护和相关法规

法律是社会行为的规范和准则，懂得基本的法律知识是育婴师职业的从业前提。作为一名育婴师，必须了解以下知识，并且运用这些法律知识提高自身的工作能力，维护自身的基本权利。

一、《宪法》的相关知识

1. 公民的基本权利

(1) 公民参与政治方面的权利包括平等权、选举权与被选举权。

(2) 人身自由和信仰自由。包括人身自由、人格尊严不受侵犯、住宅不受侵犯、通信自由和通信秘密受法律保护、宗教信仰自由等。

(3) 公民的社会经济、教育和文化方面的权利。包括劳动的权利和义务，劳动者休息的权利，获得物质帮助的权利，受教育的权利和义务，进行科学研究、文学艺术创作和其他文化活动的自由等。

(4) 特定人的权利。包括保护妇女的权利，保障退休人员的权利，保护婚姻、家庭、母亲、儿童和老人，关怀青少年和儿童成长，保护华侨的正当权利等。

2. 公民的基本义务

(1) 维护国家统一和各民族团结。

(2) 必须遵守宪法和法律、保护国家秘密、爱护公共财产、遵守劳动纪律、遵守公共秩序、尊重社会公德。

（3）保护祖国安全、荣誉和利益。

（4）保卫祖国，依法服兵役和参加民兵组织。

（5）依照法律纳税。

（6）其他方面的义务。

二、《母婴保健法》的相关知识

《中华人民共和国母婴保健法》（简称《母婴保健法》）是根据宪法制定的。1994 年 10 月 2 日第八届全国人民代表大会常务委员会第十次会议通过，1995 年 6 月 1 日施行。《母婴保健法》是我国第一部保护妇女儿童健康的专门法律，其立法宗旨是“为了保障母亲和婴儿健康，提高出生人口素质”。它是通过法律来规范医疗保健机构开展母婴保健专项技术服务的行为，并充分尊重公民享有母婴保健服务的权利和知情选择权。《母婴保健法》规定医疗保健机构为公民提供以下保健服务。

1. 婚前保健服务：包括婚前卫生指导、婚前卫生咨询和婚前医学检查。通过以上保健服务，公民可以得到生殖健康教育，使准备结婚的男女双方在结婚前了解性生理、性卫生和新婚避孕等知识，了解健康与婚姻的关系，了解营养、疾病对后代的影响。通过婚前医学检查，发现影响婚育的严重疾病，可在医生的指导下采取不同的措施，并可得到及时的治疗。这样做，对身体健康、婚姻美满、家庭幸福、优生优育均有积极的作用，是一项利国利民的好事。

2. 孕产期保健服务：包括母婴保健指导，孕妇、产妇保健，胎儿保健服务。通过孕产期系列保健服务，不仅保护母亲的健康，而且保护了胎儿的健康。

3. 婴幼儿保健服务：包括母乳喂养的指导、新生儿疾病筛查、婴幼儿体格检查、预防接种、多发病和常见病的防治等。

三、《未成年人保护法》的相关知识

新修订的《中华人民共和国未成年人保护法》已于 2007 年 6 月 1 日起施行。新法规定，未成年人享有受教育权，未成年人享有生存权、发展权、受保护权、参与权等权利。国家、社会、学校和家庭尊重和保障未成年人的受教育权。以下摘录一些《未成年人保护法》的相关条文：

第五条　保护未成年人的工作，应当遵循下列原则：

1. 尊重未成年人的人格尊严；

2. 适应未成年人身心发展的规律和特点；

3. 教育与保护相结合。

第六条　保护未成年人，是国家机关、武装力量、政党、社会团体、企业事业组织、城乡基层群众性自治组织、未成年人的监护人和其他成年公民的共同责任。

第二十一条　学校、幼儿园、托儿所的教职员工应当尊重未成年人的人格尊严，不得对未成年人实施体罚、变相体罚或者其他侮辱人格尊严的行为。

第三十四条　禁止任何组织、个人制作或者向未成年人出售、出租或者以其他方式传播淫秽、暴力、凶杀、恐怖、赌博等毒害未成年人的图书、报刊、音像制品、电子出版物以及网络信息等。

第三十五条　生产、销售用于未成年人的食品、药品、玩具、用具和游乐设施等，应当符合国家标准或者行业标准，不得有害于未成年人的安全和健康；需要标明注意事项的，应当在显著位置标明。

第四十条　学校、幼儿园、托儿所和公共场所发生突发事件时，应当优先救护未成年人。

第四十四条　卫生部门和学校应当对未成年人进行卫生保健和营养指导，提供必要的卫生保健条件，做好疾病预防工作。

卫生部门应当做好对儿童的预防接种工作，国家免疫规划项目的预防接种实行免费；积极防治儿童常见病、多发病，加强对传染病防治工作的监督管理，加强对幼儿园、托儿所卫生保健的业务指导和监督检查。

第五十二条　人民法院审理继承案件，应当依法保护未成年人的继承权和受遗赠权。

人民法院审理离婚案件，涉及未成年子女抚养问题的，应当听取有表达意愿能力的未成年子女的意见，根据保障子女权益的原则和双方具体情况依法处理。

四、《儿童权利公约》的相关知识

《儿童权利公约》旨在建立保护儿童的国际标准，以防止儿童被忽视、受剥削和虐待。公约将“儿童”界定为“18岁以下的任何人”。公约共54条，其条款适用于儿童生存、发展和保护等三方面。公约的基本原则是：公约确立的权利一致适用于所有的儿童，不受种族、肤色、性别、语言、宗教信仰、政治主张等影响；儿童的“最大利益”，包括儿童的健康、幸福和尊严，是决策者考虑一切问题的重要出发点。《儿童权利公约》做了如下规定：

1. 每个儿童有固有的生命权，各国应最大限度地确保儿童的生存与发展（第六条）。

2. 每个儿童都有自出生起即获得姓名和国籍的权利（第七条）。

3. 尊重儿童维护其身份包括法律所承认的国籍、姓名及家庭关系而不受非法干扰的权利（第八条）。

4. 法庭、福利机构或行政当局在处理儿童问题时，应将儿童的最大利益作为首要考虑事项（第九条）。

5. 各国应为便利家庭团聚准许入境或出境（第十条）。

6. 各国应采取措施制止非法将儿童移转到国外和不使返回本国的行为（第十一条）。

7. 确保有主见能力的儿童有权对影响到其本人的一切事项自由发表自己的意见，对儿童的意见应按照其年龄和成熟程度给予适当的看待（第十二条）。

8. 儿童享有自由发表言论的权利；思想、信仰和宗教自由的权利；结社自由及和平集会自由的权利（第十三~第十五条）。

9. 儿童的家庭隐私、住宅或通信不受任意或非法干涉（第十六条）。

10. 父母对儿童成长负有首要责任，但各国应向他们提供适当协助和发展育儿所（第十八条）。

11. 各国应保护儿童免受身心摧残、伤害或凌辱、忽视、虐待或剥削，包括性侵犯（第十九条）。

12. 各国应为失去父母的儿童提供适当的其他照管；确保得到跨国收养的儿童享有与本国收养相当的保障和标准（第二十、第二十一条）。

13. 确保申请难民身份的儿童或按照适用的国际法或国内法及程序可视为难民的儿童，不论有无父母或其他任何人陪同，均可得到适当的保护和人道主义援助（第二十二条）。

14. 残疾儿童应享有得到特殊待遇、教育和照管的权利（第二十三条）。

15. 儿童有权享有可达到的最高标准的健康；每个儿童均有权享有足以促进其生理、心理、精神、道德和社会发展的生活水平；儿童有受教育的权利；学校执行纪律的方式应符合儿童的人格尊严；教育应本着谅解、和平和宽容的精神培育儿童（第二十四、第二十七~第二十九条）。

16. 宗教、语言等方面属于少数人或原为土著居民的儿童有享有自己的文化、信奉自己的宗教，或使用自己语言的权利（第三十条）。

17. 儿童应有时间休息和游戏，有同等的机会参加文化和艺术活动（第三十一条）。

18. 各国应保护儿童免受经济剥削和从事任何可能妨碍或影响儿童教育或有害儿童健康或身体、心理、精神、道德或社会发展的工作（第三十二条）。

19. 各国应保护儿童不致非法使用毒品和涉及毒品生产或贩运（第三十三条）。

20. 应采取一切适当措施，防止诱拐、买卖或贩运儿童（第三十五条）。

21. 对未满 18 岁人所犯罪行，不应判处死刑或无期徒刑；被监禁的儿童应与成年犯隔开；不得对儿童施以酷刑或残忍、不人道或有辱人格的待遇或处罚；15 岁以下儿童不得参与任何敌对行动；遭受武装冲突之害的儿童应受到特别保护；受到虐待、忽视或监禁的儿童应得到适当的医疗或康复和复原疗养；处理触犯刑法儿童的方式应在于促进他的尊严和价值感，目的是使他们重返社会（第三十七~第四十条）。

按照公约的规定，在其生效后 6 个月成立儿童权利委员会，以审查缔约国在履行根据公约所承担的义务方面取得的进展。缔约国应定期向委员会提交关于他们为实现公约确认的权利所采取的措施以及关于这些权利的享有方面的进展情况的报告。

五、《中国儿童发展纲要》（2001~2010 年）的有关知识

根据《中华人民共和国国民经济和社会发展第十个五年计划纲要》的要求，以《九十年代中国儿童发展规划纲要》的儿童发展水平和工作为基础，我国提出了 2001~2010 年中国发展规划的工作目标。其主要内容涉及以下四个领域：

1. 儿童与健康：将儿童卫生保健拓展为儿童健康，增加了增强儿童体质、体育锻炼和心理健康教育等内容。针对目前未成年人吸烟、吸毒人数增加和性病、艾滋病、结核病呈增长蔓延趋势等问题，增加了儿童卫生保健教育的目标。保留了原纲要中关于降低儿童死亡率和孕产妇死亡率等重要目标。

2. 儿童与教育：普及九年义务教育仍作为最主要的目标，并在目标值上提出了更高的要求。强调发展特殊教育，保障贫困地区和少数民族地区儿童、残疾儿童、流动人口中的儿童接受义务教育。还提出了普及高中阶段教育，发展 0~3 岁儿童早期教育，提高教育的质量和效益等目标。

3. 儿童与法律保护：增加了依法保障儿童生存权、发展权、受保护权和参与权，打击侵害儿童合法权益的违法犯罪行为，预防和控制未成年人犯罪，对违法犯罪的未成年人进行司法保护等主要目标。

4. 儿童与环境：包括改善自然环境、优化社会环境和保护处于困境中的儿童三方面内容。增加了提高空气质量、森林和绿地面积，为儿童提供娱乐时间、安全用品、健康精神产品，创造良好的家庭环境等社会环境方面的目标，突出了对残疾儿童、孤儿等困境儿童的保护。

六、《食品卫生法》的有关知识

专供婴幼儿的主、辅食品必须符合国务院卫生行政部门制定的营养、卫生标准和管理办法的规定，其包装标志及产品说明书必须与婴幼儿主、辅食品的名称相符。主食品是指含有婴幼儿生长发育所需的营养素的主要食品。辅食品是指根据婴幼儿生长发育的不同阶段对各种营养素需求的增加，而添加、补充其他营养素的辅助食品。食品应当无毒、无害，符合应当有的营养要求，具有相应的色、香、味等感官性状。

1. 食品生产经营过程必须符合下列卫生要求：

(1) 保持内外环境整洁，采取消除苍蝇、老鼠、蟑螂和其他有害昆虫及其孳生条件的措施，与有毒、有害场所保持规定的距离；

(2) 食品生产经营企业应当有与产品品种、数量相适应的食品原料处理、加工、包装、储存等厂房或者场所；

(3) 应当有相应的消毒、更衣、盥洗、采光、照明、通风、防腐、防尘、防蝇、防鼠、洗涤、污水排放、存放垃圾和废弃物的设施；

(4) 设备布局和工艺流程应当合理，防止待加工食品与直接入口食品、原料与成品交叉污染，食品不得接触有毒物、不洁物；

(5) 餐具、饮具和盛放直接入口食品的容器，使用前必须洗净、消毒，炊具、用具用后必须洗净，保持清洁；

(6) 储存、运输和装卸食品的容器包装、工具、设备和条件必须安全、无害，保持清洁，防止食品污染；

(7) 直接入口的食品应当有小包装或者使用无毒、清洁的包装材料；

(8) 食品生产经营人员应当经常保持个人卫生，生产、销售食品时，必须将手洗净，穿戴清洁的工作衣、帽；销售直接入口食品时，必须使用售货工具；

(9) 用水必须符合国家规定的城乡生活饮用水卫生标准；

(10) 使用的洗涤剂、消毒剂应当对人体安全、无害。

2. 禁止生产经营下列食品：

(1) 腐败变质、油脂酸败、霉变、生虫、污秽不洁、混有异物或者其他感官性状异常，可能对人体健康有害的；

(2) 含有毒、有害物质或者被有毒、有害物质污染，可能对人体健康有害的；

(3) 含有致病性寄生虫、微生物的，或者微生物毒素含量超过国家限定标准的；

(4) 未经兽医卫生检验或者检验不合格的肉类及其制品；

(5) 病死、毒死或者死因不明的禽、畜、兽、水产动物等及其制品；

(6) 容器包装污秽不洁、严重破损或者运输工具不洁造成污染的；

(7) 掺假、掺杂、伪造，影响营养、卫生的；

(8) 用非食品原料加工的，加入非食品用化学物质的或者将非食品当作食品的；

(9) 超过保质期限的；

(10) 为防病等特殊需要，国务院卫生行政部门或者省、自治区、直辖市人民政府专门规定禁止出售的；

(11) 含有未经国务院卫生行政部门批准使用的添加剂的或者农药残留超过国家规定容许量的；

(12) 其他不符合食品卫生标准和卫生要求的。食品不得加入药物，但是按照传统既是食品又是药品的作为原料、调料或者营养强化剂加入的除外。

七、《劳动法》的有关知识

《劳动法》是劳动者从事劳动工作的法律依据，其根本目的保护劳动者的合法权益，调整劳动关系，建立和维护适应社会主义市场经济的劳动制度，促进经济发展和社会进步。作为育婴师，应当了解以下关于《劳动法》的相关知识。

1. 劳动者就业，不因民族、种族、性别、宗教信仰不同而受歧视。

2. 妇女享有与男子平等的就业权利。在录用职工时，除国家规定的不适合妇女的工种或者岗位外，不得以性别为由拒绝录用妇女或者提高对妇女的录用标准。

3. 残疾人、少数民族人员、退出现役的军人的就业，法律、法规有特别规定的，从其规定。

4. 禁止用人单位招用未满 16 周岁的未成年人。

5. 关于劳动合同的订立：

(1) 订立和变更劳动合同，应当遵循平等自愿、协商一致的原则，不得违反法律、行政法规的规定。劳动合同依法订立即具有法律约束力，当事人必须履行劳动合同规定的义务。

(2) 下列劳动合同无效：一是违反法律、行政法规的劳动合同；二是采取欺诈、威胁等手段订立的劳动合同。无效的劳动合同，从订立的时候起，就没有法律约束力。确认劳动合同部分无效的，如果不影响其余部分的效力，其余部分仍然有效。劳动合同的无效，由劳动争议仲裁委员会或者人民法院确认。

(3) 劳动合同应当以书面形式订立，并具备以下条款：劳动合同期限，工作内容，劳动保护和劳动条件，劳动报酬，劳动纪律，劳动合同终止的条件，违反劳动合同的责任。劳动合同除前款规定的必备条款外，当事人可以协商约定其他内容。

(4) 劳动合同的期限分为：固定期限、无固定期限和以完成一定的工作为期限。劳动者在同一用人单位连续工作满 10 年以上，当事人双方同意续延劳动合同的，如果劳动者提出订立无固定期限的劳动合同，应当订立无固定期限的劳动合同。

(5) 劳动合同可以约定试用期。试用期最长不得超过 6 个月。

(6) 劳动合同当事人可以在劳动合同中约定保守用人单位商业秘密的有关事项。

(7) 劳动合同期满或者当事人约定的劳动合同终止条件出现，劳动合同即行终止。

(8) 经劳动合同当事人协商一致，劳动合同可以解除。劳动者有下列情形之一的，用人单位可以解除劳动合同：在试用期间被证明不符合录用条件的；严重违反劳动纪律或者用人单位规章制度的；严重失职，营私舞弊，对用人单位利益造成重大损害的；被依法追究刑事责任的。

(9) 有下列情形之一的，用人单位可以解除劳动合同，但是应当提前 30 日以书面形式通知劳动者本人：劳动者患病或者非因工负伤，医疗期满后，不能从事原工作也不能从事由用人单位另行安排的工作的；劳动者不能胜任工作，经过培训或者调整工作岗位，仍不能胜任工作的；劳动合同订立时所依据的客观情况发生重大变化，致使原劳动合同无法履行，经当事人协商不能就变更劳动合同达成协议的。

6. 关于劳动报酬：

(1) 工资是指基于劳动关系，用人单位根据劳动者提供的劳动数量和质量，按照劳动合同约定支付的货币报酬。

(2) 最低工资是指用人单位对单位时间劳动至少必须按法定最低标准支付的工资。

(3) 劳动者在法定休假日和婚丧假期间以及依法参加社会活动期间，用人单位应当依法支付工资。

7. 关于劳动争议：

(1) 用人单位与劳动者发生劳动争议，当事人可以依法申请调解、仲裁、提起诉讼，也可以协商解决。调解原则适用于仲裁和诉讼程序。

(2) 解决劳动争议，应当根据合法、公正、及时处理的原则，依法维护劳动争议当事人的合法权益。

(3) 劳动争议发生后，当事人可以向本单位劳动争议调解委员会申请调解；调解不成，当事人一方要求仲裁的，可以向劳动争议仲裁委员会申请仲裁。当事人一方也可以直接向劳动争议仲裁委员会申请仲裁。对仲裁裁决不服的，可以向人民法院提起诉讼。

【案例讨论】

下岗女工兰妹通过中介公司找到一份在公司白领李女士家里做家政服务员的工作。兰妹热情活泼，精明能干，第一天就给对方留下了不错的印象。她的主要工作之一是打扫房间，包括李女士的卧室。细心的李女士特意给兰妹定制了一份时间表，上面规定每天上午 8 点清理卧室，让兰妹按照上面的计划严格执行。

开始几天，兰妹都干得相当好，很令李女士满意。直到有一天，兰妹照例去清理李女士的卧室，却发现李女士并没有像往常一样不在家，而仍在休息。兰妹心想，我还是得按照计划办事，而且我打扫房间并不会影响她休息。热情的兰妹认真地干起活来。这时，李女士突然醒了，发现兰妹在她的房间里，很惊讶，马上叫起来：“你来干什么？请出去！”兰妹仍是一片好心，说“您接着休息吧，我一会就打扫完了。”李女士提高了嗓门，用手指着门一字一顿地说：“请—你—出—去！”兰妹不明白自己哪里惹了李女士，她怎么这种态度。她心想，不是你叫我按时打扫房间的吗？便满肚子委屈地走了。

兰妹的行为看来是待人诚恳热情、做事认真负责。但在现代人的观念中，兰妹的举动侵占了他们的私人空间，妨碍了他人的私生活，是很难让人理解的。

【分析】 育婴员要把握“热情有度”的原则，可以具体掌握以下四个方面的“度”：其一，做到“关心有度”；其二，做到“批评有度”；其三，做到“距离有度”；其四，做到“举止有度”。

第七章　家庭教养指导

第一节　婴幼儿家庭教养指导

一、婴幼儿家庭教养指导工作的重要性

每一个孩子的大脑都有取之不尽、用之不竭的宝藏。科学研究证明，人类生命的最初3年是一生中生长发育的重要时期，也是大脑发育和智力发展最快的“黄金时期”。具体来说，新生儿出生时的脑重量相当于成人脑重量的30%，2岁时达到成人脑重的70%~90%，最后到20岁左右脑重完全达到成人水平。孩子一生中的最初3年，所获得的体验和经历在很大程度上影响他大脑的发育水平，因此早期教育进行得愈早，理念和方法愈科学合理，潜能挖掘收效就越大。反之，如果在儿童早期不及时教育，错过了这个“黄金时期”，将使儿童的潜能发展受限，儿童永远达不到他应该达到的发展水平。

家长是孩子的第一任老师，儿童早期教育的主要担任者是家长，因此家长的早期教育理念、知识和技巧水平的高低决定了孩子身心发展水平的高低，决定了孩子一生潜能开发的质与量。

我国目前的婴幼儿家长绝大多数没有受过严格的育婴早教知识、技能的正规培训，虽然对孩子具备足够的爱心，但教养的方式、方法存在很多问题，加之大部分家长一边工作一边照顾孩子，一心难以二用，常常顾此失彼，导致他们在教养婴幼儿头三年过程中，困难重重，需要有专业的育婴早教人员帮助，对家庭养育的理念、知识、技能和经验进行指导。育婴师就成为这种社会需要的最专业、最恰当的职业从业者，育婴师对家长的教养指导工作也就显得尤为重要。

二、婴幼儿家庭教养指导工作的目的、任务、内容和原则

1. 目的

(1) 帮助家长学习和树立正确的教养观念、态度。

(2) 帮助家长提高教养的能力。

(3) 通过家长的教养素质提高，促进婴幼儿早期身心全面的和谐发展。

2. 任务

(1) 指导家长端正教养理念。

(2) 指导家长优化家庭教养环境。

(3) 指导家长提高婴幼儿喂养水平。

(4) 指导家长提高婴幼儿保健意识和技能。

(5) 指导家长提高家庭教育水平。

(6) 指导家长增强法制维权意识。

(7) 指导家长家庭合作教养。

3. 内容

婴幼儿家庭教养指导工作是一个非常全面系统细致的工作，各种涉及的理念、知识和技能都涵盖在这一内容当中。比如说科学育儿、科学喂养、环境创造等保障婴幼儿身心健康的指导。

4. 原则

(1) 家长主体原则。育婴师应该明确家长在婴幼儿家庭教养过程中的主体地位。育婴师不是代替家长的角色，而是帮助、指导家长进行教养的角色。因此，必须确立为家长服务的观念，充分尊重家长，引导家长结合家庭和孩子的特点选择恰当的教养内容和方式方法。

(2) 方向性原则。根据国家的教育方针和全面推广素质教育的指导方向，明确培养宗旨，即培养有理想、有道德、有文化、有纪律的社会主义建设者和接班人，因此要突出素质培养的理念。

(3) 规范操作原则。应根据育婴师国家职业标准对家长进行培训和指导，不可以随心所欲，自定标准。

(4) 理论联系实际原则。育婴师指导家长的时候，切忌空洞和抽象，要把所学习的理论与具体的实际情况结合起来，有的放矢、通俗易懂地指导。

(5) 双向交流互动的原则。育婴师与家长之间应该达成更好的共识，紧密配合，同心协力，这样才能把工作开展好。为此，育婴师就必须充分尊重家长，虚心与家长进行交流和讨论，多听取家长的意见和要求。如果认为家长的观点和方法不够科学的时候，也要动之以情、晓之以理，先理解，再引导，而且力争用自己服务的效果说明问题。只有双向交流互动沟通，才能最终达到帮助家长提高的目的。

(6) 分层分类指导的原则。对于不同年龄阶段和不同类型的孩子家长，指导的内容、方式、方法都应该有所不同，不能一概而论，泛泛而谈。比如对于0~1岁、1~2岁、2~3岁的孩子家长，指导的重点应该有所不同；对于有过育儿经验或接触过育儿知识与没有育儿经验、没有接触过育儿知识的家长，指导的内容和方式方法也有所不同。

(7) 整合各类资源的原则。在家庭教养中，有许多资源是可以利用和整合的。比如家庭中其他成员的资源、幼儿园老师的资源、社区及邻里的资源和社会上广播、电视、网络信息资源。育婴师可以本着多学、多问、多思考，善于借力的办法，把自己的工作开展得有声有色。

(8) 跟踪服务指导原则。育婴师服务一个孩子，就应该跟踪服务一个家庭，严格建立服务档案，以便有针对性地系统指导；而且可以保留第一手服务资料，便于总结经验，提高指导水平。

三、家庭教养指导工作的方式

1. 入户个别服务与指导。育婴师有的进入家庭上门住家服务或者不住家服务指导，也有的是按小时服务指导，收取服务指导费的形式。无论那种方式都要通过上门服务指导，完成了解情况→分析情况→交流沟通→说理融情→达成共识→配合实施的基本过程。

2. 通过早教中心和托幼教养机构服务指导。有一部分育婴师可能受聘于某些早教中心和托幼教养机构。他们可以借中心和机构的平台宣传家庭教养的理念、知识和技能，帮助家长提高育婴水平。

3. 社区的服务指导。目前我国亟待建设和发展城乡社区服务的平台，让更多的婴幼儿家长就近享受公共教育服务资源，所以育婴师也可以通过社区组织的各种家长学习交流和讲座的形式，在社区服务指导广大婴幼儿家长。

(1) 成立育婴师咨询工作室。面向社会，尤其是社区的育婴早教咨询工作室是发展空间极大的服务项目。它可以依托社区居委会、卫生站或者单独租赁房屋成立。持有中高级以上育婴师职业资格证的专业人员都可以申请创办。它立足社区，就近方便社区婴幼儿家庭，可以灵活多样地开展育婴早教方面的咨询指导和服务工作，容易受到婴幼儿家庭的欢迎。

(2) 社会上妇联等组织的公益性讲座或活动服务指导。

(3) 企事业单位工会组织的服务指导。

(4) 卫生部门的妇幼保健院或儿保所的服务指导。

(5) 大众传媒的服务指导。育婴师可以通过报纸、杂志和广播电视等多种途径向社会大众宣传婴幼儿教养的科学理念、知识技能，扩大社会影响和受益人群。

四、家庭教养指导工作的方法

1. 以不变应万变。婴幼儿家庭教养必须遵循婴幼儿身心发展的客观规律，只有遵循规律才能做到科学育儿，促进孩子健康快乐成长。所以育婴师必需按照婴幼儿科学喂养的规律办事，运用婴幼儿卫生保健、喂养和婴幼儿教育学、心理学的科学理论指导家长。不管情况如何，都不能违背规律随心所欲地指导。

2. 灵活多样。家庭教养指导是一种早期教育的指导，也是成人教育的指导，而且是一种个体性的指导。因此，它的特殊性质要求我们在进行家庭教养指导的过程中要注意对象的差异性、内容的差异性、方式的差异性，应该采取灵活多样的方式，不可照搬照抄。在具体工作中，多种方式可以选择结合应用，比如经验分享法、交流讨论法、参与互动法、推荐参考书自学法、操作示范法、咨询答题法和集中办班讲座培训法等。

3. 注意礼仪礼貌。社交场合礼仪礼貌是人与人交往最好的“润滑剂”，要想赢得婴幼儿家长的欢迎，育婴师必须首先注重修炼这项基本功。

五、育婴师社交场合礼仪礼貌的基本要求

1. 衣着

婴幼儿喜欢鲜艳的色彩，如红、黄、橙、浅绿、浅蓝等较为明快的颜色，特别是红色。相反，不喜欢较为暗淡的颜色，如黑色、灰色等，这些颜色会让孩子感到忧郁、沉闷。衣服的质地宜柔软舒适，这样对婴幼儿来说比较安全舒服。衣着要整洁大方、方便工作。衣服上不能佩戴坚硬的饰物，不宜戴戒指等饰品。

2. 仪态

一个人的仪态最能够反映出他（她）的道德，也最能直观反映人的内心活动和修养素质；它是最生动有力的社交语言、最专业化服务的象征。每一位家长都非常注意育婴师在这方面的表率作用。良好的仪态是育婴师最好的名片，很容易赢得家长的青睐。

仪态包括基本的身体姿态，如坐、站、行、蹲和面部表情。

坐有坐像，站有站样，走有走姿，面部要有真诚亲切的微笑，目光要充满坦诚、慈爱；与家长交流，对话自然，一举手一投足都要体现出修养。

(1) 站的要求：抬头、挺胸、直腰、收腹、目视前方、微收下颌、身体舒展、精神焕发；女性双脚应该并拢，脚尖分呈 V 字形，身体重心放到两脚中间，双手自然放在双腿外侧，有的情况下合起放于腹前。

(2) 坐的要求：从椅子左侧入座，坐满椅子的三分之一；身体端正，可以成 0~45°角，双目平视，下颌微收；女性双膝并拢，双手交叉轻放于双腿中部靠近小腹。

(3) 走的要求：抬头、挺胸、收腹、直腰，平视前方，双臂自然下垂；女性两腿靠拢而行，双腿平行前行，步子轻盈自然，端庄文雅，步幅以一脚为宜。

(4) 微笑：微笑是最基本、最动人、最受欢迎的语言，有人形容微笑是全世界通行的语言。美国希尔顿饭店的董事长每年到世界各地巡察工作时，询问员工的第一句话是："您今天对顾客微笑了吗？"美国一家大百货公司的人事部经理说："我宁愿雇用一个微笑的小学毕业生，也不愿雇用一个神情忧郁的博士。"

微笑的要求：发自内心，自然、亲切、和善；服务行业要求热情发自内心高兴。

微笑的训练方法：像婴儿咿呀学语一样，发英文"e–"的音，让嘴的两端朝后缩，微张双唇，然后放松，轻轻浅笑。反复练习，注意几点：笑眼，问候语，身体放松并稍稍前倾。

(5) 目光："眼睛是心灵的窗户"，最能反映人的内心需求和自信度。其实眼睛会说话：对看到的事物感兴趣时眼睛的瞳孔会放大，反之缩小；目光看着他人眼睛上的额头部位说话，表示有控制欲；目光看着他人眼睛与鼻子之间说话，表示平等平和；目光与他人交流的时间少于谈话时间的 30%，说明心不在焉；目光与他人交流的时间多于谈话时间的 60%，说明对谈话人比谈话内容感兴趣。

目光的要求：从心开始，保持积极、乐观、平和的情绪；自然真诚，亲切平和；目光交流的区域在眼睛以下的三角部分为宜；交流回应一次交流的时间在 2~3 秒为宜，不要盯住对方。

目光的训练方法：找一位同学，就一个话题交谈，练习用目光交流。问对方自己给他的感觉如何，请他提出意见；多次反复练习，直到感觉自然放松满意为止。

3. 礼貌

(1) 善用称呼语、敬语。称呼要准确恰当，要多用多敬语。

(2) 使用规范的语言，讲普通话。

(3) 声音温和亲切，频率不宜太快。

(4) 动作轻柔快捷。

(5) 耐心倾听。

(6) 言语坦诚、中肯。

(7) 注意个人情绪、卫生等细节。

4. 善用沟通技巧

(1) 与婴幼儿沟通的技巧　通过面部表情、身体抚触、应答等行为与婴幼儿进行互动交流。

①面部表情：面带微笑，和善亲切。在时间和空间上都要表现得有点夸张，吸引婴幼儿的注意力。

②抚触：抚触的部位主要有脸部、胸部、腹部、背部、脚部、手部，要轻柔到位，而且要放些轻柔的音乐，与孩子交流对话。

③应答：育婴师必须要敏感地回应孩子的变化，适时适宜做出应答，如抱一抱、摸一摸、说说话、逗逗笑等等。

(2) 与家长沟通的艺术

①摸清情况，有针对性地指导。首先要多听少说，抓住问题的要害，再提出有针对性的分析和建议。

②深入浅出，清晰明了，内容具体。要针对孩子家长提出的困惑进行具体指导，不要学术繁杂，泛泛而谈。

③具体帮助，示范指导。育婴师要运用自己所学的专业知识和技能具体帮助家长解决碰到的各类问题。如果有的问题一时拿不准就不能应付敷衍，可以告诉家长事后咨询老师或专家或查阅资料之后再给予帮助。

(3) 因人而异，区别对待。不同的家长会有不同的性格、修养、文化和心理的差异，育婴师要能够真诚面对每一位家长，当然要注意对不同的家长要用不同的沟通方法。

第二节　素质技能训练

一、提高育婴师对婴幼儿家庭教养指导工作重要性的认识

1. 观念交流

(1) 着力传播“早期教育影响孩子的一生”，“家长是孩子的终生教师”的理念，引导家长重视孩子的早期教育问题，便于家长积极采取行动，自觉自愿学习并主动与育婴师或早教机构专家老师交流沟通，开展有效咨询。

(2) 帮助家长确信“每一个孩子都是独特的”,“每一个孩子都是一个宝藏”,“天生我才必有用”的教育信念，做到尊重孩子，珍爱孩子，帮助孩子，与孩子共同成长。

(3) 与家长交流孩子身心全面和谐发展的培养要务，帮助家长抓住 0~3 岁婴幼儿成长关键期的培养重点，把“素质教育决定未来”的理念落实到实处。

(4) 确立以孩子为本体的思想，改变说教式的教育模式，用孩子喜闻乐见的学习交流方式与孩子共同学习成长。要明白孩子常常是父母——成人的老师。让成人从他们身上领悟真诚、友善、质朴、快乐的人生成功之道。

(5) 认识“性格决定命运”的人生道理，从而重视父母双方以及与育婴师的配合。从自己做起，从点滴做起，以身作则，加强自我修养，为孩子树立一个好的榜样。

2. 案例分析

有一位 2 岁多幼儿的妈妈，让她的孩子按照她画的小鸡图案一笔一画地临摹。当孩子临摹得很像时，妈妈大加赞扬；当孩子临摹得不像时，妈妈就批评他没专心。你认为这位妈妈的教育方法对吗?

3. 交流讨论

(1) 前面的案例你如何分析？你会怎么做?

(2) 你在生活中碰到哪些此类问题？如何分析解答?

二、提高育婴师对婴幼儿家庭教养指导工作方式的认识

讨论：为什么说育婴师家庭教养指导工作方式的多样性，决定了育婴师工作领域的广泛性?

三、家庭教养指导工作的方法

1. 案例分析

男孩小明刚刚学会走路，不小心被地上的石头绊了一跤，大哭起来。他的父母赶紧上前抱起孩子，一面心疼地哄他不哭，一面用脚踩石头，骂石头不长眼睛，害得小明摔跤。碰到这样的情况育婴师该如何处理，如何指导家长正确教育孩子。

2. 讨论

请育婴师学员就上述问题展开讨论，老师总结说明家庭教养指导工作理念的重要性和方式方法的技巧性。

3. 育婴师礼仪礼貌演示和实训

(1) 老师对坐、站、行、蹲、面部表情和礼貌用语进行演示（见多媒体课件）。

(2) 学员分组按照老师提出的要求实际训练。

(3) 老师分组对学员逐一进行检查考核打分。

第八章　育婴师职业培训基本知识

第一节　成人教育的特点

现代教育包括家庭教育、社会教育和学校教育。成人职业培训是属于社会教育的一种，其培训对象是已经劳动就业或准备就业的成年人，目的是普及职业技术，提高知识水平和专业技能。

根据国家《育婴师职业标准》培训育婴师，是保证育婴师队伍整体素质的关键。高级育婴师（国家职业资格三级）具有培训和指导育婴师（国家职业资格四级）和育婴员（国家职业资格五级）的资格。由于从事育婴师职业的人员的文化水平、劳动经历不同，培训育婴师的工作必须使用现代教育方法，而不能采用传统的学校传授知识的方法。因此，担任育婴师培训工作的培训者，应该学习和掌握新的成人教育理念和方法，真正使培训对象经过培训后能够担任育婴师工作，为今后进一步培训打好基础。

一、成人接受教育的特点

与普通教育相比，成人教育的培训对象有其特点：

1. 成人有相当的社会经历和知识，对学习的问题有自己的观点和意见；

2. 具有明确的学习目的和学习要求，学习的迫切性、实用性很明显；

3. 学了就要能用，既要有知识，更要求有实践操作能力；

4. 分析和理解能力较强，不满足于上课记笔记和应付考试，不满足于单调枯燥的讲课，对学习内容能够参与讨论；

5. 时间有限，不能参加长期的脱产学习；

6. 由于年龄偏大，记忆力差了，要求有助于记忆的教学方法。

二、成人教育的特点

1. 学用结合，理论与实践操作相结合，强调学以致用；

2. 短期多次性：多数采用短期训练，反复培训的办法；

3. 灵活多样性：培训方法要适合成人接受培训的要求，不能老师在讲台上不停地讲，学生坐在下面埋头记笔记，最后考试决定一切；

4. 广泛适应性，适合不同对象接受培训；

第二节　参与式培训的形式和特点

参与式培训是现代培训方法的核心，是一种教学与实际结合、教师和学员之间双向交流、学员与学员之间相互交流的生动活泼的教学形式，它从根本上改变了既往培训脱离实际、教学活动僵化单向的弊端，扩充了课堂教学的信息量，最终使教学效果得到提高。

一、参与式培训与传统教育的区别

参与式培训与传统教育的区别，见表3。

表 3　参与式培训与传程教育的区别见表

	传统教育方式	参与式培训
学习方式	灌注式单向交流，被动地学	灵活轻松、启发式双向交流，主动地学
学习方法	以传授知识为中心，讲课、见习	以问题为中心，以多种形式进行，学员参与教学活动
学习内容	系统的文化知识、专业技能	知识、观念、态度、技能
引导者	教师、领导者	培训者、参与者、组织者、帮助者
学习者	学生、青少年	成年人、青少年学生

二、参与式培训的原则

1. 调动培训者和培训对象积极参与全部教学过程；

2. 以现实问题为中心，注意把学到的知识技能应用到实践中去；

3. 制定明确的培训目标，所有的培训活动都要围绕培训目标开展；

4. 培训教材要紧密联系受训者的实践经验，适合参与式培训要求；

5. 培训者和培训对象都是参与者，鼓励相互学习，共同提高；

6. 注意倾听和尊重培训对象的意见，允许争论，可以提出新观点；

7. 应该做好应付一切偶发事件的计划和策略。

三、参与式培训的成功要素

1. 遵循参与式培训的原则；

2. 正确选择培训方法。根据培训内容，选择合适的培训方法，以便达到最好的培训效果；

3. 营造良好的培训环境和气氛；

4. 选择合适的培训者：对培训者的要求是：

(1) 要有很好的专业素质和技巧；

(2) 对参与式培训有正确的认识和态度；

(3) 有使用参与式培训方法的技巧，包括愿意尝试新的培训方法。

5. 合理使用辅助培训教具，包括多媒体、挂图、模型、培训使用的纸、笔、问卷等。

四、参与式培训的方法

1. 小讲课：其实质仍是讲课，但与一般讲课不同的是“小”字。小的意思有两层：一是班要小，即一个班的人数要少（30 人以内）；二是讲课的时间要短，一般不超过 30 分钟，内容短小精悍，把最必要的、理论性较强的如机理、定义、概念性的知识阐述清楚。小讲课是传授知识的主要方法。

2. 快速反应：快速反应也称快速联想，是培训者需要在短时间内收集培训对象对某个问题的看法、意见或建议时，常采用的方法。其方法是：

(1) 培训者提出问题或案例；

(2) 培训对象对所提出的问题，踊跃发言，说出自己即刻的想法或意见；

(3) 培训者或助手将培训对象的发言一一写在黑板上或大白纸上，直到没有意见为止；培训者应该面对着发言者，仔细倾听发言；

(4) 培训者与培训对象一起，逐条审视这些意见，并进行归类，不对意见的正确性进行评论，可以指出值得进一步讨论的问题；

(5) 培训者总结，对问题的正确答案作说明，肯定培训对象正确的意见，分析一些常见的错误意见，并找出一些需要进一步讨论的问题。

3. 小组讨论：是最常用的培训方法，通过讨论可以互相交流、探讨、启发，起到取长补短的作用，有利于调动学习的积极性，发挥成人学习的主动性和自主性，适用于培训知识、态度、交流经验、决策技能。具体方法是：

(1) 分组：可以自愿组合或按座位分组，每组 5~6 人为好。

(2) 培训者提出讨论问题。可以是一个问题供各小组讨论，也可以围绕一个问题分几个题目，分给各个小组分别讨论。

(3) 讨论开始前，培训者宣布讨论时间一般是 10~20 分钟。

(4) 开始分组讨论，每组有人把讨论的意见记录在大白纸上。培训者要巡视各组讨论的情况，当发现讨论偏离了方向，或被少数人主导了讨论的局面，或讨论陷入僵局，要及时引导，以扭转形势。

(5) 讨论结束后，各组把记录有讨论意见的大白纸贴挂在教室讲台前，再由各组派代表汇报讨论意见。

(6) 培训者总结讨论的意见，使学员明确所讨论问题的答案，澄清模糊认识。

4. 角色扮演：在培训者的指导下，培训对象用表演的形式（像大家熟悉的小品或活报剧），将需要培训的内容表演出来，使表演者和看表演的学员都受到教育。主要用于培训态度和交流技能。其方法是：

(1) 编写角色扮演的脚本：把培训内容结合大家熟悉和经历过的事情编成脚本，每个角色有名有姓、有职业特征，有简单的道具和化妆，并且有故事情节。脚本应该短小精悍，对话简单，避免变成在台上小讲课。

(2) 角色扮演的组织：

①确定角色，一般 2~3 人。

②培训者向扮演者解释角色的任务和要求。

③扮演者进行短时间的排练和对台词、准备道具等准备事宜。

(3) 培训者在表演前告诉学员需要观察和注意的内容，介绍角色和主要情节。

(4) 表演结束后，培训者提出讨论题目，组织小组或大组讨论。

(5) 培训者总结：要感谢表演者的表演，并请表演者谈谈体会，请观众讲观看后的收获和意见，最后总结角色扮演达到的目的。

5. 案例分析：通过文字或图表向培训对象介绍一个真实的事件或情况，然后提出一些需要解决的问题，组织培训对象讨论发表意见。案例分析是提高培训对象的参与能力和理解判断能力以及实际决策能力的一种有效方法，适用于培训决策技能和分析问题、解决问题的能力。

6. 示教和实习：要达到最好的培训效果，必须给培训对象提供听、视和动手操作的机会。示教和实习是提供培训操作技能的培训方法。教育学者研究表明，成人对各种教学方法的学习效果如表 4 所示。从表 4 中可以看出实践的方法对成人培训的影响。

表 4　　成人对各种教学方法的学习效果表

方　法	3 小时后能记忆的内容	3 天后能记忆的内容
单纯讲课	70%	10%
单纯演示	72%	29%
讲解和动手做	85%	65%

（1）示教+实习：由培训者为培训对象演示一个完整程序及正规的操作步骤，然后由培训对象在培训者的帮助指导下重复这一操作全过程。成功的示教要求培训者不仅有充分的理论知识，良好的表达能力，还要有高超的组织能力和动手操作技能。示教时要边示教、边讲解，保证全体学员能够看清楚每一步骤（示教），并且一定要给培训对象提供动手练习的机会（实习）。

（2）示教与实习操作后，培训者和培训对象都作为观察者对实习操作进行评估，并且进行讨论。

第三节　育婴师培训的基本内容和方法

根据国家《育婴师职业标准》，对不同级别的育婴师（二、三、四、五级）有不同等级的育婴师培训内容，其中基本知识是相同的，只是知识的深度不同而已。

一、育婴师培训的基本内容

1. 婴幼儿生长发育基础（包括体格发育和神经心理发育）；
2. 婴幼儿营养学基础；
3. 婴幼儿养育（喂养、生活照料和护理）；
4. 婴幼儿保健；
5. 婴幼儿常见病家庭护理；
6. 婴幼儿早期教育和训练；
7. 家庭养育指导（包括人际交流技巧、礼仪教育、养育指导方法等）；
8. 职业道德和法规；
9. 育婴师二级和三级需要进行职业培训技巧的培训。

二、育婴师培训的基本方法

1. 初次的集中培训：采用参与式培训方法进行，根据不同级别安排不同的培训时间。

2. 师资队伍的组建和培训：育婴师培训者要求有扎实的专业基础，掌握成人参与式培训理念和方法，至少理解和愿意掌握新的培训方法并在实践中不断提高，能够胜任育婴师并能逐步积累育婴师培训工作经验。

3. 现场指导（带教）：对经过培训的育婴师，需要培训者的指导，其中现场带教是最有效的方法。现场指导能够发现育婴师工作中的优点和缺点，帮助解决和处理实际工作中出现的各种问题，例如育婴师上门的礼仪、衣着、举止文明、个人和环境卫生，与家长、儿童的沟通技巧，以及科学养育指导内容及方法等。现场指导能够使育婴师和培训者都得到提高。

4. 轮训和复训：育婴师培训是一项新兴的阳光产业，虽然已有《国家育婴师职业标准》，但是经验和发展水平还有待提高和发展。育婴师在实际工作中也积累了许多问题需要解决，同时需要不断提高能力与水平。因此对育婴师的培训不能一次结束，应该在有关部门的组织下，有计划地对已就业的育婴师进行复训和轮训，不断提高育婴师素质。

5. 网络咨询和答疑：为育婴师培训建立一个网络咨询平台，是广大育婴师所期盼的。通过育婴师网络可以为育婴师提供一位“不走的培训者”，有问题可以及时得到解答，培训部门也可以及时了解育婴师的现状和工作情况。

理论基础知识教学提示

第一章　儿童生长发育

一、教学目的：了解婴幼儿各年龄期的特点、体格发育影响、体格发育指标的测量方法及评价方法。

二、教学要求：根据婴幼儿年龄特点，掌握儿童各期的保健措施，掌握儿童体格发育指标及测量方法，了解体格发育的评价方法。

三、授课计划和教具：

内　容	教学方法	教　具	时间(分)
婴幼儿年龄分期和保健措施	小讲课	多媒体	10
生长发育规律	小讲课	多媒体	10
儿童体格发育影响	小讲课	多媒体	10
体格发育指标及其测量方法	演示、课堂实习	皮尺	15
体格发育的评价	小讲课	多媒体	15

四、核心知识

1. 儿童各期的特点和主要保健措施；
2. 儿童生长发育的规律以及影响因素；
3. 儿童体格发育指标和测量方法及意义；
4. 儿童体格发育的评价方法。

第二章　婴幼儿解剖生理特点

一、教学目的：了解婴幼解剖生理特点。

二、教学要求：各系统生理特点与保健的意义。

三、授课计划和教具：

内　容	教学方法	教　具	时间(分)
呼吸系统特点	小讲课	多媒体	10
消化系统特点	小讲课	多媒体	10
其他系统特点	小讲课	多媒体	20

四、核心知识：

1. 呼吸系统的生理特点；
2. 消化系统的生理特点。

第三章　婴幼儿心理发展

一、教学目的：了解婴幼儿心理发展特点和婴幼儿心理发展的规律。

二、教学要求：了解婴幼儿心理发展特点和规律，为掌握婴幼儿早期教育打好基础。

三、授课计划和教具：

内　容	教学方法	教　具	时间（分）
婴幼儿心理发展特点	小讲课	多媒体	10
婴幼儿心理发展的规律	小讲课	多媒体	10

四、核心知识：

1. 婴幼儿心理发展特点；

2. 婴幼儿心理发展的规律，包括感知觉、大运动、精细运动、语言能力、记忆能力、思维能力、想像力、注意、人际交往能力、自我意识、情绪和情感、意志力等。

第四章　婴幼儿营养

一、教学目的：了解婴幼儿营养需要。

二、教学要求：能量的供给，婴幼儿消化功能特点。

三、授课计划和教具：

内　容	教学方法	教　具	时间（分）
能量需要	小讲课	多媒体	20
营养素	小讲课	多媒体	30
婴幼儿营养状况评价	小讲课	多媒体	30

四、核心知识：

1. 婴幼儿能量需要的特点；

2. 婴幼儿营养的主要来源；

3. 婴幼儿消化功能特点。

第五章　小儿疾病的概念

一、教学目的：了解小儿疾病在病因、诊断、治疗和预防等方面的特点。

二、教学要求：掌握小儿疾病与成人疾病的异同点，了解小儿患病时在疾病的症状、体征，以及诊断、治疗和预防等方面的特点。

三、授课计划和教具：

内　容	教学方法	教　具	时间（分）
小儿疾病与成人的不同点	小讲课	多媒体	10
病因学	小讲课	多媒体	10
疾病的诊断	小讲课	多媒体	15
小儿疾病的治疗和预防	小讲课	多媒体	25

四、核心知识：

1. 小儿疾病与成人的不同点；
2. 小儿疾病的病因学；
3. 小儿疾病的诊断、治疗和预防的特点。

第六章　职业道德和相关法规

一、教学目的：

1. 让基层育婴师培养相应的职业道德；
2. 熟悉掌握育婴师职业的相关法规，使育婴师有较为强烈的自我保护意识。

二、教学内容：

1. 介绍国家职业资格五级育婴员职业的基本情况；
2. 联系实际，分析社会上或育婴师自身可能存在的职业认识上的误区；
3. 了解工作职责、职业道德规范和工作常规；
4. 通过讲授和案例分析，让国家职业资格五级育婴员懂得基本的职业保护和相关法规，正当地维护自身的权益。

三、授课计划和教具：

内　容	教学方法	教　具	时间（分）
工作性质与定位	快速反应、小讲课	多媒体	20
职业道德规范与工作常规	小讲课、案例讨论、角色扮演	多媒体	30
职业保护与相关法规	讲授、案例分析	多媒体	30

第七章　家庭教养指导

一、教学目的：让学员认识家庭教养指导的重要性和内容、方式、方法。

二、教学要求：能够对婴幼儿的家长进行家庭教养重要性和知识技能的解说示范。

三、授课计划和教具：

内　容	教学方法	教　具	时间（分）
家庭教养指导工作的重要性	小组讨论、案例分析、小讲课	多媒体、纸、笔	25
家庭教养指导的目的、任务和内容及原则	小讲课	多媒体	5
家庭教养指导的方式	小讲课、小组讨论	多媒体、纸、笔	15
家庭教养指导的方法	案例分析、讨论交流、实训	演示教学的人和物	35

四、核心知识：

1. 婴幼儿家庭教养指导工作的重要性；
2. 婴幼儿家庭教养指导工作的目的、任务、内容和原则；
3. 婴幼儿家庭教养指导工作的方式；
4. 婴幼儿家庭教养指导工作的方法。

第八章　职业培训基本知识

一、教学目的：了解参与式培训的方法和内容，并能在培训过程中应用。

二、教学要求：了解成人教育的特点，掌握参与式培训的形式和内容。

三、授课计划和教具：

内　容	教学方法	教　具	时间（分）
成人教育的特点	快速反应	纸、笔、多媒体	10
参与式培训的形式和内容	小讲课	多媒体	15
育婴师培训的基本内容	小讲课	多媒体	10
育婴师培训的基本方法	小组讨论	纸、笔、多媒体	10

四、核心知识：成人教育的特点和参与式培训的内容及其应用范围。

第二部分　操作技能

（育婴师国家职业资格五级、四级、三级）

育婴师国家职业资格五级操作技能

第一章 婴幼儿养育

第一节 婴幼儿喂养原则

一、婴幼儿喂养的原则

婴幼儿喂养的原则是：食物多样化，平衡、适量。

1. 多样

(1) 食物的多样化是保证孩子获得全面营养的基础，因为没有一种食物能够具备所有的营养。

(2) 食物的多样化还可以让孩子享受到多种的美味，让吃成为人生中的一种乐趣。

(3) 食物的多样化可以让孩子获得丰富的味觉、嗅觉、视觉、触觉的感知刺激，有利于孩子的早期发育。

(4) 食物的多样化可以避免孩子日后挑食、偏食等不良饮食习惯的形成。

实现食物多样化就要尽早让孩子尝到同一类食物的诸多口味。比如同为蔬菜，就应该提供胡萝卜、绿叶菜、黄瓜、西红柿等多品种、多口味的蔬菜。

2. 平衡

食物平衡的原则是指同时在四个方面使膳食供给与机体生理需要之间建立起来的平衡关系。即氨基酸平衡，热量营养素构成平衡，酸碱平衡，各种营养素摄入量之间平衡。只有这样才有利于营养素的吸收和利用。参照中国营养学会提出的中国居民膳食宝塔的原理，3 岁以下的婴幼儿的平衡膳食可以用一个特殊的金字塔来表示。

作为婴幼儿营养基础的底层——金字塔最下一层，是奶和奶制品，这是婴幼儿主要的营养来源。它们从 2~5 层依次为谷类、蔬菜水果类、肉豆蛋禽鱼类、油糖类，以数量递减的关系构成。为达到膳食平衡，每一层食物对孩子来说都是不可以缺少的。但仅仅了解这些还不足以达到平衡，还必须了解同类食物中复杂的替换关系，了解各种食物的不同烹饪方法下的血糖生成指数等更为深奥的营养学知识。

3. 适量

适量的营养是指所摄入的营养素既能满足机体的需要量，又不危及机体健康。生理需要量在孩子不同年龄阶段是不同的。婴幼儿处在人的一生中生长发育最快的阶段，其单位体重对于各种营养素的需求量是最大的；而婴幼儿的消化系统未臻成熟，咀嚼、胃肠蠕动、酶的活性、消化、吸收等等功能均较差，喂养不当可导致营养紊乱，出现消化系统疾病。消化不良可导致生长迟缓；过度喂养则可导致肥胖，最终会导致成人慢性病的罹患率增高。因此干预成人慢性疾病要从儿童期开始。

二、“吃”和“动”的平衡

“吃”——孩子每日摄入产能的营养素所产生的热量 50%用于维持生命即基础代谢，比如维持体温、呼吸、心跳等，20%~30%用于生长发育。

“动”——孩子每日 10%~15%的热量用于运动，这是人类生存不可缺少的部分。这里强调运动的另一个寓意，在于运动是我们维持健康体重的最关键环节。缺乏适当运动的孩子可引起体重超重、肥胖；夜里不好好睡觉；情绪不佳等等问题。

在不同的年龄阶段，不同环境下的同一个孩子在遗传、生长速率、活动多少、气候、内分泌调节等因素的影响下对营养需求也会有所不同，这是儿童营养不同于成人的最主要的部分。

三、“总量控制”是关键

在了解一日总的营养需求之后我们才有可能灵活地变通我们的食谱。比如，今天你很想吃一块奶油蛋糕，为了享受美味你可以吃，但是要注意的是适当地减少主食、奶、油、糖、蛋的摄入量。总之，要将一日的总摄入量控制在一个符合生理需要的范围之内，以达到“适量”的目的。

第二节　母乳喂养

一、母乳喂养的优点

1. 母乳是婴儿最合理的天然营养来源，能满足婴儿出生后前 4~6 个月内的营养需要。人乳中含有最适合婴儿生长发育的各种营养素，其质和量会随着婴儿的生长发育不断变化以适应婴儿的需要，因而最适合婴儿的营养需要和胃肠功能的消化和吸收。

2. 母乳中含有丰富的抗感染物质，可增强婴儿抗感染能力。母乳喂养儿（尤其是出生后前 4 个月完全母乳喂养儿）感染性疾病发生率明显减少。尤其初乳（1~5 天的乳汁）和过渡乳（6~11 天的乳汁）中含有较高的分泌型免疫球蛋白 A（SIgA），能增强胃肠道抵抗力。这种免疫作用是任何其他乳品所不具备的。

3. 母乳喂养可密切母亲和子女的感情。母亲在哺喂过程中，通过对婴儿的触摸、爱抚、微笑和言语，与婴儿进行感情交流，使婴儿在母亲怀中感到十分安全，无比温馨、舒适和快乐，这种逐渐形成的母婴之间依恋关系对婴儿早期智力开发和今后身心健康有重要意义。母亲哺乳时还可密切观察婴儿变化，及时发现某些疾病发生。

4. 有利于产妇健康：

（1）能促进子宫的复原，防止产后出血。吸吮刺激使大脑底部的神经垂体反射性地分泌催产素，使子宫收缩，减少产后出血。

（2）自然避孕：吸吮刺激，使大脑底部的垂体前叶反应性地分泌催乳素，与催乳素有关的激素能抑制排卵，可延长生育间隔，有利于计划生育。此外，母体内的蛋白质、铁和其他营养物质通过产后闭经得以储存，有利于产后恢复。

5. 母乳喂养还能减少乳母患乳腺癌和卵巢瘤的几率。

6. 对家庭及社区均有益：

（1）母乳温度及泌乳速度适宜，新鲜无细菌污染；

（2）直接喂哺简便、省时省力，十分经济，不但减少家庭不必要的开支，还可减轻家庭其他成员的劳动；

（3）有利于提高全社会的人口素质。

二、母乳喂养新观念

1. 皮肤早接触、早吸吮

新生儿出生后，经清理呼吸道，揩干头部与躯干的羊水、血迹，断脐后于 30 分钟内，将新生儿裸体抱放在母亲（产妇）胸前，帮助新生儿含吮到乳头，这一过程时间不应少于出生后 30 分钟。

2. 实行母婴同室

母婴同室是指从产后即刻起，母亲与婴儿白天夜晚均在同一房间内。将婴儿睡的小床紧挨着母亲床旁，使母亲躺在床上也能够看着自己的小宝宝。

3. 鼓励按需喂哺

按需喂哺是指无论白天还是夜间均按婴儿所要求的频度喂奶，母亲应学会对婴儿表示饥饿的征象做出反应，每当婴儿啼哭（表示他饿了）或母亲的奶胀就喂奶，不限时，不限量。

4. 不在开奶前喂养

(1) 开奶前喂养是指在母乳喂养建立前，给的任何人工喂养称开奶前喂养。开奶前喂养的危害是：

①婴儿的饥饿感虽得到了满足，然而对母乳的渴求感反而降低；

②婴儿对乳房的吸吮和刺激减少，使乳汁分泌也相应减少；

③母亲易发生母乳喂养困难，如乳房肿胀、乳汁不足等；

④婴儿易发生感染，如腹泻等。

(2) 不给母乳喂养的婴儿使用奶瓶和橡皮奶头。因为橡皮奶头较长，出奶孔大，瓶中的乳汁容易流出，故吸吮方便。而母亲的乳头较短而大，加之头几天泌乳量有限，新生儿一旦习惯橡皮奶头后，将对吸吮母乳必须花费劳动而不感兴趣，进而拒绝吃母乳。

三、母乳量是否足够的评价

1. 喂乳次数：出生头 1~2 月婴儿，每天喂乳 8~12 次。3 个月的婴儿，24 小时内哺乳次数至少有 8 次。哺乳时尚可听见吞咽声。

2. 排泄情况：每天须换婴儿尿布 6 块或更多湿尿布。有少量多次或大量 1 次的质软大便。

3. 睡眠：在出生头 1~2 月内，二次哺乳之间婴儿很满足及安静。常见 3 个月婴儿在吸吮中入睡，直至自发放弃乳头。

4. 体重：每月增重<500 克，出生两周后，如体重低于出生体重，说明母乳量不足。

5. 哺乳前母乳有乳房充满感，哺乳时有下乳感，哺乳后乳房较软。

四、母乳不足怎么办

1. 寻找原因，详细了解母乳喂养中的不合理现象，如喂奶次数少，夜间不喂奶，喂奶前添加水或牛奶等。寻找引起母乳不足的其他因素，如母亲和婴儿有否生病，母亲的乳头有否异常，喂哺技巧掌握的熟练程度，母亲的饮食，休息和对哺乳的信心。

2. 建立足够乳量的要点

(1) 促进乳量增多最有效的方法是增加对乳头的刺激，但乳汁分泌多少与母亲情感等变化也是密切相关的。应重视整体护理，多给母亲一些良性刺激（支持鼓励乳母树立信心，保持精神愉快），建立一个来自社会、家庭、亲朋邻里和医务人员的支持系统。

(2) 乳母坚持按需哺乳和夜间哺乳。

(3) 掌握正确的喂哺技巧。做好乳房保健，合理营养和休息，不给婴儿过早添加辅食。

(4) 对于个别确实下奶过晚的乳母，建议采用一次性的哺乳补充装置。这样，既可满足婴儿需求，又不减少对乳头的吸吮次数，帮助母亲度过短暂乳量过少的危机。一旦乳量稍增多，即可拆除装置。

只要按上述要点坚持哺乳，乳汁分泌量一定会随婴儿月份增加而逐渐增多，直至纯母乳喂养（4~6 月）婴儿取得成功。

第三节　人工喂养和科学饮水

一、人工喂养的定义

由于多种因素不能进行母乳喂养而使用配方奶粉或其他奶制品进行喂养的方式称为人工喂养。

二、母亲和婴儿特殊情况下的人工喂养指征

1. 暂停喂母乳：母亲患乳腺炎或乳腺脓肿。

2. 不宜喂母乳：母亲患恶性肿瘤、精神病、肾脏病、心脏病、糖尿病患者和慢性病需要长期服药者。

3. 不能哺喂母乳：母亲患艾滋病、严重的乙型肝炎等传染病；婴儿患有先天性代谢性疾病（半乳糖血症、苯丙酮尿症、枫糖尿症）应禁止或限制母乳，要在医生的指导下采取特殊的喂养方法。

三、人工喂养常用喂养用品的配置

1. 常备婴儿哺乳用品，见表 5。

表 5　常备婴儿哺乳用品

备用用品	数　量	用途及注意事项
250 毫升(大)奶瓶	4~6 个	3~4 小时喂奶一次,用完即消毒
120 毫升(小)奶瓶	2 个	用于 4 个月内的婴儿,喝开水、果汁
奶嘴	6 个	奶嘴应该用 3 个月后更新一次
奶瓶消毒锅	1 个	用于消毒奶瓶
奶瓶刷	1 只	彻底消除奶瓶及奶嘴污物
奶瓶保温筒	1 个	外出时方便携带,用于保温
奶瓶加热器	1 个	婴儿没能一次喝完的奶,可暂时保温
果汁压榨器	1 个	婴儿 3 个月大后,喂果汁时使用
奶粉	按需	适合年龄特点的婴儿配方奶

2. 各种奶具的准备：各种奶具要根据家庭的需要来配备。

(1) 奶瓶的选择：直式奶瓶清洗较容易。根据婴儿的大小选择流量适合的奶嘴，较小的婴儿可选择慢流量的奶嘴。

(2) 奶嘴扎眼的方法：用缝衣针在火（蜡烛或酒精灯）上加热，然后撤离火源，在空气中稍置几分钟，在奶嘴中心两侧各打一个孔，需要重复 3~4 次才能完成。使奶瓶垂直时奶液的流速为 1 滴/秒为宜。孔过大了，流速过快，婴儿容易呛奶，孔过小了，婴儿吸吮太费力。

四、婴儿配方奶的冲调

1. 婴幼儿配方奶：根据包装上的说明冲调。根据婴儿的进食量，用规定的量匙取奶粉，先放水再加奶粉。摇匀后滴奶液在自己手腕上，测试合适的奶液温度（约 50℃）后就可以喂养孩子了。

2. 全脂奶粉：可按容量比例冲调，用喝汤的瓷匙来配制。1 平汤匙奶粉加 4 汤匙水，摇匀即可。如果是不含糖的奶粉应加入 5%~8%蔗糖，即 100 毫升奶粉加 1 匙蔗糖。按这样的比例冲调就是全脂奶。

3. 使用奶粉时的注意事项：

（1）冲调配方奶的水最好是使用温开水，盛在已经消毒过的容器中。

（2）任何奶制品的配制一定要按比例冲调，不能太稀，太稀婴儿得不到足够的营养；也不能太浓，太浓会增加婴儿肾脏的负担。

（3）测试奶液温度的三种方法：

①准备等量的热开水和冷开水，各取一半，正好符合配制奶液 40℃~50℃温开水的需要，然后加入奶粉，摇匀一下就可以喂婴儿了。

②将奶滴在左手腕内侧，皮肤感到滴下的奶滴不冷不热时，说明奶液温度与体温相近，可以喂婴儿了。

③把盛有奶液的奶杯摇匀，贴在面颊上，如果不感到烫或冷，说明奶液温度和体温相近，可以喂婴儿了。

④打开的奶粉要及时食用，每次取用后要盖紧盖子或封紧袋口放在通风避光处，不要放入冰箱内储存；每次配制好的奶要在 1 小时内吃完。

⑤确认奶粉的有效期，过期的奶粉不能再用；有摇不散的奶粉结块也说明奶粉变质了，不能再用。

五、人工喂养的奶量

1 岁内婴儿的平均每次奶量，见表 6。

表 6　　1 岁内婴儿的平均每次奶量

婴儿月龄	平均每次奶量(毫升)
1~2 周	60~90
2~4 周	90~120
1~3 个月	120~150
4~6 个月	150~180
6~12 个月	180~210

六、人工喂养的正确喂哺方法

1. 喂养前育婴师要洗净双手，准备好奶液和用具。

2. 喂哺方法有两种（用杯子和奶瓶喂哺），最好是用杯子喂养。用杯子喂奶的优点是：杯子更容易清洁消毒；杯子不像奶瓶那样长时间可以携带，从而给细菌以繁殖的机会；用杯子喂婴儿育婴师必须怀抱婴儿，目光注视婴儿，可及时给予宝宝帮助的机会；杯子不会引起乳头错觉，当母亲继续喂奶时孩子能够保持对母乳的喜爱和渴求。

（1）如何用杯子喂奶：让婴儿坐在你的膝上保持直立位或半坐位，小婴儿可斜躺在你的怀中，你要确保支撑起他的头部和控制他的头部；将小杯放在婴儿嘴唇边；倾斜杯子使奶刚能碰到婴儿的下嘴唇上，杯子边缘碰到婴儿上唇的外面；婴儿会将奶舔进口中，或吸吮使奶液流入口中；切记不要将奶倒入婴儿口中，而只是将杯子放在他的唇边，让他自己吸饱为止。

(2) 如何用奶瓶喂养：在安静的环境下抱起婴儿让他斜靠在自己的臂弯中，用奶头轻轻触碰婴儿的嘴角，当奶瓶进入婴儿嘴中时要扶起奶瓶成不高于45°的角度（因为长期不良姿势的奶瓶喂养会引起牙齿在发育过程中的反咬合现象，影响上颌骨的发育，影响面部美观）；同时要保证奶头中充满奶液，以免婴儿吸入过多的空气，每次喂哺的时间在15分钟左右。

3. 喂奶后拍背的方法：育婴师将婴儿竖抱，让婴儿的头靠在自己的肩上，手掌弓起呈杯状，以适当的力度由背中部往上拍约5分钟，让婴儿打个嗝，将胃中气体排出，然后让孩子右侧卧位，不要过多地翻动，并细心观察是否溢奶。

4. 人工喂养的喂哺时间：两次喂哺之间一般间隔3个小时，1~3个月的婴儿每日可喂哺7次，4~12个月每日喂奶不少于6次。晚上婴儿不醒可以不喂。但每个婴儿都有自己的饮食特点，按需哺喂则更科学。

七、科学饮水

1. 婴儿水的需要

(1) 婴幼儿水的来源主要是饮水，也包括汤和各种流质食物，各种饮料及摄入的固体食物中的水分等。

(2) 由于饮料和水所含的成分不同，超量饮用饮料或用饮料代替饮水，不利于婴儿健康。如有的饮料中含有咖啡因，大量摄入对人体有损害。

(3) 饮料中含糖量较高，过量饮用可导致肥胖，而且不利于消化和吸收。如果天天饮用，可造成婴儿腹泻，并且增加患龋齿的危险性。过量饮用饮料，还可影响其他营养成分的摄入，最终导致婴儿生长发育迟缓。

(4) 最好选择让婴儿喝白开水。

2. 培养科学喝水的习惯

(1) 新生儿不能喂过甜的水，用高浓度的糖水喂新生儿，会加快肠蠕动的速度，而且宝宝享受了甜水后就不想花力气去吸妈妈的奶头了。

(2) 饮料中含有大量的糖分和较多的电解质，喝下去长时间滞留在胃里，会对胃部产生不良刺激。

(3) 不要喝冰水，它容易引起胃黏膜血管收缩，影响消化或引起肠痉挛。

(4) 饭前不要给婴儿喂水，多喝水可使胃液稀释，不利于食物消化，也会影响食欲。可在饭前半小时喝少量水，增加口腔内唾液的分泌，有助于食物的消化。

(5) 睡前不要给婴儿多喂水，婴儿还不能完全控制排尿，喝多了容易遗尿和影响睡眠。

第四节　混合喂养

一、混合喂养的定义

因各种原因母乳分泌不足或母亲不能按时给婴儿哺乳时，需要用其他乳品或代乳品作补充，这种母乳和其他代乳品同时喂养的方式称为混合喂养。混合喂养时不要减少母乳喂养的次数，目的是让婴儿有足够的吸吮，能够刺激乳汁的分泌。

二、混合喂养的方法

1. 补授法：先喂母乳，一般每次哺乳 10~15 分钟就基本喂完了，再补充配方奶，根据婴儿的需要哺喂。这种方法由于吸吮母乳的次数没有减少，因此，母乳不会很快减少。

2. 代授法：由于妈妈上班、有事外出或母乳量较少时，有 1 次或几次完全用配方奶喂养。

三、混合喂养的技巧

1. 混合喂养要尽可能先喂母乳，再喂配方乳，即使是母乳较少，每天也不要少于 3 次，哺乳时间为 10~20 分钟。当吸空两侧乳房后，再补授配方奶。

2. 妈妈如果上班或外出，可将乳汁挤在带盖的消毒奶瓶内带回，冷藏。使用时隔水加热。

3. 喂奶用具每次都要进行消毒，如用小匙、小杯给婴儿喂奶，用具容易清洗，又能保持婴儿对吸吮母亲乳汁的渴望和兴趣。

4. 每个婴儿进食量都有个体差异。

5. 1 岁内婴儿不同月龄摄入奶量及次数，见表 7。

表 7　**1 岁内婴儿不同月龄摄入奶量及次数**

婴儿月龄	每　次 摄入奶量(毫升)	每日总奶量 (毫升)	每日喂奶次数	每日补充食品
1~2 周	60~90	420~630	7	
2~4 周	90~120	630~840	7	
1~3 个月	120~150	840~1050	7	
4~6 个月	150~180	①750~900 ②900~1080	5~6	泥糊状 1 次
6~12 个月	180~210	①540~630 ②720~840	3~4	泥糊状 2~3 次

四、混合喂养的注意事项

1. 指导母亲按照婴儿自我调节的规律，建立适合母婴双方的喂养习惯，每个孩子都有自己的饮食适合量，不能千篇一律照书本推荐的时间和量去生搬硬套。

2. 哺乳期的母亲不要挑食、偏食，不宜吃辛辣刺激性食物和减肥食品。

3. 每天评估母乳是否充足，如不足，要及时寻找原因，设法增加乳汁分泌。

第五节　食物添加期的喂养

一、食物添加期

食物添加期是指婴儿随着月龄的增长，喂养的食物从液体食物为主，向泥糊状食物和固体食物过渡的一段时期。这阶段时期内液体食物——母乳和婴儿配方奶仍然是供应能量的主要营养来源，泥糊状食物是过渡的载体，是必须添加的食物。在这一时期内让孩子学会吞咽和咀嚼，不仅符合婴儿生理发展的需要，而且符合婴儿心理发展的需要。只有人类才有泥糊状这种食物阶段。

二、婴儿喂养的三种状态

1. 0~4 个月——液体状态食物；

2. 5~9 个月——泥糊状态食物；

3. 0~12 个月——固体食物。

三、泥糊状食物

1. 泥糊状食物的重要性

(1) 泥糊状食品是人类生长发育不可逾越的一个营养阶段。泥糊状食品不是“副食”，也不是辅食，是婴儿由液体食物向固体食物过渡阶段的主要食物，是一个承上启下的食物阶段。从学吃的角度分析，孩子学会吞咽、咀嚼是一个特殊的生理发展过程。

(2) 泥糊状食物阶段孩子没喂好，婴儿没有得到多样、平衡、适量的泥糊状食物，孩子就不能达到生长发育的最佳发育水平，以致会由于营养不足，出现身材矮小，体弱多病，智力发育迟缓以及偏食、挑食、拒食等问题，将导致生长发育迟缓（生长债），影响整个儿童期的生长发育。

2. 泥糊状食物，从物理性状来说，是指含液体量介于液体食物与固体食物之间的不干不稀的稠粥状食物，如粥、米糊、菜泥、水果泥、肉泥等。

3. 泥糊状食物的添加与制作：

(1) 从 4 个月后就可以开始添加粥类（米糊→稀粥→稠粥→烂饭）和泥类（果泥、菜泥、鱼泥、肉泥、肝泥等）。以 4~6 个月的孩子为例制作的 10 倍粥：1 份米+10 份水（1 份米粉+5 份水），浸泡 30 分钟，煮开后小火 40 分钟，关火焖 10 分钟，成为白米粥（稀）。

(2) 7~10 个月的婴儿可以制作的青菜豆腐粥（7 倍粥 50 克+豆腐 20 克+青菜叶 10 克（开水焯后切末）+高汤 30 毫升。将高汤、豆腐、粥煮开后加入青菜末，开锅即关火。出锅前可加少许酱油或少许盐）。食物由稀到稠、由粗到细，由容易吞咽的稀糊状食品向较稠的糊状食品的变化，从细腻的糊状向略有颗粒的食物的转变，比如菜泥到菜末，肉泥到肉末的变化。

4. 泥糊状食物的喂养方法

(1) 换乳期开始注意给婴儿提供更加广泛的味觉刺激，为今后进行充足的营养投入打下良好的基础，防止形成偏食、挑食、拒食的不良习惯。

(2) 婴儿常表现出对已经熟悉的食物的偏爱，对新口味、新制作的食物会有恐惧感。从心理学角度分析这一现象，是“恐新”心理造成的一种普遍现象，是婴儿同环境建立关系时的正常表现，经过多次喂养后就能克服。

(3) 喂食时可以让婴儿先舔一下，从适应到勉强接受，从吐出到吞进，反复练习 5~15 次，才能毫无戒心地接受新的食物，如果以为孩子不喜欢这种新食物而不再喂孩子，就会剥夺孩子吃这种食物的机会。

(4) 喂食要少量而多次，并给孩子鼓励。

(5) 调整食物的色、香、味、形，增强婴儿食欲，保持婴儿对食物的兴趣。

四、固体食物

1. 固体食物（米饭、馒头、饼、点心等）从 10~12 个月起可逐步添加，应注意营养的合理搭配、比例合适。

2. 固体食物的烹调制作：膳食由“软”、“细”、“烂”为主，逐渐增加硬度，食物由单项制作改为混合制作，如肉泥蒸蛋、菜粥、肉末青菜焖饭等，使婴儿能够获得全面合理的营养。

五、婴儿期添加食物的原则

1. 从一种到多种：最初给孩子添加的泥糊状食物最好是添加了铁的米糊，也可选用自制的稀米粥。从加喂第一种食物的第一天起（每次只添加一种新食物），同时要仔细观察孩子的神态、大便和皮肤。如果孩子精神、食欲正常，无腹泻、便秘和皮疹，可在习惯了一种食品后的 3~5 天后再添加第二种食物，以此类推。否则应暂停食物的添加。当婴幼儿熟悉一种食品后仍要保持进食这种食品的频率。

2. 从少量到多量：由于宝宝的营养需求量和消化吸收能力不断增加，食物添加宜从少到多。如添加蛋黄泥可由 1/8 个→1/4 个→1/2 个→1 个。5~6 个月时每日加 1 餐泥糊状食物；1 岁时每日可加 3 餐固体食物；2 岁时除母乳外，幼儿每日可进餐 5 次。不仅次数增加，每次的数量也逐渐增加。

3. 从稀到稠：以谷类为例，从稀粥到稠粥，从稠粥到软饭，是由稀到稠的典型演变。

4. 从细到粗：指添加的泥糊状食物的颗粒从细小逐渐变大的过程。如从肉泥、肉末到肉丁、肉片。如先吃菜泥，再吃碎菜。

5. 少盐不甜：小宝宝肾脏的稀释和浓缩功能较差，过多的盐摄入可增加肾负担，因此小于 8 个月的宝宝，食物中不宜加盐。此外，宝宝的食物中宜少加糖，过高的糖量有可能导致腹泻、引起肥胖。

6. 忌油腻：主要是指忌油炸食物。因为高温会破坏营养素，且油炸后形成的高脂食物不易消化，有较强的饱腹感，对孩子的进食将产生不良影响。

第六节 婴幼儿睡眠

一、睡眠的重要性

睡眠是人体的生理需求，睡眠时，身体处于低代谢、低氧耗的抑制状态，能量消耗降低，使全身组织器官，尤其是大脑得到休息，消除疲劳，促进了大脑的发育，促进智力发展。儿童体格发育所必需的生长激素，80%在睡眠时分泌，充足的睡眠帮助体格发育。

二、婴幼儿睡眠模式特点

1. 睡眠状态：分熟睡和浅睡二种状况，不断循环。1 岁之内，每一循环大约维持 40~45 分钟，在两次循环之间，会有短暂的清醒状态，如果半夜醒来是意料中的事。

浅睡状态时，会出现一些面部表情或肢体运动，如：微笑、皱眉、撅嘴作怪相，四肢伸展，发出哼哼声，呼吸快慢不均匀，容易被周围的声音惊动，这是一种正常现象就没必要打扰。

2. 婴幼儿睡眠规律：出生后婴儿自主产生一日 24 小时的睡眠和觉醒生物节律，并和外界环境相协调。4 个月时，婴儿睡眠-觉醒生物节律基本形成。随着年龄的增长，睡眠时间的长短呈阶段性的改变，夜间睡眠时间延长，日间睡眠时间缩短，最终趋向于成人化。婴幼儿期睡眠规律，见表 8。

表 8　婴幼儿期睡眠规律

睡眠 / 年龄	全日睡眠时间（小时）	日间小睡（次）	特 点
0~3 月	>15	3~4	1. 正在适应母体外的生活环境 2. 无明显昼夜规律 3. 每次睡眠时间较短，约 2~3 小时
3~6 月	14~15	2~3	1. 睡眠逐渐规律 2. 睡眠时间逐渐集中在晚上，约占全日睡眠时间的 2/3 3. 每次睡眠的时间与白天清醒的时间段延长

续表

6~12 月	13~14	2	1. 约 60%的婴儿晚上可连续睡 6 小时以上 2. 每次日间小睡之间有 3~4 小时清醒 3. 9 个月之后懂得随自己的意愿选择睡与不睡 4. 10 个月后晚上基本上能够一觉睡到天亮
1 岁以后	11~13	1	1. 1 岁半以后白天只需小睡 1 次 2. 晚上能够连续睡 10 小时

每个婴儿由于自身气质不同，家庭环境不同，睡眠规律也可不一样。睡眠时间，婴幼儿的个体差异较大，有的睡得多一些，有的睡得少一些，无须与别人比较，只要宝宝健康成长便可。

3. 婴幼儿睡眠充足的表现有：

(1) 清晨自动醒来，精神状态良好；

(2) 精力充沛，活泼好动，食欲正常；

(3) 体重、身高能够按正常的生长速率增长。

三、培养建立良好的睡眠习惯

睡眠虽然是人体的生理过程，但婴幼儿依赖性强，不能独立决定自己的睡眠，很大程度上取决于家庭的哺育环境，从而每个家庭都要创造良好的养育环境，促进婴幼儿建立良好的睡眠习惯。

1. 建立睡眠常规：注意维持婴儿基本的作息规律，定时休息，准时上床，准时起床，大约在 2~3 个月大时，配合婴儿的发育特点或生活习惯，尝试帮助建立良好的睡眠规律，让婴儿习惯每完成一些固定的活动，如洗脸、洗澡等后便是睡眠时间，然后自行入睡。

2. 自行入睡：帮助婴儿学习自行入睡对建立良好的睡眠习惯是很重要的，其方法是在婴儿开始有睡意之前把他（她）放在婴儿床上，道晚安后离开，让他（她）自己渐渐进入梦乡。如婴儿在吃奶中睡觉了，应停止喂哺，抱回婴儿床上，不用故意弄醒，下次把喂奶时间稍提早，减少在吃奶中入睡的机会。

3. 帮助分辨昼夜：

(1) 卧室内光线要求：日间光线充足，室内光线调暗，如用窗帘遮挡光线；夜间黑暗状态，亮一盏小台灯，消除醒来时的恐惧。

(2) 日夜活动有所分别：白天清醒时，与婴儿多接触进行玩耍、说话……给以足够的关注，以免因无聊在白天多睡。当婴儿眼皮下垂，头或面部在大人身上擦动或打哈欠，说明他（她）累了，要让其休息，尽量避免小睡超过 4 个小时。

夜间的活动节奏应放缓慢，避免过度兴奋。

4. 舒适的环境：

(1) 卧室温度适中，室温约在 18℃~26℃左右,哺育者也可将手掌放到婴儿颈背部位，如感到温暖而没有汗湿，便是感到舒服的适宜温度。

(2) 卧室一般开窗通风，保持空气流通。

(3) 适量的衣着和被褥，用柔软的婴儿被包裹或睡袋，切记不要包得太紧。

四、睡眠不安的预防

睡眠不安在婴幼儿期常表现为入睡困难，对生长发育不利。

1. 睡眠不安的原因：不良的睡眠习惯、睡眠环境及哺养方式是睡眠不安的主要原因，在出生后 8~24 周（2~6 个月）没能建立好昼夜睡眠周期，在睡眠、觉醒交替过程中不能形成“自慰”的能力会表现出睡眠不安。

2. 睡眠不安的预防

（1）建立良好的睡眠习惯，建立良好的睡眠周期。

（2）睡前不作安抚，如吸吮、吃奶、摇晃、轻拍、步行等进行干扰；独自睡不陪伴；夜间醒来，多作观察，不作过多的干扰。

（3）睡前排尿，不要吃得过饱或太少，以免不适或饥饿，一般 6~8 个月后夜间睡眠无需进食。

（4）睡眠姿势随婴幼儿自由选择，以不使肢体、肠部受压时间过长，无不舒适感觉。

（5）及时发现躯干疾病，如发热、鼻塞等，应及时治疗。

第七节　婴幼儿大小便排泄

一、大便排泄

1. 不同年龄段大便排泄的生理特点

（1）大便是食物和水经消化吸收后剩余的残渣而形成。

（2）大便的颜色为黄色和棕黄色，因进食种类不同，颜色可能有改变，没有黏液和脓血、寄生虫体、寄生虫卵。

（3）不同年龄段的大便排泄：

①胎便：新生儿生后 12 小时内排出黑绿色黏稠大便，持续 2~3 天，如果乳汁供应充分，2~4 天后大便由绿色转为黄色，24 小时不见胎便排出，注意是否有消化道畸形。

②不同乳汁喂养儿的大便：

a. 母乳喂养儿的大便：金黄色，每日 2~5 次。

b. 牛奶喂养儿的大便：淡黄色，呈硬膏样，常含灰白色奶瓣，每日 1~2 次。

c. 趋近母乳化配方奶喂养儿的大便：界于母乳和牛奶喂养儿两者之间，更接近母乳喂养儿。

（4）逐渐培养规律性大便：新生儿后期开始，可以进行积极主动的育儿方式，当孩子使劲，脸部鼓劲，脸发红时要及时把大便；也可训练早晚大便的习惯。每次时间不可太长，不用玩具逗，其他人也不在其旁边，以免分散注意力。及时清洗臀部。

（5）练习坐盆大便：9 个月的儿童可以独坐之后，让儿童熟悉便盆并训练学会坐盆大便，坐盆时间应固定，可与半岁前把大便的时间相同，坐盆时间大约 5 分钟左右，不要太长，一旦孩子在便盆中大便，每次都要表扬，不要让孩子看到排泄物，应尽快冲洗。

2. 异常大便排泄的原因和预防

常见的异常大便排泄有：便秘、腹泻、绿色便。

（1）便秘：便秘是指宝宝超过 3~4 天不排大便，粪便在肠道中停留时间过久，变得干硬，造成排便困难或排便次数减少。有时大便次数正常，但粪便干硬，不易排出，量少，呈颗粒状的也属于便秘。

①原因：婴幼儿产生便秘的原因主要是配餐不合理、生活无规律、活动少等原因。

a. 配餐不合理：

——喂养不合理，奶量不够使乳液中糖分不足，水分不足，长期入量不足，营养不良使腹肌、肠肌力量较弱；

——将配方奶粉冲调得太浓，过早食用鲜牛奶；

——没有及时添加泥糊状食物或添加泥糊状食物量不够，膳食纤维量不够；

——饮水少，食物残渣少，大便量少变硬。

b. 生活不规律：

——没有定时大便的习惯；

——环境与生活规律改变，孩子不适应；

——紧张焦虑情绪等心理因素刺激。

c. 宝宝活动少，婴儿抚触没坚持，肠蠕动减慢。

d. 其他：

——疾病：发烧、营养不良、佝偻病、腹腔疾病。

——药物：过量补充钙剂、维生素 D、铁剂、利尿药，使肠蠕动减弱，经常使用泻药，造成泻药依赖。

②预防：

a. 母乳喂养的小孩便秘，建议调整妈妈的膳食结构，多吃蔬菜、水果等食物；

b. 因吃配方奶粉引起的，要严格按照冲调说明实行，不能使奶液浓度过高；

c. 养成定时大便的习惯；

d. 多喝水，可以喝白开水、煮菜水、兑水稀释后的果汁水；

e. 5 月龄婴儿及时添加果泥、菜泥、碎菜等较大颗粒的食品，1 岁以上的孩子可适当添加粗粮；

f. 坚持婴儿抚触、被动操，增加户外活动。

③便秘的处理：

a. 用消毒棉签蘸消毒过的植物油（上锅蒸 20 分钟），轻轻刺激肛门，用肥皂条、开塞露塞肛（不要常用此法，以免形成依赖性）。

b. 大便前，以脐孔为中心，顺时针方向按摩腹部。

c. 便秘造成肛裂后，轻症可用加黄连素的温水坐浴，坐浴后肛门涂上少量金霉素软膏，保持局部清洁。小婴儿不能坐浴，可改用湿温纱布敷局部。

(2) 腹泻

①原因：

a. 婴幼儿消化系统发育不够健全，血液中免疫球蛋白偏低，正常肠道菌群尚未建立，无论消化道内或消化道外的因素，都容易造成消化功能紊乱而引起腹泻。

b. 3 岁以下的婴幼儿易患腹泻，腹泻分二大类：感染性和非感染性。

感染性腹泻：食物被细菌，病毒污染而引起肠道感染。肠道外感染：如上感、肺炎等。

非感染性腹泻：主要是喂养不当，如食物过冷过热，喂的量过少过多；换奶、添加泥糊状食品不当；气温变化受凉、受热；个别儿童对牛奶或某些食物过敏或不耐受。

c. 宝宝如果出现腹泻，家长首先要去医院化验宝宝的大便，咨询大夫弄清腹泻的原因是感染性还是由于环境变化、妈妈喂养不当或气温变化等非感染因素造成的。

②预防：

a. 养成良好的卫生习惯，包括育婴师和宝宝两个方面，准备食物前、换尿布后、餐前便后均要洗干净手，餐具要洗净、消毒等，防止病从口入。

b. 科学合理地添加泥糊状食物。

c. 口服轮状病毒活疫苗，这是秋末冬初常见的轮状病毒肠炎唯一、安全、有效的免疫疫苗。

③生理性腹泻：

a. 腹泻不影响发育，精神好，食欲佳，无其他不适，体重照常增长，无需治疗。

b. 腹泻表现：

—— 母乳喂养，6 个月以内年龄，外观显得虚胖；

——过敏体质，脸部常有湿疹；

——出生后不久就出现稀水样大便，每天多达 7~8 次，含奶瓣或少许透明黏液，无臭味而伴有酸味。

（3）绿色便

①绿色便可以是正常大便，其大多数性状正常。

②异常情况：

a. 消化不良，急性腹泻，是因为肠蠕动过快。

b. 铁剂服用过多，维生素 C 缺乏。

c. 绿色蔬菜未完全消化，从大便中排出。

二、婴幼儿小便排泄

1. 婴幼儿小便排泄的生理特点

（1）正常婴幼儿的尿液为淡黄色，清亮透明，具有轻微的芳香气味。新生儿出生 24 小时内排尿，婴幼儿每天尿量小于 200 毫升为少尿。

（2）出生后最初数月排尿是一种反射性行为，5~6 个月后条件反射逐渐形成，经过训练，1~1. 5 岁可养成主动控制排尿。幼儿在 2~2 岁半时虽然白天可控制排尿，夜间仍有无意识的排尿。

2. 常见异常排尿的原因和处理

（1）婴幼儿排尿次数增加。出生数日每日排尿 4~6 次，一周后可增至 20~25 次/天，以后逐渐延长间隔时间。1 岁时每天 15~16 次，3 岁后每天 6~7 次。

①小婴儿在气温低的情况，因寒冷刺激造成每次尿不能排完，断断续续好几次才能尿完，是正常现象。

②幼儿期由于情绪紧张可以引发尿频、尿急（排尿次数多，大约每 15 分钟一次），而没有尿痛，这种症状有自限性，可以自愈。

③尿道口炎、膀胱炎：排尿次数增加，尿量不增可伴尿痛（尿哭）、尿急，可因男婴包皮过长，包茎污垢集聚，女婴尿道短，外口暴露距离肛门短等引起感染。

（2）婴幼儿排尿中的误区：

①乳白色尿：寒冷季节尿色为乳白色，或尿时清亮，过一会儿变成乳白色混浊液体，是因为天冷出汗少，婴幼儿肾脏功能不够健全，食物中蔬菜、水果中的一些无机盐成分遇冷出现结晶沉淀所致，是正常现象。

②将尿床认为是遗尿给予治疗。幼儿在 2~2 岁半时，虽然白天可以控制排尿，但夜间

仍有无意识的排尿，是一种正常生理现象，不需要治疗，长大后可主动控制夜间排尿。

第八节　婴幼儿体格锻炼

一、婴幼儿体格锻炼的意义

体格锻炼就是通过抚触、做操及利用日光、空气和水进行的活动，能促进婴幼儿身心健康发展。体格锻炼不仅能增强婴幼儿神经、循环、呼吸、消化、运动和内分泌等器官系统的功能，促进孩子体格的生长发育及全身动作协调发展，减少常见病的发生，而且还有助于培养孩子坚强的意志、克服困难的信心及与人合作和交往能力。研究显示，坚持锻炼的孩子急性上呼吸道疾病发病次数少于不锻炼的孩子。因此，从婴幼儿期就应开始进行各种形式的体格锻炼，促进身心健康发展。

体格锻炼应从新生儿期开始，根据孩子年龄选择锻炼内容和方法，锻炼前要有准备活动，结束时有整理活动，不要三天打鱼两天晒网，应持之以恒。同时保证孩子摄入足够的营养食物。

二、婴儿抚触（见“婴儿养育护理技术”）

三、婴儿操

1. 婴儿操的作用

通过育婴师定期给孩子做全身运动，不仅使婴儿骨骼和肌肉得到锻炼，促进婴儿动作的灵活、协调发展，而且加强了婴儿循环和呼吸系统机能，增加了食欲和机体抵抗力。边做操边对婴儿说话、唱儿歌或播放音乐，增进了母婴间的交流，使婴儿感到放松和愉快，同时促进了婴儿语言和认知的发育，

2. 注意事项

（1）时间和频率：哺乳 1 小时后或哺乳前半小时进行，每次从 5 分钟开始，逐渐延长到 15~20 分钟，每日 1~2 次。

（2）做操前的准备：室内空气要新鲜，室温在 18℃~22℃。做操最好选在稍硬的平面上，如硬板床或桌子上，铺好褥子或毯子。可播放轻柔而有节奏的音乐，营造愉快的氛围。动作要轻柔，不要生拉硬拽，要与婴儿正常的活动方式相协调，使婴儿感到舒适、轻松、愉快。当婴儿表现紧张、烦躁时应暂停做操，待婴儿安静后再做。生病时应暂停做操。

（3）婴儿操是按照婴儿大运动发育规律进行编排的，如果孩子很难配合做操，应找医生咨询，不要勉强给孩子做操。

3. 具体方法

本套婴儿操是按照婴儿大运动发育规律编排的，即随年龄的增长，动作发育逐渐成熟，动作难度逐渐增加，因此共编排了一至十节，其中第一节至第七节是共同的，即 1~3 个月婴儿操，而“4~6 个月”、“7~9 个月”、“10~12 个月”，根据各年龄段的动作行为，分别编排了动作要求，前一阶段是后一阶段的基础，后一阶段是前一阶段的继续。

1~3 个月婴儿操

第一节　准备活动：按摩全身

预备姿势：婴儿仰卧位，全身自然放松。

动作：“一、二、三、四”拍，握住婴儿双手腕，从手腕向上挤捏 4 下至肩。

“五、六、七、八”拍，握住婴儿双足踝，从足踝向上挤捏 4 下至大腿根部。

“二、二、三、四”拍，自胸部至腹部进行按摩，手法呈环形。

“五、六、七、八”拍，动作同“二、二、三、四”拍。

第二节　伸屈肘关节及两臂上举运动

预备姿势：两手握住婴儿双手腕部。

动作：“一”，两臂侧平举。

“二”拍 将两肘关节弯曲，双手置于胸前。

“三”拍 将两臂上举伸直。

“四”拍 还原。

“五、六、七、八”拍动作同“一、二、三、四”拍。

第二个八拍动作同第一个八拍。

第三节　两臂胸前交叉及肩关节运动

预备姿势：两手握住婴儿双手腕部。

动作：“一、二”拍两臂侧平举。

“三、四”拍两臂胸前交叉。

“五、六”拍将右臂弯曲贴近身体，由内向上、向外、再回到身体右侧做回旋动作。

“七、八”拍将左臂弯曲贴近身体，由内向上、向外、再回到身体左侧做回旋动作。

第二个八拍同第一个八拍。

第四节　伸屈踝关节

预备姿势：第一个八拍，左手握住婴儿左踝部，右手握住左足前掌。第二个八拍成人左手握住婴儿右踝部，右手握住右足前掌。

动作：“一、二、三、四”拍，以左足踝关节为轴，向外旋转 4 次。“五、六、七、八”拍，以左足踝关节为轴，向内旋转 4 次。

“二、二、三、四”拍，以右足踝关节为轴，向外旋转 4 次。“五、六、七、八”拍，以右足踝关节为轴，向内旋转 4 次。

第五节　两腿轮流伸屈及回旋运动

预备姿势：双手握住婴儿踝关节上部。

动作：“一、二”拍伸屈婴儿左腿膝、髋关节。

“三、四”拍伸屈婴儿右腿膝、髋关节。

“五、六”拍将婴儿左膝关节弯曲，左大腿靠近体侧由内向外做回旋动作。

“七、八”拍将婴儿右膝关节弯曲，右大腿靠近体侧由内向外做回旋动作。

第二个八拍动作同第一个八拍。

第六节　屈体动作

预备姿势：将婴儿两下肢伸直平放，握住婴儿两膝关节处。

动作：“一、二”拍将两腿上举与身体成直角。

“三、四”拍还原。

“五、六、七、八”拍动作同“一、二、三、四”拍。

第二个八拍动作同第一个八拍。

第七节　抬头运动

预备姿势：婴儿俯卧于床上。

动作："一、二"拍成人两手位于婴儿胸下。

"三、四、五、六"拍两手托起婴儿，帮助婴儿头逐渐抬起。

"七、八"拍还原。

第二个八拍动作同第一个八拍。

第八节　翻身运动

预备姿势：婴儿仰卧。

动作："一、二、三、四"拍，握婴儿左上臂轻轻翻向右侧。

"五、六、七、八"拍还原。

"二、二、三、四"拍，握婴儿右上臂轻轻翻向左侧。

"五、六、七、八"拍还原。

第九节　整理活动：按摩全身

预备姿势和动作均同 1~3 个月婴儿操。

4~6 个月婴儿操

第一节~第七节

预备姿势和动作均同 1~3 个月的婴儿操。

第八节　坐的运动

预备姿势：婴儿仰卧位，两手紧握婴儿双手腕，让婴儿双手紧握成人的拇指。

动作："一、二、三、四"拍，把婴儿轻轻拉起成坐位。

"五、六、七、八"拍还原。

第二个八拍动作同第一个八拍。

第九节　整理活动：按摩全身

预备姿势和动作均同 1~3 个月婴儿操。

7~9 个月婴儿操

第一节~第六节

预备姿势和动作均同 1~3 个月的婴儿操。

第七节　爬行运动

预备姿势：让婴儿俯卧，两臂向前伸，两腿弯曲，准备爬行，在婴儿头前方约 60 厘米处放一婴儿喜欢的玩具。

动作：诱导婴儿向前爬行拿玩具，成人按节奏用双手轻推婴儿双脚，辅助爬行。

第八节　跳跃运动

预备姿势：婴儿面对成人而立，成人两手扶婴儿两腋下。

动作：有节奏地"嘿嘿"，将婴儿轻轻举起跳动。反复多次。

第九节　独站的运动

预备姿势：仰卧位时让婴儿两手握住成人拇指，成人两手握住婴儿手腕。

动作："一、二、三、四"拍，把婴儿拉成坐位。

"五、六、七、八"拍，把婴儿拉成站立。

第二个八拍动作同第一个八拍。

第十节　整理运动：按摩全身

预备姿势和动作均同 1~3 个月婴儿操。

10~12 个月婴儿操

第一节~第六节

预备姿势和动作均同 1~3 个月婴儿操。

第七节　走的运动

预备姿势：平卧位时让婴儿两手握住成人拇指，成人两手握住婴儿手腕。

动作：“一、二、三、四”拍，把婴儿拉成坐位。

“五、六、七、八”拍，把婴儿拉成站立。

“二、二、三、四、五、六、七、八”拍，拉手向前走。

第八节　拾取运动

预备姿势：让婴儿背靠成人站立，成人左手抱婴儿两膝，右手抱婴儿腰腹部，在婴儿脚前 30 厘米左右放一玩具。

动作：“一、二”拍婴儿俯身准备去拾玩具。

“三、四、五、六”拍婴儿俯身拾起玩具。

“七、八”拍起立还原。

第二个八拍动作同第一个八拍。

第九节　蹲的运动

预备姿势：让婴儿背对成人，成人左手托婴儿臀部，右手抱婴儿腰腹部。

动作：“一、二”拍蹲下或跪下。

“三、四”拍还原。

“五、六、七、八”拍动作同“一、二、三、四”拍。

第二个八拍动作同第一个八拍。

第十节　整理运动：按摩全身

四、三浴锻炼

1. 三浴锻炼的作用

“三浴”即日光浴、空气浴、水浴。婴幼儿正处于生长发育的快速时期，身体各脏器功能尚未发育完善，对外界环境正在逐渐适应，因此，有必要从小让婴幼儿与大自然接触，从大自然中吸取各种营养，如阳光的照射、空气温度的变化及水的刺激等，以提高机体各系统机能，改善对外界环境的适应能力，促进身心健康发展。

通过日光浴、空气浴和水浴进行三浴锻炼，可以提高婴幼儿呼吸功能、循环系统及消化系统功能。锻炼时由于肌肉活动增加，呼吸加深、加快，消耗大量氧气并排出较多的二氧化碳，肺通气量明显增加，肺脏得到充分的换气，因而提高了呼吸系统功能。身体运动时，心脏收缩力加强，心跳次数加快，长期坚持，可使心脏容积增大，心率变缓，收缩力增强，心脏每搏动一次输出的血流量增加，促进了血液循环。锻炼增加了机体代谢，使食欲增加，摄取营养物相应增多，以补充肌肉运动的能量消耗，同时消化腺分泌增加，胃肠蠕动加快，肠道吸收功能也得到提高。

三浴锻炼可以改善婴幼儿体温调节能力及对疾病的抵抗力。皮肤不仅可以感觉痛、温、触、压等刺激，还具有防御、吸收、排泄和调节体温等功能。小婴儿体温调节能力不完善，对冷、热的耐受性较差。利用冷、热刺激，使皮肤和呼吸道黏膜不断得到锻炼，使大脑皮层对冷和热的刺激形成条件反射，将改善婴幼儿体温调节能力，提高对外界环境的适应能力及对疾病的抵抗力。三浴锻炼还能促进神经系统的发育。因为各种运动都是在神经系统统一控制与调节下进行，多次重复的运动刺激，将建立起条件反射，从而促进了神经系统发育。

三浴锻炼有利于孩子对周围事物的了解及对大自然的认识，同时有更多的机会与成人和小朋友进行交往，促进了孩子认知和社会交往能力的发展。

三浴锻炼应根据婴幼儿个体发育情况，结合日常生活规律及合理营养，灵活安排。循序渐进，持之以恒，才能收到预期效果。

2. 三浴锻炼的方法

(1) 日光浴。在日光紫外线的照射下，皮肤中的7-脱氢胆固醇转化为维生素 D_3，能促进身体吸收食物中的钙和磷，有利于骨骼增长，预防佝偻病的发生；紫外线还有杀菌消毒的作用，提高皮肤的防御能力。在日光中的红外线照射下，皮肤血管先收缩后扩张，促进人体血液循环，增强新陈代谢。

①日光浴的适宜时间。夏、秋季：上午9点以前，下午4点以后；冬春季：上午10点以后，下午3点以前。开始每次10~20分钟，逐渐增加时间，一天以2个小时为宜。

②注意事项：夏秋季不应直晒，在通风阴凉处如树下即可，因为树阴下折射及散射的紫外线为直射的40%，能满足婴幼儿的需要。冬春季在向阳背风处并尽量多暴露皮肤，如手脚、头后部等，但也要防止受凉。玻璃和衣服可以遮挡大部分紫外线，故不要隔玻璃或穿衣服晒太阳。日光浴后可给婴幼儿喂一些白开水。晒太阳时可用遮阳帽防止阳光直射婴幼儿的双眼。婴儿生病时或遇刮风、下雨等恶劣天气时暂停日光浴。

(2) 空气浴。新鲜空气中含大量的氧气，能满足婴幼儿大脑发育的需要；空气浴可使婴幼儿的皮肤、呼吸道黏膜受到冷空气的刺激，促进大脑皮肤形成条件反射以改善体温调节能力，增强机体对寒冷刺激的适应能力及对疾病的抵抗能力。

①空气浴的适宜时间。夏、秋季：上午9点以前，下午4点以后；冬春季：上午10点以后，下午3点以前。每次5~10分钟，逐渐增加到一天2个小时。

②注意事项：空气浴锻炼时应从新生儿期开始，循序渐进。新生儿期要保持室内空气流通，但不要让对流风吹到婴儿；温暖季节时半个月的婴儿、寒冷季节时满月的婴儿可在打开的窗前活动；2~3个月的婴儿即可开始去户外活动。空气浴要与日光浴相结合进行。空气浴时可配合做一些适合婴儿的活动，既可增加户外活动的乐趣，也可锻炼婴幼儿神经肌肉协调性。除户外活动外，注意室内通风换气，特别是寒冷季节，每天应开窗通风至少30分钟，以减少室内细菌含量。开窗睡眠也是空气浴锻炼的适宜方法，此时可将室温维持在16℃左右，通风或开窗睡眠时，应避免对流风吹到婴幼儿。

(3) 水浴。通过水温和水压的机械作用刺激皮肤，提高神经系统兴奋性，锻炼体温调节能力，促进血液循环，改善对冷热变化的耐受能力。

①水浴的温度要求。寒冷季节：室温26℃~28℃，水温35℃~40℃；炎热季节：室温20℃~22℃，水温35℃左右。游泳的水温：26℃左右。

②注意事项：每天洗脸、脚和臀部以及每周2~3次洗澡是日常水浴锻炼的主要内容。根据婴幼儿的适应情况，逐渐地将洗澡水的温度降低1℃~5℃。洗澡时可用小水杯等容器往婴儿身上冲洒，既增加了乐趣又刺激了婴幼儿皮肤。从夏季开始可试着用20℃~25℃的自来水洗脸、冲脚，每次数秒到数分钟；当婴幼儿适应冷水洗脸、冲脚后，可带婴幼儿在标准

游泳池 23℃的水中游泳，开始每次 5~10 分钟，以后可适当延长。生病时应按医生的要求暂停或适当减少次数。

第九节　生活制度和日常生活护理

一、培养良好习惯的重要性与方法

婴幼儿期，小儿机体内部生理节律的调节机制，尚未完全形成，还不能自觉地调节自己的行为，哺育者可以把生活内容在时间上和顺序上予以科学合理的安排，用制度进行被动调节，形成饥、饱、睡、活动、休息、进食、排泄的节律及秩序性，持之以恒，养成习惯，有利于激发小儿积极情绪，促进生长发育。

培养良好习惯的方法，根据不同年龄的生长发育特点，通过饮食、睡眠、大小便、洗漱在时间和顺序上合理安排，经过反复的训练，使其形成条件反射，达到养成良好的习惯。

二、饮食习惯

1. 按时喂哺，按时进餐。

2. 按时添加泥糊状食品（辅食），训练用小勺喂养。

3. 进餐环境安静、舒适，固定的地点及座位。

4. 2 岁左右培养正确使用餐具和独立进餐的能力。

5. 进餐前避免过度兴奋或疲劳，不吃零食。

6. 进餐过程中情绪愉快，专心进食，细嚼慢咽。

三、睡眠习惯

1. 出生即可开始训练，日间除了喂奶、清洁卫生外均在睡眠，夜间则应任其熟睡，勿因喂奶而将其惹醒。

2. 避免形成不良的条件反射，少进行干扰，如：摇、口含奶头、咬被子、咬手绢等。

3. 卧室气温适宜，亮度适当，空气新鲜，安静宜人。

4. 睡前避免过度兴奋，独自自然入睡。

四、清洁卫生习惯

1. 每日洗澡，常洗头，大便后冲洗臀部。

2. 新生儿期可开始进行定期修剪指（趾）甲；饭前便后洗手。

3. 养成漱口刷牙习惯：从第一颗乳牙萌出开始，哺育者为孩子进行口腔清洁，用手指缠上湿润干净纱布轻轻按摩孩子的牙齿和牙龈组织，开始清除菌斑；一周岁后，帮助进行刷牙；3 周岁后帮助使用牙膏。

4. 盥洗用具专用，毛巾晾晒在通风阳光照射处，可煮沸消毒。

5. 2 岁开始学习自己洗手。

五、大小便习惯

1. 小便习惯：

(1) 排尿习惯从婴幼儿 2~3 个月开始训练，先减少夜间的喂哺次数，以减少夜间的排尿次数。

(2) 白天在小儿睡前、睡后或吃奶后排尿，采取一定的姿势，发“嘘嘘”声，形成条件反射。

(3) 9~12 月训练坐盆排尿，每次 3 分钟左右。

2. 大便习惯：

(1) 小儿有面红、使劲、发呆的表情，哺育者发出“嗯嗯”声配合把大便。

(2) 9~12 月坐盆，每次 5 分钟

六、自我服务习惯

生活上的自理是孩子独立性发展的第一步，是保证孩子日后全面发展的基础之一。

1. 从一点一滴开始，如穿脱衣服、收拾玩具等。

2. 创造条件，如衣服的扣子大一点，鞋子不用系带式的，盥洗用具放在固定位置，以保证小儿自己取拿。

3. 帮助克服困难，不包办代替。

4. 给予鼓励，从失败中吸取教训。

七、人际交往习惯

1. 人际交往关系是小儿与周围人（包括成人与同伴）的相互交往中所表现的态度、情绪及其行为的状况，是小儿日后社会情感、社会适应能力发展的基础。

2. 小儿的交往能力是以他们本身的能力和情绪发展的倾向性为基础的，以成人和环境的要求为导向发展起来的。

3. 人际交往的发展有三个方面的表现：①自我中心；②富于模仿；③行为受情绪支配，缺乏道德认识和自控能力。

4. 培养方法：

(1) 成人的言行示范作用，并一贯一致行为的反复出现，如关心、礼貌、爱护、安慰、劝导、礼貌待人……可以促进儿童的自发模仿。

(2) 在实践中提高交往技能和兴趣，有意识地安排交往。

(3) 学习分享，学习等待。

八、抱宝宝的方法

搂抱之前，轻轻和小孩说话。小儿，尤其是新生儿头颈部无力，抱起时要托住头颈和腰部，抱起后让其身体靠在你的胸前或肘弯上，用一只手支撑他的头部，另一只手托住腰和臀部，这样使小孩感到有安全感，也有的孩子喜欢面向下抱着，可让他俯卧在你的前臂上，用上臂支撑他的头部。

每次喂奶后，为避免漾奶，应竖抱一会儿，此时将婴儿的头靠在母亲的肩部，面向母亲，轻轻拍背 5 分钟左右，有利于排出胃内的空气。

九、合理的服装

小儿合理的服装应具保暖性好，式样适合年龄要求，以及穿脱方便，活动不受限制，易于洗涤和美观大方等特点。

1. 用料。小儿皮肤娇嫩，出汗较多，服装用料应具有柔软、吸湿、透气性能好和洗涤方便的特点，以浅色的纯棉布或纯棉针织为宜。不同季节选择不同的用料，如春秋季用羊毛及腈纶制品，外加涤棉的罩衣罩裤，轻便保暖，便于经常洗换。冬季棉衣棉裤中的棉花要保持松软，不宜过厚，这样保暖性好。夏季用薄花布制成的汗衫、短裤、背心，容易散热。新生儿时期的尿布可用煮沸消毒后浅色的旧床单、旧衣服或本色的粗纱布，以便于观察小儿大小便的颜色和洗涤是否清洁等。外出及夜间可以用尿不湿。

2. 式样。小儿关节和骨骼发育尚不成熟，服装式样宜简单、宽大，使穿脱容易和活动

方便，不宜穿得太多、太重。新生儿时期以斜襟式最好，无领无扣，衣缝向外，以免摩擦新生儿皮肤。冬季为了保暖可将小儿包裹在包被里，但不宜捆得笔直或裹扎太紧，以免影响婴儿正常发育及自由活动，甚至引起皮肤及臀部感染，诱发髋关节脱位。上衣的袖子应宽松，袖口勿长过于手，让小儿的手外露，这样有利于小儿手的动作发展及智力的发育。此外，还应穿上小袜和布制或羊毛织的软鞋保暖。

婴幼儿时期上衣以背面开口为好，这样穿脱较方便，裤子要用背带式，以免用带子束住胸廓，影响胸廓的发育。开裆裤不卫生、不安全、不保暖，易造成小儿随地大小便及玩弄生殖器的不良习惯，应尽早训练穿着满裆裤，一般 1 岁半至 2 岁即可开始。选择大衣、披风、帽子时除了美观大方外，也应考虑穿脱方便。

刚学走路的婴幼儿，骨骼发育尚不成熟，脚型有胖有瘦，足背有高有低，鞋子应根据脚型及大小来选择。穿着不合适的鞋子会影响小儿走路的姿势，还会造成足部关节受压不均匀，使关节受损并影响足部的发育。要选择柔软透气性好的鞋面，鞋底不宜太薄太软，最好前 1/3 可弯曲，后 2/3 固定不动，后跟略高，随着小儿的发育，一般以每 3 个月更换 1 次鞋子为宜。

第二章　婴幼儿保健

第一节　婴幼儿生长监测

一、婴幼儿生长监测的概念

婴幼儿生长发育是有固定规律的，好像科学家发射的卫星能够按照轨道飞行一样，如果把婴幼儿的体重发育的规律用曲线画出来，就是一条体重发育曲线。每个婴幼儿的体重都会随着年龄的增加，沿着这条曲线的方向增长。如果宝宝的体重不能按照规律增长（过快或过慢），宝宝的健康就可能出问题了。婴幼儿生长发育的规律见“基础理论知识”第一章。

婴幼儿生长监测就是利用婴幼儿正常的体重发育曲线，定期观察宝宝体重增长的状况的一种保健方法，一旦体重增长过快或过慢了，就能够早期发现异常，及时寻找原因纠正，使宝宝恢复正常。这种保健方法对于预防婴幼儿营养不良、肥胖和早期发现其他一些疾病有很好的作用。

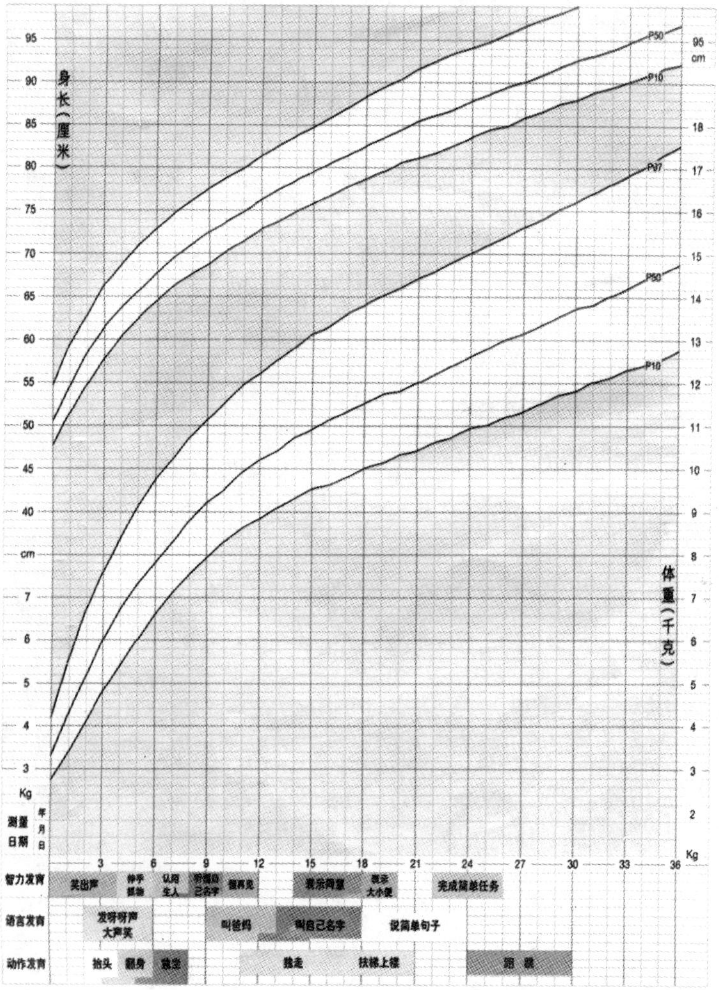

图 1　婴幼儿生长监测图

二、生长监测图

1. 婴幼儿生长监测图（图 1）的底边线是 0~3 岁的年龄标志线，一小格代表一个月，一大格是一岁。

2. 竖线是体重线，一小格代表 0.5 千克。

3. 中间两条曲线是正常婴幼儿的体重发育曲线，代表婴幼儿体重发展的方向，上面一条是各月龄婴幼儿体重的上限，下面一条是各月龄婴幼儿体重的下限，两条线之间是各月龄婴幼儿体重的正常范围。如果宝宝的体重在上限之上，有超重肥胖的倾向；宝宝的体重在下限之下，有消瘦的倾向。一张生长监测图从出生开始可以连续使用到3岁。

三、生长监测的方法

1. 定期称量婴儿的体重。6个月以下的宝宝每个月称一次，7~12个月的宝宝每2个月称一次，1~3岁儿童每3个月称体重一次。体重的测量可以到妇幼保健院或医院儿科做健康检查时测量，小婴儿也可以在家中用布袋和弹簧秤、杆秤称量。

2. 标记体重：把婴儿的体重值准确地标记在监测图上。

3. 观察宝宝体重的发育动态，把宝宝每次的体重值连接起来，就成了宝宝的体重曲线。观察、分析体重曲线的情况：

（1）宝宝的体重曲线在监测图两条曲线之间，其方向与图中曲线的方向一致，那么宝宝体重发育是正常的，一般也表示宝宝是健康的。

（2）宝宝的体重曲线变平坦或下降，表示宝宝消瘦了，营养状况不好，应该及早寻找原因或去请医师检查，帮助宝宝尽早恢复健康。

（3）如果宝宝的体重曲线直向上冲，表示体重超重了，有营养过剩、肥胖的可能，应该寻找原因或请儿科医师检查纠正。

四、婴幼儿生长监测的作用

1. 早期发现婴幼儿体重发育的异常情况，及时寻找原因，早期进行纠正，可以预防营养不良（消瘦或肥胖）的发生。

2. 小儿疾病时常常有体重不增或下降，通过定期观察体变，可以早期发现小儿疾病，早期治疗。

3. 家长给自己的孩子进行生长监测，经常关心孩子的健康状况，能提高保健意识，使孩子的健康得到保障。

第二节　计划免疫

一、计划免疫的概念

免疫是指机体对感染有抵抗能力而不患疾病或传染病。免疫有两种：一种是机体感染疾病后在身体里产生抵抗该疾病的免疫力，称为自然免疫；另一种是通过接种经过处理的病原微生物或其产生的毒素，使身体里产生对该种病原微生物的抵抗力，叫做人工免疫。预防接种是人工免疫的一种主要方式。免疫是有特异性的，就好像一把钥匙开一把锁一样，一种疫苗能够预防一种传染病，这叫做特异性。根据婴儿的年龄特点和传染病流行的规律，国家规定了在婴儿期内必须接受的预防接种程序，称作“计划免疫”。婴儿完成了这些疫苗接种，就称作完成了“基础免疫”。目前婴儿的计划免疫暂时规定为5种疫苗。以后随着国家或地区经济发展和卫生事业的发展，预计婴儿计划免疫的范围会逐步扩大。

二、儿童免疫程序

免疫程序是根据儿童年龄和各种传染病的流行规律制定的，免疫程序规定了各种疫苗的接种年龄、疫苗接种的先后顺序和次数。只有严格按照免疫程序进行预防接种，才能使儿童达到和维持高度的免疫水平，有效地控制相应传染病的流行。我国已经规定在1岁以内必须接种5种疫苗的接种程序，可以预防种传染病，称为基础免疫，简称为“五苗防七病”，并且全部为免费接种。我国现行的儿童免疫程序见表9。

表 9　　我国现行的儿童免疫程序

起始免疫年龄	疫苗	预防疾病
出生	卡介苗、乙肝疫苗①	结核病、乙型肝炎
1 月	乙肝疫苗②	
2 月	脊髓灰质炎糖丸①	脊髓灰质炎
3 月	脊髓灰质炎糖丸②	
	百白破混合疫苗①	百日咳、白喉、破伤风
4 月	脊髓灰质炎糖丸③	
	百白破混合疫苗②	
5 月	百白破混合疫苗③	
6 月	乙肝疫苗③	
8 月	麻疹疫苗	麻疹
1.5~2 岁	百白破混合疫苗	
4 岁	脊髓灰质炎糖丸	
7 岁	麻疹疫苗	
	白破二联疫苗	

三、预防接种注意事项

1. 严格按照免疫程序的规定进行，按时、全程接种，才能达到可靠的免疫效果。

2. 正确掌握禁忌证：禁忌证包括发热、传染病的潜伏期、前驱期、发病期及恢复期，患严重的慢性病如，心脏病、肾脏病、肝脏病、结核病、免疫性疾病、过敏性疾病、化脓性皮肤病，有癫痫或惊厥史等。

3. 常见预防接种反应及其处理：有一些疫苗接种后会有一些局部或全身反应。

(1) 局部反应：24 小时左右在接种局部有红、肿、热、痛现象，这是正常的反应，一般不需进行处理；明显的红肿可以进行热敷，如果有局部淋巴结肿痛应去医院检查。

(2) 全身性反应：主要有发热，常是低热，体温在 38.5℃以下，一般不需做特殊处理，发热高应该请医生检查，可以用一些退热药。一些严重的异常反应很少见，如晕厥、过敏反应等，所以在接种疫苗后应该在接种处观察半小时。

第三节　定期健康检查

一、定期健康检查的作用

1. 了解婴幼儿身心发育的状况：每次健康检查时，医师会对宝宝进行体格测量和发育评估，对宝宝的身心发育进行科学的、连续的观察，可以及时准确地掌握宝宝的发育状况。

2. 早期发现发育异常：通过定期健康检查，能够早期发现婴儿在发育过程中的异常情况，例如视、听功能、运动功能以及语言发育是否正常，一旦发现异常可以早期进行医学干预，促进儿童正常发展。

3. 常见病的早期预防和治疗：对一些常见病，多发病，在健康检查中可以被早期发现，早期治疗避免病情加重了再去医院而耽误治疗。

4. 定期健康检查是家长与儿科医师进行交谈和咨询的平台，家长可以得到医师有针对性的、非常实用的养育指导，家长在养育宝宝过程中的困惑也可以充分的向医师咨询，从而提高科学育儿水平。

二、定期健康检查的时间

6 个月以下婴儿每 1 个月检查一次，健康检查可以结合预防接种同时进行。

7~12 个月婴儿每 2 个月检查一次。1~3 岁幼儿每 3 个月检查一次。乡村和欠发达地区可以按照 4:2:1 体检方法进行，即 1 岁内每 3 个月检查一次，一年检查 4 次；1~3 岁每半年检查一次，一年检查 2 次；3 岁以上每年检查一次。

三、婴幼儿健康检查的注意事项

1. 按时到附近的妇幼保健院或社区医院儿科开设的健康门诊进行定期的健康检查。儿童健康门诊应该与儿科疾病门诊分开，不能混在一起，避免交叉感染。

2. 定期进行健康检查，每次体检应该进行正规的体格发育（包括身长、体重和头围）测量（图 2），每 6 个月进行一次智力筛查和血液常规检查，每次检查结果都要记录在儿童保健册上。

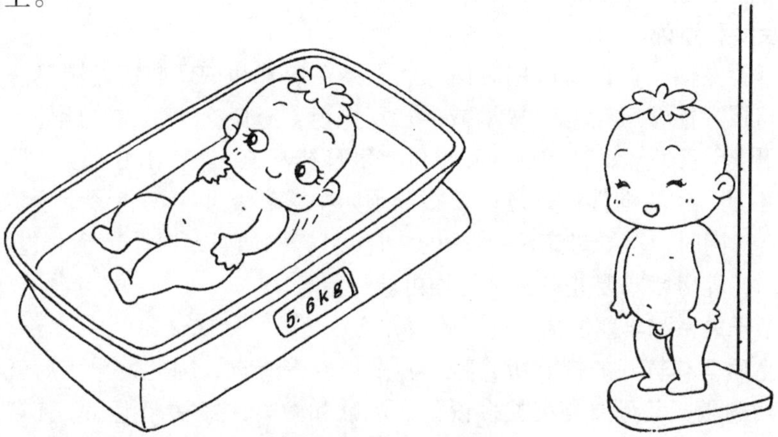

图 2　定期测量身长和体重

3. 在健康检查时可以向医师咨询和商谈有关孩子养育中的问题，取得医师的指导。可以把平时在养育宝宝中的疑问先写在一张小纸条上，以免临时忘却。

4. 妥善保管好健康手册，这是孩子宝贵的健康档案资料，每次健康检查时要把健康手册带上，以便让医师检查时参考，全面了解孩子的健康状况。

第四节　新生儿护理

新生儿脱离母体后需要经历一系列重要的生理调整和复杂变化，才能适应新环境，由于新生儿各器官和组织发育不成熟，调节功能差，易患各种疾病，此期是生命的最脆弱时期，必须注重保健护理。

一、维持体温稳定

新生儿居室应阳光充足，空气清新，每日至少开窗通风 2 次，每次 30 分钟左右。室内温度保持在 18℃~24℃，湿度保持在 50%~60%，寒冷季节要特别注意保暖；夏季环境温度过高时，衣被不能过厚，防止保暖过度致“脱水热”，维持腋温在 36℃~37℃。

二、喂养

母乳喂养是最佳的喂养方法。应让母亲知晓母乳喂养的优点，方法和技巧，掌握乳头、乳房的保护措施，鼓励和支持母亲坚持母乳喂养。如母乳不足，帮助母亲分析母乳不足的原因，指导母亲哺乳期的营养、睡眠，保证乳汁分泌充足。如确系无母乳或母乳不足者，应指导采取正确的混合喂养或人工喂养方法。

三、脐部护理

脐带一般在出生后 7 天内脱落结痂，在未脱落前应注意检查脐带有无渗血、渗液、异味等。脐带脱落后注意脐窝有无渗出物。每天婴儿洗澡后用 75%酒精棉签由里向外消毒脐部并保持脐部干燥。婴幼儿的尿布常被排泄物浸湿后也易污染到脐部，注意换尿布时，尿布不覆盖在脐部；如果发现脐部红肿、有脓性分泌物或者有出血，应送医院诊治。

四、皮肤的护理

注意保持皮肤清洁，每天沐浴 1 次，尿布、衣服最好用纯棉制品，并保持干燥和清洁；大便后及时用温水清洗臀部，用柔布或卫生纸吸干水分，涂抹消毒的植物油或鞣酸软膏；皮肤皱褶处出现潮红时，可清洗擦干后扑一些爽身粉。

五、预防疾病和意外

婴儿的用具要专用，食具每次用后消毒。母亲在哺乳和护理前应用肥皂洗手。家人患感冒时必须戴口罩才能接触婴儿。尽量减少亲友探视，避免交叉感染。此外，婴儿出生两周后每天应口服维生素 D，每日 400 国际单位，每日补钙 50 毫克~100 毫克，弥补母乳中维生素 D 和钙的不足，预防佝偻病。夏季要指导预防中暑和婴儿腹泻，冬季预防新生儿硬肿症以及煤气碳毒。同时，指导母亲注意防止意外窒息，例如，寒冷季节婴儿包被蒙头过严，哺乳姿势不适当，乳房堵塞婴儿口、鼻等均可导致窒息。

六、促进亲子关系和早期发展

新生儿出生后就有较好的视、听、味、嗅及皮肤等感觉，因此，出生后就可以对新生儿进行感知觉的刺激，父母要与婴儿多说话、唱歌和微笑，经常拥抱和抚摸婴儿等，促进父母与婴儿间的互动，有利于婴儿身心发育。

七、先天性疾病筛查

生后 3 天内或出院前应进行新生儿疾病筛查，如先天性代谢性疾病（甲状腺功能低下和苯丙酮尿症）和先天性听力障碍等，以便早发现、早诊断、早治疗，降低儿童残障的发生。

第五节　高危儿保健

一、高危儿概念

1. 高危儿：在胎儿期和新生儿期以及婴幼儿期中存在对胎儿和婴幼儿身心发育有危险因素的婴儿，称为高危儿。

2. 高危因素：在胎儿期、新生儿期及婴幼儿期中对胎儿、新生儿和婴幼儿的身心发育（尤其是脑发育）有不良影响的因素称为高危因素。常见的高危因素有：母亲孕早期先兆流产，孕期感染（如弓形体、各种病毒感染），孕期接触放射线，产时窒息、难产、早产、低出生体重儿，缺氧缺血性脑病，颅内出血，黄疸过深、过久，以及出生后缺乏早期教育，生活环境不良等。

3. 高危儿的潜在危险：高危儿有脑功能障碍和脑损伤的潜在危险。如不能早期发现和早期治疗，可导致小儿脑性瘫痪、智力低下、癫痫和感知觉障碍等病症，从而导致残疾的发生。

二、高危儿家庭监测

1. 目的：通过医学监测手段，在高危儿中筛查出在发育上有异常的小儿，从而进一步进行发育障碍或脑损伤的诊断和早期医学干预，达到减少伤残儿发生、提高儿童健康素质的目的。

2. 高危儿家庭监测方法：高危儿家庭监测是提供给家长在家庭中进行的监测方法，共有 10 项内容，家长在护理宝宝的过程中，凡是发现有其中表现之一者，应认为有发育障碍可疑，及时到有条件的医疗保健单位就诊，做进一步检查。高危儿家庭监测 10 项内容如下：

(1) 婴儿手脚经常“打挺”，“很有力”地屈曲或伸直，活动时感到有阻力；

(2) 满月后，头老往后仰、不能竖头；

(3) 3 个月不能抬头；

(4) 4 个月手仍紧握拳不松开，拇指紧紧地贴住手掌；

(5) 5 个月俯卧位时手臂不能支撑身体；

(6) 6 个月扶立时尖足，足跟不能落地；

(7) 7 个月不能发 ba、ma 音；

(8) 8 个月不会坐；

(9) 头和手频繁抖动；

(10) 不能好好地看面前的玩具或对声音反应差。

第三章　婴幼儿常见疾病的家庭护理

第一节　新生儿常见病症的家庭护理

一、鹅口疮

1. 原因：是由白色念珠菌感染引起，可能与母亲产道感染、乳头或奶具不洁有关。

2. 主要表现：口腔两颊黏膜，上腭和舌表面附有斑片状白色凝块样物，不易擦除，小儿有哭吵、不愿吸吮等表现，应到医院就诊，及时处理。

3. 预防：平时要注意婴儿用具消毒，母亲喂奶前要洗净乳头和手，小儿患病时不要乱用抗生素等。

二、尿布疹

1. 原因：长期接触湿尿布或尿布不干净导致皮肤真菌或细菌感染。

2. 表现：臀部和外生殖器皮肤有红斑，可有渗出、水肿、表皮剥脱、微小溃疡及脓疱，俗称“红臀”。尿布疹患儿常表现出爱哭闹及睡眠不安等症状。出现“红臀”时，需及时看医师辨别病因，针对不同的原因进行相应处理。

3. 预防措施：保持臀部清洁和干燥，大小便后及时清洗，更换尿布，涂以护臀霜或消毒的植物油，重视尿布的选择及洗涤等。

三、婴儿湿疹

1. 原因：婴儿湿疹是小儿常见皮肤病征，主要原因是对某些食物、吸入物或接触物过敏。

2. 表现：面颊部出现小红疹，可波及整个面部甚至到额、颈、胸等处。小红疹散在或成片，亦可变为小水泡，破溃后渗出液体，结成黄色的痂皮。轻症时红疹时隐时现，反反复复。严重发作时瘙痒难忍，婴儿因此常烦躁哭闹，影响进食和睡眠。

3. 处理方法：轻症时注意保持皮肤清洁，无须特殊处理；出现红肿、糜烂、渗出明显时，局部清洗后，再涂擦抗湿疹药膏，皮疹消退后即可停止使用。

4. 预防：坚持母乳喂养，选用纯棉内衣制品，生活护理中应避免过热，保持皮肤清洁；避免用碱性强的肥皂等，是预防或减轻湿疹的有效方法。

第二节　常见营养性疾病

一、消瘦

消瘦又称营养不良，是指体重达不到标准的一种营养不良状态。衡量孩子的营养状态不能简单地称一下体重，这是因为瘦高个和矮胖子如果体重相同，其营养状态是明显不同的。所以应该根据孩子的身高来测算其体重，对照“身高-体重标准”（参见附录），如果达不到正常范围的低值就是消瘦。

1. 常见原因

(1) 喂养不当

①母乳不足或无母乳时，选用的代乳品不当或代乳品调配不正确（例如未选择配方奶粉、单纯使用米粉喂养、奶粉调配的比例不当，牛奶过稀等），造成热量和蛋白质供给不足；

②随着儿童年龄增加，婴幼儿的食物应该由液状食物转变为泥糊状食物，再增加固体食物，食物品种多样，供给的热能和营养素能够满足需要。如果供给的食物没有及时增换或食物单调、质量差，儿童的营养得不到满足，就会消瘦。

③断奶过早或骤然断奶，使宝宝不能适应新的食物。

(2) 疾病的影响

①反复生病：小儿在生病（例如一般的感冒、腹泻等）时进食少，病后又未能及时补充营养，这样病一次瘦一点。消瘦使体质下降，抵抗力降低，容易造成反复感染，加重营养不良，形成恶性循环。所以把反复感染和消瘦称作一对“难兄难弟”。

②慢性消耗性疾病：迁延性腹泻、慢性痢疾、肝炎、结核病、肠吸收不良综合征等，均可以影响食物的消化、吸收，又增加消耗。

③先天不足：早产、双胎、低出生体重儿等由于先天营养储存不足，生后营养物质的需要量相对较多，但是他们的消化吸收功能又较低，容易发生消化不良，导致消瘦。

④不良的饮食习惯：进食不专心，饮食不规律，偏食、挑食、吃零食过多等，影响正常的进食和食物的消化吸收。

2. 表现

(1) 体重不增或下降，皮下脂肪变薄，首先是胸背部、腹部，继而是上下肢、臀部，最后才是面部。所以当看到小孩脸部瘦了，那已经是全身都消瘦了。

(2) 时间长导致身长增长缓慢而变得矮小。

(3) 肌肉松弛，皮肤失去弹性，毛发干枯，活动减少，致使运动功能下降。

(4) 抵抗力降低，反复感染（感冒或腹泻）、贫血、佝偻病。

3. 消瘦的家庭护理与预防

(1) 消除病因，及时进行相关疾病的治疗。

(2) 消瘦的孩子抵抗力差，一旦生病，病情较重，所以生病时都要到医院去诊治。

(3) 合理喂养（见：儿童膳食）。

(4) 按时预防接种（见：预防接种）。

(5) 定期进行健康检查，取得医师的医疗保健指导。

(6) 体格锻炼，多进行户外活动。

(7) 不要盲目喂服营养药、增强抵抗力药等保健药。

二、缺铁性贫血

贫血是指血液中血红蛋白量过少的状态。血红蛋白是由铁和蛋白质组成，其功能是将氧气输送到身体的各个部位，再将二氧化碳运送到肺部排出。贫血可以由多种病因引起，在儿童中最常见的是缺铁性贫血，是由于铁的摄入量不足，不能制造足够的血红蛋白引起的。婴儿出生后，带有从母体获得的铁，所以 6 个月以内较少发生缺铁。6 个月以后，由于从母体带来的铁已经消耗完了，食物中含铁不足，就很容易发生缺铁性贫血。早产儿、双胎儿从母体带来的铁很少，贫血发生得更早一些。

1. 常见病因

(1) 先天不足：胎儿从母体获得的铁在妊娠最后 3 个月最多，称为“先天性铁储备”。但早产儿、双胎儿的铁储备少，出生后容易造成贫血。

(2) 铁的摄入不足：婴儿膳食中铁含量普遍不足，吸收也不好，即使是人乳和牛乳的含铁量也低，米糊、蛋黄中的铁吸收很差，所以婴儿很容易发生缺铁性贫血，较大儿童如果偏食或摄入动物性食物少时，也可致贫血。

2. 表现

(1) 面色苍白，口唇没有血色。

(2) 精神差，不爱活动，容易疲劳。

(3) 长期贫血会影响智力发育。

(4)血红蛋白<110 克/升。

3. 贫血的家庭护理与预防

(1) 贫血的宝宝，血红蛋白减少了，说明身体中铁的储备已被消耗，身体已经处在一种铁的负债状态了，应该及时用铁剂治疗，弥补缺铁造成的亏空，还要让身体里有铁储备，所以要用铁剂 2~3 个月。

每天按照医师规定的剂量给孩子喂服铁剂。补充铁剂有两种办法：一是每天补充；二是每周补充一次。两种方法都有效。铁剂的味道不好，孩子都不喜欢吃，可以把铁剂混入孩子喜欢吃的食物中喂服。服用铁剂后会使大便变黑，牙齿也会沾上黑色，这些都不要紧，当停用铁剂后就会消失。

(2) 预防孩子贫血应该让孩子多吃一些含铁丰富的食物，如瘦肉、鱼肉、豆制品、动物血、蔬菜、海苔等。促进铁吸收的食品有含维生素 C 的水果、蔬菜等。

(3) 定期给孩子进行健康检查，每半年检查一次血红蛋白，可以早期发现贫血，得到早期治疗。

三、维生素 D 缺乏性佝偻病

维生素 D 缺乏性佝偻病，俗称“缺钙”，是由于维生素 D 缺乏导致身体内钙磷代谢紊乱和骨骼钙化障碍造成的，是儿童期最常见的一种营养缺乏性疾病。其原因是由于维生素 D 和钙供给量不足，以及儿童生长发育快所致。佝偻病使儿童体质下降，抵抗力降低，反复生病，并且容易造成骨骼畸形，如鸡胸、X 形腿和 O 形腿等，严重影响儿童健康。

1. 常见病因

(1) 维生素 D 摄入不足：人乳和牛乳中维生素 D 的含量很少，远远不能满足小儿的需要。人类皮肤中的 7–脱氢胆固醇经日光中的紫外线照射，变为内源性维生素 D，但婴儿受天气和生活习惯的影响，接触阳光的机会也不多。如果不及时补充维生素 D，很容易发生佝偻病。

(2) 钙摄入不足：婴儿食物中钙的含量也不丰富，不能满足婴儿需要，除母乳外，其他食物的钙和磷的比例不当，影响钙的吸收。

(3) 生长发育速度迅速：婴幼儿期骨骼生长快，维生素 D 和钙的需要量也大，如果摄入不足，易发生佝偻病。早产儿、双胎儿因体内钙磷的储存不足，生长速度又很快，所以更容易发生维生素 D 缺乏性佝偻病。

(4) 疾病的影响：胃肠和肝胆疾病影响维生素 D 和钙的吸收和利用。

2. 表现

（1）出汗多，睡眠不安、易惊醒，脾气大。由于出汗多，常常摇头，导致枕后出现一圈脱发（枕秃）。

（2）骨骼表现：前额突出，囟门大、肋骨缘外翻，肋串珠，严重的形成鸡胸、漏斗胸、O 形腿或 X 形腿等骨骼畸形。这些骨骼畸形一旦形成就很难复原。

（3）骨骼 X 线检查、骨密度检查、血液钙、磷、碱性磷酸酶检查对确诊有意义。

3. 佝偻病的家庭护理与预防

（1）彻底治疗：在医师的指导下使用维生素 D 和钙剂治疗。维生素 D 可用一次突击疗法或用维生素 D 每日服用的疗法（每天 5000 国际单位，连续 1 个月）。治疗后定期复查，使用维持量预防，做到彻底治疗，预防复发。

（2）对严重的漏斗胸、O 形腿、X 形腿可在佝偻病稳定恢复后，进行矫形器矫形或手术矫形。

（3）预防佝偻病：因为儿童食物中维生素 D 和钙的含量均不足，应该予以补充。办法是：生后半个月开始每日补充维生素 D　400 国际单位，钙 100~200 毫克。多户外活动，晒太阳，阳光中的紫外线直接晒到皮肤上可以在身体内制造出维生素 D，经常晒到阳光的孩子可以少吃维生素 D。

（4）改善膳食结构，增加含钙丰富的食物，如牛奶、豆制品。

（5）对早产儿、双胎儿、生长发育快的小儿，更要及时补充维生素 D 和钙剂，因为这些小儿的需要量比一般孩子要多些。

（6）定期进行健康检查，早期发现佝偻病的早期症状，避免形成骨骼变形。

第三节　呼吸系统常见疾病的家庭护理

一、婴幼儿呼吸道疾病时的症状表现

呼吸道疾病是婴幼儿最常见的疾病之一，通常表现为鼻塞、流涕、咽痛、咳嗽、发热等症状，严重时出现喘憋、气促和口唇发绀等。在小婴儿还可表现出口吐白沫、精神萎靡、呕吐及呛咳等症状。其症状的轻重在每个病儿身上可以表现不同，一旦出现相关表现，应及时到医院检查治疗。

二、常见的婴幼儿呼吸道疾病

1. 咳嗽的鉴别

呼吸道疾病一般都有咳嗽，最常见的是感冒和肺炎。其中肺炎是比较严重的呼吸道疾病，严重肺炎还可导致死亡。当孩子咳嗽和发热时，表示有呼吸道感染了，应该到医院去请医师检查治疗。在家庭中可以通过数呼吸次数和看有无胸凹陷的方法初步区别感冒和肺炎：解开孩子的上衣暴露出前胸部，胸腹部一高一低是一次呼吸，在孩子安静时计数一分钟呼吸次数。

（1）呼吸增快是肺炎的早期表现，应该及时到医院去治疗：

①2 个月以下小婴儿每分钟呼吸次数超过 60 次为呼吸增快；

②2~12 个月婴儿每分钟呼吸次数超过 50 次为呼吸增快；

③1~2 岁幼儿每分钟呼吸次数超过 40 次为呼吸增快。

（2）孩子吸气时胸部下面出现凹陷，称为胸凹陷。出现胸凹陷表示肺炎已很严重，有

呼吸困难了，应迅速送往医院急救和住院治疗。

2. 上呼吸道感染（感冒）

感冒主要指鼻、咽部等上呼吸道黏膜的急性炎症，包括鼻咽炎、喉炎、急性扁桃体炎等，是婴幼儿的常见病、多发病。

（1）病因：90%是由病毒引起，一旦身体抵抗力减低后，容易并发细菌感染，称为混合感染。一年四季均可发病，但晚秋和冬春季节更多发。

（2）表现：鼻塞、流涕、咽痛、咳嗽及发热等，如感染蔓延到邻近器官可引发中耳炎、支气管炎、肺炎等。

3. 肺炎

肺炎是属严重的急性呼吸道感染，是危害婴幼儿健康最主要的疾病之一。

（1）病因：多为肺炎链球菌和呼吸道合胞病毒感染。

（2）表现：发热、咳嗽、喘憋、气促（呼吸增快）和口唇发绀，在小婴儿可表现为口吐白沫、精神萎靡、呕吐及呛咳等症状。

三、呼吸道疾病患儿的家庭护理

1. 休息。环境要安静、舒适，注意保持室内空气新鲜，开窗通风，上下午各一次，每次20~30分钟，但要避免对流风。湿度和温度应适宜，防止过热和过分干燥，这有利于炎症的消退，减少继发性感染。

2. 发热时应卧床休息，多饮开水，有助于痰液稀释。

3. 保持鼻咽部通畅，及时清除分泌物。保持鼻孔周围皮肤清洁，用油类涂抹翼部的黏膜及鼻下皮肤，以减少分泌物的刺激。

4. 保持口腔清洁，防止口腔炎、溃疡的发生。经常喂些温开水，幼儿期每天用淡盐水漱口1~2次，以清洁口腔。

5. 饮食以流质、半流质为好，如果用奶瓶吃奶易呛咳，可以用小勺或滴管喂。婴幼儿食欲不好或呕吐，可以适当增加喂奶的次数，每次量少一点。同时增加一点果汁和蔬菜汁的喂食。果汁和蔬菜汁含有丰富的维生素和矿物质，对疾病恢复有好处。如果出现呼吸困难，边吃边喘，可少量多餐，注意不要让食物呛入气管。咳嗽时应暂停喂食，以免引起窒息；支气管哮喘患儿尽量避免食用海鲜等易过敏食物。

6. 积极配合医生治疗，切忌自行随意使用抗生素等药物；哮喘患儿家庭应备有相关药物并熟练掌握使用方法。

7. 密切观察病情的变化，患儿出现呼吸增快、口唇青紫、胸凹陷等异常表现应及时送医院住院治疗。

第四节　消化系统常见疾病的家庭护理

一、婴儿呕吐

1. 溢奶

（1）表现：吃奶后从口角溢出少许奶汁是溢奶，多见于生后1~3个月的婴儿，这是因为小婴儿的胃呈水平位置，而且胃部肌肉发育不完善，食管与胃连接处的贲门比较松弛，容易出现溢奶。

（2）溢奶的处理：

①喂奶后尽量少翻动婴儿；

②婴儿躺下入睡时，将头部稍抬高，身体向右侧卧，使奶汁易经胃进入十二指肠，可防止溢奶，同时可避免奶液误吸入气管发生窒息，或流入咽鼓管引起继发性细菌感染而得中耳炎。

2. 吐奶

(1) 常见原因：

①由喂养不当所致，如母乳喂养时婴儿含接乳头姿势不对，喂奶过快或喂奶时间过长，或喂奶前哭闹时间较久，使喂奶时咽下大量空气，胃过度膨胀，引起胃收缩而吐奶。

②病理性呕吐：由于各种小儿疾病所导致，如呕吐呈喷射性或呕吐频繁，呕吐物中带有胆汁、血液或粪便，可同时伴有腹胀、发热、体重不增、哭吵等症状。

(2) 处理办法：

①喂养不当所致的呕吐，喂奶后将小儿竖抱，轻轻拍其背部，嗳出吞入的空气，呕吐即可改善。

②病理性呕吐应立即送医院做进一步的检查、治疗。

二、腹泻

1. 病因

腹泻分为感染性和非感染性，以感染性腹泻较多见，主要病原是大肠杆菌和轮状病毒感染，发病者多见于 4 岁以下婴幼儿。

2. 主要表现

(1) 大便次数增多及大便性状改变。大便次数每日 4~10 余次不等，可为稀水便、蛋花汤样便、黏液便或脓血便。

(2) 可伴有发热、呕吐或精神差。

(3) 由于频繁腹泻与呕吐，食欲低下，进食少，体内的水分丢失，容易出现不同程度的脱水症状，严重者可危及生命。

3. 脱水的表现及程度分级

(1) 脱水的主要表现：

①孩子体重下降；

②口干口渴，哭而无泪；

③婴儿前囟凹陷，眼窝凹陷；

④皮肤弹性差；

⑤严重时少尿或无尿，尿色深；脉搏细弱、快，出现休克症状。

(2) 脱水的程度：孩子出现脱水症状，表示病情严重，必须立即送医院诊治；按脱水的严重程度，可分轻度和重度两类。

轻度脱水：腹泻患儿出现口干，爱喝水，唇舌干燥，哭而无泪，继而出现眼眶凹陷，前囟凹陷。

重度脱水：腹泻患儿出现精神萎靡，腹部皮肤弹性减低，尿少，手脚变凉，脉搏细弱。

4. 腹泻的家庭护理

(1) 继续进食，不要禁食：喂母乳的婴儿，可以继续喂母乳；喂其他食物的婴儿可以继续喂容易消化的食物，喂牛奶的婴儿可以把牛奶适当稀释一些。腹泻患儿如果禁食不喂食物，将导致营养状况下降，以及饥饿性腹泻，加重病情。

(2) 补充水分：腹泻时导致体内大量水分与电解质丧失，而导致脱水，危及儿童的生命，因此必须给腹泻患儿补充液体。给患儿补液可以采取两种办法：一是口服补液；二是静脉输液。

①口服补液：因为腹泻时体内丢失了大量的水和电解质，因此不能单独补充水分，应该补充含有电解质的液体，才能纠正脱水。口服补液使用的液体有以下几种配制方法：

a. 米汤制作方法：米粉 25 克，盐 1.75 克（约半啤酒瓶盖），把米粉和盐放入清洁的锅内，加水 500 毫升 (约 1 啤酒瓶) 搅匀，煮沸 15 分钟即可。

b. 糖盐水配制：取白糖（8 个啤酒瓶盖），加盐（一个啤酒瓶盖），溶解在 1000 毫升 (约 2 啤酒瓶) 烧开后的水中，搅匀即可。

c. 口服补液盐溶液：取一袋市售的口服补液盐（简称 ORS)，放入清洁的杯内，加入 500 毫升温开水，搅匀即可。

②口服补液的方法：口服补液适用于轻度脱水的患儿。将上述的口服补液溶液随时喂给患儿吃，喂的量可以视排出的大便量来估计，一般是拉出多少大便就补充多少水。少量多次地喂食，直至脱水症状消失。

③如出现下列情况，必须住院治疗：

a. 腹泻次数多，出现脱水症状；

b. 腹泻持续 3 天以上；

c. 腹泻伴有发热，精神不好；

d. 大便呈黏液状、黏冻状、血性便；

(3) 观察病情：患儿精神状况，有无脱水症状，大便次数和性状，体温以及呕吐，进食情况，如有病情加重应及时住院治疗。

(4) 除医生提出服药外，一般腹泻不必服药。

(5) 腹泻儿由于排便次数增多，肛门周围的皮肤及黏膜容易发红或糜烂，所以家长在护理时要特别注意肛门部位，每次便后应用细软的卫生纸轻擦，并用温水洗后擦干涂上油脂类药膏以防止红臀。

5. 预防

提倡母乳喂养；接种轮状病毒疫苗；保持食物、食具和饮水清洁，接触食物前和大便后洗手等措施等。

第五节　常见小儿危重病症的表现

儿童生病具有发病急、病情变化快、死亡率高的特点，为了保护儿童的生命安全和健康，应该早期发现疾病，早期治疗，减少死亡和伤残，这些对于育婴师和家长都是十分重要的。但是要求育婴师和家长对小儿各种疾病作出判断又是十分困难的。然而，小儿的各种危重急症虽然有各自的病因和诊断，但是具有共同的表现。我们了解了这些危重表现，育婴师和家长虽然不能正确判断是什么症病，但是可以判断出小儿有无危险病症，是否需要迅速送往医院急救。因此了解小儿危重急症的表现就十分重要了。

一、发现小儿危重急症的方法

1. 年龄特点：先把小儿分为 2 个年龄组，即 2 个月~3 岁和生后 1 周~2 个月，因为这 2

个年龄段的表现有较大差别。

2. 检查有无“一般危险表现”：如果有小儿有以下“一般危险表现”中的一项或几项危险表现，必须想到患儿有严重疾病，应该立即送医院住院治疗。

(1) 2 个月~3 岁小儿的“一般危险表现”：

①惊厥（抽搐）：惊厥可能由发热引起，也可能是由严重的疾病如脑膜炎、脑炎或其他危及生命的疾病所致。

②嗜睡或昏迷：嗜睡的患儿虽然可以被唤醒，但对周围发生的一切失去注意，或对声音、运动没有正常的反应。昏迷是失去了知觉，对任何事物都没有反应。这些都是严重疾病的表现。

③不能喝水或吸奶：可能是严重疾病使患儿太虚弱或不能吞咽。

④呕吐不能进食：呕吐本来是严重疾病的表现，因呕吐而不能进食或不能吃药更是疾病严重的表现。

(2)1 周~2 个月婴儿的“一般危险表现”：

①细菌感染：如呼吸增快、胸凹陷、呻吟、囟门突起、惊厥、发热或低体温、多处有皮肤脓疱、脐部发红、耳部流脓、嗜睡或昏迷等，这些都是有严重细菌感染的表现，严重威胁着小婴儿的生命。

②腹泻：腹泻如伴有脱水、发热、大便中有血，都是严重疾病的表现。脱水的表现有精神不好（烦躁不安、反应差等）、眼窝凹陷、皮肤弹性差等，严重脱水会出现不能喝水、手足发冷、脸色苍白、脉搏细弱等休克症状。

③吃奶不好：拒食不含接乳头、不吸吮，是严重疾病的表现；吃奶不及以前的一半也是有重病的表现。

④低体重儿：早产儿、低出生体重儿的免疫力差，体质弱，患任何疾病都是很危险的，都应该到有条件的医院去接受治疗。

二、小儿危重急症的紧急处理

1. 迅速转送医院住院治疗，呼叫 120 急救车。

2. 到最近的医疗单位请医生进行转院前的治疗，如气道阻塞的急救、呼吸困难的输氧、使用首次抗生素等。

第六节　小儿意外伤害的紧急处理和预防

一、婴幼儿意外伤害的种类和急救原则

1. 婴幼儿意外伤害的种类：根据伤害轻重程度，可分为 3 类：

(1) 危及生命的伤害：如窒息、触电、溺水、外伤大出血、气管异物、误食毒物、车祸等，这一类意外伤害必须在现场实行急救，以避免死亡。

(2) 伤害：如各种烧烫伤、骨折、毒蛇、疯狗咬伤等。

(3) 轻微伤害：如表皮擦伤、轻度烫伤等。

2. 意外伤害的急救原则

(1) 抢救生命。首先检查患儿的心跳、呼吸是否正常，如果心跳、呼吸出现障碍时应该立即采取人工呼吸和心脏按压等急救措施，挽救生命。

(2) 减少痛苦。各种骨折、烧烫伤会带来剧烈疼痛，甚至会引起休克。因此应该采取相应措施（如固定、包扎），必要时使用止痛药。

（3）预防并发症。如伤口感染，骨折移动时损伤血管、神经等。

二、窒息的紧急处理和预防

窒息是因呼吸道被物体或食物堵塞，呼吸发生困难的紧急状态，多发生在1岁以下的婴儿，是导致婴儿死亡的主要原因。窒息要及时发现，及时进行抢救，才能避免危险。

1. 常见原因

（1）捂被窒息：冷天埋在柔软的被子、枕头或床上的布娃娃下面，引起窒息。

（2）呕吐窒息：小宝宝仰天睡时，呕吐物呛入气管窒息。

（3）食物吸入气管引起堵塞：常见的吸入物有豆子、软糖、果冻。

（4）气球、塑料袋堵塞口鼻引起窒息。

2. 表现

（1）无呼吸、呼吸微弱、不会哭闹。

（2）嘴唇、指甲、皮肤呈紫色，手脚冰冷，眼睛呆视，脉搏细微。

3. 应急措施

（1）因捂被引起的窒息，发现后应立即解除捂盖物，将婴儿置于空气流通处，检查宝宝有无呼吸和心跳。如果宝宝脸色逐渐转红，并有了哭声，就没有大的危险，立即带孩子去医院检查。如果宝宝呼吸和心跳很微弱，如身旁有人协助时，可一人拨打120急救电话，一人立即进行人工呼吸和胸外按压，直到120急救医师到来。

（2）如果是由于异物堵塞咽喉引起的窒息，可按下列步骤进行：

①若异物进入口腔不深，张口后可以看得见，可把孩子的嘴张开，用食指沿着脸颊内侧插入，慢慢把异物抠出来。

②张开孩子的口腔，如果看不到异物，不要尝试用手去抠，这样反而会把异物塞得更深。如果孩子没有呼吸困难情况，应该立即送到医院去处理。

③如果宝宝脸色发紫，呛咳，呼吸困难，则是气管被堵住了，必须尽快将异物排出。

（3）婴儿气管异物的处理：气管异物自然咳出的几率只有1%，应该迅速送到医院急救，用气管镜取出异物。但在紧急时或120急救车尚未到达时，可以使用下列方法进行暂时的处理：

①以你的前臂将婴儿的脸朝下，手靠着他的胸部，用拇指和食指固定下巴两侧。再用你的大腿支撑住，保持婴儿的头低于身体并转向一侧。

②用你的手掌根拍击婴儿的背部两肩胛骨之间，一秒钟一次，用力拍打5次（图3）。

③再将婴儿转身，躺在你的一只手上，使他的头低于身体。用两手指置于婴儿的胸骨末端，约在乳头下一横指处，将手指快速往下按压0.8~1.2厘米深，连续压5次，速度为每秒钟1次（图4）。

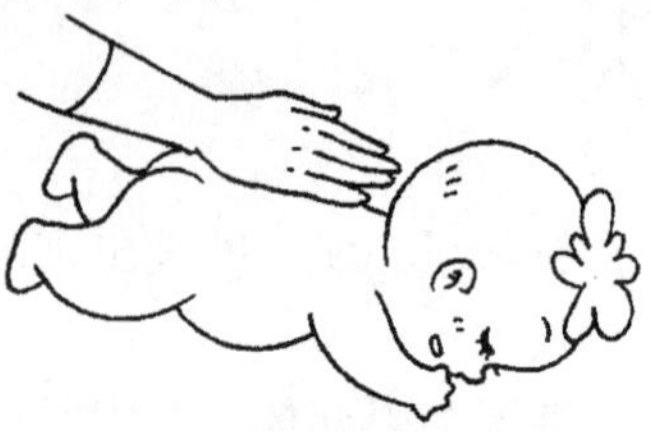

图3　拍击背部5次

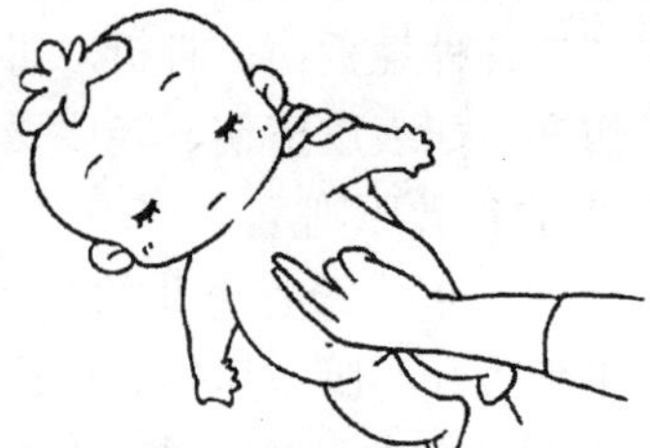

图4　推挤胸部5次

④如果异物没有吐出来，再将婴儿往下翻，用力拍击背部5次，再继续压胸5次。如此反复动作，将异物排出来或等急救医师到来。

(4) 幼儿气管异物的处理：可按下列做法进行：

①家长站在孩子的后方，另一人用两只手环抱着孩子的腰部。

②家长一手握拳，另一只手抓住此拳头，握拳的拇指靠在孩子的腹部肚脐上方，胸骨的下方。不要压在胸骨和肋骨上（图5）。

③家长的手肘向外，将握拳的手用力往孩子的腹部压，方向朝着腹部的内侧和上方，连续压5次，停顿一下。若异物未出来，持续按压腹部直至异物吐出，或等急救医师到达（图6）。

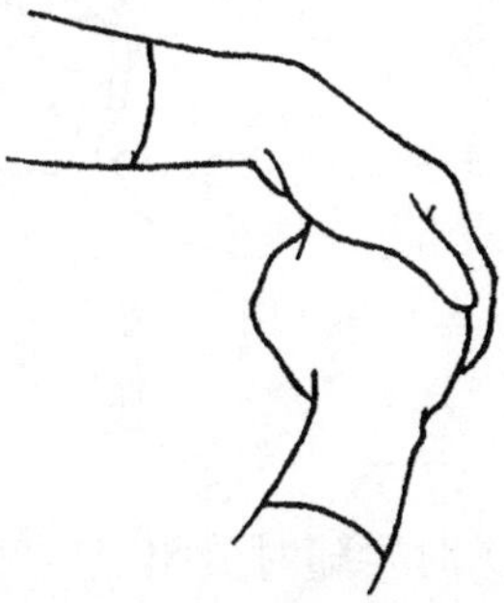

图5　两手握拳

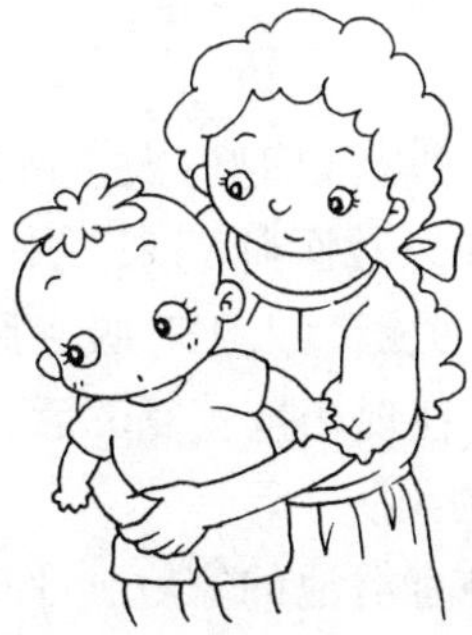

图6　用手压在腹部挤压5次

4. 窒息的预防

(1) 寒冷季节小儿最好独自一床睡觉，不要与大人同被睡，以免引起捂被窒息；

(2) 3岁以下的儿童不能把能够放入口中的玩具让他玩，以免发生意外。

(3) 不能让小儿吃小的果冻，以防发生吸入堵塞气管而窒息。

(4) 不能让孩子学着把食物抛进口中的危险吃法。2岁以下的孩子不能把花生米、瓜子、药片整粒放进口中，以防在玩笑时吸入气道。

三、溺水的紧急处理和预防

溺水是儿童意外死亡的主要原因之一，在城市里小儿溺水大都发生在家中的浴缸里或游泳时，郊区和农村儿童大多数发生于沟、塘、水池、河流。溺水造成窒息缺氧，如果呼吸停止3分钟以上，大脑就会发生缺氧而造成损伤，是非常危险的。关键在于预防。家庭中浴室的浴缸中不要存水，高度不应低于50厘米，以防孩子跌入，有时婴儿会掉入洗衣机中，因此在洗衣机周围不能放置踏板等物。家中的浴室要随时关门并锁上。家长都应该学会溺水的急救方法，包括人工呼吸、心脏复苏等，而且要参加技术培训，光有理论知识还是不够的。

1. 常见的原因

(1) 跌入浴缸、洗衣机或水盆中。

(2) 孩子单独在浴室中玩水。

(3) 孩子单独去水沟、水池、河湖边上玩耍。

2. 表现

(1) 无呼吸，或呼吸、心跳微弱，神志不清。

(2) 脸色青紫或苍白。

(3) 口中流水或有泥土、草渣等杂物。

3. 应急措施

(1) 如果孩子从水中拉出时，能大声哭泣，表示没有发生窒息，不必担心。

(2) 如果孩子还在水中或浮在水面上，要尽快把孩子捞出。大声地呼喊孩子的名字或摇动他的身体，观察有没有反应。如果有反应，说明还有意识，窒息时间不长；如果没有反应，面色苍白或青紫，两手下垂，表示窒息很严重。这时要一边紧急进行急救，一边电话呼叫120急救中心。

(3) 立即清除孩子口中的泥土杂物，保持呼吸道通畅。将孩子俯卧在大人的膝盖上、大石块上，将肚中的水吐出(图7)。

(4) 立即进行口对口人工呼吸和胸外按摩，直至孩子恢复自主呼吸或急救医师到来。中途不要停止或放弃，这是能否抢救成功的关键（人工呼吸和胸外按压见操作技术部分）。

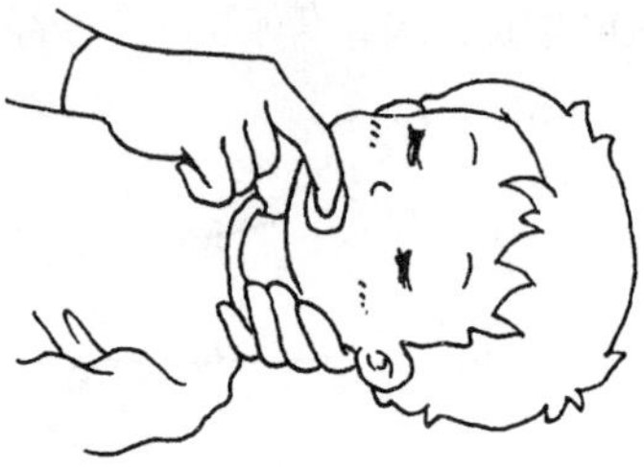

图7　清除口中泥土杂物，保持顺吸道通畅

(5) 孩子在现场抢救复苏后，要尽快转送医院继续治疗。

4. 溺水的预防

(1) 家中有浴池的家庭，平时浴池中不能储水，洗澡时要随时关闭卫生间门，预防小儿独自进入浴室发生意外；

(2) 孩子不能独自一人到江河、池塘下水游玩。

四、烫伤的紧急处理和预防

烫伤是儿童最常见的意外伤害，轻则招来孩子的痛苦，重则危及生命。孩子发生烫伤后的紧急处置十分要紧，处理正确可以减轻伤害，处理不正确会加重烫伤病情，增加孩子的痛苦。

1. 常见原因

(1) 出生6个月以后的宝宝，活动范围大了，手脚不停，到处触摸，凡是热的、烫的东西，如热汤、开水、电水壶、电饭煲、炉火、炒菜锅、暖气片、电熨斗等都会引起烫伤。

(2) 给孩子洗澡时澡盆里不能先倒进热水，有时宝宝可能自己先爬进盆中引起烫伤。

(3) 桌子上铺桌布也很危险，宝宝容易拉扯桌布，使桌面上的烫水、热汤、咖啡等撒泼到宝宝身上引起烫伤。

(4) 农村用火取暖或炭盆取暖时，当心孩子跌落火中。

(5) 热水袋、取暖器温度过高或破损容易引起烫伤。

2. 表现

(1) 烫伤后轻的皮肤发红，重的起水泡，严重的火烧伤会使皮肤烧焦。

(2) 疼痛明显。

(3) 严重时会出现休克、神志不清等严重症状。

3. 应急措施

(1) 烫伤后首先要用水冷却。手脚烫伤可以用自来水冲洗冷却15~20分钟（图8），如果烫伤面积较大时可以用淋浴头放冷水冲洗（图9）。如果穿着衣服烫伤，不要强行脱下孩子的衣服，可以往衣服上浇冷水，或连衣一起抱入冷水中；头面部可以用冷湿毛巾敷上冷却。

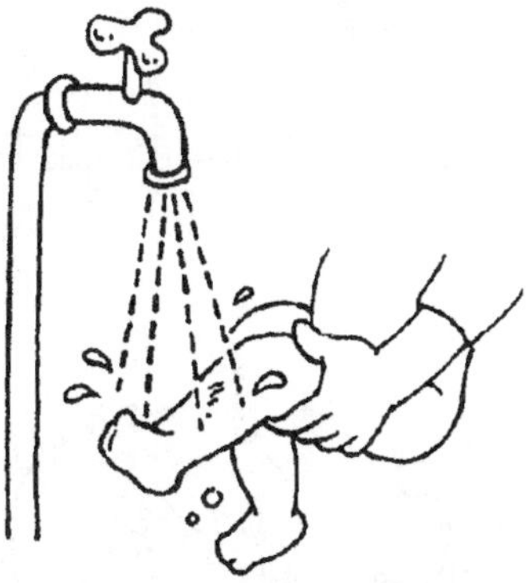

图 8　用冷水冲淋降温

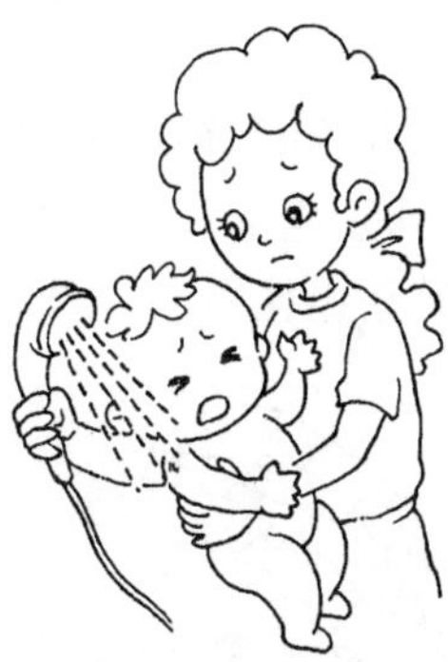

图 9　用淋浴头放冷水冲洗

(2) 冷却时间不要过长，只要皮肤上温度降低了即可，不能使孩子体温降低。进行冷却后，皮肤上不要搽任何东西，如不要搽植物油、芦荟汁、牛奶等，避免引起感染。

(3) 烫伤出现水泡时，不要弄破水泡。

(4) 如果烫伤面积很小，只有 1~2 个一元硬币大小、没有水泡、也不很疼痛，可以在家中进行观察护理，发红的皮肤上可以擦一些消炎软膏或烫伤膏。

(5) 烫伤面积较大或起了水泡时，应该在冷却后简单包扎并立即转送医院治疗（图 10）。

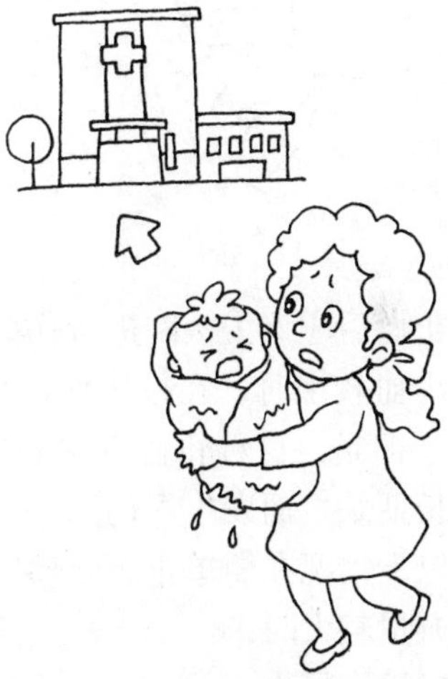

图 10　简单包扎后迅速送往医院

4. 烫伤的预防

(1) 家长要时时刻刻当心孩子发生烫伤，一点一滴预防是最好的预防措施。

(2) 有孩子的家庭餐桌不要铺桌布，以防孩子拉动桌布而发生意外。

(3) 给孩子洗澡要先放冷水再加热水。

(4) 使用火盆、取暖炉取暖时应该加围栏保护。

(5) 使用热水袋前应该先检查有无破损，盖子是否能盖紧。小婴儿使用热水袋水温不能高，热水袋要用布包好隔开再用。

五、出血的紧急处理与预防

出血是经常发生的意外事故，几乎每个孩子都发生过，只是程度不同而已。一旦发生出血，要立即设法止血，同时应该预防感染，并且要预防破伤风的发生。

1. 常见原因

宝宝到 7~8 个月以后，会爬着移动身体了，以后能够站立、行走，活动的范围扩大了，经常会出现摔倒、刺破手脚的事故，出血是难免的，家长要学会止血救护的方法，

2. 表现

(1) 较小、较浅的伤口，血液慢慢地渗出，这是毛细血管出血。

(2) 出血较多，血液颜色较暗，不停地涌出来，这是静脉出血。

(3) 出血像喷泉一样喷射出来，血液呈鲜红色，这是动脉出血。

(4) 外伤引起的出血，在伤口常有异物，如泥土、玻璃片、木刺等。

3. 紧急措施

(1) 首先要止血。确认伤口后，将清洁的纱布或棉布盖在伤口上，用手指或手掌按压3~10分钟，直到完全止血（图11）。在止血过程中，可以稍微停顿一下，检查伤口出血的情况；然后用软垫包扎固定（图12）。

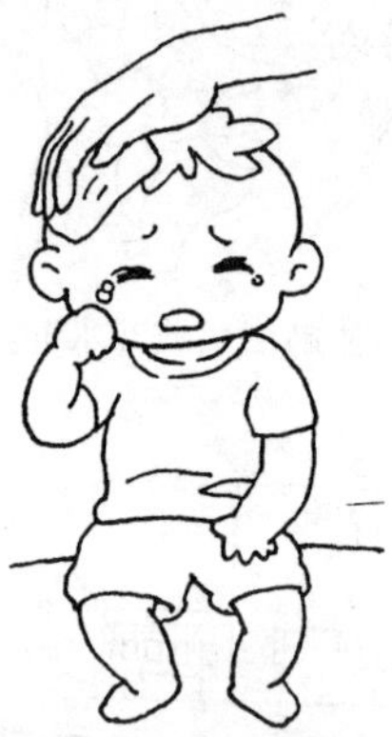

图11　按压止血

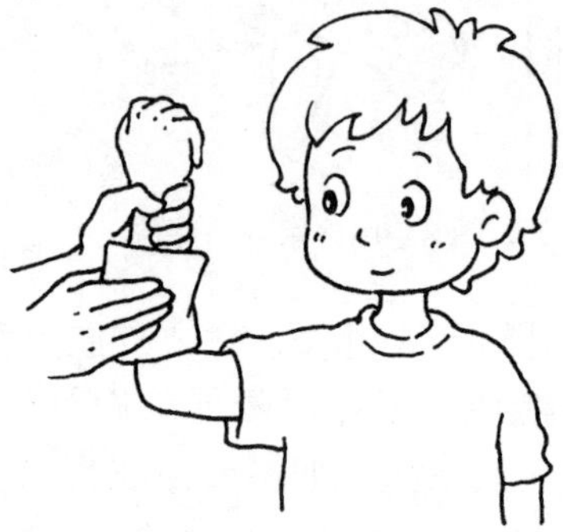

图12　软垫包扎固定

(2) 止血后应该去医院进行伤口的进一步处理。

(3) 出血较多时，在按压伤口止血时，也可以用布带子把伤口上部的肢体扎紧，能够帮助止血。但是，这种止血方法一定要注意定时放松一下，让血流流通，防止扎紧部位以下的肢体长期缺血而发生损伤。

(4) 以下情况在简单止血处理后，应该尽快送往医院：

①出血量较大时；

②伤口里有异物；

③除了出血外，如果孩子疼痛剧烈，不能活动，意识模糊，要当心有其他伴随的损伤存在。

4. 出血的预防

(1) 在孩子活动的地方不要有尖锐的、有锐角的物件，预防孩子摔跤时发生出血。

(2) 家庭中的刀具、尖锐用品应该妥善放置在孩子拿不到的地方。不能让孩子玩弄刀子、钉子等易造成损伤的物件。

六、骨折的紧急处理与预防

婴儿的骨头柔软而脆弱，摔跤等较小的冲击也会引起骨折。儿童骨折后只要正确处理，愈合得比较快。

1. 常见原因

(1) 从床上跌落地下。

(2) 爬上桌椅或窗台跌落。

(3) 从楼梯上滚落摔伤。

2. 表现

(1) 剧烈疼痛，哭闹不止。

(2) 肢体骨折后肢体不能活动。

(3) 除骨折外，可能存在外伤引起的其他损伤（如血管、神经损伤）的症状。

3. 紧急措施

(1) 怀疑有骨折，应该用木板简单固定，并处理好外伤、止血后立即送医院治疗（图 13）。

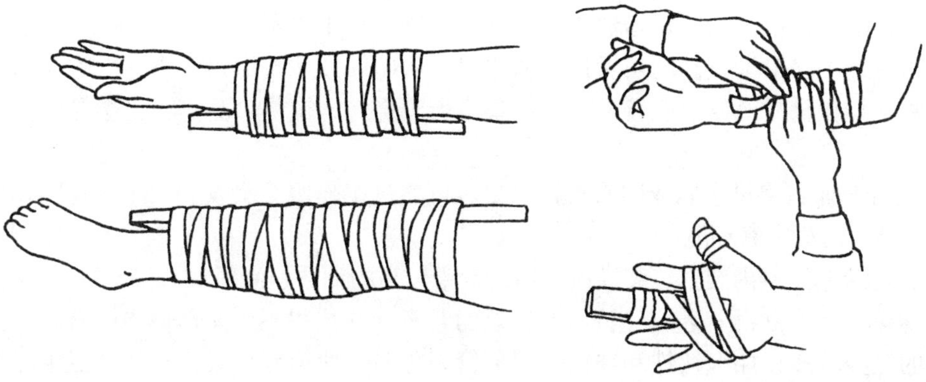

图 13 骨折的简易固定

(2) 骨折后，不要移动患部，先用木板作简单的固定。木板应长于骨折处上下两个关节的长度。手臂骨折用木板固定后再用三角巾挂在脖子上保持功能位置。

(3) 临时没有木板，可以使用手边能够找到的东西代替，如尺子、杂志、雨伞、坐垫、筷子等。

(5) 在送往医院时，在途中可以用冷湿毛巾或冰块在患处作冷敷，缓解疼痛。

4. 骨折的预防

3 岁以下的孩子不能离开大人独自去登高、爬梯、爬窗子，这样容易发生跌落而骨折；可疑发生骨折时不要搬动患肢，以免引起二次损伤。

第七节 儿童铅中毒的预防

一、什么叫铅中毒

在全球性工业化和城市化日益加快的今天，环境铅污染对儿童发育的影响越来越严重。铅是一种对机体多系统有多亲和性的重金属，对机体无任何益处。铅中毒对处于生长发育的儿童可造成多器官功能的直接影响，已被认为是儿童的“现代病”，威胁着广大儿童的身心健康，为影响 21 世纪中国国民智能素质的重要因素之一。根据美国国家疾病控制中心（CDC）的儿童铅中毒指南，儿童血铅>4.83 微摩尔/升（10 微克/分升），不论是否有临床症状均确定为铅中毒。

二、铅的来源

儿童铅中毒的影响因素因各国国情不同而异，尤其受到经济发展水平和社会文化背景的影响。可归结于以下几个方面；

1. 含铅汽油的广泛使用：含铅汽油是大多数发展中国家城市铅暴露的主要来源，环境铅污染是造成儿童血铅水平升高的主要原因。传统汽油生产工艺中以四乙基铅作为防爆剂，合物，1/3 的大颗粒铅尘迅速沉降于道路两旁数千米区域的地面上（土壤和农作物），其余汽油燃烧后从尾气中排出卤化铅粒子，它们在大气中再转变为氧化铅、碳酸铅等无机铅化3/2 则以气溶胶状态悬浮在大气中。汽车尾气中铅尘多积聚在离地面 1 米左右处，正好是儿童的活动和呼吸带，铅随儿童的呼吸进入体内。

2. 不良卫生和生活习惯：儿童在日常生活中，手会经常接触一些含铅的物品，如铅印的文字材料，含铅油漆的玩具、家具，含铅灰尘等，儿童若没有养成良好的卫生和生活习惯，如经常啃咬指甲、啃咬含铅油漆的玩具、家具，喜用水彩笔，吃东西前不洗手，会导致儿童指甲缝中含铅量较高的灰垢进入消化道，从而导致儿童血铅升高。常吃含铅高的食品，如常吃膨化食品、皮蛋、爆米花、油条、街头烧烤、罐装食品等，也会导致儿童血铅升高。

3. 父母职业：父母亲职业中有铅接触史者可通过工作服、头发、双手等将工作场所的铅带至家中，污染家庭环境。

4. 家庭装修：室内装修、装潢所采用的含铅较高的油漆、涂料等。

5. 家庭、社会状况：家庭经济状况较差的儿童，往往得不到父母恰当的看管，接触环境中铅的机会较多，加上缺铁和缺钙的现象较为普遍，使铅容易吸收；如果卫生习惯较差容易摄入环境中的铅；而父母文化水平较低，对儿童铅污染危害的意识较为淡薄，在日常生活中对儿童健康教育少，从而导致儿童血铅水平升高。

6. 营养因素：铁、锌、钙摄入不足会导致铅吸收过多；反之，过量的铅也会导致铁、锌、钙吸收减少。

7. 被动吸烟：烟草中含铅多。

第四章 婴幼儿早期教育和训练

第一节 早期教育对婴幼儿智能发展的作用

一、早期教育对大脑发育的作用

早期教育是指人在婴幼儿时期就开始接受教育。一般认为早期教育从儿童出生时即可进行。婴儿一降生他就要学会适应外界环境，呼吸、吃奶，以后还要逐步学习语言，认识事物，掌握各种动作，学会各种能力等。这些都不是自然形成的过程，实际上是教育（自觉或不自觉）对孩子所起的作用。

遗传是影响孩子智商的重要因素，但早期教育的作用也不可低估。尤其是在孩子大脑的发育阶段，父母的培养，哪怕只是玩捉迷藏等简单的游戏，都有促进孩子智力发育的作用，尤其是早期教育能促进大脑发育。

婴儿出生时便有几十亿个脑细胞，称为神经元。有的神经元在孩子出生前就彼此相连，调节心跳、呼吸等基本生理活动。其余神经元则在后天经历刺激后才能相通。孩子发育时，神经元形成的突起为彼此的联系和指挥生理活动铺平道路。例如，眼部神经元的突起延及大脑视觉皮质，将视觉器官（眼）的感觉变为印象，并经其他神经元突起的联系，指挥人对所见之物作出反应。这类经历每重复一次，神经元之间的联系就被加强和巩固一次。婴儿 0~2 岁时，脑细胞发育迅速，神经元联系剧增。到 2 岁时，脑细胞之间已有 300 多万亿条联系。同时，未彼此连接、未经使用的脑细胞则被“废弃”。

如果婴儿 2 岁以前错过了促进某些脑细胞发育的机会，是否会终生有智力障碍呢？不会。因为脑细胞联系的建立在整个儿童期都很频繁，而且有大量的机会促进它。父母在整个儿童期对孩子教育和智力开发，都是有成效的。

二、早期教育的内容

1. 早期教育与保健相结合，健康是婴幼儿生长发育的基础。

2. 根据婴幼儿生长发育的规律，采取科学方法进行早期教育和训练，发掘婴幼儿生长发育的潜力，促进全面发展。

3. 全方位进行教育，包括大运动功能、精细运动功能、认知能力、语言能力、个人行为能力以及社会适应能力等，而不是能够认几个字、背几首唐诗的事情。

4. 家长科学养育水平与婴幼儿的健康和智能发展有密切关系，因此应该十分重视对家长的指导，采取多种方法对家长进行培训，提高家长养育技巧。

第二节 婴幼儿动作技能训练

一、大运动技能发展

1. 大运动的内容

0~3 岁婴幼儿的大运动主要指头颈部、躯干和四肢幅度较大的动作，比如抬头、翻身、坐、爬、站、走、跳、独脚站、上下楼梯、四肢活动和姿势反应、躯体平衡等各种运动能力。

2. 大运动的发展顺序

婴幼儿 1~3 个月开始抬头，3~4 个月开始翻身由仰卧到侧卧，5~6 个月从仰卧到俯卧，6 个月可坐，7~8 月开始学爬，10 个月可扶杆站立，1 岁开始独立行走，以后会跑、上下楼梯、双脚跳。到 3 岁左右，活动基本上和成人差不多了。

3. 大运动技能训练的意义

（1）能够增强其体质和体能；

（2）能够促进其脑部神经组织的发展，是大脑成熟的“催化剂”；

（3）能够促进其认知和社会行为的发展。

4. 大运动的训练原则

（1）顺序性原则：要根据婴幼儿大运动的发展顺序来进行训练，不可违背发展顺序随意选择。

（2）愉悦的原则：婴幼儿大运动技能练习要努力创造一种快乐的气氛，使婴幼儿感受到运动的乐趣。

（3）适宜性原则：在婴幼儿不同的情绪状态下选择不同的游戏和运动内容，且时间要符合不同发展阶段的婴幼儿生长情况，不宜让婴幼儿感受到疲劳。

5. 婴幼儿大运动训练方法：见附录。

二、精细动作的发展

1. 精细动作的内容

精细动作主要是手指的动作，以及随之而来的手眼配合能力。比如抓握、摇动、耙弄、拇食指对捏、握笔乱画、搭积木、穿扣眼、模仿画竖道、折纸、用筷子、画人像等。

2. 精细动作的发展顺序

3 个月前宝宝手不能主动张开，手的活动是被动的；3 个月后，手可有意识地张开，开始是大把的、不准确的抓握，然后是五指分开、手眼协调的抓握，从抓大的物体到拇食指精细的捏取，从无意识的松手到有意识的放下。以后小手逐渐灵活，可随心所欲地摆弄各种物品，创造各种活动。

大运动和精细动作，在出生后头 3 年是迅速发展时期，3 岁左右发育就基本成熟。

3. 精细动作的训练意义

（1）是人类进化的重要标志；

（2）是认识事物间的联系，发展知觉完整性的重要保证；

（3）是认识事物某些特征的重要器官；

（4）使具体思维能力得到发展。

4. 精细动作的训练原则

（1）敏感期原则：在 0~3 岁的婴幼儿成长过程中伴随大量的敏感期，在敏感期内提供幼儿敏感期需求的训练，可达到事半功倍的效果。

（2）反复操作原则：婴幼儿在反复操作中逐步学会动作，逐步熟练，形成概念，从而掌握一项动作。

（3）梯度递进的原则：婴幼儿精细动作的发展有一个由简单到复杂的过程，因此婴幼儿进行的精细动作训练要遵循由简单到复杂的特点。

5. 精细动作的训练方法：见附录。

第三节　婴幼儿语言能力的训练

一、语言训练原则

1. 加强婴儿听力与发音能力的训练。选择一些优美、欢快的乐曲和歌曲定时播放；选择声响悦耳的玩具吸引婴儿的注意力；让婴儿的情绪兴奋起来，发出各种声调；训练发音器官，为模仿成人语言打下基础。

2. 与婴儿的认知活动相结合。从新生儿开始坚持与婴儿说话，把说话融入日常生活当中，边做边说，把自己正为婴儿做的事情说出来；把婴儿生活中经常接触和使用的实物，用简单的词汇、响亮地说出来；对婴儿进行反复的刺激，长时间的积累，可以为婴儿今后开口说话做准备。

3. 用恰当的方式激发婴儿说话的需求。在满足婴儿吃、喝、睡等基本需要后，要因势利导，与婴儿做发音游戏，与婴儿面对面进行交流。说一些简短的语句，做一些夸张的口型和动作，让婴儿反复进行模仿训练，如妈妈、爸爸等。

4. 从生活中取材，引导婴儿边做动作边练习发音。开始由成人一边说一边表演动作，让婴儿进行模仿，然后由成人说，婴儿自己来表演。如笑一个、拍拍手、把球扔过来。反复练习，可以使婴儿自然而然地把动作和名词联系起来。

二、语言训练方法

1. 0~1 岁是婴幼儿感知语音、发展理解性语言阶段。相应的训练游戏：

【游戏一】

游戏名称：找妈妈。

游戏目的：语音刺激。

适合月龄：0~3 个月。

游戏方法：妈妈手拿一块花布或方巾，盖住自己的脸。“咦？妈妈不见啦！”移开花布或方巾：“哟！妈妈在这儿哪！哈哈哈！哈哈哈！”2~3 个月的婴儿特别喜欢看人脸，可让婴儿在追寻妈妈的脸时，向不同方向转头活动，这样兴趣会更高。同时刺激婴儿感知语言，自动发出“ma”、“na“音。

【游戏二】

游戏名称：妈妈的小麻雀。

游戏目的：发音。

适合月龄：3~4 个月。

物品准备：图画上飞翔的小麻雀或窗外的小麻雀和小麻雀的叫声。

注意事项：不要弄疼宝宝的胳膊，小心捧着宝宝

游戏方法：让宝宝坐在自己的腿上，双手托住宝宝的胳膊，让他的手臂伸展开，并像麻雀翅膀一样上下扇动。妈妈嘴里说：“小麻雀飞呀飞，乖宝宝飞呀飞。”让宝宝观察麻雀飞翔的样子，注意听麻雀的叫声。如果妈妈模仿麻雀的样子，为宝宝做示范，宝宝更高兴。

【游戏三】

游戏名称：鸡鸡叫。

游戏目的：模仿声调，进行发音。

适合月龄：6~9 个月。

游戏方法：让婴幼儿模仿小鸡、小鸭，模仿小鸡、小鸭的叫声，同时做手指游戏。“手指手指碰碰，做只小鸡，叽叽叽，叽叽叽；手心手背碰碰，做只小鸭，嘎嘎嘎，嘎嘎嘎”；“手指手指分开，做把小枪，砰砰砰，砰砰砰；手指手指捏紧，做只榔头，咚咚咚，咚咚咚”。

【游戏四】

游戏名称：布娃娃。

游戏目的：喜欢听儿歌，模仿成人发娃（wa）的音。

适合月龄：10~12 个月。

物品准备：人手一个布娃娃。

游戏方法：教师说：“宝宝，看！娃娃多可爱呀，我们来抱抱她吧！”可帮助孩子纠正抱娃的姿势。这时，教师又说：“布娃娃，布娃娃，大大的眼睛黑头发，我来抱抱你，做你的好妈妈，哟，我们宝宝都是娃娃的妈妈啦，来我们来亲亲娃娃吧。”宝宝抱起娃娃往脸上靠一下，教师接着说：“现在，老师要问一问宝宝，你们手上抱的是什么呀？”并鼓励孩子说出“娃娃”。教师又说：“宝宝说得太轻了，老师听不见，来，大声说：“娃（wa）娃，娃娃。”宝宝模仿教师说：“娃（wa）娃”。对能发出此音的孩子，教师要给予及时的鼓励。“好，现在我们再来说一次布娃娃的儿歌吧！”念布娃娃的儿歌：“布娃娃，布娃娃，大大的眼睛黑头发，我来抱抱你，做你的好妈妈。”

2. 1~2 岁是婴幼儿表达性语言发展阶段。相应的训练游戏：

(1) 训练方法：

①帮助婴儿增加词汇：通过日常生活中的户外散步、到公园玩的机会，引导婴儿认识与日常生活相关的物品，如花草树木、交通工具、各种动物，主动告诉婴儿想要知道的一切。指导时要加重语气，突出每次新出现的词汇，多说几遍，并且鼓励婴儿把听懂的话说出来。扩大词汇量、丰富知识和发展语言是紧密联系同时进行的。

②指导时注意示范发音：婴儿有了表达意愿和感情的需要后，会积极主动地说话，开始时会出现单音重复（如“车车”、“灯灯”等）、以音代物（如“笛笛”代车、“汪汪”代狗）、以词代句（用“凳凳”表示坐）等情况。成人要多听婴儿发音和说话，用规范的语言作出示范，但不要刻意纠正婴儿不正确的发音，避免婴儿出现语言障碍。

③运用游戏进行语言训练：可以做看图说话、我问你答、打电话、手指游戏等进行语言训练。

④选择与婴儿年龄相符的故事和儿歌进行训练：选择的内容生动，情节简单，对婴儿有吸引力，语速不要太快，尽量配些动作。

(2) 游戏示范：

【游戏一】

游戏名称：动作语言三字经。

游戏目的：了解动作词汇。

适合月龄：12~14 个月。

准备物品：妈妈宝宝。

注意事项：如果宝宝做错了动作，妈妈要及时帮助他纠正。

游戏方法：①妈妈一边说，一边做动作给宝宝看，然后让宝宝也跟着学。例如妈妈先说："小宝宝，拍拍手。"边说边拍手，然后抓起孩子小手，教他拍手。②接着换另一个动作："小宝宝，摸摸头！"妈妈边说边摸头，也拿孩子的手摸头。依此类推，妈妈可以再跟他玩点头、摇头、弯腰等动作，增加对动作词汇的了解。如果孩子一开始就掌握得很好，那你就给他增加点难度，边唱边做连续动作："如果高兴你就拍拍手，如果生气你就跺跺脚，如果不对你就摇摇头，如果快乐你就亲亲我。"

【游戏二】

游戏名称：和宝宝一起唱。

游戏目的：学习语言。

适合月龄：12~18 个月。

准备物品：简短的歌谣。

注意事项：及时纠正宝宝发音不清晰之处。

游戏方法：①在宝宝吃饭、穿衣或散步的时候，和他一起唱歌。不论是唱已有的或是现编的歌谣都可以，只要唱得高兴就行。如果要教宝宝自己唱，就选简短的歌谣，或是词、曲一再重复的歌。②刚开始时宝宝只是忠实的小听众，会随着您发出一些音。很快就能跟着唱出简短的单字来。例如，当您唱"两只老虎"时宝宝会在每句的句尾跟上来，但要他能一字不漏地唱下去，还要等待一阵子。不过这并不重要，反正唱歌纯粹是为了好玩，宝宝虽然唱不全，但是他会随着旋律拍手、哼哼唱唱、摇晃身体，也能体会出母子同乐时的欢愉感情。如果在唱歌谣时再配上一些简单易学的动作，宝宝模仿起来更容易，玩得更高兴。比如：小花猫，喵喵喵，不洗脸，把镜照。左边照，右边照，埋怨镜子脏，气得胡子翘。

【游戏三】

游戏名称：小小解说员。

游戏目的：通过提问训练宝宝的表达能力。

适合月龄：12~24 个月。

准备物品：图片、有趣的图画书、剪刀、胶棒。

注意事项：解说要生动详细。

游戏方法：①妈妈平时注意收集不同主题的图片粘贴成册。分别剪下食物类、电器类、服饰类等图片，贴在纸上，订成很薄的小册子。②将不同主题的图画书和图片放在宝宝随手可拿到的地方或篮子中，当宝宝自行翻阅把玩时，妈妈指着图片问一些问题："这是什么啊？它在干什么呢？这个小动物叫什么名字？"。如果宝宝不知道，妈妈要仔细地告诉他，就像下面这样："这是小狗狗。狗狗在做什么？是的，狗狗在跑呢！这是小兔子。小兔子在做什么？正在跳跳跳，它要回家。小麻雀在做什么？啾啾啾地叫，好像在吃东西，看起来很好吃哟。"当宝宝像个"小大人"似的给您解说故事时，妈妈要倾听并且不要忘了鼓掌。

【游戏四】

游戏名称：熊猫雪糕。

游戏目的：学说话：熊猫雪糕。

适合月龄：18~24 个月。

准备物品：图片两幅，画面分别是：

1. 妈妈抱着亮亮，眼睛看着亮亮，亮亮手上拿着熊猫雪糕。

2. 妈妈抱着亮亮坐在椅子上，亮亮笑眯眯地拍着肚子。

注意事项：增加讲故事的趣味性。

游戏方法：宝宝吃过雪糕吗？今天老师来给宝宝讲一个《熊猫雪糕》的故事，好吗？①教师指着图片讲述故事两遍。②教师根据故事提问：妈妈给亮亮买了一支什么？（雪糕）；亮亮怎么样？（很高兴）亮亮在干什么？（吃雪糕）亮亮怎么吃？（啊呜啊呜吃）这是一支什么雪糕（熊猫雪糕）？咦，雪糕到哪里去了？（在肚子里）在谁的肚子里？（亮亮的）③教师小结：雪糕很冷的，所以小朋友要少吃点，吃多了会肚子疼。

附故事：妈妈给亮亮买了一支大雪糕。亮亮真高兴。啊呜，啊呜，一会儿，雪糕全吃完了。妈妈问亮亮："雪糕到哪里去了?"亮亮用小手拍拍肚子说："到肚子里去了。"

3. 2~3 岁是理解性语言和表达性语言技能进一步增强阶段。相应的训练游戏：

（1）训练原则：

①丰富婴儿的生活，尽量扩大认知和交往的范围，适时地教会婴儿相应的词语。

a. 练习表达：带婴儿到动物园，边看边提问，让婴儿用语言回答问题，如"这是什么动物?""这个动物在干什么?"

b. 练习说完整的句子：学会使用包括主语、谓语、宾语的句子。如"我要喝水。""妈妈上班去了。""阿姨讲故事。"并逐步学会使用一些简单的形容词。如"我要红色的皮球。""爸爸吃大个的苹果。"等。

c. 满足婴儿的求知欲：多讲故事，多念儿歌，指导婴儿看图画，听音乐，看电视节目。每次听完（看完）之后，指导婴儿回忆和理解故事的内容，让婴儿复述故事内容，既可丰富语言，又可训练注意力、记忆力。

d. 儿歌练习：最好由 3 个音节的儿歌学起，要带着表情教婴儿一句一句学唱，边唱边打拍子，边配合。

e. 复述故事教婴儿看图说话：开始时由成人讲图片中的内容，让婴儿认真听并模仿成人的话，逐步过渡到提出问题让他回答，并按照问题的顺序进行复述。

②注意事项：

a. 多与婴儿交谈。1 岁以内的婴儿具有学习任何一种语言的能力，主要是通过对周围语言环境的模仿而获得的。因此要多与婴儿交谈，创造一种良好的语言环境。

b. 用"少儿语"声调与婴儿交谈。"少儿语"的特点是：发音清晰，吐字缓慢；运用高频语音，带有感情；句子短而重复多；一旦有所应答即给以强化，形成相互的交流。但是采用"少儿语"的时间不宜过久，婴儿掌握了母语的基本语法（主、谓、宾的句型）后，就要让他用规范的语言进行自然交谈。

c. 注意婴儿语言发展的差异性。每个婴儿开口说话的时间不同，最早会说的语言也不同，发音的清晰度不同，家长不要过分着急，更不要与他人相比。说话的迟早与生理发育（大脑、器官）和后天环境的刺激有关系。如果两岁以后仍不会说话，要去医院检查婴儿的听力和语言发展方面的问题。

d. 注重发展婴儿的语言理解能力。经常用语言来调节婴儿的行为，扩大交往，并随时随地把接触到的事物名称、特征告诉婴儿，以促进语言的快速发展。

（2）训练方法：

【游戏一】

游戏名称：讲故事。

游戏目的：语言表达能力，认识简单汉字。

适合月龄：24~36 个月。

准备物品：有趣的童话书。

游戏方法：和宝宝一起读他喜爱的童话书，当读到故事中的重要角色时，可以试着问宝宝这些人是谁？他们正在做什么？他们在此之前做了些什么事？以及（特别是好听的老掉牙故事）他们在下一页的剧情中会做什么？比如你可以扮演小红帽“外婆，开开门，我是小红帽”。然后问宝宝大灰狼说什么。你们一问一答，将故事演绎下去。

教宝宝认识简单的汉字，这些字最好和宝宝身边的东西有关，如您和宝宝读书时，您可以指着书上的字念给宝宝听，当宝宝对故事了如指掌后，可以让宝宝读给你听，或者问宝宝：“小红帽在哪里呀？”让宝宝指出这三个字。这样在阅读的过程中，宝宝不知不觉就能掌握许多汉字。

【游戏二】

游戏名称：煲电话粥。

游戏目的：语言能力。

适合月龄：24~36 个月。

准备物品：玩具电话和真实的电话。

游戏方法：①告诉宝宝打电话时经常用到的问候语，鼓励他将学会的生活语句用在电话里。当您觉得宝宝能顺畅地表达自己的意思时，用玩具电话和宝宝通话，让他在拿起电话时说：“喂，您好，我是××家的宝宝，请问您找谁？”这样的话。②带孩子外出时，可以假扮给家里打电话，妈妈可以问宝宝：“喂，宝宝在哪儿呀？你看到什么啦？宝宝要去哪儿呀？”等问题，让宝宝回答，以训练宝宝的观察力和语言表达能力。③当家里的电话铃响起时，放心让宝宝去接吧，看看这个小家伙怎样发挥。

【游戏三】

游戏名称：看图说话。

游戏目的：看图学说完整的句子。

适合月龄：24~30 个月。

准备物品：图片：爸爸看报，哥哥抱球，妈妈洗衣服，娃娃搭积木，姐姐跳舞。

注意事项：当孩子所说的句子不完整或过于简短时，游戏者要用问题扩展句子。

游戏方法：教师出示“爸爸看报”的图片，问孩子：“宝宝，说说图片上有谁呀？”宝宝说：“爸爸。”“对了，爸爸在干什么呢？”教师请孩子回答。其余几张图片的出示与讲述同上。

【游戏四】

游戏名称：妈妈辛苦了。

游戏目的：学习词：辛苦、您；学习短句：妈妈辛苦了。

适合月龄：30~36 个月。

准备物品：布置一个简单的家，备有一些家具和日常生活用品。

游戏方法：老师请宝宝看一段表演，宝宝看完表演后教师提问：①这是谁的家？②家里有谁？③她们在干什么？孩子根据所提的问题，继续看两遍表演。同时，教师教孩子学习词：辛苦、您；学习短句：妈妈辛苦了。再次完整地将表演内容看一遍，加深印象。教师提问："妈妈这么辛苦，你们用什么来感谢妈妈呢？"启发孩子说可以做红花，可以唱支歌，可以画张画。

附表演内容：宝宝在搭积木。妈妈下班了，她一回家就烧饭、拖地、洗衣服。宝宝吃过晚饭睡觉了，妈妈还在给宝宝织毛衣。宝宝醒来对妈妈说："妈妈，您辛苦了。"妈妈说："不辛苦，只要你做个听话的好孩子。"

第四节　婴幼儿感知觉能力的训练

一、感知觉能力的训练原则

开启孩子的感官世界，教孩子运用感觉器官，学会从不同的角度来感知世界，能够开发他们以前从没有尝试过的一些想法和念头，这也是丰富孩子创造力的一个关键。

1. 一尝

可以让他们自己调制混合食物并尝试和分辨味道。首先让他们自己到食物柜里挑选坚果、葡萄干、蜜饯等他们觉得放在一起会美味的食物。然后让他们先单独品尝每种食物，再品尝混在一起后的食物。等他们尝完后，试着提问："为什么坚果和葡萄干一起混吃会比单独吃时咸呢？"这种尝试不仅仅是让孩子们尝到更多食物的味道、让他们学会用新方法尝试食物，更重要的是，这种允许孩子独立去做新鲜的事情，并且经常给予表扬的教导方式，对树立他们的自信心很有帮助。没有勇气尝新的人是无法成为一个具有创造力的人。

2. 二摸

让孩子赤脚在湿草地上行走，并询问他们的感觉。这样可以进行综合能力的训练。尽量鼓励孩子更形象、细致地表达他真实的触觉，既提高他的想像力和表达能力，也开拓了他的触觉，使他变得更敏感。

3. 三闻

用味道不一致的浴液给孩子洗澡，比如柠檬香波，闻起来有股清新的柠檬香。除此之外，还要与他们讨论，让他们举出尽可能多的类似的例子。

4. 四看

让孩子描述他熟悉的街道的样子。为了让孩子觉得更有趣和更好地锻炼他们的想像力，可以让他不停地更换自己的角色。一会儿是一只小蚂蚁，一会儿可以是个巨人。也许你自己都会吃惊于孩子丰富的想象和描述。

5. 五听

可以对孩子进行听力训练。如把外出的路程变成一次寻找声音的有趣旅程；让他找一根筷子，一些不同材质的器皿，看看他能够用它们制造出什么声音；让他比较一下用木棍敲石头和划过木篱笆的声音有什么不同。

二、感知觉能力的训练方法（游戏示范）

【游戏一】

游戏名称：看看这是什么。

游戏目的：视觉刺激。

适合月龄：0~6 个月。

游戏方法：剪出三角形、正方形和圆形等简单图形，悬挂在婴儿视力所及的范围内，逗引婴儿看。②选择色彩鲜艳的物品，如小气球、花布头等，每天定时挂起来。间隔几天后更换品种。

【游戏二】

游戏名称：听听看。

游戏目的：熟悉各种声音。

适合月龄：0~12 个月。

游戏方法：在各种自然环境中进行。对婴儿，无论是在喂奶、洗澡还是换尿布时，都要用温柔、亲切、富有变化的语调告诉婴儿正在做什么。经常把婴儿抱起来，面对面地与他说话；当婴儿躺着的时候，以他为中心从不同的角度温柔的呼唤他的名字。告诉婴儿家里的电话声、洗衣机的声音、闹钟的声音。带婴儿外出散步时，可指给他们听狗叫、鸟鸣、汽车的喇叭声等各种自然界的声音。

【游戏三】

游戏名称：听音乐。

游戏目的：感知音乐。

适合月龄：12~36 个月。

注意事项：注意音乐播放的音量，突发的高声音乐会吓着婴幼儿。

游戏方法：让婴幼儿仰面躺着，播放音乐给他听。随着音乐的节奏，要求婴幼儿上下移动他们的手臂，也可以随着慢节奏的音乐轻轻翻动婴幼儿的身体。教师还可以抱着婴幼儿轻轻哼唱并随着音乐舞蹈。

【游戏四】

游戏名称：追视活动。

游戏目的：视觉刺激。

适合月龄：3~12 个月。

游戏方法：教师手持一根系着红色小球（直径约 10 厘米）的绸带，放在婴儿眼前 30 厘米的地方，让婴儿能注视到这个红色小球，然后从左到右、从近到远或呈环形缓缓移动，让婴儿的视线能追随着小球。在注视追随的过程中，婴儿会做出各种反应（如伸手去触摸或抓握，笑等），对此要给予鼓励。

【游戏五】

游戏名称：触摸练习。

游戏目的：触觉练习。

适合月龄：0~3 岁。

游戏方法：给宝宝做皮肤按摩，按摩程序从头部开始，接着是脸、手臂和手、胸部、腹部、腿和脚，然后是背部。接触自然。在家中，可以让婴幼儿触摸不同质地的日常物品。带婴幼儿外出时，让婴幼儿触摸柔嫩的花瓣、粗糙的树皮、树叶、磨砂的石柱、光滑的金属招牌、硬硬的石头；下雨时，可让婴幼儿伸出手去感受冰凉的雨点。

第五节　婴幼儿认知能力的训练

一、指认游戏训练

【游戏一】

游戏名称：认识眼睛和嘴巴。

游戏目的：感知眼睛、嘴巴的用途，知道名称。

活动准备：每人一块饼干（是独立包装的）、一个娃娃。

适合月龄：10~12 个月。

注意事项：孩子会指身体的两个部位，最早的在 7 个半月，多数在 8 个多月。

游戏方法：教师手拿娃娃，对孩子说："宝宝，老师手里拿的什么？""娃娃。""你怎么知道的？噢，宝宝用眼睛看见的。"请孩子闭上眼睛，"宝宝，你知道老师手上有什么吗？"为防止孩子睁眼看，可用手捂住孩子的眼睛。这时，孩子急着要把老师的手拨开。教师小结："宝宝闭上眼睛就看不见东西，睁开眼睛就能看见东西，噢，眼睛是看东西的。""那，宝宝的眼睛在哪里呢？"让孩子用手指，家长可协助，用孩子的食指指出眼睛。教师再接着说："宝宝的嘴巴在哪里呢？"让孩子用手指出一来，"宝宝张开大嘴巴。"让宝宝张开嘴，"宝宝喊爸爸，喊妈妈。宝宝唱歌，啊，啊，啊。""看，老师给宝宝饼干了，宝宝吃饼干。"教师小结："噢，嘴巴可以说话，还可以吃东西呢。"

【游戏二】

游戏名称：奇妙的口袋。

游戏目的：日常生活用品的认知。

适合月龄：18~24 个月。

准备物品：一个大口袋，口袋里装有小茶杯、小勺、小碗、梳子、镜子等物品。

注意事项：提供的物品都是孩子熟悉的。

游戏方法：教师手拿大口袋对孩子说："宝宝，看，老师手里拿了一个大口袋，它可不是一般的口袋，它很神奇，你的手伸进去，就能拿出一个你需要用的东西。""看，老师拿了一个什么出来？""镜子。"教师手拿镜子，对着宝宝照，说："瞧，镜子里有一个宝宝。"请宝宝在口袋里再拿一个茶杯出来。"宝宝拿得对，给予鼓励："宝宝真乖，你拿的是什么？""茶杯。"如果拿错，给以提示："宝宝，你拿的是什么？""听清楚，教师说的是喝水的茶杯。"依此类推，小碗、小勺、梳子、镜子等的玩法同上。

【游戏三】

游戏名称：听声音辨车。

游戏目的：辨认常见的车辆。

适合月龄：24~36 个月。

准备物品：事先录好的磁带及录音机。

游戏方法：①教师说："今天老师要和宝宝一起听听磁带里有什么声音。"放录音，听完后问："你都听到了什么声音？"教师与孩子一起回忆听到了什么，鼓励孩子大胆地回答。教师再次放录音，和孩子边听边说什么车开来了，并鼓励孩子学学车是怎么叫的，还可以说说车有什么用处。如：火车是咔嚓咔嚓开的，火车的车厢一节一节的，可以坐人；飞机是嗡嗡嗡叫的，上面可能坐许多人，还可以用来装货物。②发挥想像力。教师让孩子想一想，还有什么车，它们又是怎么叫的。③组织游戏"红灯停，绿灯行"。注意事项：平时可利用散步、游玩等机会，让孩子多看、多接触，丰富有关经验。

二、记忆游戏训练

【游戏一】

游戏名称：玩具总动员。

游戏目的：提高记忆力。

适合月龄：3~12 个月。

准备物品：球、拨浪鼓、积木、娃娃、图书。

注意事项：不要挑那些复杂的东西让宝宝认识。宝宝不耐烦时，妈妈要耐心引导。

游戏方法：①将球、拨浪鼓、积木、娃娃、图书等放在床上，并让宝宝坐在中间。②当宝宝伸手要拿玩具时，用手蒙住他的眼睛，将玩具更换位置，再让他拿。③反复进行 5~6 次之后，如果他能够在转换位置后，选对物品，并且次数达到一半以上，那就很了不起了。④宝宝认识各种玩具之后，妈妈不妨坐下来和宝宝玩交换玩具的游戏，将游戏发展成母子互动游戏。⑤妈妈可以拿一个宝宝喜欢的玩具给宝宝看，然后要求宝宝选一个他身边的玩具给自己来交换。这种母子互动游戏可以很好地锻炼宝宝的记忆力和社会互动性。

【游戏二】

游戏名称：找呀，找呀，找亲戚。

游戏目的：培养宝宝的逻辑思维能力、记忆力。

适合月龄：16~24 个月。

准备物品：勺子与碗，洋娃娃与奶瓶，杯子与杯盖。

注意事项：游戏难度适中，最好都和生活中孩子能接触到的东西相联系。

游戏方法：把所有物品堆在桌子上，对宝宝说："哎呀，这里乱七八糟的，他们一个一个的好孤单哦，宝宝和妈妈一起帮它们找亲戚好不好？洋娃娃应该吃什么呀？对了，喝奶。用什么喝奶呢？用奶瓶呀。所以洋娃娃和奶瓶就是亲戚。宝宝真聪明。其他的呢？"在您的启发下，宝宝会为每件东西都找到亲戚的。玩完上面的游戏，您有必要巩固一下孩子好不容易积累的记忆。拿出纸和笔，把三组物品画下来，让宝宝"纸上谈兵"，把相关的东西用线连起来。

【游戏三】

游戏名称：谁不见了。

游戏目的：训练观察和记忆力。

适合月龄：24~36 个月。

准备物品：①方布一块，长毛绒玩具：小熊、小猫、小猪、小鸡。

②每人一套小羊、小兔、小狗、小鸭的卡片。

游戏方法：教师出示玩具小熊、小猫、小猪、小鸡，问孩子"它们是谁？"让孩子随教师的手一一点看玩具，教师说："今天小熊、小猫、小猪、小鸡要和我们小朋友做个藏猫猫的游戏，你们喜欢吗？"教师用块布把玩具盖起来，然后悄悄拿走一个玩具（不能让孩子看到）。揭开布问"谁不见了？"孩子说对了，教师把玩具拿出来，让孩子看看以证实孩子说对了，引发孩子游戏的兴趣。游戏重新开始，方法同上，教师可一次拿走 2 个玩具或 3 个玩具，让孩子说谁不见了。孩子游戏时，若孩子一时讲不出来，可帮助孩子回忆刚才看过的卡片，启发孩子说谁不见了。最后要视孩子的能力逐渐增加卡片数量，当能熟练地完成从 3 张中拿走一张以后，可做从 4 张中拿走一张，也可用实物和玩具进行此游戏。

三、方位、时间游戏训练

【游戏一】

游戏名称：区分上、下。

游戏目的：学会区分物体的上和下。

适合月龄：24~36 个月。

准备物品：桌子、皮球、娃娃、汽车。

注意事项：学句子时，要强调句子的完整性。

游戏方法：①引出内容。出示预先放好的桌子及玩具，请孩子说说都是些什么玩具，想一想这些东西都放在哪里？教师引导孩子说："皮球在桌子上，汽车在桌子下。"②反复练习。请孩子闭上眼睛，想想有哪些东西不一样。教师迅速把汽车、娃娃放到桌子下。请孩子睁开眼睛观察，引导孩子说出"汽车在桌子下，娃娃在桌子下，皮球在桌子上。"此过程可重复一遍让孩子练习。教师请孩子按要求把玩具放在桌子上或桌子下，并能说出来，说对了给予鼓励。

【游戏二】

游戏名称：认识早上、晚上。

游戏目的：知道早上、晚上的主要特征。

适合月龄：24~36 个月。

准备物品：早上、晚上图片。

游戏方法：教师分别出示图片并引导观察：①先出示早上的图片，请宝宝说说图上有什么？太阳公公什么时候出来？公鸡什么时候叫？还可请宝宝学学公鸡叫，宝宝到哪里去？爸爸妈妈呢？（小结：早上天亮了，太阳公公出来了，大公鸡喔喔喔地叫着，喊宝宝早上起床；爸爸妈妈去上班，这是早上。请孩子与教师一起说。）②再出示晚上的图片，依次提问，让宝宝自由地说说。（教师小结：晚上，天黑了，天上有许多小星星，还有月亮；外面黑黑的，什么也看不见了，宝宝也要睡觉了，这是晚上。）③教师把几幅图片一起出示，随意指一幅和孩子一起说说这是早上？还是晚上？

四、感知抽象性概念游戏训练

【游戏一】

游戏名称：啊，船沉了。

游戏目的：感知沉浮。

适合月龄：18~24 个月。

注意事项：选择的石子最好是无棱角的。

准备物品：装有水的大盆，一个塑料餐盘，干净的小石子若干。

游戏方法：抱孩子坐在大盆前，准备好塑料餐盘。教师一边将餐盘放入水中一边说："宝宝看，这是一艘小船，马上要装石头了。"取出小石子，一粒一粒放上去。"宝宝也来给小船装石头好吗？"引导孩子观察，石子越来越多，直至"船"沉下去，告诉孩子"啊，船沉下去了。"

【游戏二】

游戏名称：多与少。

游戏目的：感知物品的多和少。

适合月龄：24~36 个月。

准备物品：苹果、糖若干。

注意事项：在家中可按物体的多和少布置家庭的物品，逐步让孩子建立多和少的概念。

游戏方法：教师先将一个苹果放在桌上，告诉孩子：“这是一个苹果。”接着再拿出5个苹果，将它们堆在一起，告诉孩子:“这是许多苹果。”老师开始提问：“宝宝仔细看看，这两边苹果哪边是多的，哪边是少的?”让孩子自己指认。如果孩子答不出来，可拉着孩子的手，边指边说：“这是多的，那是少的。”也可和孩子面对面坐，一只手里有一颗糖，另一只手里有许多糖，问孩子哪只手里的糖多？哪只手里的糖少？（两手可交换反复让孩子比较，激发孩子比较的兴趣。）

【游戏三】

游戏名称：给娃娃送笔。

游戏目的：.能正确区分物体的长和短。

适合月龄：25~36个月。

注意事项：所用的笔的长、短区分应较为明显。

准备物品：长、短笔各若干支，两个娃娃。

游戏方法：教师说“今天我带来了两个小客人”出示娃娃，请宝宝与娃娃相互问好“××好”“娃娃好!”教师说：“今天小客人想画画，可是它们没有笔。老师这里有许多笔，我们送给小客人吧。”这时教师出示笔，请宝宝比较笔的长、短。教师示范：“娃娃，给你一支长笔。娃娃，给你一支短笔。”宝宝练习。教师请宝宝上来给娃娃送笔，提醒他们说句子“娃娃，给你一支长（短）笔。”游戏结束后教师说：“我们把笔都送给娃娃了，它们要回去画画了，宝宝与娃娃再见。”宝宝与娃娃相互再见，“××再见!”“娃娃再见!”

五、颜色游戏

【游戏一】

游戏名称：颜色配对。

游戏目的：找出相同的颜色。

适合月龄：18~24个月。

游戏方法：使做清洁的时间成为学习的时间。让孩子帮助您收拾他自己的玩具，将这个做清洁的过程成为教育孩子的好时机。当您的孩子看着您时，对他说：“我想先把所有红色的积木都挑出来。”挑出几块积木，并且邀请孩子一同来找出红色的积木。等到拿完了所有红色的积木，可以继续挑出另外一种颜色的玩具。对孩子说：“现在让我们来拿出所有蓝色的小汽车。”只要您的孩子感兴趣，可以一直进行下去。

【游戏二】

游戏名称：指出蓝色。

游戏目的：学会认蓝色。

适合月龄：24~30个月。

游戏方法：帮助您的孩子注意日常生活中各种物品的颜色。收集一些罐装物品或者燕麦片的盒子，对孩子说：“指给我看蓝色的罐头”、“指出有蓝色盖子的盒子”等等。在您说出颜色的名称之后，要求孩子重复一遍。如果他指出了正确的颜色，他可以假装去买它，并且将它放进食品袋里，然后去付钱。一次只问他一种颜色。直到您确信大多数时间他都能指出蓝色的物体，才能增加另一种颜色。

【游戏三】

游戏名称：有颜色的书。

游戏目的：认识更多的颜色。

适合月龄：24~36 个月。

准备物品：关于颜色的书。

游戏方法：同孩子一起读关于颜色的书。给孩子准备一些关于颜色方面的书。当然您能够在书店找到这些书。但是图书馆也是一个好地方，在那里您能够发现您要找的书。试着找找这些书，比如：棕色的小熊；黑色的乌鸦。在您给孩子读书的时候，可以鼓励孩子说出颜色的名称。

六、数字、图形游戏

【游戏一】

游戏名称：电线变形。

游戏目的：学认正方形、三角形、圆形等形状。

适合月龄：12~18 个月。

注意事项：开始时由老师变形状，以后渐渐可以让孩子自己变。

准备物品：一根 20~25 厘米长的彩色电线。

游戏方法：教师手举电线，对孩子说："宝宝，看看这是什么?""今天，我们要用这根电线做变魔术的游戏。""宝宝看好，这是根直直的电线，我现在要它变成一个正方形。"教师一边说，一边折，将电线先分成四份，再折成正方形。"变了，变了，变成圆形。"教师一边说，一边将电线拉直，再弯成圆形。"又要变了，看看这次变成什么形状了，变成三角形。""宝宝也来变，好不好?"教师把电线发给每个孩子。在教师的协助下，让电线分别变成圆形、三角形、正方形。每变一种形状，让宝宝说说，是什么形状。

【游戏二】

游戏名称：给水果排队。

游戏目的：感知物体的大小，学习从大到小排序。

适合月龄：24~36 个月。

注意事项：排序时，宝宝如果排错了，老师可提醒宝宝反复比较，不能包办代替。

准备物品：3 套大小不一的西瓜、苹果、梨子图片。

游戏方法：教师和孩子坐在一起，发给宝宝一套大小不一的苹果图片，提问："这些苹果有什么不一样"(有的大，有的小)，教师先请宝宝把最大的苹果找出来，然后分别把大的、小的、最小的找出来。接着教师说："这么多的大苹果、小苹果，真好玩。我们来给苹果排队吧！大的排前面，小的排后面。"在教师的启发下，宝宝把自己的苹果从大到小排序，待宝宝排好序以后，教师表扬宝宝说："宝宝真能干。苹果队伍排得又整齐又漂亮。"教师指着事先放好的西瓜、梨子图片说："我们也来给西瓜、梨子排排队吧。"巩固从大到小排序。老师带着宝宝用西瓜、梨子图片练习巩固从大到小排序。

第六节　婴幼儿社会适应性行为的训练

一、生活自理能力的培养及游戏示范

【游戏一】

游戏名称：衣服真漂亮。

游戏目的：成人帮助穿衣服时知道配合。

适合月龄：10~12 个月。

准备物品：若干款式新、色彩较鲜艳的衣服。

游戏方法："宝宝看，这里的衣服多漂亮呀！喜欢吗？想不想穿这件漂亮的衣服？如果你喜欢的话，就告诉爸爸、妈妈，让爸爸、妈妈给你们穿上，穿上漂亮衣服给老师看看，给叔叔阿姨和小朋友看看。"穿漂亮的衣服。听着音乐，家长带孩子欣赏漂亮的衣服，然后让孩子选择自己所带来的衣服，如果孩子不会选，可以采取征求意见的办法。如家长问："宝宝，这件衣服上有小汽车，你喜不喜欢，想不想穿？"家长给孩子穿衣服时如果孩子很乖，配合得很好，家长应表扬孩子。穿好漂亮衣服后，家长可以带着孩子给教师或其他的家长和同伴看一看，随着音乐跳跳舞，看过后应夸奖"漂亮"，使她高兴。然后家长帮她脱下，重新再选择一件。

【游戏二】

游戏名称：收玩具。

游戏目的：养成收玩具的好习惯。

适合月龄：18~36 个月。

注意事项：平时玩玩具时尽量让孩子自己收，自己放，养成习惯。

准备物品：散放的玩具。

游戏方法：教师将积木、拼图等玩具都摆在地板上，让孩子说出名称和收的方法："小朋友，宝宝知道这些玩具叫什么名字吗？怎么把它们收起来？收好以后放在什么地方吗？"教师告诉孩子收及摆的要求："积木要一块块按顺序摆放到盒子里；拼图要一块块按图的顺序放进盒子里。老师同宝宝一起收，收好以后两个人一起抬，把玩具放到原来放玩具的地方。"教师指导孩子收玩具："现在老师同宝宝比赛收玩具，看谁收得好，放得对。"教师发现摆放不正确时给予孩子指导。教师把孩子收玩具时出现的比较大的问题再讲解一遍。游戏可重新开始，孩子交换品种收，表扬收得好、摆得对的孩子。

二、社会交往能力的培养及游戏示范

【游戏一】

游戏名称：和哥哥、姐姐一起玩。

游戏目的：喜欢和哥哥、姐姐一起玩，不拒绝别人。

适合月龄：18~24 个月。

准备物品：2~3 岁的孩子，准备一些节目、一盒音乐磁带。

游戏方法：教师告诉宝宝："今天有很多哥哥、姐姐要来和宝宝一起玩，你们高兴不高兴？"接着一一给孩子们介绍哥哥、姐姐的名字，然后让哥哥、姐姐一一对应地坐到弟弟、妹妹身边去，提醒孩子之间互相问好。教师首先让大孩子给弟弟妹妹们唱一首好听的歌，然后问小孩子喜不喜欢听，并给哥哥、姐姐鼓掌。接着继续让哥哥、姐姐表演节目。两个孩子一起拉手听着音乐，唱唱歌、跳跳舞、玩玩游戏。

【游戏二】

游戏名称：自我介绍。

游戏目的：愿意在人前介绍自己。

适合月龄：24~36 个月。

准备物品：一个女布娃娃和一个男布娃娃。

游戏方法：教师介绍两个布娃娃。教师说："今天有两个小客人来到我们这儿做客，他们要自我介绍一下。"教师以女布娃娃的口气说："我叫小英，两岁了，我是个女孩。"然后再以男布娃娃的口气说："我叫小青，两岁半，我是个男孩。"教师说："小英和小青想和我们小朋友交朋友，可是他们不认识你，宝宝也作个自我介绍吧！宝宝进行自我介绍。教师："请宝宝声音说响一些，让小英和小青听清楚。"等宝宝介绍完，小英或小青就进行简短评价："小明说得好，声音大大的，我都听清楚了。我们就和宝宝交朋友了。"然后教师走到宝宝孩子面前，让宝宝抱抱、亲亲小英和小青。

三、良好情绪培养的游戏示范

【游戏一】

游戏名称：藏猫猫。

游戏目的：培养与人交往和良好情绪。

适合月龄：6~9 个月。

注意事项：9~12 个月的孩子就可以自己主动蒙起来和成人玩游戏了。

游戏方法：教师和孩子玩游戏。教师指着自己说："宝宝看，老师在这里呢。"然后伸出双手把自己的脸挡住说："哎呀，老师不见了，老师不见了。"过一会儿猛地移开双手边笑边说："咦，老师出来了。"反复几次。老师用双手蒙住宝宝的脸，或抓住宝宝自己的手蒙住脸。让他体验蒙住脸，再移开，从看见到看不见到又看见这种感觉。

【游戏二】

游戏名称：看看我的脸。

游戏目的：喜欢玩模仿游戏，情绪愉快。

适合月龄：18~24 个月。

注意事项：教师示范的表情不宜太难。

游戏方法：教师告诉宝宝要玩一个好玩的游戏，名字叫：看看我的脸。教师讲解游戏的玩法：看看我的脸上做什么，宝宝就做什么。先让妈妈跟我做，小朋友仔细看。教师做出笑、伸舌头、睁大眼睛等表情，妈妈跟着模仿。做完游戏后，教师表扬宝宝，引起宝宝游戏的兴趣。教师和宝宝玩游戏，教师所做的表情应尽量夸张些，让宝宝觉得好玩、好笑。教师除了做笑、伸舌头、睁大眼睛等动作，还可以做撅嘴、哭、眨眼睛等表情。如果宝宝不想模仿老师的动作，自己新创编一些动作，老师应顺势模仿宝宝的动作，来激发宝宝的兴趣和愉快的情绪。

第五章　婴幼儿养育家庭护理技术

第一节　母乳喂养技巧

母乳喂养时，乳母可采取各种体位，但不管采取何种体位，重要的是要让乳母舒适、放松，帮助婴儿正确含接（含进整个乳头和大部分的乳晕），做到有效吸吮。

一、常用的几种喂奶体位

1. 坐位：坐床或坐椅。坐椅最好用带扶手的椅子，椅子的靠背要硬，高度合适，喂奶时乳母背部紧靠椅背，以使乳母背部和双肩肌肉放松。膝上用枕支托婴儿，足底用脚凳以帮助乳母身体放松，有利于排乳反射。乳母抱婴儿贴紧自己，将儿头枕在乳母一只手的前臂上（使婴儿的脸朝着乳房，婴儿的鼻尖对着乳头），婴儿下方的手放在乳母的腋下，若体重轻或刚出生几天的新生儿应尽量托住其臀部，使婴儿有安全感（图 14）。

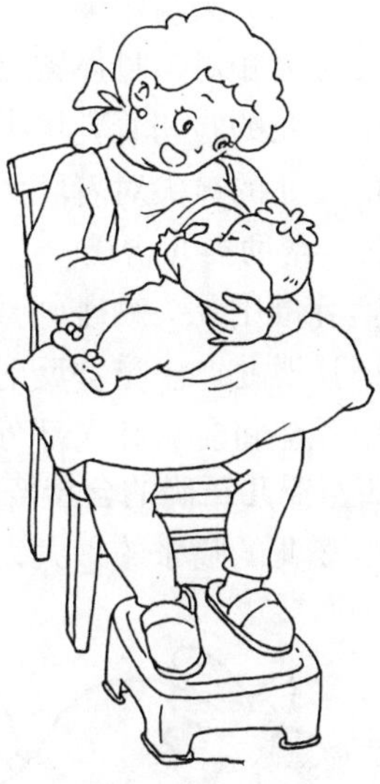

图 14　坐位哺乳姿势

2. 侧卧位：乳母将身体转向一侧，母婴相对、身体紧贴，将婴儿的上半身抬高与乳房成水平线，使婴儿的脸朝着乳房。婴儿的头不要枕在乳母的手腕上，乳母用上面的手托乳房，下面的手绕过婴儿的头部托住其肩背［图 15（a)］。或用上面的手护住婴儿，下面的手放于枕下托着自己的头［图（15b)］。

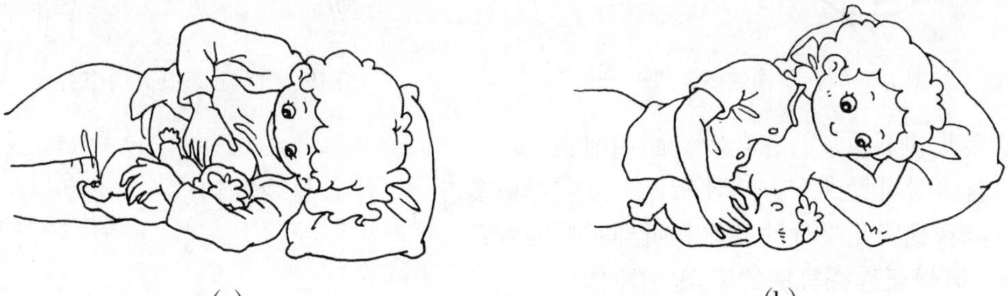

(a)　　(b)

图 15　侧卧位哺乳姿势

3. 环抱式：适用于乳腺管阻塞，婴儿含接有困难，双胎儿及剖宫产儿。

让乳母坐在椅子上，身体斜靠着床沿，然后在乳母身旁放一个枕头或被褥以托起婴儿，嘱母亲用靠床沿的胳膊护住婴儿，以手的前臂托住婴儿的身体，手掌托住婴儿的肩颈部，手指托住婴儿的头枕部，另一只手托着乳房，让婴儿的脸对着乳房（图 16）。

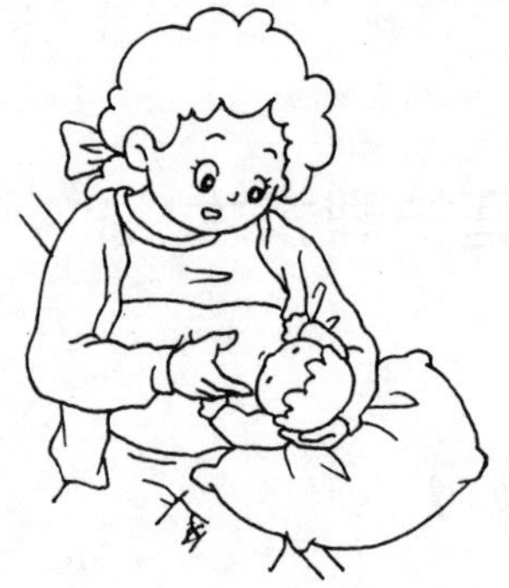

图 16　环抱式哺乳姿势

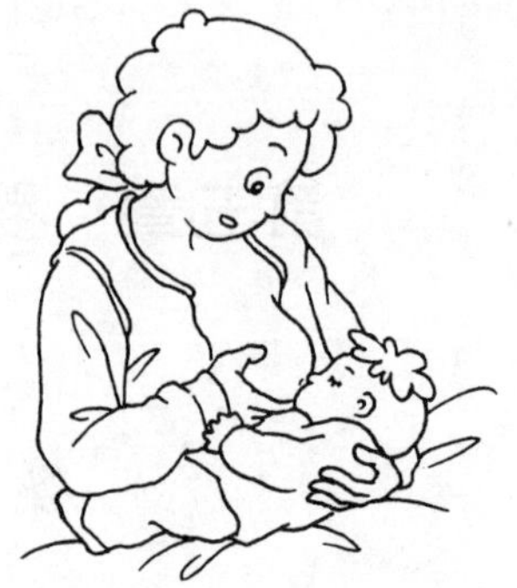

图 17　正确的哺乳姿势

二、正确的哺乳姿势（图 17）

1. 婴儿的头与躯体成一直线。

2. 母婴相对，身体紧贴（刚出生的孩子则应托着他的臂部）。

3. 婴儿的脸朝着乳房。

4. 婴儿的鼻尖对着乳头。

三、帮助婴儿含接

1. 乳母用乳头触碰刺激婴儿的嘴唇。

2. 让婴儿产生觅食反射，张开大嘴时。

3. 顺势将乳头和大部分乳晕送入婴儿口腔。

四、婴儿正确的含接姿势（图 18）

1. 婴儿的嘴张的很大，吸入乳头和大部分乳晕。

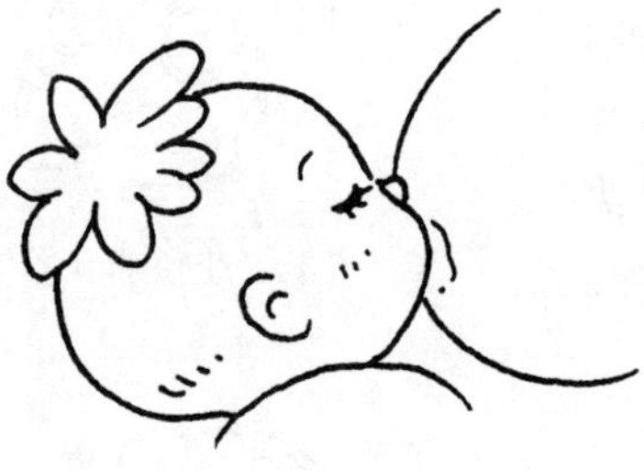

图 18　婴儿正确含接姿势

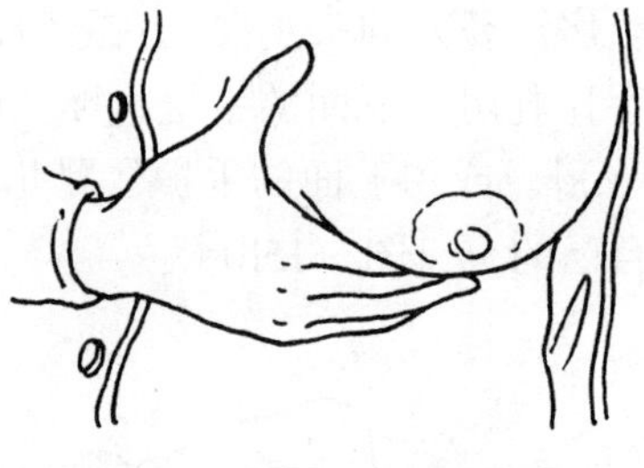

图 19　乳母正确托乳房姿势

2. 婴儿的下颌紧贴着乳房，面颊饱满。

3. 含接时可见到上方的乳晕比下方露得稍多点（工作人员观察到）。

4. 能看到婴儿吸吮的动作和听到吞咽的声音。

五、乳母正确托乳房的姿势（图 19）

1. 将大拇指与其他 4 个手指分开。

2. 食指至小指 4 个手指并拢、并紧贴在乳房下的胸壁上、向上托起乳房，以食指托住乳房的底部。

3. 用大拇指轻压乳房的上部，以免堵住婴儿鼻孔而影响其呼吸。

4. 托乳房的手不要离乳头太近，以免影响婴儿的含接。

六、哺乳期的乳房保健方法

1. 每次喂哺前须常规清洁双手（图 20）。

2. 不必常规的清洁乳头（切忌用肥皂或乙醇之类物品，以免引起局部皮肤干燥、皲裂）如需要可用专用的湿揩奶巾清洁乳头和乳晕。

3. 哺乳前要柔和地按摩乳房，有利于刺激排乳反射。

4. 喂哺时，乳母掌握正确的喂哺技巧，以使婴儿有效吸吮。

5. 每次哺乳应左右乳房交替喂哺（先喂一侧，再喂另一侧，如另一侧未哺完，待下次喂哺时先喂），这样可促使乳汁分泌增多，预防乳腺管阻塞及两侧乳房大小不等。同时婴儿还可得到所需的奶量和全部营养。

6. 哺乳结束时，不要强行用力拉出乳头，因在口腔负压情况下拉出乳头，易引起局部疼痛或皮损，应让婴儿自己张口或用食指轻轻按压婴儿下颏，使乳头自然从婴儿口中脱出。

7. 每次喂完奶后，常规挤 1~2 滴乳汁均匀地涂在乳头与乳晕上，因乳汁具有抑菌作用，且含有丰富蛋白质，能起到修复表皮的功能，因而可预防乳头皲裂或感染（图 21）。

8. 哺乳期间乳母应佩戴合适的棉质胸罩（以前胸开扣为宜），以起支托乳房和改善乳房血液循环的作用（图 22）。

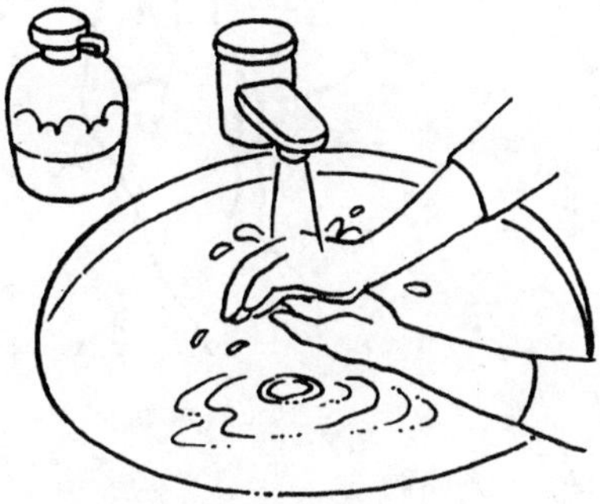

图 20 乳母哺乳前洗手

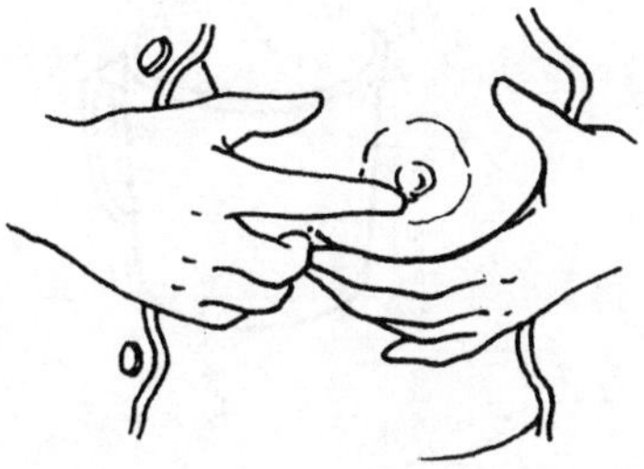

图 21 哺乳毕挤乳涂乳头

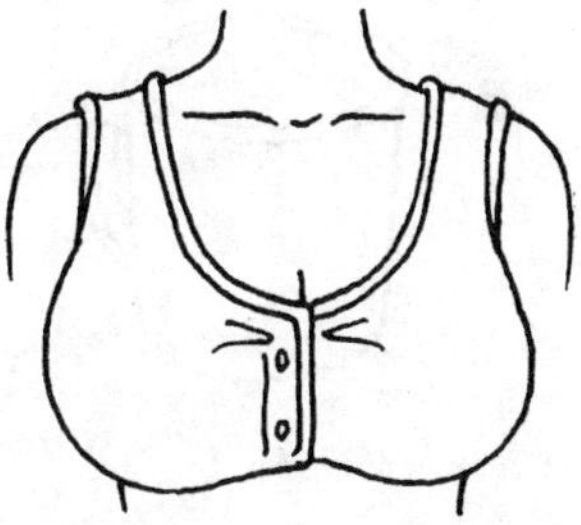

图 22 哺乳期间配戴乳罩

七、挤奶

在许多情况下挤奶是有益的，重要的是它使得乳母能够开始母乳喂养或继续母乳喂养，因此应让所有乳母都学会挤奶，使她们在一旦需要的时候知道如何做。

1. 挤奶的目的

（1）缓解奶胀或解除乳腺管堵塞及乳汁淤积；

（2）喂养低体重儿（不会吸吮）或病婴（吸吮力差）；

（3）在乳母或婴儿生病时，需保持泌乳；

（4）在乳母因工作或外出时，留母乳给婴儿；

（5）防止乳头及乳晕干燥、皲裂。

2. 挤奶前的准备

步骤 1：让乳母喝 1 杯热饮料，如“果珍”等。

步骤 2：让乳母把双手彻底清洗干净。

步骤 3：先用温热水清洁双乳，然后再温热敷双侧乳房 3~5 分钟。

步骤 4：让乳母坐或站着均可，以她自己感到舒适为准。

步骤 5：乳母的身体略向前倾，将大口径的、清洁的盛奶容器靠近乳房。

步骤 6：让乳母用手将乳房托起，乳头对着容器的开口。

3. 挤奶的操作手法

(1) 乳母将拇指和食指分别放在乳房的上下方，距乳头根部2厘米的乳晕上［图23 (a)］。

(2) 将拇指与食指先向胸壁方向（内侧）轻轻下压，压力应作用在拇指与食指间乳晕下方的乳窦上，然后向外有节奏地挤压、放松，放松时手不应离开皮肤。如此数次，重复进行［图23 (b)］。

(3) 以逆时针的顺序沿着乳头，依次按照同样挤奶的手法将乳晕下方乳窦内的乳汁挤出［图23 (c)］。

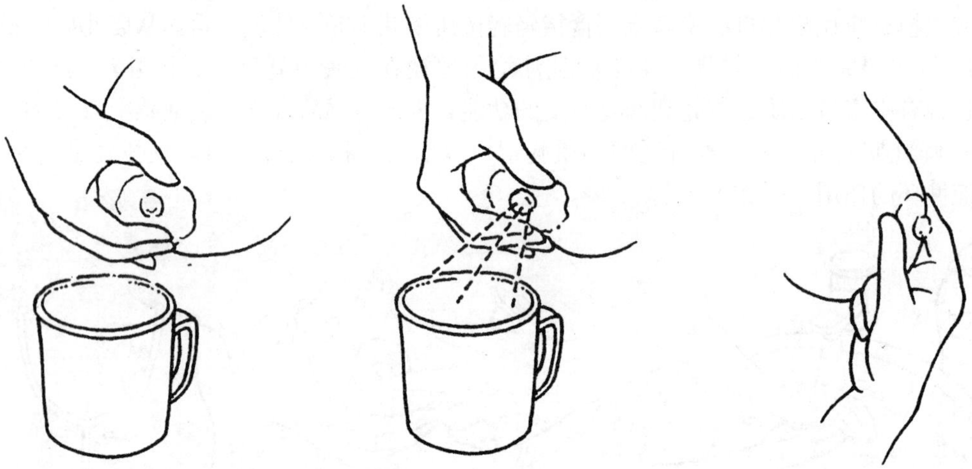

(a)　　(b)　　(c)

图23　挤奶的操作手法

4. 挤奶操作时应注意的护理问题

(1) 挤奶应让乳母自己做，不应让他人代劳。只是在示教时方可轻轻触摸其乳房（事先应征得同意），动作要轻柔。

(2) 操作不应引起疼痛。否则说明操作方法不正确。

(3) 挤奶时，不要挤压乳头，因为乳汁是储存于乳晕下方的乳窦内，故挤乳头是无用的。

(4) 一侧乳房至少挤压3~5分钟，待乳汁少了，就可挤另一侧乳房。如此反复交替进行，双手可交换使用，以免疲劳。

(5) 由于分娩后的头几天，泌乳量有限，因此一次持续挤奶的时间以15~30分钟为宜。

第二节　婴幼儿妈咪厨房——婴幼儿食物的家庭制作

一、婴儿食物的家庭制作

1. 米糊

原料：营养米粉1勺、奶或水6勺（或按照食物说明配制）。

制法：先将奶或水加热至沸腾后倒入碗中略晾温；再将营养米粉慢慢地倒入，一边倒一边搅至黏稠。

2. 汤类

(1) 米汤

原料：大米 1 勺、水 1 杯。

制法：将米洗净后泡 2 小时，再入锅加水煮沸；文火煮至水减半时将火关掉；将煮好的米粥过滤只留米汤。

说明：①4~6 个月的宝宝已经分泌淀粉酶了，此时添加淀粉类的碳水化合物有利于肠道吸收。②不产生过敏反应。

(2) 蛋黄肉汤

原料：蛋黄 1 个、肉汤 1/4 杯、米粉 2 勺。

制法：先将蛋黄取出并捣碎；将蛋黄与肉汤、米粉一起边煮边搅拌至沸腾。

说明：把蛋黄捣碎后，再一点一点地加肉汤搅拌，才能使蛋黄与肉汤混合均匀，然后再加米粉调匀后煮。

(3) 鱼汤

原料：鲜鱼块 2 勺（20 克）、水 1/2 杯、姜 1 片、葱 1 段、盐 200 毫克（宝宝 8 个月后加盐）。

制法：将鱼放入锅内，加水和姜片后煮沸。文火 10 分钟关火，加盐。用漏勺过滤。

(4) 鸡肉汤

原料：鸡肉 2 勺（20 克）、水 1/2 杯、姜 1 片、盐 200 毫克（宝宝 6 个月后加盐）。

制法：将鸡肉切碎，放入锅内，加水和姜片后煮沸。文火 10 分钟关火，加盐。撇去鸡油，过滤。

3. 果泥

(1) 苹果泥

原料：苹果 1/2 个。

制法：将苹果一切两半；取一半，用小勺，轻刮苹果面，刮出细泥。

说明：①不要贪吃，以免造成膳食不能保持平衡。每次 2~4 勺比较合适。②苹果泥放置几分钟就很容易变成难看的褐色，这是因为苹果中含有鞣酸的缘故，可能会影响宝宝食欲。

(2) 香蕉泥

原料：香蕉 1/5 根。

制法：将香蕉剥皮，切成 5 等份，取 1 份。将香蕉切碎，放入小碗。用小勺将香蕉碾成泥。

说明：①香蕉要熟透的，因为生香蕉有涩味，口感差，宝宝不喜欢吃。②现做现吃，否则香蕉泥也会变成褐色。

4. 菜汁

(1) 西红柿汁

原料：西红柿 1/2 个。

制法：将熟透的西红柿在开水中烫 2 分钟，取出剥皮。将去皮的西红柿切碎，用干净的纱布把切碎的西红柿包裹后挤出汁水（也可以用榨汁机）。

说明：在西红柿的底部用小刀浅画十字后，再放入沸水中烫，这样西红柿皮很容易剥离。

(2) 胡萝卜汁

原料：胡萝卜 1 个。

制法：胡萝卜洗净，切小块。将胡萝卜放入小锅，加 30~50 毫升水煮沸，小火煮 10 分钟；过滤后将汁倒入小碗。

提示：因为胡萝卜主根直接生长土壤中，易受到污染，建议将胡萝卜皮削厚一点，只留胡萝卜心作为原料。

(3) 油菜汁

原料：油菜叶 6 片。

制法：在小锅加少量水,(约 50 毫升）煮沸。将洗净的油菜叶切碎后放入小锅沸水内。煮 1 分钟后关火。晾温后，过滤倒入小碗。

说明：油菜叶洗净后，应在清水中泡 20 分钟，以除去残余的农药。

(4) 黄瓜汁

原料：黄瓜 1/2 根。

制法：将 1/2 根黄瓜去皮，将黄瓜用擦菜板擦好，用干净纱布包住黄瓜丝挤出汁来，也可用榨汁机榨出黄瓜汁。

5. 菜泥

(1) 胡萝卜泥

原料：胡萝卜 1/8 根勺、水 2 勺。

制法：将洗净的胡萝卜切 8 份，取 1 份；蒸或煮软后，剥皮；用勺或研磨器碾成细泥，再加水拌匀。

说明：①第一天添加 1 勺，第二天添加 2 勺，第三天添加 3 勺，第四天可以添加另外一种菜泥。②胡萝卜泥加一点黄油或肉汤，口感更好，有利于 β–胡萝卜素的吸收。

(2) 土豆泥

原料：土豆 1/4 个、水 1 勺。

制法：将洗净的土豆切 4 份，取 1 份；蒸/煮软后，剥皮；用勺或研磨器碾成细泥后再加水拌匀。

(3) 蛋黄泥

原料：鸡蛋 1 个，水/奶 1 勺。

制法：将鸡蛋 1 个放入凉水煮沸后，中火再煮 5~10 分钟；将蛋取出，放入凉水中，剥壳取出蛋黄；加入水或奶，用汤勺将蛋黄调成泥状。

说明：先用小勺喂婴儿 1/8 个蛋黄泥，连续 3 天，注意观察宝宝的大便性状和宝宝喜欢的程度（如无大的变化），就增加到 1/4 个蛋黄，再连续喂 3 天；如仍正常，就可加至 1/2 个蛋黄，再连续喂 3~4 天；如果宝宝喜欢，6 个月就可以喂 1 个蛋黄泥了。

(4) 鱼泥

原料：鲜鱼块 2 勺（20 克）、蒜 1 片、姜 1 片、葱 1 段、盐 200 毫克（宝宝 8 个月后加盐）。

制法：将鱼块摆在盘内，撒上葱段、姜、蒜、盐均匀地涂在鱼块上。

说明：大火上气后将放入蒸屉再蒸 8~10 分钟关火。用勺将鱼肉碾成细泥。将鱼刺仔细挑出后即可喂孩子。

（5）猪肝泥

原料：新鲜猪肝 30 克、姜末少许、葱末少许、盐少许、香油 1 勺。

制法 1：将猪肝洗净去筋切碎后，用纱网过滤，加姜末、葱末、盐拌匀。将猪肝泥蒸熟。

制法 2：将猪肝切碎，加香油 1 勺，盐 200 毫克，蒸熟。

说明：鸡肝、鸭肝、牛肝都可用以上方法制作。

6. 菜肴

（1）蔬菜肉粥

原料：猪肉泥 1 勺（10 克）、胡萝卜 1/6 根、油菜 1/2 棵、肉汤 1/2 杯、米饭 4 勺、牛奶 1/4 杯、盐 200 毫克（宝宝 6 个月后加盐）

制法：将胡萝卜和油菜切碎；将胡萝卜、肉泥、肉汤和米饭倒入锅里煮；煮开后改文火继续煮。倒入牛奶、油菜边煮边搅拌；最后加一点盐。

（2）鱼、油菜粥

制法：在锅里加水 1 杯，放入鱼肉，加姜、少许盐煮熟。将鱼肉捞出用擂钵捣碎，剔除鱼刺，鱼汤留用。将米饭、鱼汤一起煮，边煮边搅直至黏稠。再加入鱼泥，边煮边搅。最后将油菜切碎放入锅内，边煮边搅 1 分钟即可。

（3）水果麦片粥

原料：麦片 3 勺、苹果 1/6 个、胡萝卜 1/5 根。

制法：将苹果和胡萝卜洗净并用擦菜板擦成丝状；将麦片和擦好的胡萝卜丝 1 勺放入锅内；再倒入牛奶和 1/4 杯水用文火煮；煮开后加 2 勺擦好的苹果丝直至煮烂。

（4）奶酪菜花泥

原料：胡萝卜 1 块、菜花 1 小朵、牛奶 1 勺、清汤 3 勺、奶酪 1 块。

制法：将胡萝卜、菜花煮烂碾成泥，加牛奶、清汤煮开，加入奶酪煮开。

说明：也可以将奶酪切碎后放在胡萝卜和菜花泥上，放入微波炉加热 1 分钟至奶酪融化即可。

（5）菜肝泥糊

原料：肝泥 1 勺、稀饭 4 勺、配方奶 2 勺、胡萝卜泥 1 勺、盐少许

制法：稀饭加入牛奶调成糊状，边煮边搅至煮沸；加盐搅拌；在糊状中加肝泥、胡萝卜泥。喂食前搅拌均匀。

（6）三鲜蛋羹

原料：鸡蛋 1 个，鲜基围虾 1 只，猪肉末 1 勺，蘑菇 1/2 个，水 1/4 杯，葱末、姜末少许，盐 200 毫克，油少许。

制法：将虾剥壳，从虾背脊剪开去除虾线。将蘑菇切成碎末。将虾仁剁烂，加肉末、葱、姜末搅拌。在锅内放 1 钱油，烧热后将食物炒熟。将鸡蛋搅拌成蛋糊，加水搅拌，加一点盐后蒸熟。最后加蘑菇末，再蒸 5~8 分钟。

（7）番茄蛋羹

原料：鸡蛋 1 个、番茄 1/2 个、水 2 勺、盐 0.2 克。

制法：将鸡蛋打入碗中，用搅拌器搅拌成蛋糊。将番茄切半，取 1 半挤出汁来过滤。

将蛋糊、番茄汁、水、盐搅拌一起。放入凉水蒸锅内开始蒸 8~10 分钟。

说明：分别选用鸡汤、牛奶、果汁与鸡蛋一起，搅拌蒸出各式各样的美味蛋羹。

（8）小肉松卷

原料：肉松 1 勺、面粉 2 勺、牛奶 1 勺、发粉少许。

制法：将面粉、发粉、牛奶均匀揉成面团，将面团切成 3 份，压扁，卷上肉松；上笼屉蒸 15 分钟。

（9）鲜肉馄饨

原料：鲜肉末 1 勺、肉汤 1/2 杯、馄饨皮 3 片、紫菜、葱末、盐少许。

制法：将肉末、葱末、盐拌成肉馅；将肉馅包在馄饨皮内；用肉汤煮馄饨；最后撒上紫菜。

（10）香菇饺子

原料：鲜肉末 1 勺、香菇 1 个、小饺子皮 3 片、葱末和盐少许。

制法：将香菇切肉末、葱末、盐拌成肉馅；用饺子皮包肉馅；水开后下饺子，煮熟即可。

（11）豆腐肉丝羹

原料：豆腐 1/10 块、猪肉 4 勺、泡黑木耳 1 朵、肉汤 1/2 杯、淀粉 1 勺、盐 200 毫克、葱末 1/2 勺。

制法：将豆腐切成细条；黑木耳撕成小块；将猪肉切成细丝，用淀粉浆一浆，加葱末；将肉汤、豆腐条、盐、淀粉放入锅内边煮边搅；煮沸后放细肉丝、黑木耳搅拌；煮沸后再继续煮 3 分钟。

（12）豆腐丸子

原料：豆腐 1/8 块、鸡蛋 1/4 个、油菜叶 5 片、葱末 1/2 勺、盐 200 毫克。

制法：把豆腐碾碎，加 1/4 份鸡蛋汁、盐、葱末搅拌均匀，制成豆腐丸子，放入沸的水中煮熟。将番茄在开水中烫 2 分钟后剥皮；油菜叶洗净后，在开水中烫一下捞出摆盘。

（13）三鲜豆腐

原料：豆腐 1/10 块、鲜虾仁 1 只，鸡肉泥 1/2 勺、鲜蘑菇 1 个，葱末、盐少许、

制法：将虾仁背脊剪开，去除虾线；将虾仁、蘑菇切碎加鸡肉泥、葱末、盐拌匀；将豆腐切成小块摆在盘内；将虾仁泥放在豆腐上；放入蒸屉蒸熟。

（14）菠菜番茄煎蛋

原料：鸡蛋 1 个、菠菜 1 棵、土豆泥 2 勺、番茄 1/4 个、洋葱末 1 勺、盐 200 毫克、牛奶 1 勺。

制法：把番茄去皮后切成碎块；菠菜煮软后切成 0.5 厘米长的小段；鸡蛋打散加牛奶搅拌均匀；黄油放入煎锅加热，加番茄、菠菜和洋葱末炒香，加盐调味；将蛋液倒入，摊成蛋饼即可。

（15）肉末蒸圆白菜

原料：肉末 1 勺、圆白菜叶 2 片、油适量、葱末少许、盐少许。

制法：将圆白菜洗净切碎，放在盘上，把油倒入锅内加热；倒入葱末炒香后，加肉末、盐炒熟；将肉末倒在圆白菜上；最后放在蒸锅里，上汽后蒸 3~5 分钟。

二、婴幼儿食品的加工与烹调要求

1. 不同原料的加工要点

(1) 蔬菜：烹调时要避免和减少维生素的流失；采购新鲜的蔬菜当日吃；先洗后切，切好后尽快烹调，不宜长时间放置或浸泡于水中；急火快炒，油温不要太高，煸炒时应用旺火；焯水时要火大水多，使菜热得快，一般煮开 1 分钟即可捞出；炒菜和焯水时不要加碱。不宜选择笋类，土豆、胡萝卜要切得符合婴幼儿的口型。

(2) 粮食：采购当年出产的新米、新面粉和杂粮（存放过久的米、面，维生素流失较多，保存不当还会引起黄曲霉素的污染。淘米的次数不要超过 3 次、不要用力搓米、不要用热水淘米、不要长时间浸泡米、这样做会使维生素流失更多。

(3) 肉类：肉类的纤维长，对于 1 岁以前的婴儿要将做成肉泥、肉末，在水中煮至酥烂后取出做成肉末粥、肉末面更适宜于婴儿的消化和吸收。要选刺少肉多的海鱼或淡水鱼，虾要充分漂洗以减少腥味，鱼虾要去骨去刺。

各种原料要新鲜，制成容易咀嚼，色、香、味、形俱全的食物。

2. 烹调方法

多采用炒、煮、蒸、焖、烩、煨的方法。不用或少用炸、煎、烤的方法。

(1) 炒：如肉浆、肉丁加入蛋清，淀粉上浆后，在温油锅中滑油，用小火焖煮约 15 分钟左右，使肉类的纤维组织疏松断裂、然后加入其他配菜炒熟。

(2) 蒸：先上笼蒸熟，然后用刀切成丁、丝、小块，加入其他配菜一起炒。

(3) 焖：将猪肉、牛肉、鸡肉、鸭肉、兔肉等切成小块加入较多汤汁，上火长时间焖煮使其酥烂。

三、妈妈餐桌——泥糊状食物的制作

1. 婴儿喂养添加辅食的原则

添加新的婴儿食品应该从一种到多种，从少量到适量，从稀到稠，从细到粗。

添加辅食的一般顺序为：婴儿出生 2 周起加维生素 A、维生素 D，母乳喂养儿加维生素 K；3 个月的混合喂养儿/人工喂养儿加少量果汁、菜水；满 4 个月的混合喂养儿/人工喂养儿先加米粉糊试喂，再喂蛋黄泥、菜泥、鱼泥；纯母乳喂养儿满 6 个月就要加辅食了。7 个月的婴儿可以喂肝泥；9 个月起可喂碎菜、鸡蛋羹、肉末、豆腐、面包、稠粥，11 个月的婴儿可食软饭、软饼等。

2. 婴儿辅食制作的基本操作原则

(1) 烹饪用具的清洁卫生：给婴儿制作辅食用的用具如案板、锅铲、碗勺等，都应当用清洁剂洗净，并充分漂洗干净，不能有清洁剂残留。最好给婴儿准备小小的一套专用餐具。可以用消毒碗柜、煮沸 30 分钟的消毒处理。

(2) 选择制作婴儿食物原料的原则：仔细选择当季的时令新鲜果蔬，不选择反季节的水果蔬菜；选择多自然色彩的食品，不选择单一颜色的食品；选择没有被农药污染的绿色天然环保的食品，不选择没有合格食品标志的食物：选择物美质优可靠的婴儿食品，不选择包装华美性能不可靠的婴儿食品等，因为婴儿身体各脏器都十分娇嫩，很容易受到损伤。

(3) 烹饪者的卫生：烹饪者健康并且经过肝功能等检查合格；烹饪者的手应该是没有伤口，在给孩子做食品之前之后，都应当将手清洗干净。有条件的烹饪者在制作食品时戴上口罩。

(4) 婴儿的食品应当单独制作：婴儿食品都要求细烂、清淡，所以最好不要将婴儿食品与成人食品混在一起制作，而要按照婴儿食品的要求来制作。如果用成人食品做，需要按照要求进行再加工。

(5) 不要给婴儿吃剩下的食品：尽可能给婴儿吃当餐制作的新鲜食品。尤其是在夏季，食物中如有细菌，在室温下摆放 2 小时就会大量繁殖。如果婴儿吃了这种食品，就会发生婴儿腹泻。有些婴儿食品如肝泥，保存在冰箱中，最好在 48 小时内食用。过期的婴儿食品，应毫不犹豫地丢弃。

四、添加食物的制作方法

所有的宝宝均应从满 4 个月或 6 个月开始添加泥糊状食物，并逐渐向幼儿固体食物及成人食物过渡。但人工喂养的宝宝从 3 个月起还需额外添加少许果汁和菜水，以补充水分、维生素 A 和维生素 C。以下介绍一些常见添加食物的制作方法。

婴幼儿食物主要制作有菜水（菜汁）果汁、菜泥、粥、点心等。

1. 菜汁和果汁食用和制作方法

(1) 果汁的食用方法

人工喂养的宝宝从 3 个月时可添加少量果汁和菜水，开始时，第一天喂 10 毫升，第 2 天喂 20 毫升，第 3 天喂 30 毫升。观察孩子无异常表现才可以继续加量，但一日量也不应超过 50 毫升。

开始喂鲜榨果汁应加 1~2 倍水，少量糖，约 1 周后孩子适应该果汁可试喂原汁。用小勺喂果汁，让孩子熟悉用勺吃东西。

果汁应在哺乳后 1~2 小时喂，这样可以距下一次吃奶间隔 1 小时以上，以免影响哺乳量。沐浴后、日光浴后、运动后，孩子容易渴，也是喂果汁和菜水的良好时机。

(2) 果汁的制作举例

①鲜橙汁

原料：鲜橙子 1/2 个。

制法：温开水（约 30 毫升），将橙子洗净，一切为二，取半个；将半个橙子用手工榨汁器（榨汁机）挤出汁来，加等量水稀释。

②苹果汁

原料：苹果 1/2 个。

制法：将苹果洗净切成两半，取半个苹果削去皮和核。将苹果用擦菜板擦出丝。用干净纱布包住苹果丝挤出汁来。

经验：熟制——将苹果煮熟后过滤的汁（适合胃肠道功能弱，消化不良的小儿）。

③草莓汁

原料：草莓 3~4 个。

制法：将草莓洗净，将草莓切碎后，放入小碗，用勺将草莓碾碎。将碾碎的倒入过滤漏勺，再用勺挤出汁来，加水拌匀。

④猕猴桃汁

原料：猕猴桃 1/2 个、水 1 勺。

制法：将熟透的猕猴桃剥皮切半；将猕猴桃切碎，放入小碗，用勺碾碎；把猕猴桃倒入过滤漏勺，挤出汁来，加水拌匀。

(3) 菜水的制作方法

原料：选择新鲜蔬菜，尤其绿叶菜更好。一般可选白菜、小白菜、油菜、卷心菜、胡萝卜、黄瓜、西红柿等。可是像菠菜、苦瓜之类又涩又苦的菜不适应做菜水。

制法：将菜叶切成菜末；将根茎类切成小丁状，如胡萝卜切成丁块放入水中煮软，碎末状如油菜需在水煮开后再放入煮 2 分钟，而黄瓜或西红柿等可挤成汁后直接加入水中煮开，然后过滤，晾凉后食用。

（4）菜水（菜汁）的食用方法

与果汁一样也要从一种开始，用小勺喂。经过 10 毫升—20 毫升—30 毫升的前 3 天添加尝试之后，观察孩子无异常表现则可常规食用。

个别孩子不喜欢菜水的味道，家长切忌不可勉强灌食。可以少量多次试着喂，也可以隔几天再试。

①白菜汁

原料：白菜叶 6 片。

制法：在小锅加少量水（约 50 毫升）煮沸。将洗净的白菜叶切碎后放入小锅沸水内，煮 1 分钟后关火。晾温后，过滤倒入小碗。

提示：白菜叶洗净后，应再在清水中泡 20 分钟，以除去残余农药。

②黄瓜汁

原料：黄瓜 1/2 根。

制法：将 1/2 根黄瓜去皮，将黄瓜用擦菜板擦好，用干净纱布包住黄瓜丝挤出汁来，也可用榨汁机榨出黄瓜汁。

③红枣汁

原料：红枣 10~20 个。

制法：干红枣泡入水中 1 小时。新鲜红枣只需洗净；泡好的红枣或新鲜红枣捞出后放入碗内，上汽后再蒸 15~20 分钟；将碗内红枣汁倒入小杯。

2. 泥糊状食品的制作方法

（1）根块蔬菜（如土豆、胡萝卜、红薯、芋头、南瓜等）：煮熟去皮碾碎后，加入少许汤水搅拌成糊状则成菜泥。

（2）茎叶蔬菜（如白菜、小白菜等）：在开水中煮熟后，抽掉菜的茎丝，捣碎成泥即可。为增加营养和口感可加少许油。适合刚开始添加泥糊状食物的宝宝。

（3）猪肝泥

原料：新鲜猪肝 30 克、姜末少许、葱末少许、盐 200 毫克。

制法 1：将猪肝洗净去筋切碎后，用纱网过滤，加姜末、葱末、盐匀，将猪肝泥蒸熟。

制法 2：将猪肝切碎，加香油 1 勺，盐 200 毫克，蒸熟。

（4）蛋黄泥

原料：鸡蛋 1 个，水/奶 1 勺。

制法：将鸡蛋 1 个放入凉水煮沸后，中火再煮 5~10 分钟；将蛋取出，放入凉水中，剥壳取出蛋黄；加入水或奶，用汤勺将蛋黄调成泥状。先用小勺喂婴儿 1/8 个蛋黄泥，连续 3 天，注意观察宝宝的大便性状和宝宝喜欢的程度，如无大的变化就增加到 1/4 个蛋黄，再连续喂 3 天。如仍正常，就可加至 1/2 个蛋黄，再连续喂 3~4 天；如果宝宝喜欢，6 个月后就可以喂一个完整的蛋黄。

(5) 鱼泥

原料：鲜鱼块2勺（20克）、蒜1片、姜1片、葱1段；盐（宝宝8个月后加盐）

制法：将鱼块摆在盘内，撒上葱段、姜、蒜、盐均匀地涂在鱼块上。大火上气后将放入蒸屉再蒸8~10分钟关火。用勺将鱼肉碾成细泥，将鱼刺仔细挑出后即可喂孩子。

(6) 肉泥蛋羹

原料：鸡蛋1个、猪肉泥1勺（10克）、水1/4杯、盐少许。

制法：将鸡蛋搅拌成蛋糊，加猪肉泥和盐搅拌，将猪肉泥蒸成糕状。

(7) 菜花泥

原料：菜花1小朵、水或奶1/3勺。

制法：将洗净的菜花切碎；蒸/煮软后，过滤放入小碗；用勺碾成泥后加水或奶调匀。

(8) 南瓜泥

原料：南瓜20克1块、米汤2勺。

制法：将南瓜削好，去籽；将南瓜蒸熟后捣碎并过滤；将南瓜和米汤放入锅内文火煮。

宝宝习惯了米糊的基础上，可以将菜泥加入米糊，给宝宝吃复合食品，可以增加营养。

3. 营养粥的制作

(1) 牛肉粥

原料：牛里脊2勺（20克）、土豆1/8个、牛肉汤1杯、米饭1/4碗、盐200毫克、淀粉少许。

制法：将土豆去皮切8等份，取1份切成小碎块；将牛里脊切成肉末，用淀粉搅拌均匀；将土豆块、米饭、牛肉汤放入锅内煮黏稠；将拌好的牛肉末下锅再煮5~8分钟；最后加点盐。

(2) 玉米粥

原料：甜玉米粒20粒、粥1小碗、鸡蛋1/2个、糖少许。

制法：将玉米粒用搅拌机磨碎；将粥和玉米碎粒一起煮黏稠；将鸡蛋打散淋入粥内煮开；最后加点糖。

(3) 双花稀粥

原料：鸡蛋1个，菜花1小朵，西兰花1小朵、木耳1小朵，米饭1/4碗，水1/2杯、盐200毫克。

制法：将菜花、西兰花、木耳切成小碎块；将鸡蛋搅拌成蛋糊将米饭和水放入锅中煮沸后小火煮稠，缓慢加入蛋糊，边加边搅。再加入菜花、西兰花、木耳继续煮烂，最后加点盐调味。

(4) 什锦水果粥

原料：草莓1个、哈密瓜1小块、去皮香蕉1/6根、水1/6杯、粥1/6碗。

制法：将草莓、香蕉、哈密瓜切成碎粒块；将水加米饭煮黏稠；加水果块搅拌。

(5) 肉末粥

原料：瘦猪肉克20克，米饭1/4碗，香菜叶和白菜叶6片，肉汤少量。

制法：将瘦肉剁碎成末，加适量水煮烂，与已煮熟了的大米粥、白菜叶、香菜叶搅拌再煮沸一次，加少量盐调味。

4. 婴幼儿菜肴、点心制作

（1）红烧碎肉

原料：猪肉 25 克、姜 1 片、酱油适量、水 1/3 杯、红糖少许、油适量。

制法：将猪肉切成碎块；把油加热放红糖炒，炒至糖变色后加碎肉，一起炒；加水、姜片、酱油，文火煮至肉烂。

（2）橙色豆腐

原料：豆腐 1/8 块、鹌鹑蛋 1 个、胡萝卜泥 2 勺、淀粉 1/2 勺、油 3 滴、葱末 1 勺、盐 200 毫克。

制法：把豆腐放入盘子中，用剜器剜一小坑，把鹌鹑蛋打入小坑中；把胡萝卜泥围在豆腐旁；放入蒸锅蒸 10 分钟取出；油加热后，将葱末炒香，加盐；加水淀粉搅拌成稀稠汁，淋在盘中。

（3）鸡丝面片

原料：鸡肉 4 勺、面片 2 片、油菜心 1 棵、姜 1 片、水 1 杯、盐 200 毫克。

制法：将鸡肉切成片加姜、水煮烂；捞出后将鸡肉片撕成丝，放回鸡汤锅；将面片下入鸡汤继续煮；将油菜心洗净切碎放入鸡汤煮；最后加点盐。

（4）鱼泥饼

原料：鱼泥 1 勺、面粉 2 勺、水 1 勺、葱末 1/2 勺、盐 200 毫克、油适量。

制法：将鱼泥、面粉、水、盐、葱末、搅拌成糊状、锅内放油加热后，用大勺舀摊成小饼；将小饼放入盘内。

（5）肉末饼

原料：肉末 1 勺、面粉 2 勺、水 1 勺、葱末 1/2 勺、盐 200 毫克、油适量。

制法：将肉末、面粉、水、盐、葱末、搅拌均匀成糊状；锅内放油加热后，将一大勺肉糊倒入小饼锅内；慢慢转动，制成小饼煎熟。

（6）鸡蛋饼

原料：面粉 2 勺、鸡蛋 1 个水 1 勺、盐 200 毫克、油适量。

制法：将鸡蛋用筷子充分搅拌；在饼锅内加油，适量加热；舀一勺鸡蛋糊均匀倒入饼锅，摇动饼锅使蛋糊成薄饼；将薄饼入盘。

（7）磨牙饼

去市场选择硬度适中的营养磨牙饼（不含任何人造色素、香料和防腐剂），能有效帮助宝宝乳牙萌生及发育，同时锻炼咀嚼肌，促进牙弓及颌骨的发育，并且容易在口中溶化，容易消化吸收。

（8）面包片

原料：面包片 1 片。

制法：将面包片的边切去，放在烤面包炉内烤黄即可；也可用平锅烤黄。

经验：用面包片教宝宝磨牙时，一定要在旁边看护以防意外。

（9）肝泥烂面

原料：肝泥 1 勺、面条 6 根、水 1/2 杯、盐少许。

制法：将水煮沸，下面条后煮沸；加肝泥、盐 200 毫克，继续煮至面条变软。

（10）蒸鱼泥豆腐

原料：鱼泥 1/2 勺、豆腐 1/10 块、葱末少许、盐 200 毫克。

制法：将豆腐碾碎，加入鱼泥、葱末、盐拌匀；倒入小碗蒸 15 分钟。

第三节 婴儿抚触

一、婴儿抚触的概念

婴儿抚触是通过抚触者双手对被抚触者的皮肤和身体各部位进行有次序，有技巧的抚摩，让大量温和的良好刺激通过皮肤的感受器传到中枢神经系统，产生生理效应。

1. 婴儿抚触的目的

(1) 促进母婴感情交流，促进乳汁分泌。

(2) 可以刺激新生儿的淋巴系统，增加抵抗能力。

(3) 增加新生儿睡眠，并改善睡眠质量。

(4) 帮助平复新生儿暴躁的情绪，减少哭闹。

(5) 有利于婴儿生长发育，通过抚触促进饮食吸收，增加体重。

2. 操作前准备

(1) 环境要求：调节室温至 25℃~28℃，关门窗，室内环境应安静、清洁，播放柔和轻音乐。准备好抚摸操作台（桌上或床上）。

(2) 用物准备：婴儿衣服、一次性尿裤、大浴巾、大毛巾、小毛巾、婴儿润肤油、消毒棉签。

(3) 操作者准备：取下手表和饰物、更换抚触服或系围裙、修剪指甲、洗手。

(4) 婴儿准备：裸体（最好沐浴后），采取舒适平仰卧体位。

二、婴儿抚触的操作步骤与方法

每个部位操作动作 6~8 次。取适量婴儿润肤油或婴儿润肤乳液于操作者手上（图 24），保持手的润滑。

1. 头面部

(1) 面部：

①操作者以双手大拇指指腹交替按压婴儿眉心（图 25）。

②操作者用双手拇指指腹从婴儿前额中心处，对称性地往外推压至太阳穴处（图 26）。

③操作者双手拇指指腹自婴儿下巴、下颌处向外上滑动，划出一个微笑状（图 27）。

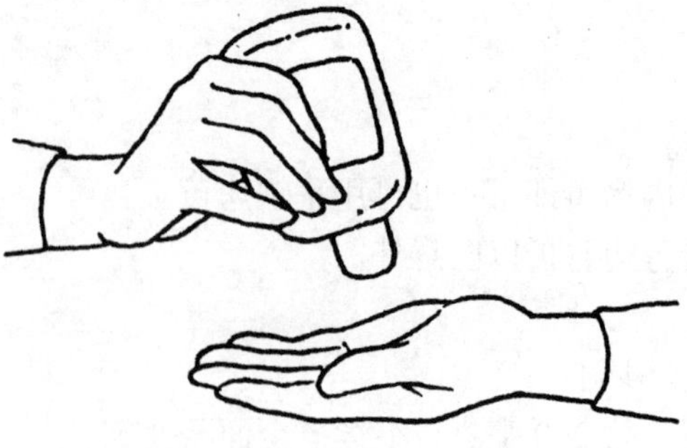

图 24 取适量润肤油于手心

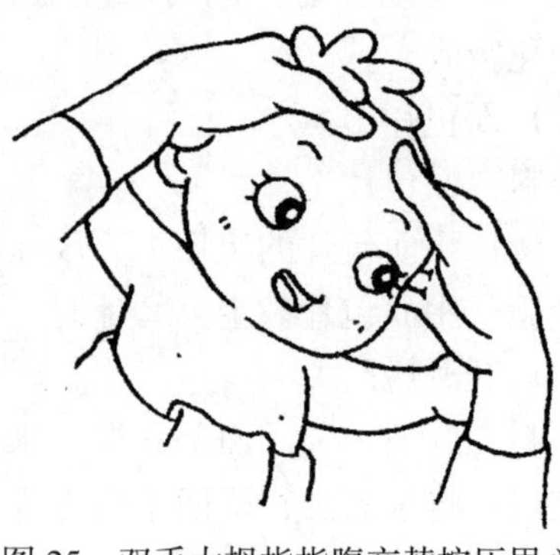

图 25 双手大拇指指腹交替按压眉心

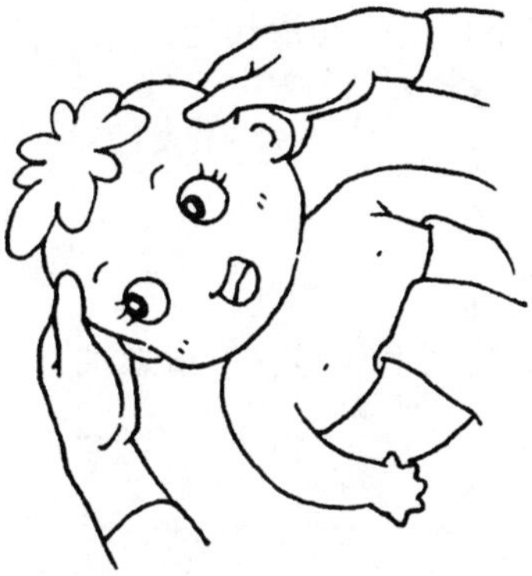

图 26　对称地往外推压至太阳穴处

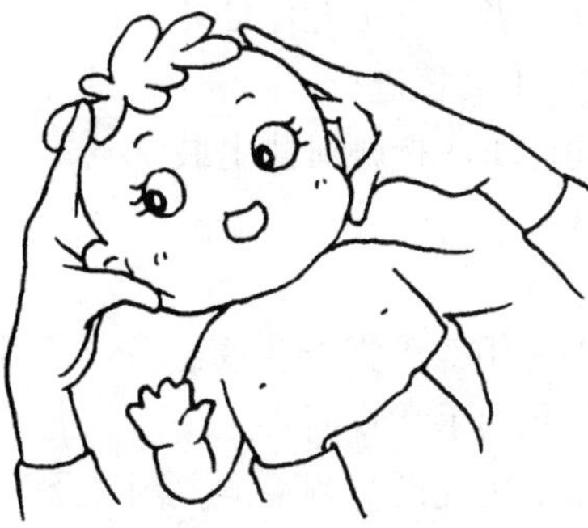

图 27　划出一个微笑状

⑵ 头部：操作者一手托住婴儿头部，另一手抚摸婴儿发部，划出大（从婴儿一侧前额滑向脑后至耳后）、中（从婴儿一侧侧额滑向脑后至耳后）、小（在婴儿一侧太阳穴处滑向脑后至耳后）三个半圈（图 28）。

2. 胸部

⑴ 操作者右手（食指和中指并拢），放在婴儿左侧肋缘，用指腹侧面向上滑向婴儿右肩肩峰，并避开婴儿的乳头，复原。

⑵ 左手以同样手法向对侧进行，似在婴儿的胸部划个大交叉（图 29）。

3. 腹部

操作者双手指腹自婴儿右下腹→右上腹部→左上腹→左下腹作顺时针滑动（图 30）。

4. 上肢

⑴ 操作者用一只手将婴儿的一侧上肢向上举起，另一只手握住婴儿胳膊根部，自胳膊根部经肘部至小手腕部轻轻握捏。左右手交替进行（图 31）。

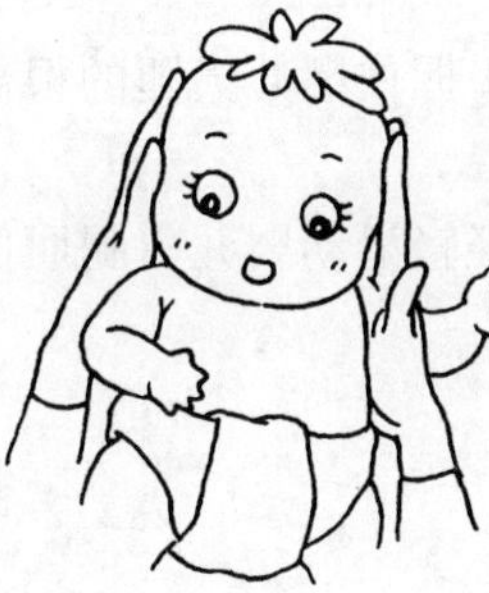

图 28　划出大、中、小三半圈

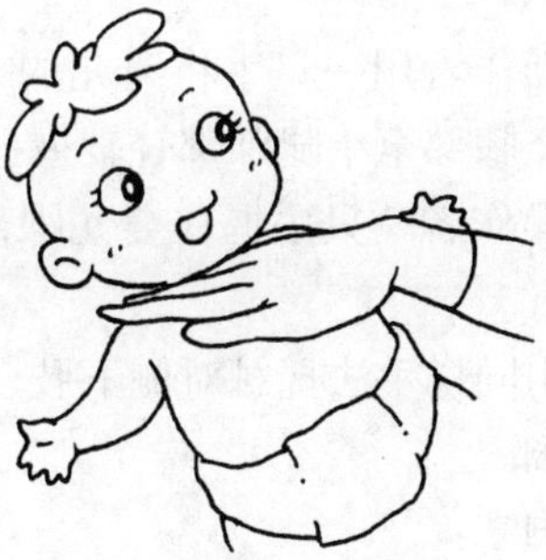

图 29　似在婴儿胸部划个大交叉

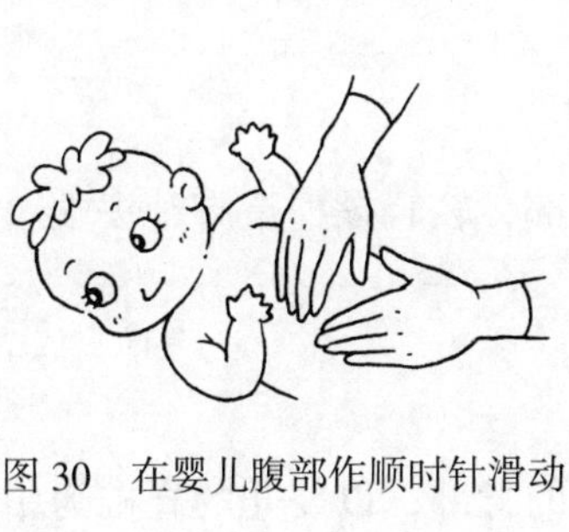

图 30　在婴儿腹部作顺时针滑动

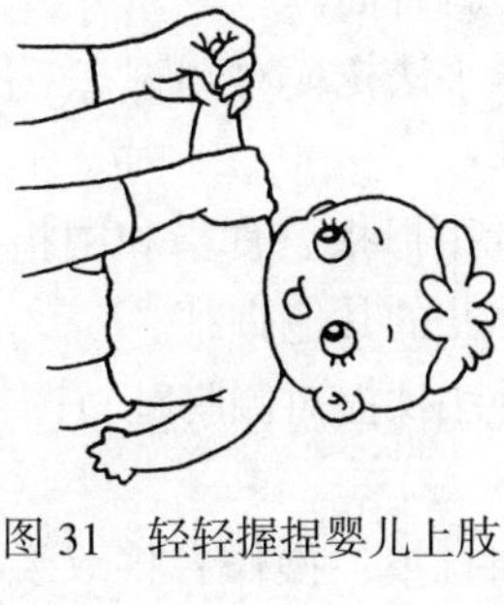

图 31　轻轻握捏婴儿上肢

(2) 操作者一只手握住婴儿一侧手腕，另一只手自下而上轻轻滑滚婴儿小手臂肌肉群。(图　) 左右手交替进行。

(3) 同样手法抚触对侧上肢。

5. 手部

(1) 手掌：

①操作者用双手拇指指腹，交替自婴儿手掌根部抚摸至手掌心、手指末端，其余四指交替抚摸婴儿的手掌背面。

②同样手法抚摸对侧手掌（图 32)。

(2) 手指：

①操作者用拇指、食指和中指捏往婴儿小手指根部轻轻揉捏至指尖。同样的手法依次揉捏无名指、中指、食指至拇指。

②同样手法揉捏对侧手指（图 33)。

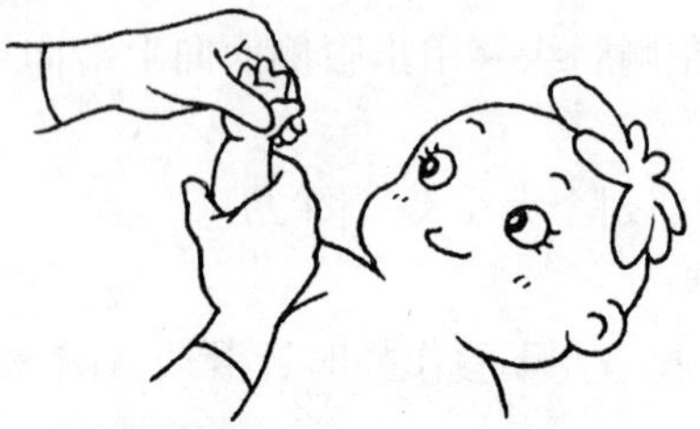

图 32　抚摸婴儿手掌(掌心与掌背)

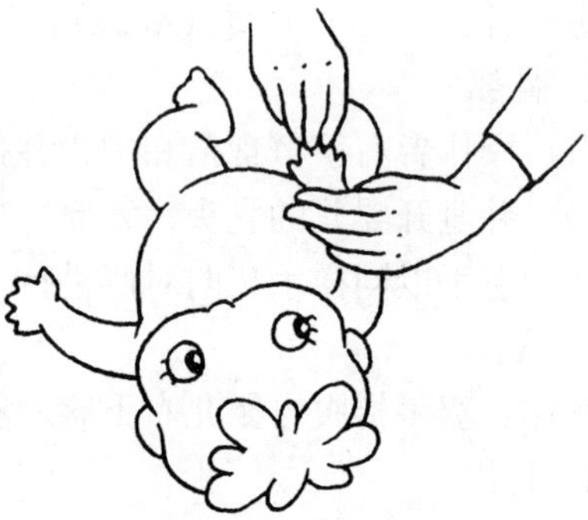

图 33　揉捏婴儿手指

6. 下肢

(1) 操作者用一只手将婴儿的一侧下肢举起，另一只手握住婴儿大腿的根部，自婴儿大腿根部经膝部至小腿踝部轻轻握捏。左右手交替进行。

(2) 操作者一只手握住婴儿踝部，另一只手自下而上轻轻滑动婴儿大腿肌肉群。左右手交替进行。

(3) 用同样手法抚触对侧下肢。

7. 脚部

(1) 脚掌：

①操作者用双手拇指指腹交替自婴儿脚跟部抚触至脚心、脚趾末端，其余四指指腹交替抚摸婴儿的脚背面。

②用同样手法抚摸对侧脚掌（图 34)。

(2) 脚趾：

①操作者用拇指、食指和中指捏住婴儿小脚趾根部，轻轻揉捏至脚趾去端。同样的手法依次揉捏婴儿的其他脚趾。

②同样手法揉捏对侧脚趾（图 35)。

8. 背部

(1) 横向抚摸：操作者将双手指腹并拢放在婴儿的背部，以婴儿的脊椎为中线，操作者双手与婴儿脊椎成平行，自婴儿的颈部向下横向抚摸背部两侧的肌肉至婴儿的小屁股（图 36）。

（2）纵向抚摸：操作者用一只手从婴儿的头顶部→颈部→背部→臀部轻轻的作纵向抚摸。左右手可交替进行（图 37）。

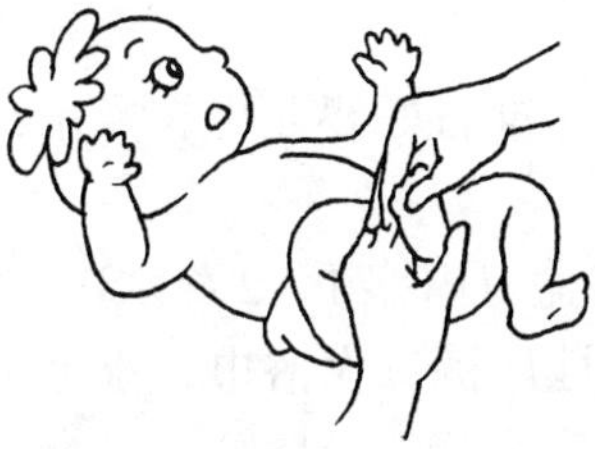

图 34　抚摸婴儿脚掌（脚心与脚背）

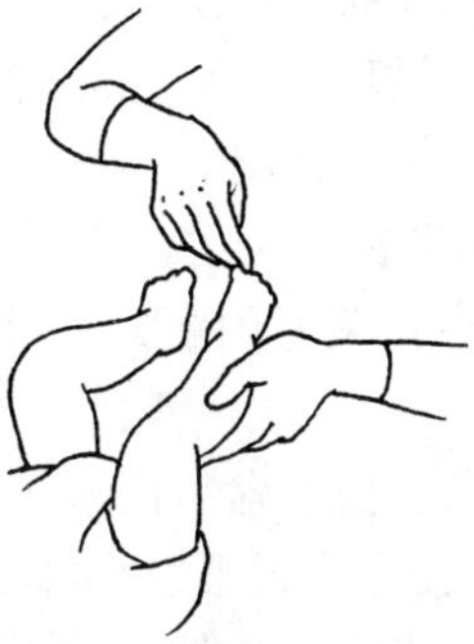

图 35　揉捏婴儿脚趾

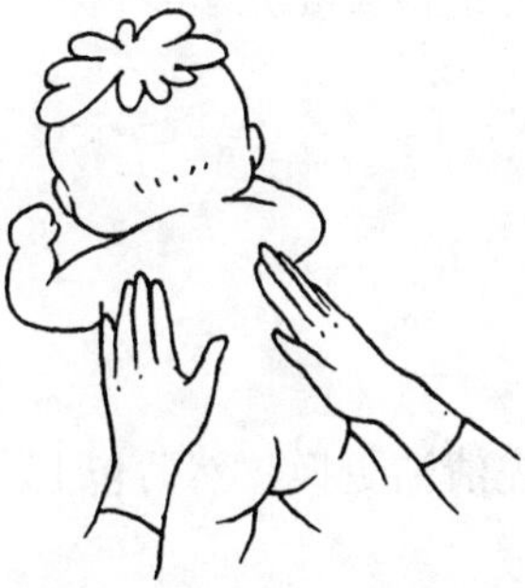

图 36　横向抚摸婴儿背部

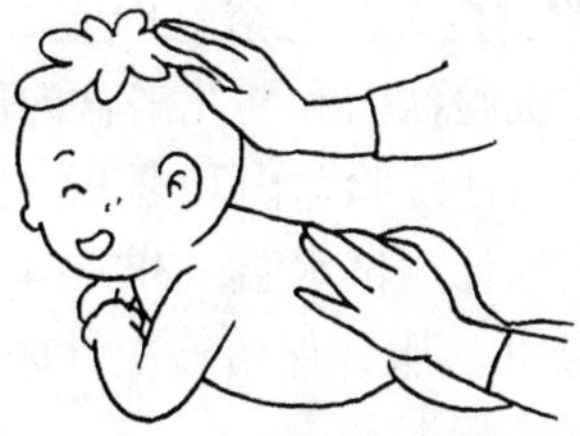

图 37　纵向抚摸婴儿背部

三、护理注意事项

1. 做抚触的时间应选择在婴儿半空腹、沐浴后为好。每次 15 分钟，每日 1~2 次；刚喂过奶或婴儿饥饿时均不适宜抚触。

2. 抚触操作开始时动作要轻柔，然后逐渐加力，让婴儿慢慢适应。

3. 抚触时婴儿最好能裸露全身，因此要调试好室温（室温维持在 25℃~28℃）。

4. 抚触的环境要舒适。放些轻柔的音乐，使母子（操作者）情绪感到轻松、愉悦。

5. 抚触前操作者要摘下首饰以免划伤婴儿。用热水充分洗手后，取适量润肤油在手掌中搓匀后再开始操作。

6. 注意与婴儿沟通，可以对婴儿说：“笑一个；好美啊；妈妈（阿姨）爱你！”等，同时还应注意边抚触，边和婴儿用眼神和语言充分沟通。

7. 不要强迫婴儿保持固定姿势，婴儿哭闹时应设法让他安静，然后才可继续。一旦婴儿哭闹厉害要暂停抚触。

8. 4~7 个月时，婴儿开始爬行。这时婴儿有更多的活动，可减少抚触次数。

9. 注意不要将抚触油接触到婴儿的眼睛。

10. 若婴儿脐部脐茄未脱落，不要进行腹部抚触。

11. 抚触传递着爱和关怀，应由您和婴儿协同完成。

第四节 婴儿沐浴

一、婴儿沐浴目的

1. 清洁婴儿皮肤，预防感染。

2. 促进血液循环，使婴儿舒适、安静。

3. 观察婴儿全身情况。

二、操作前准备

1. 环境要求：关好门窗，调节室温至24℃~28℃，准备好婴儿更衣操作台（床上或桌面上）。

2. 用物准备：洗脸盆（内盛1/2冷水）、婴儿浴盆（内盛1/2冷水）、热水瓶（内盛开水）、水温计、婴儿衣服、小袜子、小鞋子、一次性尿裤、大浴巾、小毛巾、婴儿沐浴（洗发）液、消毒棉签、75%乙醇、婴儿护臀霜、婴儿爽身粉、粉扑等。

3. 操作者准备：取下手表和饰物、更换沐浴服或系围裙、修剪指甲、洗手。

4. 婴儿准备：脱去婴儿衣服、旧尿布或一次性尿裤，检查婴儿全身情况。

三、操作步骤与方法

1. 将洗脸盆内和婴儿浴盆内盛2/3量热水。

（1）先往洗脸盆内和婴儿浴盆内放1/2冷水。

（2）然后再往洗脸盆内和婴儿浴盆内加开水。

（3）用水温计测试水温（38℃~42℃）。

2. 脱去婴儿衣服，保留一次性尿裤，如有大便应先清洁更换，然后包上浴巾。

（1）脱衣步骤：

①操作者先将婴儿衣的衣扣或衣带解开，然后将左手伸入婴儿左侧衣袖内握住婴儿肘部，右手拉出衣袖。见图38。

②同样的方法脱去右侧衣袖；

③将脱下的脏衣服放于衣筐内待洗。

（2）脱裤步骤：

①操作者用双手先将婴儿的裤头往下拉至大腿处。

②左手伸入婴儿左侧裤腿内，并握住婴儿左腿膝部，右手往下拉退裤腿。见图39。

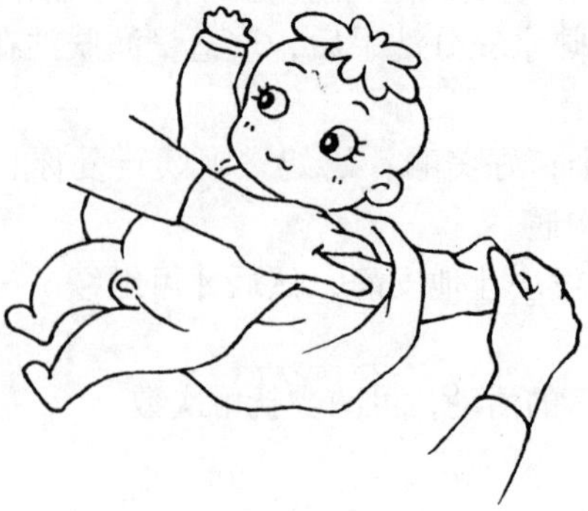

图38 脱去婴儿一侧衣袖

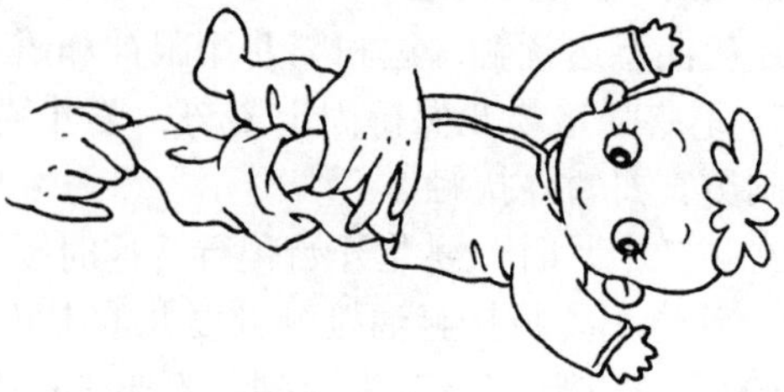

图39 脱去婴儿一侧裤腿

③同样的方法脱去右侧裤腿。

④将脱下的脏裤子放于衣筐内待洗。

3. 给婴儿洗澡：操作者坐在小凳上或蹲在地上，将左手前臂托住婴儿背部，左手掌托住婴儿头部，左腋下夹住婴儿身子，移至洗脸盆边。

（1）洗脸：

①洗眼：用温湿小毛巾或棉纱布洗双眼（从内眦至外眦）见图 40。

②洗脸面：用温湿毛巾抹洗婴儿左侧脸面（左侧前额部、左侧鼻翼、面颊、下颏至耳后）。

③同样方法抹洗右侧脸面（图 41）。

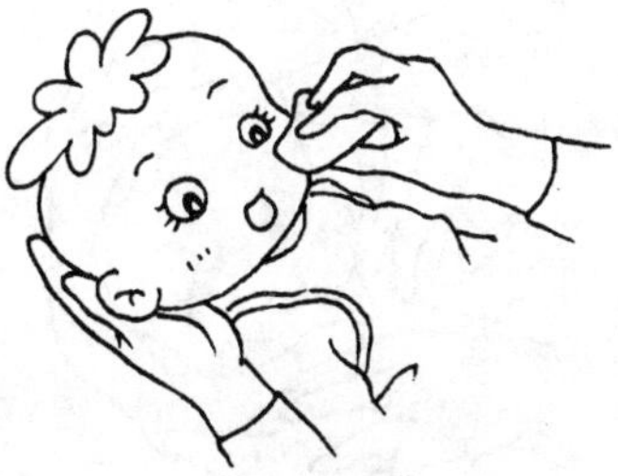

图 40　洗眼：从内眦至外眦

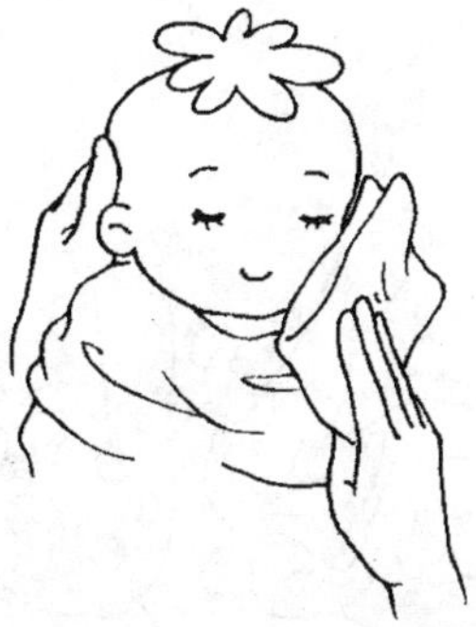

图 41　先抹洗一侧脸面

（2）洗头部：用左手拇指和中指将婴儿两耳郭向前盖住耳孔，防止水进入耳。先用小毛巾将婴儿头发淋湿，再挤少量婴儿浴液（洗发、沐浴两用）于操作者右手掌（图 42）。将婴儿浴液均匀地抹于婴儿头发上并轻轻揉抹（图 43），然后洗净头部浴液、擦干。

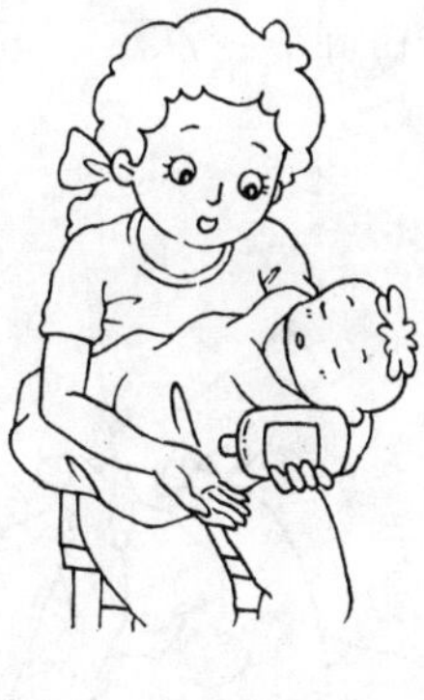

图 42　挤少量婴儿浴液于右手掌

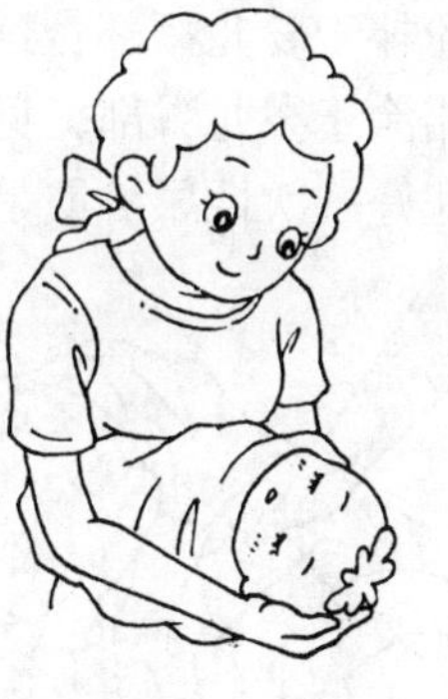

图 43　将婴儿浴液均匀地抹于婴儿头上

（3）洗身躯：

①将婴儿放入浴盆内（最好使用沐浴吊袋，既安全又方便操作。

②将婴儿头枕在操作者左手腕上，左手轻轻抓住婴儿左上肢，先用水洗湿躯干与四肢。

③挤少量婴儿浴液于右手掌，均匀地抹于婴儿躯干与四肢。见图 44。

④用小毛巾依次擦洗婴儿颈、躯干（胸、腹、背）、上肢、腋下、腹股沟、下肢及臀部（注意洗净皮肤皱褶处），见图 45。

⑤洗毕，将婴儿抱至操作台上，用大浴巾擦干婴儿全身，见图 46。

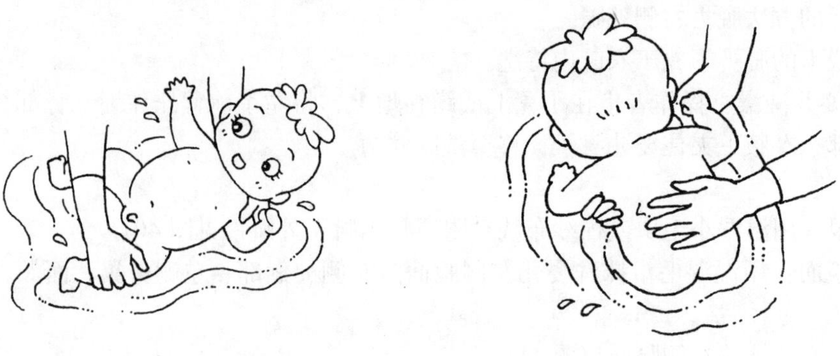

图 44　将溶液均匀地抹于婴儿躯干与四肢

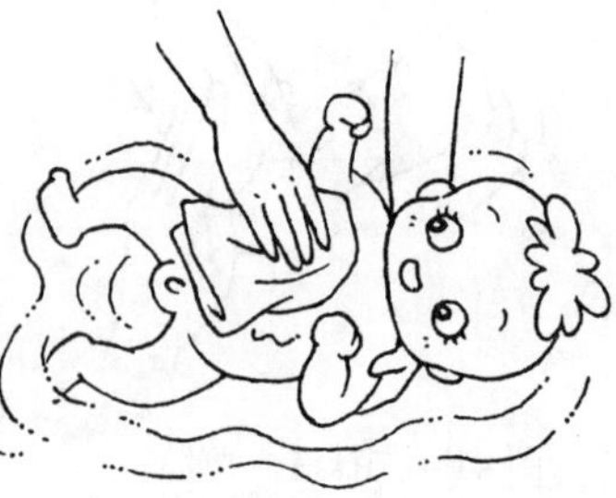

图 45　抹洗婴儿颈、躯干及四肢

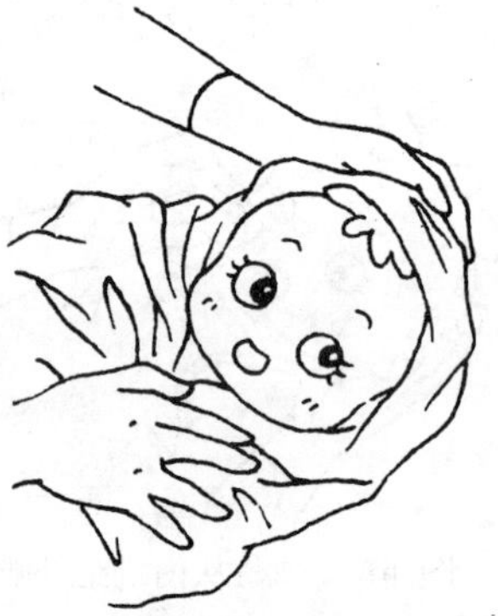

图 46　用大浴巾擦干全身

4. 皮肤护理：

(1) 75%酒精消毒脐部，见图 47。

(2) 将爽身粉扑于婴儿额部、颈部、腋下、腹股沟等皮肤皱褶处。

(3) 将护臀霜涂于婴儿臀部，见图 48。

(4) 给婴儿兜好一次性尿裤或是布尿片。

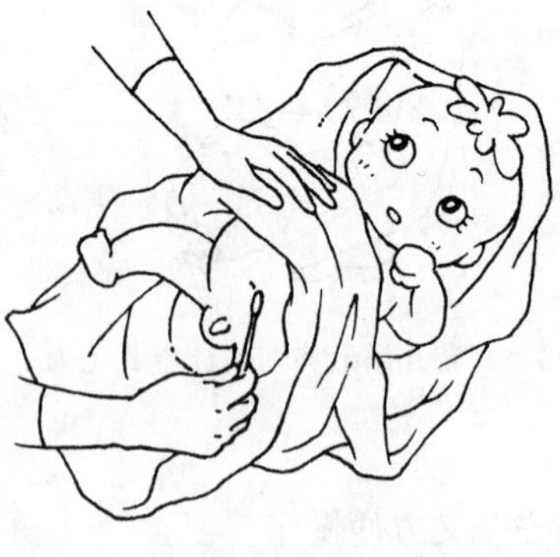

图 47　脐部消毒

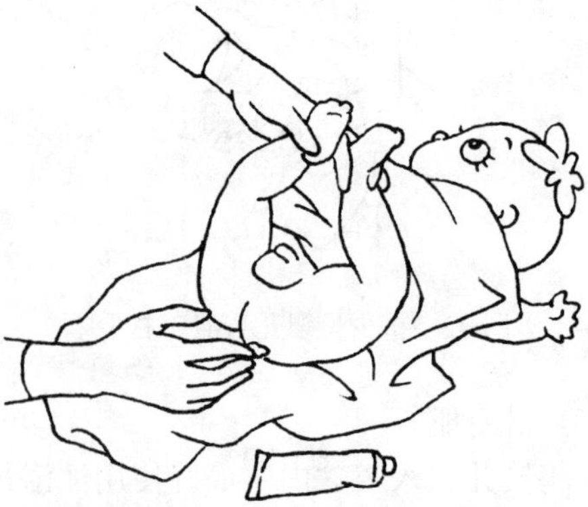

图 48　涂护臀霜

更换一次性尿裤的方法：

①铺展开一次性尿裤，将有图案的一端朝向上面。

②单手提起宝宝双腿，使臀部抬高，另一手将展平后的纸尿裤垫在宝宝臀下后放下，

然后放下宝宝双腿。见图 49。

③粘贴好尿裤两端（图 50）。

④将中指与食指食并排伸入一次性尿裤上端试试松紧是否合适。然后将一次性尿裤防漏隔边向外拉一拉，以防侧漏（图 51），并注意将纸尿裤上端向外反折叠，避免盖住脐部，防止因感染而发生脐炎（图 52）。

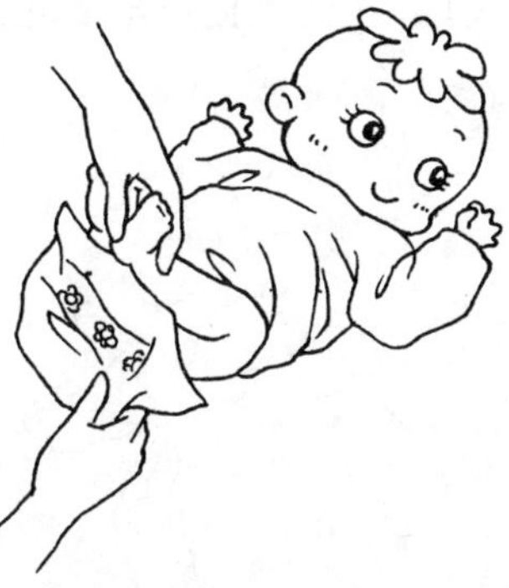

图 49　将纸尿裤垫在宝宝臀下

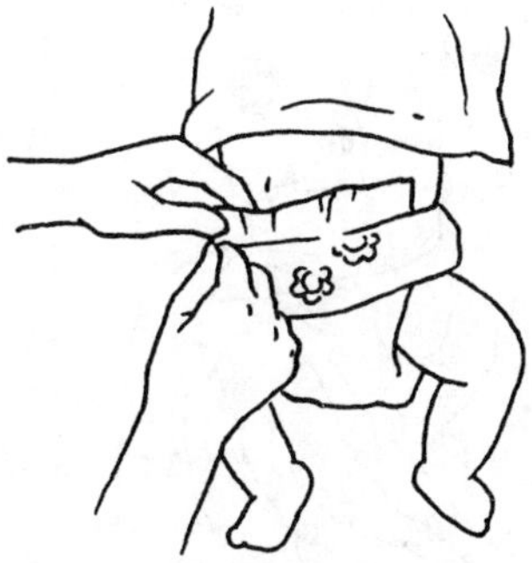

图 50　粘贴好尿裤两端

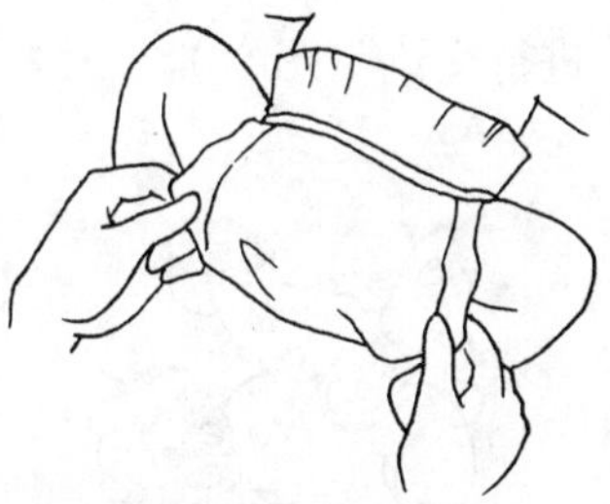

图 51　将尿裤防漏隔边向外拉

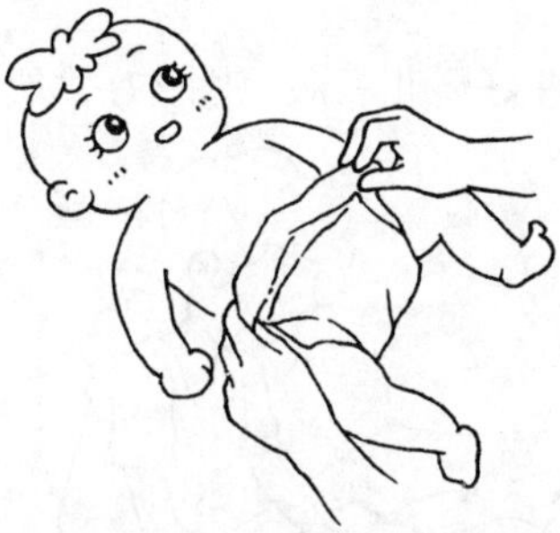

图 52　尿裤上端向外反折叠

5. 给婴儿穿上衣服

(1) 穿衣步骤：

①操作者用左手握住婴儿左手的腕部，右手将婴儿衣的左袖往上套。

②操作者将右手伸入婴儿衣左袖口内，并用大拇指、食指、中指三个手指握住婴儿的手腕部，然后左手往上拉婴儿衣袖，见图 53。

③同样的方法穿好对侧衣袖。

④系好衣服的带子或衣服的扣子，并拉伸婴儿衣服，见图 54。

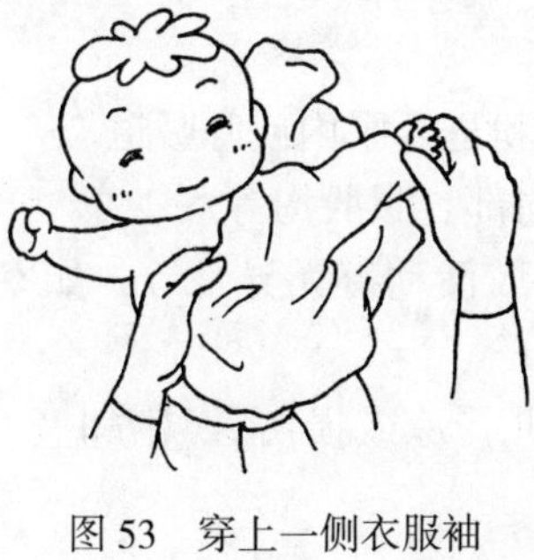

图 53　穿上一侧衣服袖

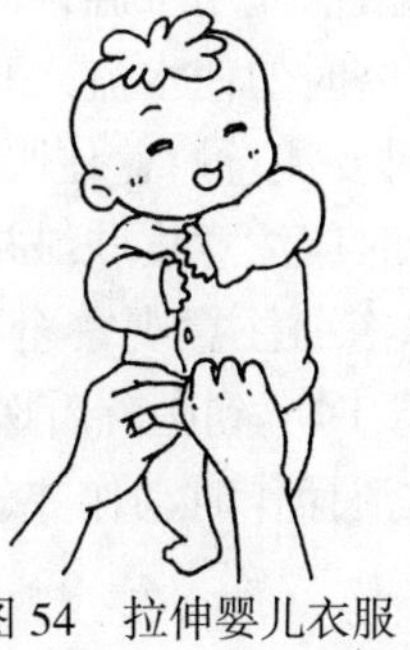

图 54　拉伸婴儿衣服

(2) 穿裤步骤：

①操作者先将一侧婴儿裤腿缩至裤腿口端，并往婴儿的一侧脚上套。

②一只手从裤腿口端处伸入并握住婴儿的脚踝部，并用大拇指按压住裤腿口边，另一手将裤腿往上拉至大腿处。见图 55。

③用同样的方法穿好对侧裤腿。

④然后双手握住婴儿裤腰端（以婴儿裤前缝为中线），并往上提拉至婴儿的腰部，系好裤腰带（图 56）。

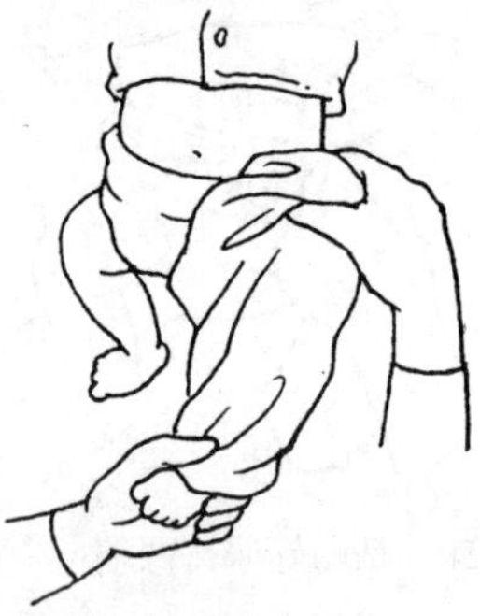

图 55　给婴儿穿上一侧裤腿

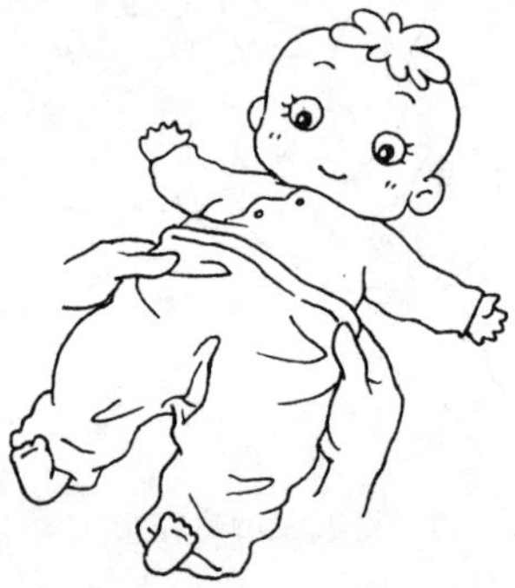

图 56　往上提拉至婴儿的腰部

(3) 整理好婴儿衣服（图 57），然后将婴儿抱起来进行交流（图 58）。

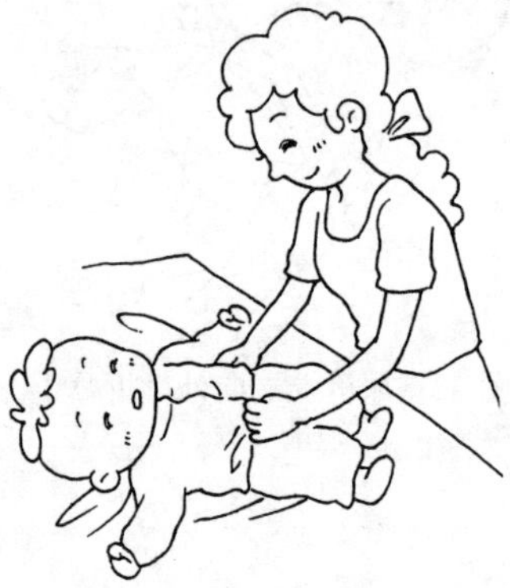

图 57　整理好婴儿衣服

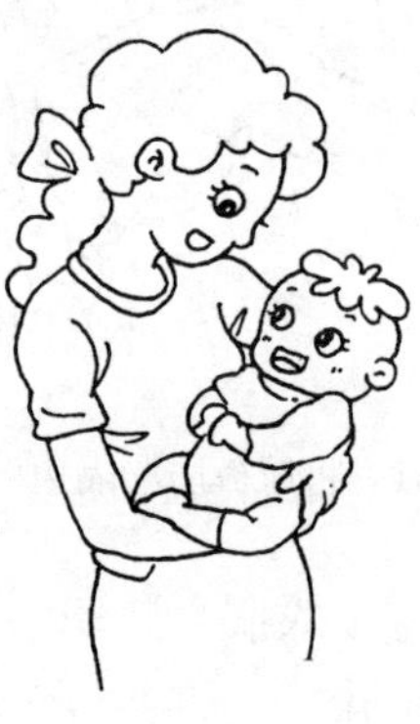

图 58　将婴儿抱起来进行交流

四、注意事项

1. 给婴儿沐浴应在喂奶前或后 1 小时进行，以防止呕吐或溢奶。

2. 给婴儿盆浴时先放冷水后放开水。

3. 给婴儿沐浴前先用水温计测试水温（水温 38℃~42℃）。

4. 给婴儿沐浴时勿使水流入耳、鼻。

5.扑爽身粉时要注意遮盖住眼睛、口鼻，避免爽身粉进入眼内或呼吸道。

6. 扑爽身粉时应注意皮肤皱褶处（颈部、腋窝、肘部、腹股沟等）。

7. 给婴儿沐浴前注意观察全身皮肤有无感染，四肢活动有无异常等，如发现有异常，应及时处理，必要时应到医院看医生。

8. 给婴儿沐浴操作时动作要轻快敏捷，防止婴幼儿受凉或损伤。（防止宝宝摔伤，烫伤等）

9. 注意安全，给婴儿沐浴时操作者不可离开婴幼儿。

第五节 婴儿被动操和主动操

第一节 准备活动：按摩全身

预备姿势：婴儿仰卧位，全身自然放松。

动作：“一、二、三、四”拍，握住婴儿双手腕，从手腕向上挤捏 4 下至肩（图 59）。

“五、六、七、八”拍，握住婴儿双足踝，从足踝向上挤捏 4 下至大腿根部（图 60）。

“二、二、三、四”拍，自胸部至腹部进行按摩，手法呈环形（图 61）。

“五、六、七、八”拍，动作同“一、二、三、四”拍。

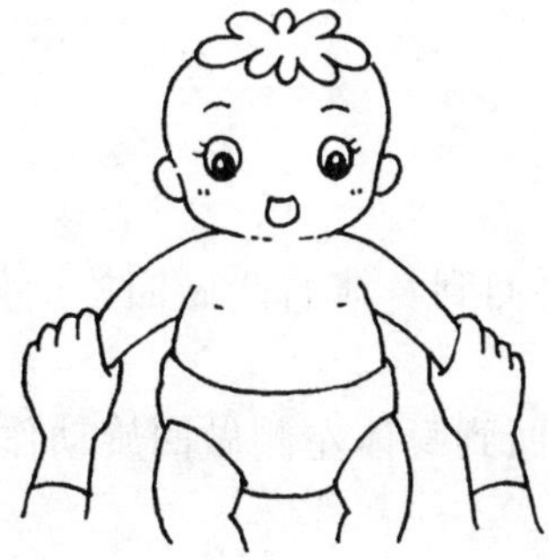

图 59

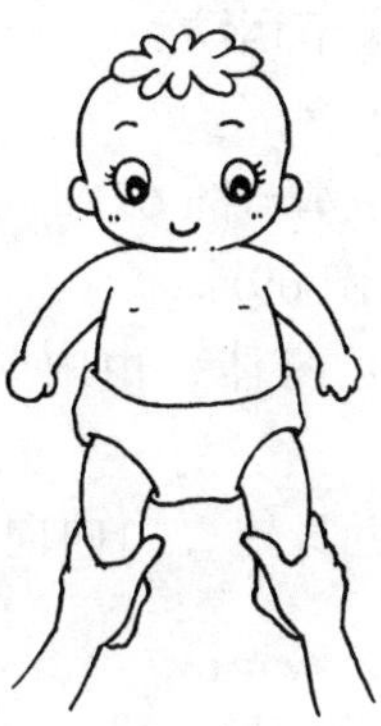

图 60

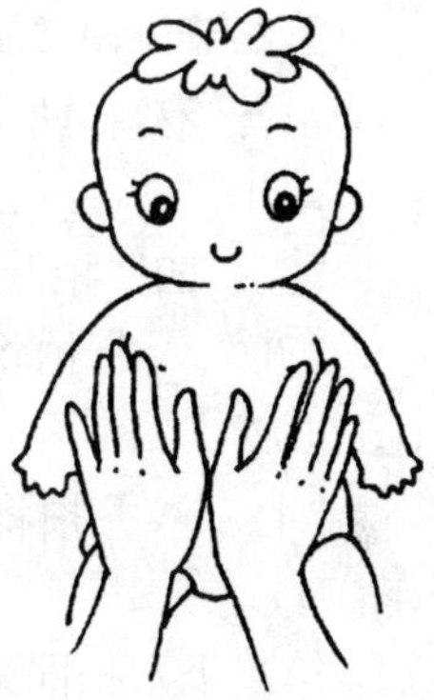

图 61

第二节 伸屈肘关节及两臂上举运动

预备姿势：两手握住婴儿双手腕部（图 62）。

动作：“一”，两臂侧平举（图 63）。

“二”拍将两肘关节弯曲，双手置于胸前（图 64）。

“三”拍将两臂上举伸直（图 65、图 66）。

“四”拍还原（图 67）。

“五、六、七、八”拍动作同“一、二、三、四”拍。

第二个八拍动作同第一个八拍。

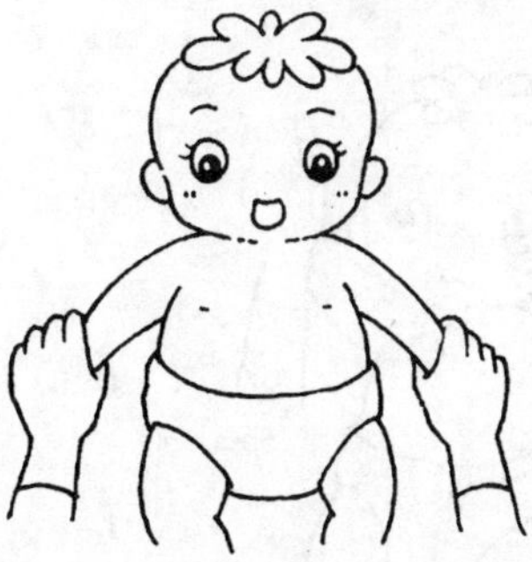

图 62

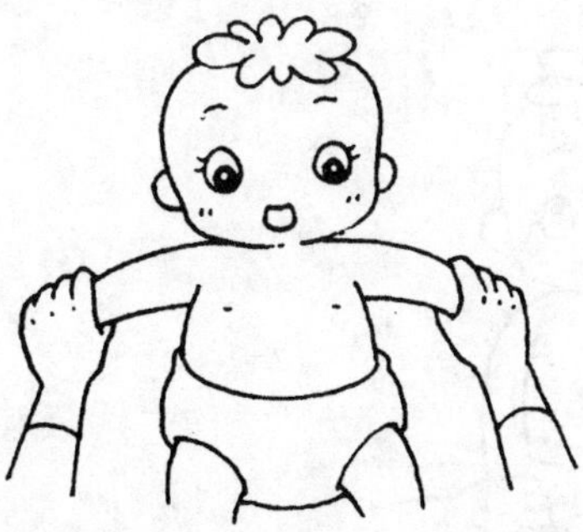

图 63

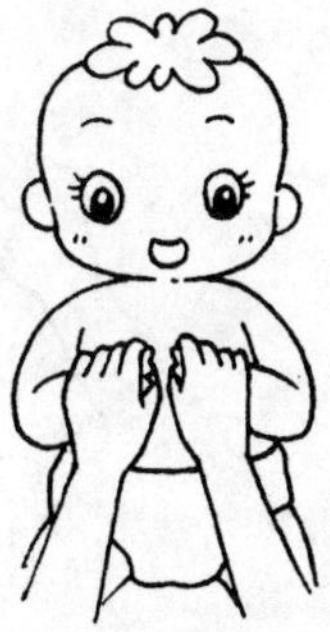

图 64

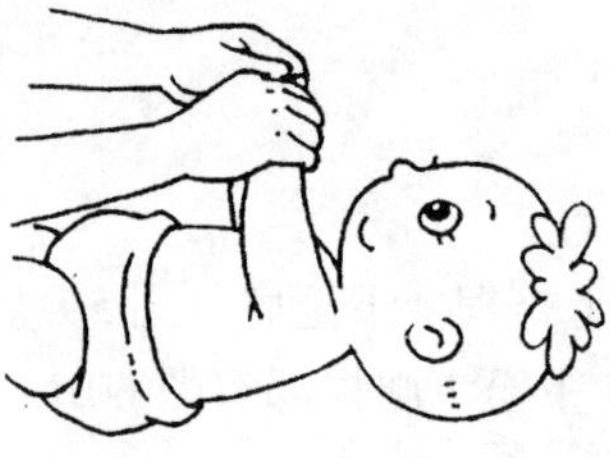

图 65

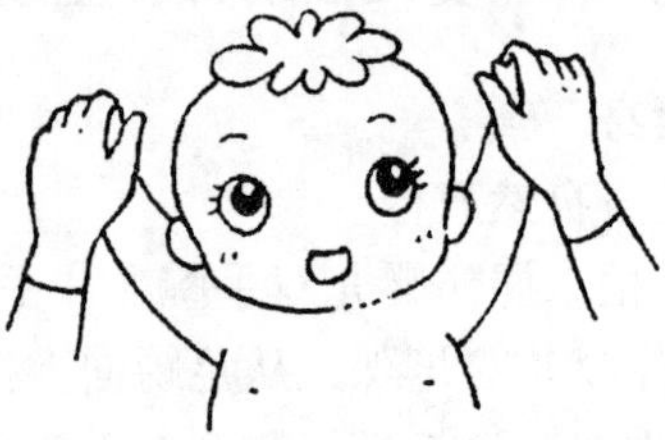

图 66

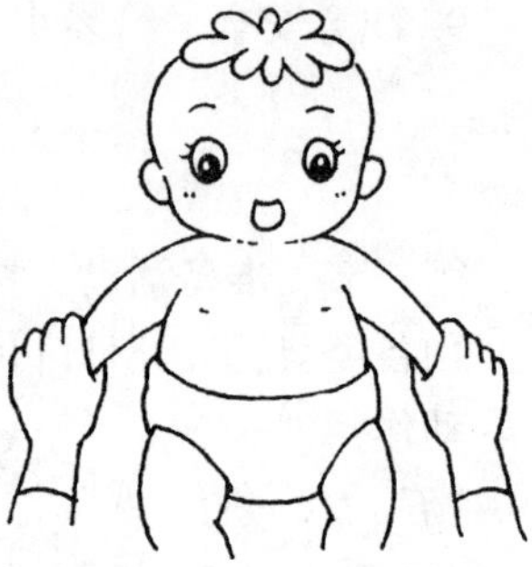

图 67

第三节　两臂胸前交叉及肩关节运动

预备姿势：两手握住婴儿双手腕部。

动作：“一、二”拍两臂侧平举（图 68）。

“三、四”拍两臂胸前交叉（图 69）。

“五、六”拍将右臂弯曲贴近身体，由内向上、向外、再回到身体右侧做回旋动作（图 70）。

“七、八”拍将左臂弯曲贴近身体，由内向上、向外、再回到身体左侧做回旋动作。（图 71）。

第二个八拍同第一个八拍。

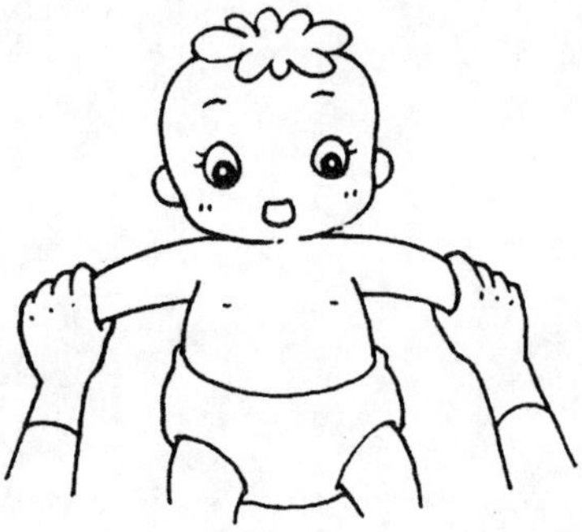

图 68

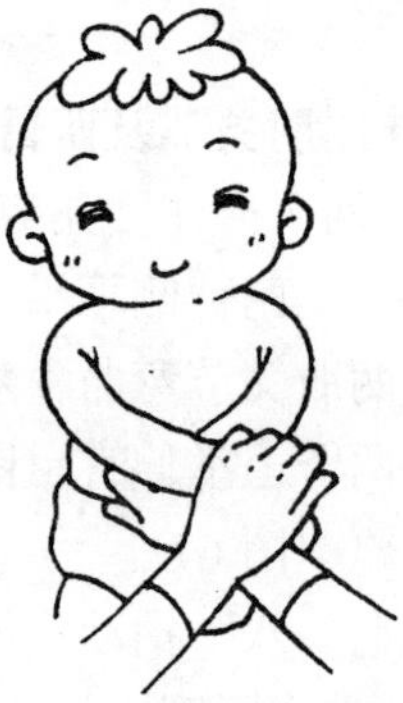

图 69

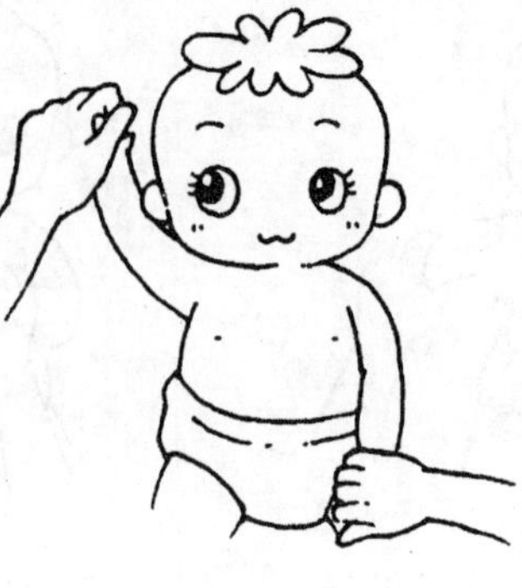

图 70

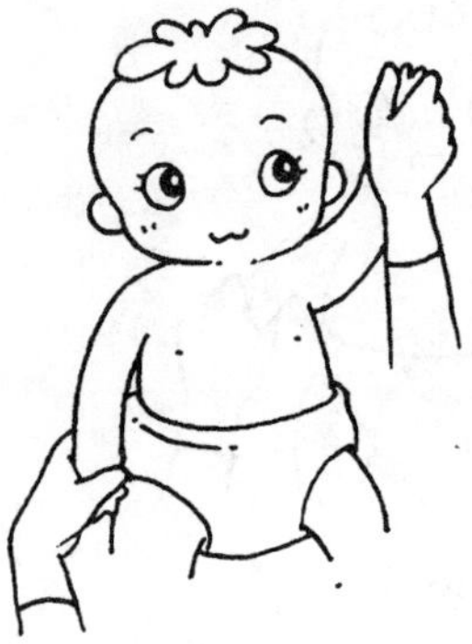

图 71

第四节　伸屈踝关节

预备姿势：第一个八拍，左手握住婴儿左踝部，右手握住左足前掌。第二个八拍成人左手握住婴儿右踝部，右手握住右足前掌。

动作：“一、二、三、四”拍，以左足踝关节为轴，向外旋转 4 次。“五、六、七、八”拍，以右足踝关节为轴，向内旋转 4 次。

“二、二、三、四”拍，以右足踝关节为轴，向外旋转 4 次。“五、六、七、八”拍，以左足踝关节为轴，向内旋转 4 次。

第五节　两腿轮流伸屈及回旋运动

预备姿势：双手握住婴儿踝关节上部。

动作：“一、二”拍伸屈婴儿左腿膝、髋关节（图 72）。

“三、四”拍伸屈婴儿右腿膝、髋关节。

“五、六”拍将婴儿左膝关节弯曲，左大腿靠近体侧由内向外做回旋动作（图 73）。

“七、八”拍将婴儿右膝关节弯曲，右大腿靠近体侧由内向外做回旋动作。

第二个八拍动作同第一个八拍。

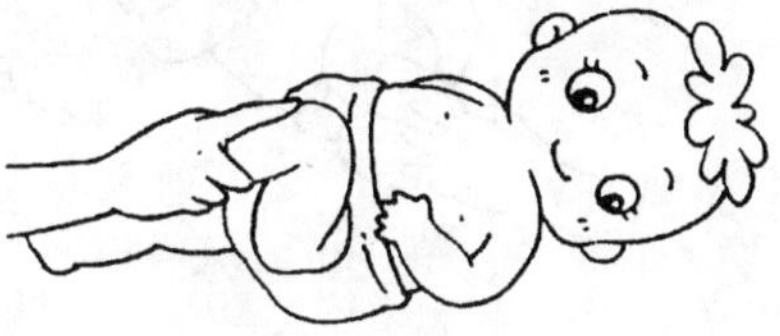

图 72

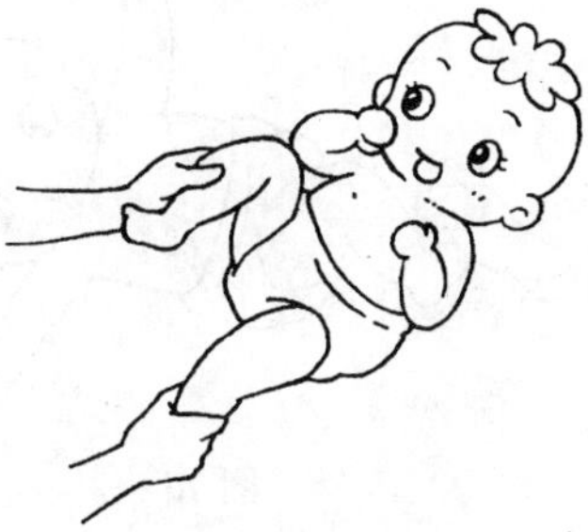

图 73

第六节　屈体动作

预备姿势：将婴儿两下肢伸直平放，握住婴儿两膝关节处（图 74）。

动作：“一、二”拍将两腿上举与身体成直角（图 75）。

“三、四”拍还原。

“五、六、七、八”拍动作同“一、二、三、四”拍。

第二个八拍动作同第一个八拍。

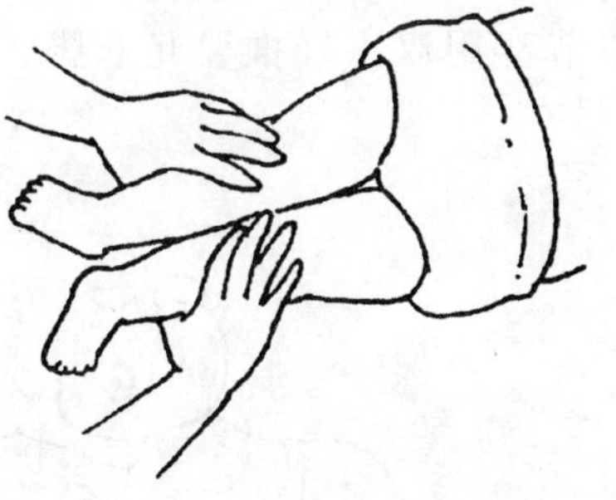

图 74

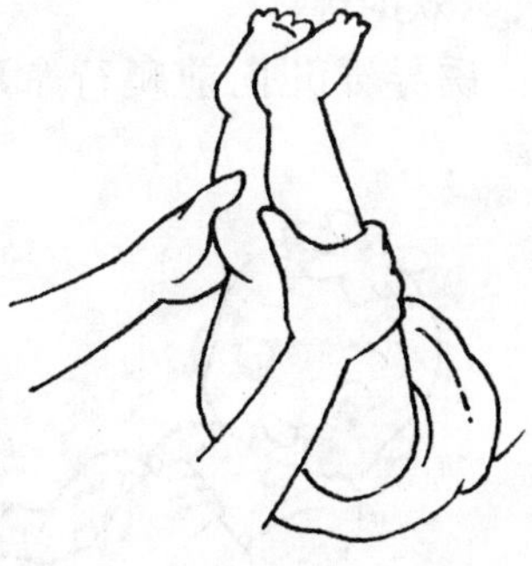

图 75

第七节　抬头运动

预备姿势：婴儿俯卧于床上。

动作："一、二"拍成人两手位于婴儿胸下。

"三、四、五、六"拍两手托起婴儿，帮助婴儿头逐渐抬起。

"七、八"拍还原。

第二个八拍动作同第一个八拍。

第八节　翻身运动

预备姿势：婴儿仰卧。

动作："一、二、三、四"拍，握婴儿左上臂轻轻翻向右侧（图 76、图 77）。

"五、六、七、八"拍还原。

"二、二、三、四"拍，握婴儿右上臂轻轻翻向左侧。

"五、六、七、八"拍还原。

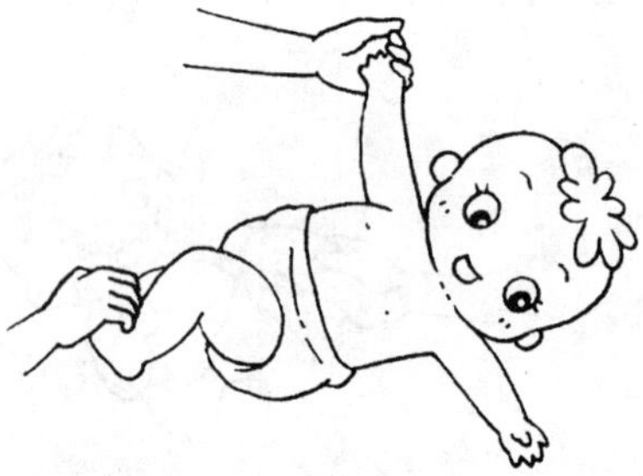

图 76

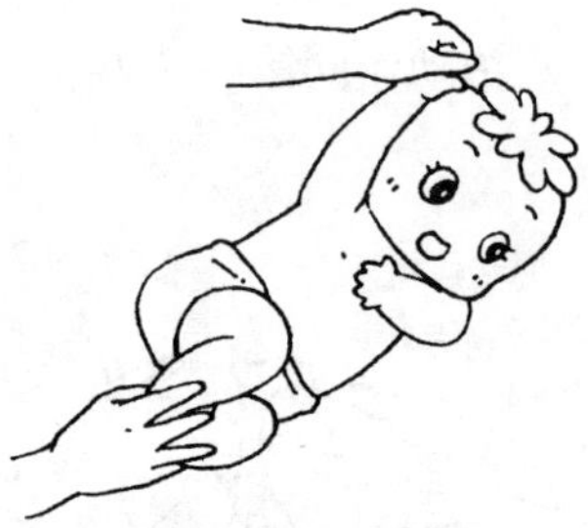

图 77

第九节　坐的运动

预备姿势：婴儿仰卧位，两手紧握婴儿双手腕，让婴儿双手紧握成人的拇指。

动作："一、二、三、四"拍，成人把婴儿轻轻拉成坐位（图 78）。

"五、六、七、八"拍还原。

第二个八拍动作同第一个八拍。

第十节　爬行运动

预备姿势：让婴儿俯卧，两臂向前伸，两腿弯曲，准备爬行，在婴儿头前方约 60 厘米处放一婴儿喜欢的玩具。

动作：诱导婴儿向前爬行拿玩具，成人按节奏用双手轻推婴儿双脚，辅助爬行（图 79）。

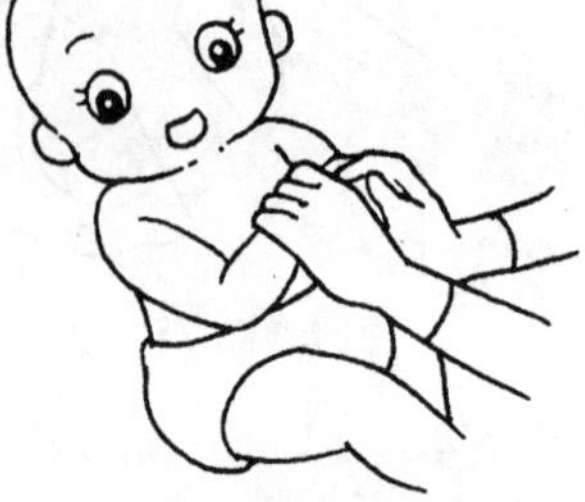

图 78

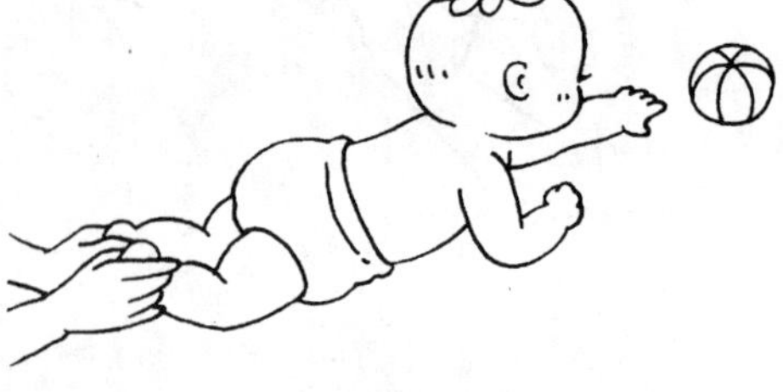

图 79

第十一节　独站和走的运动

预备姿势：仰卧位时让婴儿两手握住成人拇指，成人两手握住婴儿手腕。

动作：“一、二、三、四”拍，把婴儿拉成坐位（图 80）。

“五、六、七、八”拍，把婴儿拉成站立（图 81）。

“二、二、三、四、五、六、七、八”拍，拉手向前走

第十二节　拾取运动

预备姿势：让婴儿背靠成人站立，成人左手抱婴儿两膝，右手抱婴儿腰腹部，在婴儿脚前 30 厘米左右放一玩具。

动作：“一、二”拍婴儿俯身准备去拾玩具。

“三、四、五、六”拍婴儿俯身拾起玩具（图 82）。

“七、八”拍起立还原（图 83）。

第二个八拍动作同第一个八拍。

第十三节　跳跃运动

预备姿势：婴儿背对或面对成人而立，成人两手扶婴儿两腋下。

动作：有节奏地“嘿嘿”，将婴儿轻轻举起跳动。反复多次。

第十四节　蹲的运动

预备姿势：让婴儿背对成人，成人左手托婴儿臀部，右手抱婴儿腰腹部。

动作：“一、二”拍蹲下或跪下（图 84）。

“三、四”拍还原（图 85）。

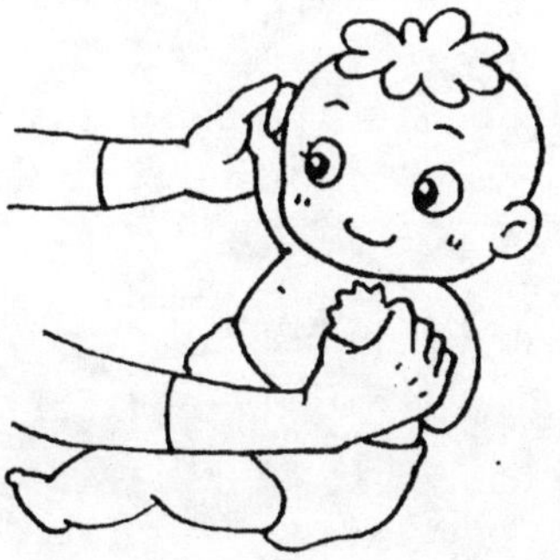

图 80

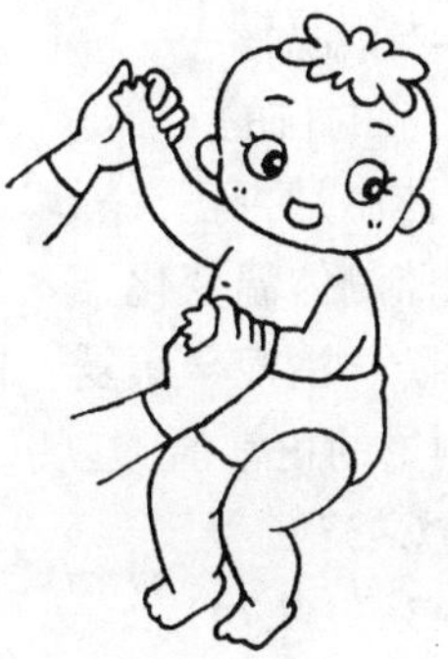

图 81

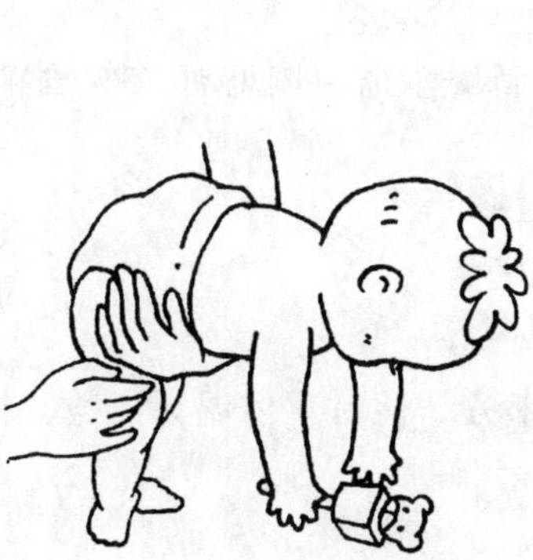

图 82

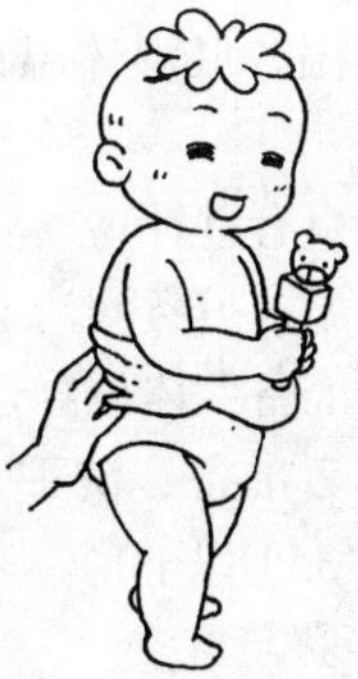

图 83

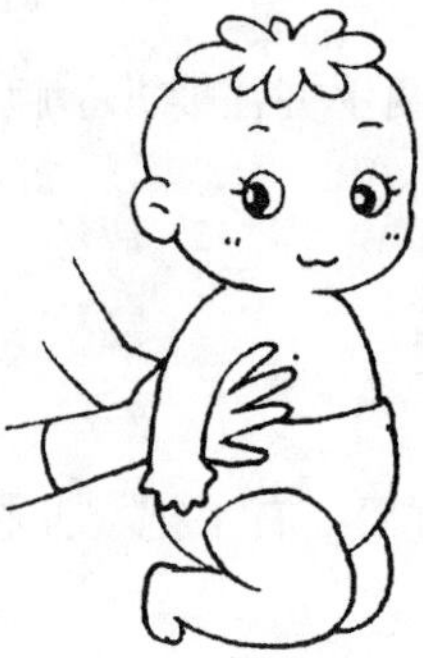
图 84

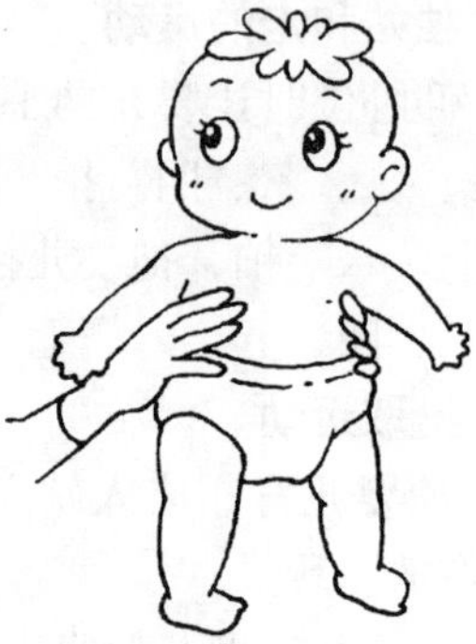
图 85

“五、六、七、八”拍动作同“一、二、三、四”拍。

第二个八拍动作同第一个八拍。

第十五节　整理运动：按摩全身

预备姿势和动作重复第一节（准备活动）。

第六节　基本护理技术

一、体温测量

1. 体温的定义：体温也称体核温度，是指身体内部胸腔、腹腔和中枢神经的温度。其特点是相对稳定且较皮肤温度高。皮肤温度也称体表温度，可受环境温度和衣着情况的影响且低于体核温度。

2. 体温测量的目的

（1）判断体温是否正常。

（2）动态监测体温变化。

（3）为预防、治疗、康复、护理提供依据。

3. 体温测量的正常值

腋温：36℃~37℃。

肛温：36.5℃~37.7℃。

4. 操作前准备

（1）环境要求：室内环境整洁、安静、安全。

（2）用物准备：

①清洁腋温、肛温体温计（有原装盒），另备一个盒（内盛有 75％酒精）专放测温后污体温计。

②钟或表（有秒针）、笔、记录本。

③若测肛温，另备润滑油、消毒棉签、卫生纸。

（3）小儿准备：体位舒适、情绪稳定。

（4）操作者准备：洗手，备齐用物并携至床旁，核对（体温计点数，检查是否完好，水银柱是否在 35℃以下）。

5. 操作步骤与方法

（1）腋下测量法：

①擦干小儿腋下汗液，体温计水银端放腋窝处。

②将体温计紧贴小儿皮肤，使测体温的手臂屈臂过胸，夹紧，家长用手扶着体温表，不能合作者，家长应协助完成。

③测量 10 分钟后取出阅读度数。

④将污体温计放于 75%酒精盒内消毒。

⑤记录所测体温度数。

⑥给小儿整理好衣服，取舒适体位。

⑦清理用物。

(2) 肛门测量法：

①可取仰卧位、侧卧位或俯卧位，暴露小儿肛门测量部位。

②润滑肛表水银端，插入小儿肛门 2~3 厘米，家长用手握住肛表上端防止体温计滑脱或折断。

③测量 3 分钟后取出，先用卫生纸擦净小儿肛门处，再用纱布或卫生纸，肛表擦干净，阅读度数。

④将污体温计放于 75%酒精盒内消毒。

⑤给小儿穿好裤子，取舒适体位。

⑥记录所测体温度数。

⑦清理用物。

6. 注意事项

(1) 由于体温易受环境、温度、运动、情绪紧张、进食等因素的影响，因此测量体温的同时应注意观察小儿的全身状况、精神状况、食欲等，排除以上生理因素对体温的影响。体温过高（>39℃）或过低（<36℃）时，要及时到医院就诊。

(2) 测肛温时，婴幼儿亦可取仰卧位，操作者一手握住小儿双踝，提起双腿；另一手将已润滑的肛表插入肛门（插入深度：婴儿为 1.25 厘米，幼儿为 2.5 厘米），并握住肛表用手掌根部和手指将小儿双臀轻轻捏拢并固定。

(3) 体温表的处理：将体温表浸泡于 1%“84”消毒液酒精中消毒 30 分钟后取出，用冷开水冲洗，擦干后放回体温表套内保存，切忌加温消毒或用热水冲洗。

二、脉搏测量

1. 脉搏的定义：在每个心动周期中，由于心脏的收缩和舒张，动脉内的压力也发生周期性的变化，导致动脉管壁产生有节律的搏动，称为动脉脉搏，简称脉搏。

2. 脉搏测量（以桡动脉为例）目的

(1) 判断脉搏有无异常。

(2) 动态监测脉搏变化。

(3) 为预防、治疗、康复、护理提供依据。

3. 各年龄段平均脉率（次/分），见表 10。

表 10 各年龄段平均脉率表

年 龄	新生儿(0~28 天)	1~12 个月	1~2 岁	3~4 岁
脉搏次数(次/分)	140	140~120	120~110	105~100

4. 操作前准备

（1）环境准备：室内环境整洁、安静、安全。

（2）用物准备：钟或表（有秒针）、笔、记录本。

（3）操作者准备：洗手，携钟或表（有秒针）、笔、记录本至婴儿床边。

（4）小儿准备：体位舒适，情绪稳定。

5. 操作步骤与方法

（1）小儿体位取卧位或坐位，将其手腕伸展，手臂放舒适位置。

（2）操作者以示指、中指、无名指的指端按压在小儿手腕的桡动脉上。

（3）操作者按压力量适中，以能清楚测得脉搏搏动为宜。

（4）计数：正常脉搏测 30 秒，乘以 2。

（5）记录脉搏所测计数。

（6）整理用物。

6. 注意事项

（1）测脉搏前有小儿有下列活动：剧烈运动、紧张、恐惧、哭闹等，应休息 20~30 分钟后再测量。

（2）测量脉搏应在小儿安静、合作的情况下进行。

（3）让小儿的体位舒适，操作者便于测量。

（4）勿用拇指诊脉，因拇指小动肪的搏动易与病人的脉搏相混淆。

（5）诊脉的压力太大会阻断脉搏搏动，而压力太小又会感觉不到脉搏的搏动。

（6）测量时须注意脉律是否整齐规律、脉搏强弱是否均匀等情况。

（7）异常脉搏应测 1 分钟；脉搏细弱难以触诊时，可测心尖搏冲 1 分钟。必要时应到医院就诊。

三、呼吸监测

1. 呼吸的定义：机体在新陈代谢过程中，需要不断地从外界环境中摄取氧气，并把自身产生的二氧化碳排出体外，这种机体与环境之间进行气体交换的过程，称为呼吸。

2. 呼吸监测的目的

（1）判断呼吸有无异常。

（2）动态监测呼吸变化，了解小儿呼吸情况。

（3）能提高对异常呼吸的判断能力，学会自我护理。

3. 各年龄段的平均呼吸频率（次/分），见表 11。

表 11　　各年龄段平均呼吸频率表

年　龄	新生儿(0~28 天)	6~12 个月	1~3 岁
呼吸频率(次/分)	44~40	35~30	30~25

4. 操作前准备

（1）环境准备：室内环境整洁、安静、安全。

（2）用物准备：钟或表（有秒针），笔、记录本，必要时备消毒棉签。

（3）操作者准备：洗手，将钟或表（有秒针）、笔、记录本携至床旁。

（4）婴儿准备：体位舒适，情绪稳定，保持自然呼吸状态。

5. 操作步骤与方法

（1）使小儿取舒适体位。

⑵ 操作者将手放在小儿的诊脉部位似诊脉状，眼观察小儿腹部（儿以腹式呼吸为主）的起伏。

⑶ 观察呼吸频率（一起一伏为一次呼吸）、深度、节律、音响、形态及有无呼吸困难。

⑷ 计数：正常呼吸测 30 秒，乘以 2。

⑸ 若呼吸浅促不易计数时，可用少许棉花置于婴儿鼻孔前，观察棉花被吹动的次数。

⑹ 记录所测呼吸的次数。

⑺ 整理用物。

6. 注意事项

⑴ 检查呼吸次数，最好在小儿安静或熟睡时进行最佳，若运动和情绪激动可使呼吸暂时加快，会影响测量。而休息或睡眠时，小儿精神放松、保持自然呼吸状态，可测量到小儿真实的呼吸次数。

⑵ 呼吸较浅的小儿应测 1 分钟，以得到准确的测量结果。

⑶ 婴儿因呼吸中枢调节能力差，易出现节律不整。

⑷ 异常表现：呼吸异常增快或减慢、不规则呼吸；如时快时慢，急促呼吸的过程中有叹息样表现或连续吸两次呼一次，均为异常，系病重的征兆，家长须高度警惕，应及时到医院就诊。

四、冷湿敷方法

1. 冷湿敷的定义：冷敷是用低于人体的物质直接和皮肤接触，通过传导与蒸发的物理作用，从而降低体温。

2. 冷湿敷的目的：降低体温，保护组织减少脑组织耗氧量，避免因高热使大脑皮层过度兴奋，产生烦躁、惊厥。

3. 操作前准备

⑴ 环境准备：无对流风直吹小儿或关闭门窗。

⑵ 用物准备：脸盆（内盛冷水），碎冰块（若干）、敷布或小毛巾 4~6 块、乳胶手套、塑料垫布 4~6 块、大毛巾、棉签、纱布、润滑油、手纸巾。

⑶ 操作者准备：洗手，将用物准备齐全携至床边。

⑷ 小儿准备：取仰卧位。

4. 操作步骤与方法

⑴ 在小儿受敷部位身下垫油布（塑料布），受敷部位涂凡士林后盖一层纱布。

⑵ 操作者戴上乳胶手套。

⑶ 将敷巾浸入冰水中，然后再将浸在冰水中的敷布拧干，抖开敷布，折叠后敷在腋窝、腹股沟等处。

⑷ 每 2~3 分钟更换一次敷布，一般冷敷时间为 15~20 分钟。

⑸ 冷敷结束后，撤掉敷布和纱布及塑料垫布。

⑹ 让小儿躺卧舒适，整理床单。

⑺ 整理用物，清洁擦干后放于原处备用。

5. 注意事项

⑴ 冷敷部位禁用于枕后、耳郭、阴囊处，易冻伤；心前区用冷敷易引起反射性心率

减慢等；腹部用冷敷易致腹泻；足心用冷敷反射性末梢血管收缩而影响散热等。

（2）冷敷处一定要擦润滑油，可保护皮肤免受过冷的刺激。

（3）体温超过 39℃，应到医院就诊。

（4）室内环境温度不能太高，不利于小儿体温散热。

（5）小儿身上的衣被不能包裹太紧、太多、太厚，应尽量让小儿躺卧床上，不要将小儿抱在大人怀里，以免影响小儿体温的散热。

（6）冷敷 15~20 分钟后需再给小儿测体温，当体温降到 38℃时撤除冷敷。

（7）冷敷时应随时观察小儿局部皮肤有无变白，如有立即停止使用。

（8）如果与药物降温同时使用时，应注意保持皮肤清洁，擦干汗液，更换衣服，以防小儿受凉。

五、热疗法

1. 热疗法定义：热疗法是用高于人体温度的物质，作用于机体的局部或全身，以达到促进血液循环，消炎、解痉和舒适的治疗方法（热疗法包括干热疗法和湿热疗法）。

2. 干热疗法（热水袋的应用）的目的：保暖、舒适、解痉、镇痛。

3. 操作前准备

（1）环境准备：室内无对流风直吹小儿。

（2）用物准备：热水袋及布套、水温计、小脸盆（内盛冷水）、有把手的水杯、热水瓶（内盛开水）、毛巾、水温计。

（3）操作者准备：洗手，将用物准备齐全。

（4）小儿准备：让小儿卧位于床上。

4. 操作步骤与方法

（1）往盛有冷水的小脸盆内倒开水（准备 1000~1500 毫升的热水）。

（2）用水温计测试水温 60℃~70℃。

（3）放平热水袋，去掉塞子，一手持热水袋袋口的边缘，另一手灌入热水至热水袋 1/2~2/3 满。

（4）将热水袋口端逐渐放平，见热水达到袋口即排尽袋内空气，旋紧塞子。

（5）擦干热水袋外壁水迹；倒提热水袋并轻轻抖动无漏水后装入布套内。

（6）携热水袋至小儿床旁，将热水袋放至所需部位。

（7）用热 30 分钟后，撤掉热水袋，协助小儿舒适躺卧，整理小儿床单。

（8）将热水袋倒空，倒挂晾干后吹气旋紧塞子（以防热水袋的两层橡胶粘连），热水袋布套清洁后晾干备用。

5. 注意事项

（1）盛热水前先检查热水袋有无破损，盛水后严格检查热水袋有无漏水现象，以免发生烫伤。

（2）边灌边提高热水袋口端以防热水外溢。

（3）拧盖前应排尽空气，防止影响热传导。

（4）热水袋外面可用毛巾包裹或置于两层盖被之间，避免热水袋与小儿皮肤直接接触。

（5）对老年人、小儿、昏迷者、手术麻醉未清醒者，因对热的知觉麻痹，水温应低于 50℃。

（6）如为保暖，应注意及时更换热水。

（7）热水袋使用过程中要注意经常查看用热部位，以防烫伤小儿。

六、喂药

1. 喂药的概念：小儿体质较弱，生病在所难免，生病就需治疗，而口服药物是小儿最常用的一种治疗手段。

2. 喂药的目的：通过口服喂药，达到治疗、康复的目的。

3. 操作前准备

（1）环境准备：室内环境整洁、安静、安全。

（2）用物准备：大毛巾、有把手的小药杯、小汤匙、量药杯或注射器、冷开水 100 毫升、热糖水 100 毫升、手纸巾。

（3）操作者准备：洗净双手。仔细核对医嘱与药物无误或认真看清自备药的说明书。

（4）小儿准备：将小儿抱在怀里，使其呈半仰卧位，头部稍高些，适当固定其手脚。

4. 喂药的步骤与方法

（1）喂粉剂药

①将药置于小容器内，然后加少量冷水或热糖水，用汤匙搅匀，喂苦药片，应先研碎后用温开水或糖水调成糊状（必要时加适量的糖）。

②用大毛巾隔在小儿的下巴下方以免弄湿衣服。、

③将小儿抱在怀里，使其呈半仰卧位，头部稍高些，适当固定其手脚。

④先喂一口糖水，然后将盛有药物的小匙放进其嘴里，并用小匙稳稳地压住其舌头，趁其上腭往上时慢慢将药喂下。待小儿将药全部吞咽下后，再将小匙退出。

⑤操作者亦可用拇指和食指轻轻捏一下小儿的两面颊，待小儿张嘴后，用小匙或药杯紧贴其嘴角将药喂下。

⑥药投入口内后喂水，把口漱净，以免药物残留。孩子能吃药时也可溶在水里喂服，但水量不宜过多，否则喝不完造成浪费。

（2）喂药水及糖浆

①将药瓶轻轻地上下或来回摇晃，使其分均匀，但不能剧烈晃动以防起沫儿。

②将摇均的药瓶平放在桌上，用量杯或一次性注射器（去掉针头）准确分好一次的用量。

③用大毛巾隔在小儿的下巴下方以免弄湿衣服。

④将小儿抱在怀里，使其呈半仰卧位，头部稍高些，适当固定其手脚。

⑤一次喂少量的药，少量多次，以免小儿哽塞。

⑥给小儿喂药的同时应安抚或给予奖励。

5. 注意事项

（1）喂粉剂药或研碎的药片时，不要涂在小儿舌表面上。舌对苦味特别敏感。务必在服用前掺和或溶于水，用量不宜过多，要量体裁衣。服用时再加以搅拌，因为搁置时间长后，药会分解或沉淀，这会影响疗效。

（2）喂药水或糖浆时，千万不要拿瓶子直接喂婴儿，一是容易搞错用量，二是会使药物污染。

（3）不要将药混在牛奶或果汁等饮料中喂小儿，因其含有多种化学成分，把药放于其

中，会发生化学反应，从而影响或降低药物的效果。

(4) 不要捏着小儿的鼻子喂药，药液会很容易呛入气管或支气管，轻则引起咳嗽，重则导致吸入性肺炎或因药物堵塞呼吸道而引起窒息，甚至死亡。

(5) 不要趁小儿熟睡时喂药，因小儿神经系统尚未发育完善，且咽喉较狭窄，突然刺激其咽喉神经，会由于神经痉挛而发生窒息。

(6) 不要用哄骗、威吓的手段给小儿喂药，因小儿感知、认识的能力差，哄骗可造成小儿在以后的日常生活中误服药物。威吓则会抑制小儿消化系统的功能，影响其胃肠的蠕动和消化液的汾泌，进而影响药物的吸收，降低药物的疗效。

(7) 根据药物的性能，看护者和家长喂药中应注意以下几点喂药常识：

①对牙齿有腐蚀作用和使牙齿染色的药物，如酸类、铁剂应避免与牙齿接触，服后漱口；服用铁剂应忌茶，以免影响铁的吸收。

②服用磺胺类药和发汗药应多饮水。

③刺激食欲的健胃药应在进食前服，助消化的药及对胃有刺激性的药应在进食后服。

④同时服用多种药物时，对口含片、止咳糖浆等对呼吸道黏膜有安抚作用的药应在最后服，服后不能饮水。

⑤除有特殊要求的药物外，一般服药应在进食之前或两次进食之间喂，防止因服药时呕吐而将食物呕出。

七、输液看守

1. 输液看守的概念：小儿的神经系统尚未发育完善，其感知和认识的能力都很差，因此静脉输液治疗时，需有家长看守。

2. 输液看守的目的

(1) 随时发现小儿在输液过程中的异常情况，及时通知医生。

(2) 防止小儿无意识抓、扯输液导管，以免针头拨脱或药液外漏致局部皮肤肿胀。

(3) 家长看守可给小儿以安全感，并使小儿随时得到细心照料。

3. 输液看守时的注意事项

(1) 首先应了解小儿的病情与医生的治疗方案（当天静脉用的什么药，有什么治疗作用与副作用）。

(2) 输液滴速是护士严格遵循医嘱调控的，因此不能擅自调动调液开关。

(3) 不能随意碰触穿刺部位及覆盖厚重衣物，以免引起穿刺针刺破血管而引起渗漏，或输液接头处脱落等。

(4) 对不合作的患儿穿刺后，护士会给予其约束，如穿刺在四肢血管时会用夹板固定以减少其活动，看守者应防止患儿抓、扯、擦、压、碰穿刺部位。

(5) 给病儿换片、喂奶、擦汗、换衣服等操作时，要注意保持好穿刺部位。

(6) 输液时看护者不要将小儿抱离病房，因离开护士的视线范围，一旦出现意外时得不到及时的处理或救治。

(7) 随时保持小儿穿刺部位皮肤清洁干燥，防止感染，防止胶布脱落而影响穿刺针的固定。

(8) 发现异常情况应及时按床头呼唤器，以便及时得到处理。如溶液不滴，滴管内液面过高或过低，滴管内液面自行下降，溶液已输完，输液泵报警，针头处有回血，穿刺部位出现红、肿、皮肤发白等情况。

(9) 保持输液管道通畅，防止管道扭曲、折叠。保持患儿安静，以免因哭闹压力高而引起输液不畅。

八、眼、鼻给药方法

1. 眼部给药方法

(1) 眼药水滴用方法：孩子仰卧，头稍向后仰，操作者一手轻轻撑开孩子的上下眼皮，另一手持滴管在距眼睛 1~2 厘米处将 1~2 滴药液滴入，点药后松开撑眼皮的手，并用拇指、食指轻压鼻根处，轻闭双眼 2~3 分钟。

(2) 眼药膏涂用方法：孩子仰卧或坐位，操作者一手轻轻撑开孩子的上下眼皮，另一手将少许软膏自双眼外侧（颞侧）涂入，帮助小婴儿轻轻开、闭上下眼皮数次，使药膏分布均匀。

2. 鼻部给药方法

孩子仰卧，头向后仰以使鼻孔朝上。操作者一手轻轻固定头部，另一手持滴管在距鼻孔 2~3 厘米处将 1~2 滴药液滴入鼻孔，轻轻按压鼻两侧，使药液均匀接触鼻腔黏膜。给药后保持原位2~3 分钟，以避免药物进入口腔。

第七节　急救技术

一、人工呼吸

发生窒息后，一旦呼吸停止，必须分秒必争地开始人工呼吸与人工循环，以保证全身尤其是心、脑重要器官的血液和氧气的供应，这是抢救的关键。待呼吸和心跳恢复后，由 120 急救车转送至有条件的医院继续治疗。引起呼吸、心搏骤停的原因虽然不同，但复苏急救的方法并无区别。抢救必须在现场立即进行，一边打电话呼叫 120 急救车，一边开始维持生命的人工呼吸。人工呼吸最简单有效的是口对口人工呼吸，包括 AB 两个步骤，即通畅呼吸道（A）和口对口人工呼吸（B）。

1. 通畅呼吸道

(1) 用手指或吸引法清除患儿口咽部的分泌物、呕吐物或泥土等异物检查呼吸（图 86），如无呼吸应立即进行口对口人工呼吸。

(2) 保持头后仰位，使气道平直，伸展头颈部，并抬高下颌角，用枕头垫在脖子后面，使头稍后仰，可以防止舌根后坠阻塞气道（图 87）。应注意小儿气管缺乏坚固的软骨支持，在使头后仰位时不能用力过大，造成气管塌陷而呼吸道不畅通。

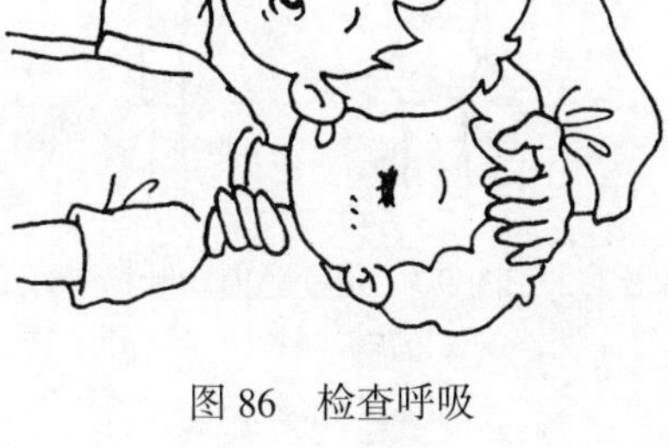

图 86　检查呼吸

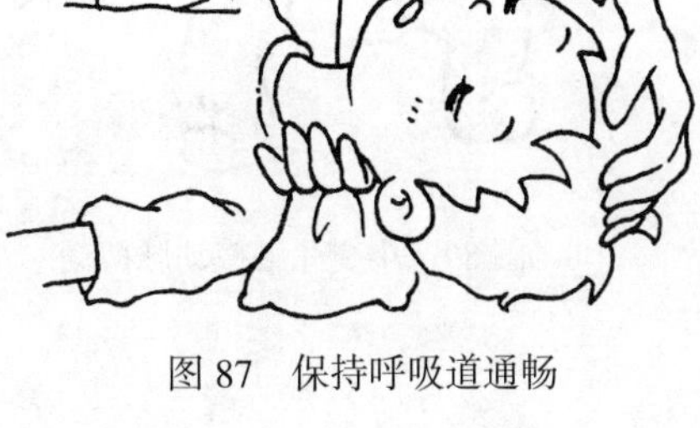

图 87　保持呼吸道通畅

2. 口对口人工呼吸

(1) 患儿平卧，肩部稍垫高，头后仰，以保持气道通畅；

(2) 抢救者位于患儿一侧，用手将下颌向前方托起，以防止舌根后坠。另一手的拇指、食指捏紧患儿的鼻孔，其余手指置于患儿的前额部。术者深吸气后，对准患儿的口腔吹气，注意吹气要均匀，不可用力过猛，以免肺泡破裂。此时可以见到患儿上胸抬起。然后放开鼻孔，因胸廓和肺的弹性回缩作用，自然地出现呼气动作，排除肺内气体。重复上述步骤，儿童 18~20 次/分，婴儿 30~40 次/分（图 88）。

(3) 2 个月以下的婴儿，因为口与鼻间距小，术者也可以用嘴完全覆盖患儿的口鼻吹气，不必再用手捏住鼻腔了。

(4) 吹气 10~15 次后，可以停一下，看看患儿是否恢复了自主呼吸。如果恢复了自主呼吸，就可以停止口对口人工呼吸；如果仍未出现自主呼吸，应该继续进行人工呼吸，直至 120 急救医生到达，由医师继续进行抢救。

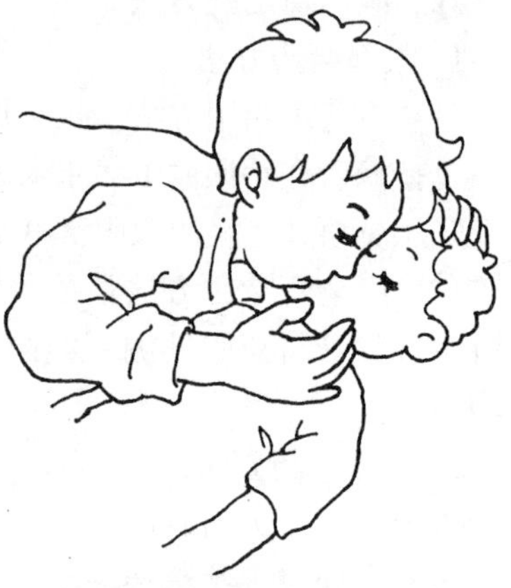

图 88 口对口人工呼吸

二、心肺复苏

当患儿的呼吸、心跳都停止了应该立即进行心肺复苏，在现场进行急救。其主要目的是恢复生命。抢救的要点是“心肺复苏 ABC”，其中通畅呼吸道（A）和口对口人工呼吸（B）在前面已经学习过了，这里主要说明人工循环（C），俗称为胸外按压。

1. 通畅呼吸道（A）和口对口人工呼吸（B）进行过程中，应该随时了解患儿心跳的情况，每进行人工呼吸 10~15 次后，要观察患儿的呼吸和循环。小婴儿可以触摸上臂内侧血管搏动情况（图 89），儿童可以触摸下颌骨下面颈部两侧的颈外动脉搏动情况（图 90）。如果心律减慢就要当心，当年长儿童心率<30 次/分，婴儿心率<60 次/分，新生儿心率<80 次/分时，应该进行人工循环，即胸外心脏按压。

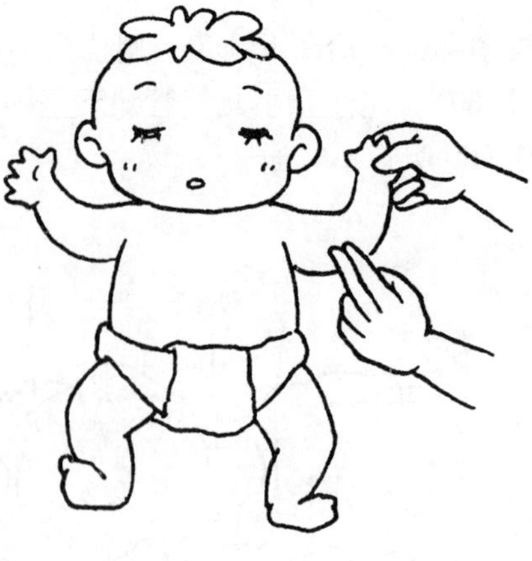

图 89 小婴儿触摸动脉搏动

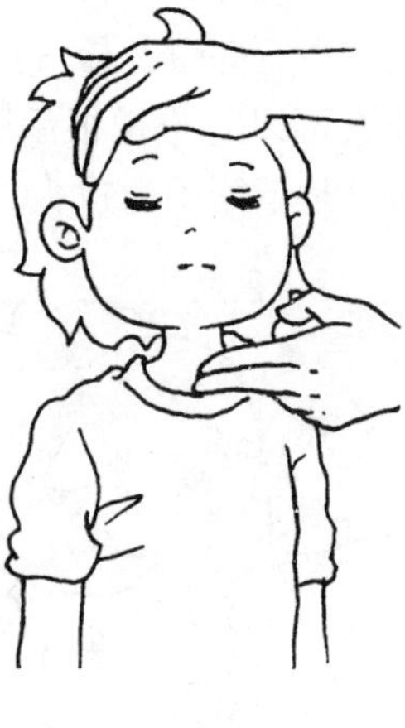

图 90 儿童触摸动脉搏动

2. 胸外心脏按压

⑴ 心脏位于胸椎与胸骨间中下 1/3 处，胸外心脏按压即向脊柱方向挤压胸骨，使心脏内的血液被动排出来，起到血液循环的作用。因为儿童的胸廓组织薄，弹性大，胸外按压时容易改变其前后径，可使心脏的输出量到达正常的 30%~40%，保护脑、心、肾等重要脏器的供血，减轻和避免永久性损伤。

⑵ 方法：

①病儿仰卧于硬板床上，以保证按压的效果。

②对年长儿用双掌法。施救者将手掌置于患儿胸骨中下 1/3 交界处，也可以置于乳头连线的中点下方 1 厘米处（图 91）。术者肘关节伸直，凭借体重和肩臂之力垂直向脊柱方向挤压，使胸骨下陷 3~4 厘米，下压与放松的时间相等。在挤压时手指不可触及胸壁，避免压力传至肋骨引起骨折。放松时手掌不应离开患儿胸壁，避免按压点移位。注意用力不可过猛，避免造成肺、肝、胃破裂或肋骨骨折。

③对幼儿可用单掌或双指按压，使胸骨下陷 2~3 厘米（图 92、图 93）。对婴儿、新生儿多采用环抱法，即用双手围绕患儿胸部，用双拇指或重叠的双拇指按压（图 94），使胸廓下陷 1.5~2 厘米。为便于记忆，胸外按压的深度为其胸廓厚度的 1/3 为适宜。

④胸外心脏按压时心率与呼吸的比例是 5:1，即心脏按压 5 次，进行 1 次人工呼吸。

⑤心肺复苏时，每进行人工呼吸 10 次，应检查心率一次，如果心率恢复了，可以停止胸外心脏按压，否则要继续进行，直至 120 急救医师到来。

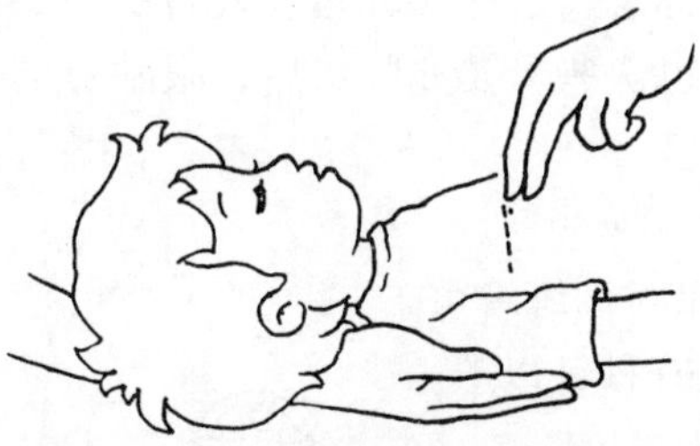

图 91　胸外按压位置

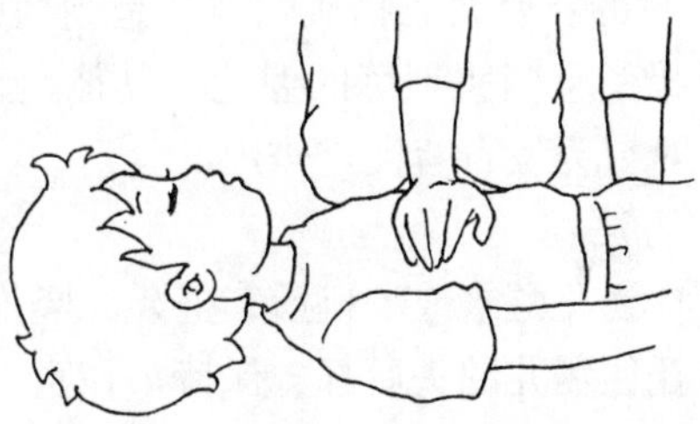

图 92　幼儿单掌按压法

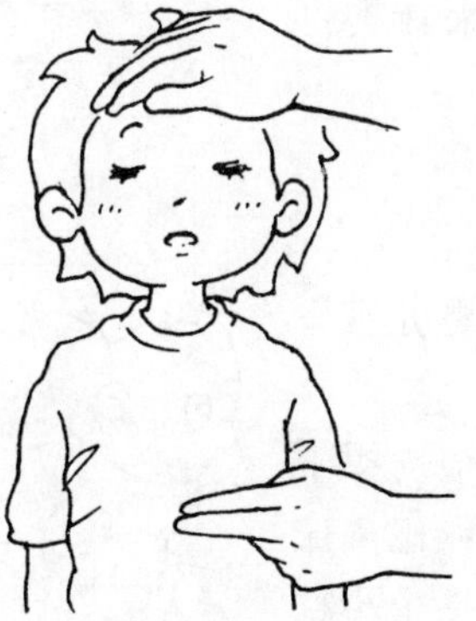

图 93　幼儿双指按压法

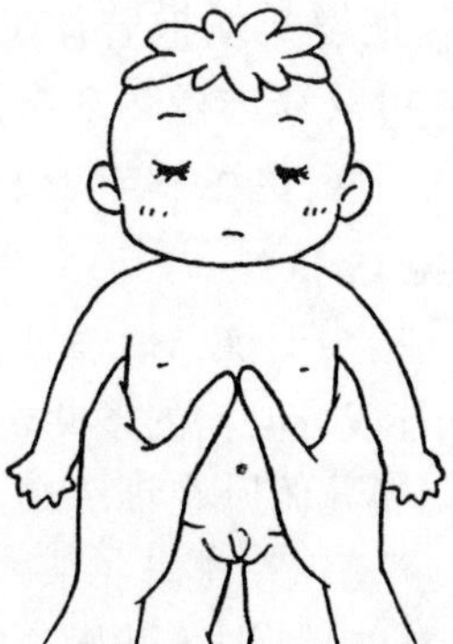

图 94　小婴儿双手环抱按压法

第八节　0～3岁儿童早期教育和训练

一、大运动训练

新生儿（出生~28 天）

【拉起抬头与竖头】

1. 目的：抬头和竖头是婴儿运动发育的起步动作，是婴儿认识世界的开始点，是锻炼颈部肌肉的运动。抬头早、竖头稳的婴儿其运动发育都要早些、好些。

2. 方法：新生儿清醒状态，仰卧在床上，保持头在正中位，训练者扶着新生儿的双侧上臂，慢慢将其上身拉起，在与床面成45°角时稍停，用彩色响铃在眼前逗引，必要时轻轻扶其头的两侧，帮助其抬头（图 95）。然后再把新生儿拉至坐位，使新生儿竖头 5 秒钟以上，可用红球逗引其注视，必要时稍稍托住其头后部，给以帮助。

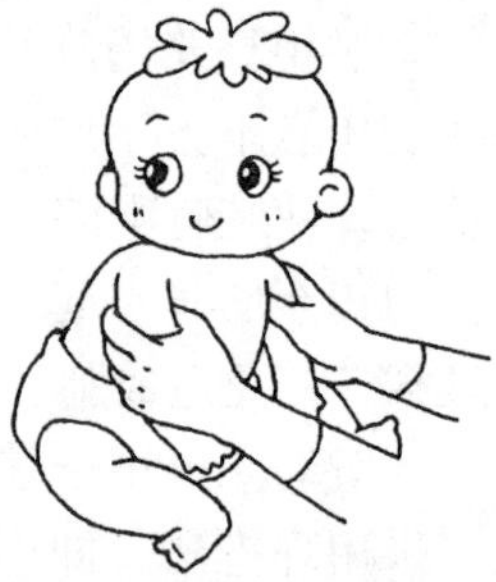

图 95　拉起抬头与竖头

3. 注意点：帮助新生儿抬头时应该先把宝宝的头部保持在正中位，用双手扶其头的两侧，不能在枕后部用力帮助抬头，否则会引起反射性头后仰。

第 1 个月（31 天~60 天）

【竖头稳】

1. 目的：竖头和抬头一样，是颈部肌肉发育的标志，这是婴儿运动发育的第一步，经常进行抬头、竖头训练的婴儿，其他运动功能发育也快些。婴儿竖头后，眼睛看的范围扩大了，对智力发育有促进作用。

2. 方法：

(1) 婴儿醒来或喂奶后，把婴儿竖抱起来，开始时训练者可以用手托住婴儿的头后部，保持头在直立位，竖头 30 秒钟以上。逐渐减少头部的扶托，训练婴儿自己能够把头竖起来。

(2) 婴儿仰卧位，训练者扶住其双臂轻轻拉起成坐位，在婴儿头前方用玩具逗引，使婴儿的头能够保持在直立位（图 96）。

3. 注意点：训练竖头的时间不宜过长，一般不超过 1 分钟，每次训练后，把婴儿横抱着休息一会儿，再竖抱起来让婴儿看一会东西，可反复进行 2~3 次。

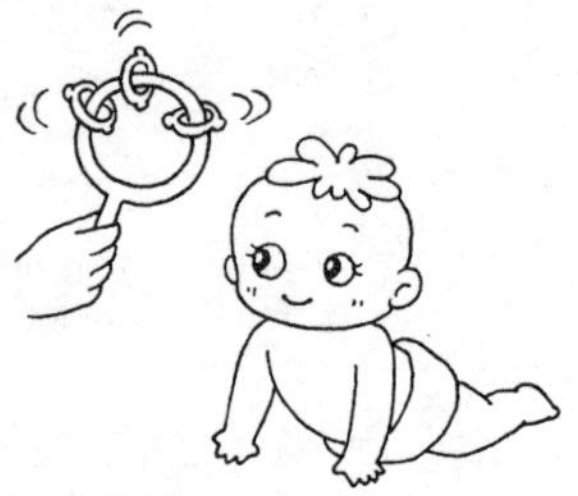

图 96　手支撑，能左右转头

第 2 个月（61 天~90 天）

【俯卧抬头 45°】

1. 目的：抬头训练，增强颈背部肌肉力量，扩大婴儿视空范围，是脑功能发育必需的条件。

2. 方法：婴儿俯卧在训练桌上，帮助婴儿用肘关节支撑上身，用玩具或声音吸引婴儿抬头。要求能抬头 45°，下颌巴离床面 20 厘米（图 97）。训练开始阶段可以在婴儿胸下放一个小枕头，训练者也可轻托婴儿的下巴，帮助他抬起头来。

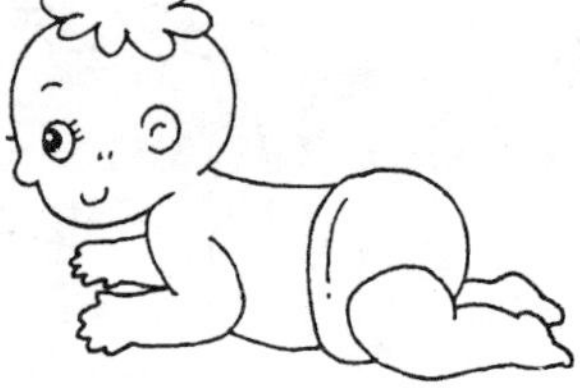

图 97　俯卧抬头 45°

3. 注意点：

(1) 婴儿俯卧时，身体各部位的位置要正确，双手不能太弯曲或紧贴在胸部下面，更不能把手伸向后面。

(2) 本项目是训练婴儿颈背部肌肉，因此在开始训练时可以先轻轻地按摩婴儿颈背部肌肉，使训练容易进行。

第 3 个月（91 天 ~ 120 天）

【仰卧拉坐，头不后仰】

1. 目的：婴儿的抬头训练，锻炼颈背部肌肉，使婴儿能够抬起头来，环顾四周，促进智力的发展。

2. 方法：婴儿仰卧，保持头正中位。训练者扶住婴儿两手上臂，轻轻拉起婴儿，当身体与床面成 45°角时稍稍停一会儿，观察婴儿头仰起的情况。此时婴儿的头能与躯干保持在一直线上，头不再向后仰。如果头仍有些后仰，另一助手可用双手轻扶婴儿头的两侧帮助抬头。也可同时用玩具逗引。

3. 注意点：

(1) 帮助婴儿抬头时，要用两手轻轻扶着婴儿头的两侧，不能用手托头的后枕部，这样反而会使婴儿的头向后仰。

(2) 如果 3 个月的婴儿在被拉起时头很僵硬地向后仰，或一点也不能抬起来，应该请医生检查是否有头颈部肌肉痉挛或发育落后的表现，这是婴儿脑损伤的早期表现之一。

第 4 个月（121 天~150 天）

【手支撑，身体重心落在手上，能左右转头】

1. 目的：进行抬头和手支撑训练，可以锻炼婴儿颈、背和上肢部位的肌肉，是爬行、翻身运动的基础动作。

2. 方法：

(1) 婴儿置俯卧位，训练者帮助其双手放在肩下方，手掌着地。在婴儿头的前上方用玩具逗引，吸引婴儿能用手支撑住身体，肘关节伸直，身体重心落在手上，头完全抬起 (90°)，并能向左、右方向看。

(2) 开始训练时训练者可给些帮助：轻轻向上扶住婴儿两肩，或用双手分别扶住婴儿两手的肘关节部位，使其手臂伸直，逐渐减少帮助，让婴儿自己能够伸直前臂，支撑住上身。

(3) 在婴儿胸部下面垫 1 个小枕或楔形板，促使婴儿用手支撑。

3. 注意点：

(1) 俯卧姿势应正确，头保持在正中位，手不能向后伸。

(2) 训练者给的帮助要逐步减少，尽量诱发出婴儿主动的运动功能。

【从俯卧位翻转到仰卧位】

1. 目的：婴儿的翻身训练。锻炼头颈、背、腰和四肢的肌肉力量及四肢和身体的协调功能。

2. 方法：

(1) 婴儿俯卧位，训练者可先把婴儿的右手放在身体下面，用玩具在婴儿的上方逗引，吸引婴儿翻成右侧卧位，再翻成仰卧位。继而训练向另一侧翻身。

（2）让婴儿俯卧，训练者握住婴儿一侧的手和脚，帮助婴儿从俯卧位转换成仰卧位，让婴儿有翻身的感觉，慢慢地能够自己翻身。

（3）婴儿俯卧位，用玩具逗引其翻成侧卧位，在其胸前放一个枕头，避免婴儿转回俯卧位。继续用玩具逗引并轻推枕头，帮助婴儿翻身成仰卧位。

3. 注意点：

（1）注意翻身时手的位置，如果因为手的位置明显影响翻身时，可以将一侧手先放在身体下面，训练几次后婴儿就知道自己调整手的位置而翻过身来了。

（2）训练时，训练者给的帮助要逐步地减少，直至完全撤去，促使婴儿能独立完成翻身动作。

第 5 个月（150 天~180 天）

【向前腹爬几步】

1. 目的：爬行是婴儿运动发育的重要阶段，爬行有腹部贴在床上爬的“腹爬”和用手和膝盖爬的“四位爬”。爬行除了可以锻炼四肢肌肉外，更重要的是能够移动身体，扩大婴儿的活动范围，对促进儿童的智能发展非常有利。同时，爬行也是手脚协调动作的基础训练，所以古今中外都十分重视婴儿的爬行训练。

2. 方法：

（1）婴儿俯卧位，用手和腹部支持上身，训练者用活动玩具（彩色皮球、动物、汽车等）或响铃在婴儿前方逗引，吸引婴儿向前爬行 2~3 步（图 98）。

（2）婴儿俯卧位，用手腹支持上身，训练者用手掌抵住婴儿的两足，在婴儿前方用玩具逗引，当婴儿向后蹬足时可使婴儿向前移行，使他有向前爬的感觉，逐步学会腹爬动作。

（3）婴儿用手和腹部支持上身，训练者和助手各扶住婴儿一侧的上臂和小腿，在婴儿前面用玩具逗引，两训练者互相协调配合，一人扶婴儿的右手向前，另一人扶婴儿的左腿向前移，使其学会手足协调地向前爬行。

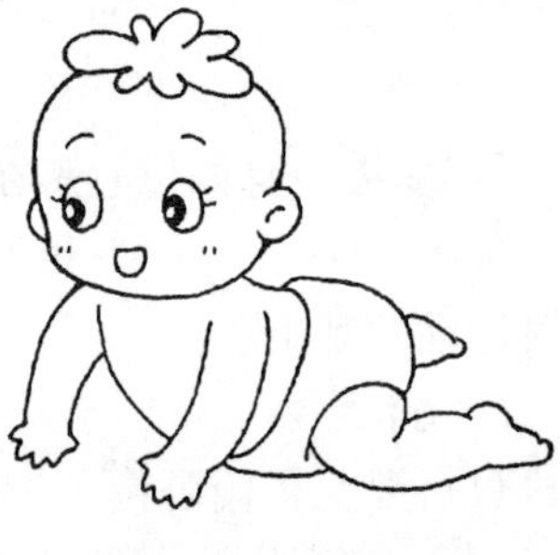

图 98　向前腹爬几步

注意点：腹爬的前提是手支撑，还不能支撑者可以先训练手支撑，然后再训练爬行。

第 6 个月（180 天~210 天）

【前倾坐】

1. 目的：这是坐位运动的开始训练，锻炼腰部肌肉力量。婴儿坐位时眼睛的视野比卧位时开阔，双手的活动也自由得多，是婴儿运动发育的一个新阶段。

2. 方法：

（1）让婴儿坐在地上，双腿伸直，双手向前支撑，呈前倾坐姿势。用玩具或音乐声在儿童前方吸引他坐稳。如果婴儿的双手没有力量支撑上身，训练者可以扶住婴儿的上臂，帮助上臂伸直、支撑，保持前倾坐姿势。

（2）婴儿能前倾坐时，在其前方放玩具，训练者可固定婴儿的一手，协助婴儿抬起另一手去拿玩具，使婴儿能单手支撑前倾坐。

（3）在婴儿前方放一个皮球，让婴儿双手拿起皮球，逐步能直起后背坐稳。

3. 注意点：

⑴ 刚会坐的婴儿不能坐得过久，开始时可坐 5~10 分钟，逐步增加，一般每次不超过 10~20 分钟。

⑵ 坐位时下肢伸直，髋关节应屈曲 90°，头部控制要好。

第 7 个月（211 天~240 天）

【直背坐】

1. 目的：坐位是婴儿动作发育的一个里程碑，表明颈部和腰背部肌肉已发育有力，能支持头和上身重量。婴儿坐起来后，视觉范围扩大，双手可以自由自在地活动，婴儿的智力发展进入了一个新阶段。直背坐位有两种姿势：一是静态坐，婴儿保持稳定的直背坐姿，头可以左右看，两手可玩玩具；另一是动态坐，婴儿在坐位时可以左右转身，双手能在左右方向玩玩具。一般情况下静态坐在 6~7 个月出现，动态坐要到 8~9 个月才出现，早期训练可提早出现。

2. 方法：

⑴ 扶婴儿坐在地上，开始时婴儿双手向前撑住两腿或地上，呈前倾坐位，训练者用玩具逗引，使婴儿的头竖立，双手抬起，腰背挺直坐稳，呈直背坐位。必要时训练者可给以帮助，扶住婴儿两肩或轻轻叩击婴儿腰背部，促使婴儿直背坐稳。

⑵ 婴儿坐在地上，把彩色气球或皮球放在婴儿面前，让他用双手捧起气球，从而保持直背坐的姿势。训练者再把一个大筐或纸盒先放在婴儿面前，示意婴儿把气球或皮球放进去。

⑶ 把容器放在婴儿一侧，让婴儿捧着气球转过身把气球放入容器中。

3. 注意点：

⑴ 坐位需要头颈部和腰部肌肉能支持头和身体，如果竖头还不稳定，应先训练抬头，待颈肌有力时才训练坐。

⑵ 把婴儿靠在墙角、椅角或被子中坐着，并不能算是坐，因为他的头可以靠着支持物，所以要先训练抬头和前倾坐，然后再训练直背坐。

⑶ 直背坐时要求髋关节屈曲 900，膝关节的位置不限。

第 8 个月（241 天~270 天）

【手膝爬行，能爬行钻过洞】

1. 目的：手膝爬行即四位爬是婴儿运动发育的一个重要阶段，能够更大地扩大婴儿的活动范围，并且是锻炼四肢运动功能，进一步发展跪、站、行走等运动能力的基础，爬行训练也是训练婴儿空间、距离的概念和身体平衡功能的方法。

2. 方法：

⑴ 手膝爬位训练：将小枕头垫在婴儿胸腹部，或训练者用一条长毛巾从婴儿腹部下方绕过向上吊起婴儿的胸腹部，使婴儿能用手和膝盖着地支撑住身体，逐渐把枕头移开或不用吊带帮助，鼓励婴儿独立地保持手膝爬的姿势。

⑵ 三点支撑训练：在婴儿保持手膝爬位的姿势时，用玩具在前面逗引，鼓励婴儿伸出一只手取抓玩具，使身体保持在三点支撑（两膝和一手支撑）位置。

⑶ 在婴儿手膝爬的姿势下，一位训练者站在婴儿右侧扶住婴儿的右前臂和右脚，另一位训练者扶住婴儿的左前臂和左脚，按照右手—左脚和左手—右脚前进的次序，帮助婴儿练习手膝爬行。逐步减少帮助，鼓励婴儿自己爬。

(4) 让婴儿从圆筒隧道的一端爬进，在隧道的另一端放置玩具逗引，引导婴儿爬过隧道。训练者可以在隧道两侧的圆孔中注意婴儿爬行的情况，并给以鼓励（图 99）。

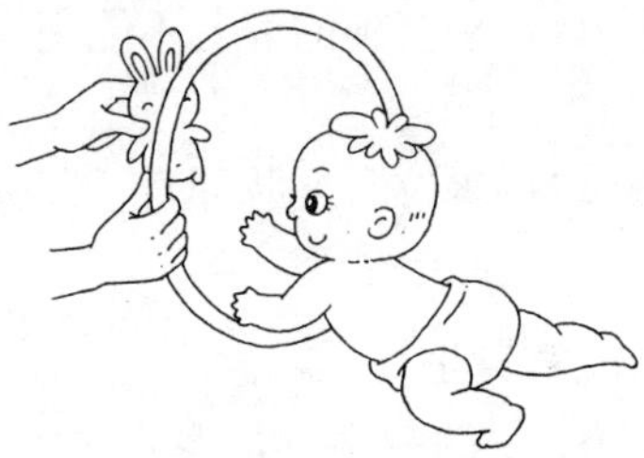

图 99　手膝爬行，能爬行钻过洞

3. 注意点：

(1) 保持正确的手膝爬姿势和手脚协调动作，及时纠正不正确的爬行姿势。

(2) 婴儿能爬行后父母要随时注意安全保护，特别要防止从床上跌落下来。

第 9 个月（271 天~300 天）

【手足爬行】

1. 目的：手膝四位爬可以移动身体的位置，但爬行的速度慢，当婴儿要追赶皮球或其他玩具时，会抬高臀部，弯曲膝部用手和足爬行，这样可以加快爬行的速度。这是爬行动作的一个进步，也是由爬行向站立和行走转变的一个过程。手足爬行开始得早，站立和行走也出现得早些。

2. 方法：

(1) 婴儿在手膝爬行时，用电动玩具汽车或皮球在婴儿面前活动，让婴儿爬行追赶，训练者在一旁鼓励他快爬，这样婴儿会转变为用手和足爬行（图 100）。

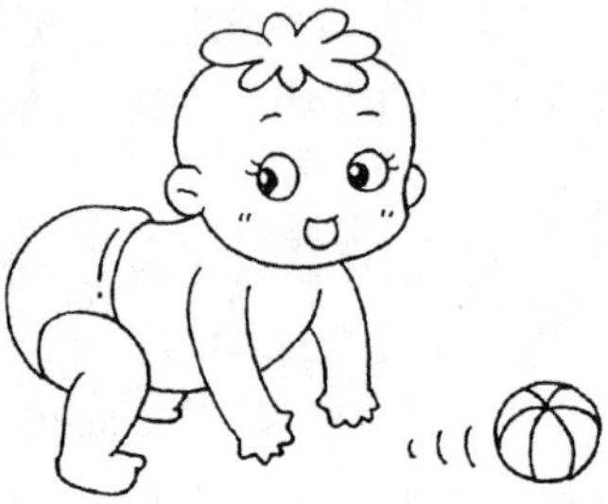

图 100　手足爬行

(2) 在婴儿爬行时，训练者用一条长毛巾从婴儿腹部下面绕过，拉住毛巾的两头把婴儿的腹部和膝部提起，离开地面，前面用玩具逗引，鼓励婴儿继续爬行，这时能逐步地转变为手足爬。

3. 注意点：一般情况下能手膝爬行的婴儿经过 1~2 个月左右就会用手足爬行了，只要有较大的活动场地和有快速爬行的机会，婴儿就能学会手足爬。有些婴儿已经能站立和行走，就不必再去训练手足爬了。

第 10 个月（301 天~330 天）

【不需辅助下站立】

1. 目的：站立训练。婴儿由扶住物体站立到能够不需大人辅助站立，又是一个大进步，表明下肢已经能够支撑住身体，为行走打下了基础。

2. 方法：

(1) 让婴儿扶着桌面站立，在桌上放有婴儿喜欢的玩具或食物，鼓励他提起一只手拿取玩具或食物，在此基础上再提起双手拿取玩具或食物。

(2) 训练者双手扶着婴儿的手站立，训练者慢慢放开其中一手，当稳定后再放开另一只手，拍手称赞他成功。训练可以在硬的地板上、软垫上和三角形斜面上进行，逐步增加训练的难度。

3. 注意点：

(1) 站立的姿势要正确，两脚分开相当肩宽的距离。

(2) 开始训练时婴儿会有胆怯表现，不肯独站，这时可以利用游戏，在游戏中不知不觉地独站了。

第 11 个月（331 天~365 天）

【牵一手走】

1. 目的：行走训练。

2. 方法：

(1) 婴儿站着或靠在桌子旁，在不远的地方放置婴儿喜欢的玩具或食物，当他表示要吃东西或拿玩具时，训练者握着婴儿一只手的手，走过去取东西。经过多次训练后，训练者只需让婴儿握住食指，他就能很稳定地走路了。

(2) 训练者和婴儿各握着木棍的一端，一同向前走（图 101）。走稳后，可以把木棍换成一块小毛巾，让婴儿牵着小毛巾走。

注意点：在软面地上让婴儿学走路，不用怕他摔倒跌痛，只要把周围尖硬的东西拿开，地上清洁，家长可以放心地让婴儿跌跌撞撞地学走，人就是这样学会走路的。

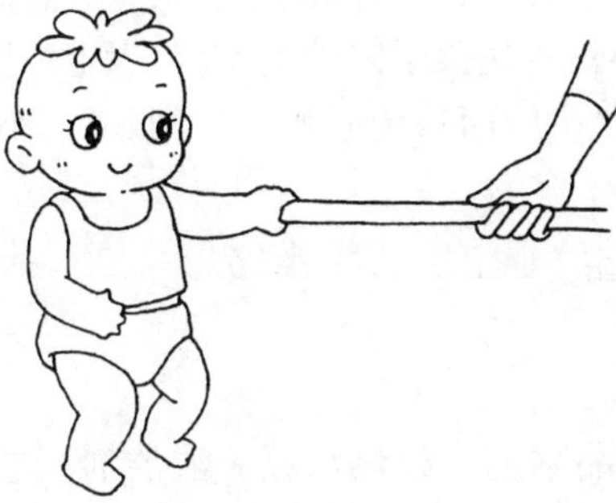

图 101　牵一手走

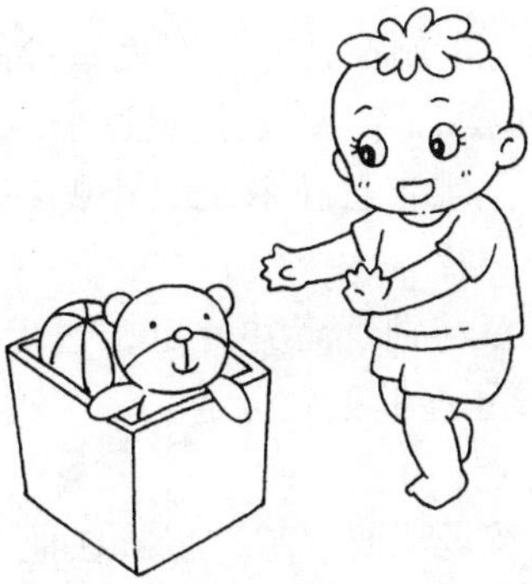

图 102　独立行走

1 岁（第 12 个月）

【自己独立行走】

1. 目的：独立行走是婴儿运动发育的重要标志，独走使婴儿活动范围扩大，对外界接触的内容更加丰富及精彩，对智力发育有很大的意义。

2. 方法：

(1) 宝宝还未能放手自己走，可以让他推小车或在两个大人之间学走。

(2) 婴儿靠墙站着，训练者蹲在婴儿前面 1~2 米距离，用玩具逗引，鼓励婴儿独走 2~3 步（图 102）。

3. 注意点：

(1) 不要利用学步车学走路，因为学步车把宝宝围住，使宝宝身体有了依靠而不必自己站稳，影响了保持身体站稳的练习，许多孩子在学步车内走得很快，离开它就寸步难行。

(2) 12~14 个月学会独走都是正常的。

【爬台阶 4~5 级】

1. 目的：训练手足协调和身体的平衡能力，锻炼四肢的肌肉力量。

2. 方法：

(1) 训练者在台阶的第 5~第 6 级处放上玩具或食物，让婴儿看到，逗引婴儿手足并用爬上台阶去取。开始时可以先把玩具或食物放在第 2~3 级处，让孩子容易拿到，逐步提高台阶，让婴儿能够爬上 4~5 级台阶（图 103）。

（2）训练者站在台阶顶上，用绳子拉着玩具从台阶下一级一级地拉上来，逗引婴儿爬上台阶追拿玩具。

3. 注意点：

（1）爬行的姿势要正确，手脚能协调动作。

（2）爬高练习时一定要有大人监护，防止摔跤。

1 岁 1~2 个月

【独走稳】

1. 目的 ：训练儿童下肢的运动能力和平衡能力，扩大活动范围，增加与外界环境的接触，促进智力发育。

2. 方法：

（1）训练者站在儿童的对面牵拉能发出响声的玩具小鸭，边走边说："宝宝追上小鸭了"，或叫儿童的名字，让他走过来，并能追上小鸭。使孩子能独走 10 步以上（图 104）。

（2）让宝宝自己拉着玩具小鸭在前面走，你在后面边追边喊："小鸭，小鸭，等等我！"。

（3）儿童与训练者并行走，边走边念儿歌："乖宝宝，学走路，一二、一二、迈大步"，训练孩子能够独立行走。

3. 注意点：

（1）训练场地要空旷，将放在地上的危险物品拿走，如热水瓶、清洁剂、老鼠药、电器的插板等，防止意外事故。

（2）循序渐进，逐渐增加行走的距离，有进步时应及时给予鼓励。

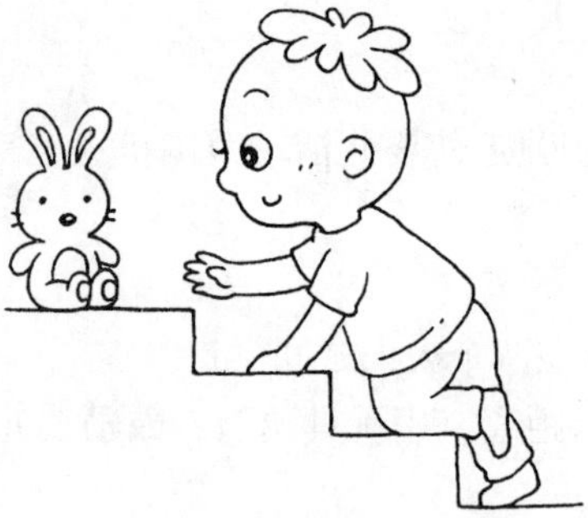

图 103　爬台阶 4~5 级

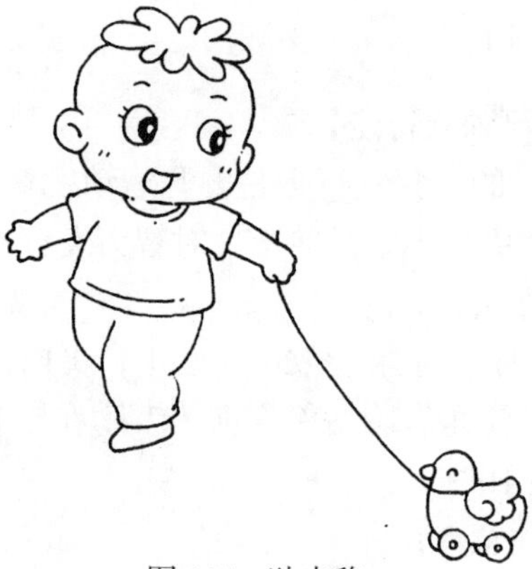

图 104　独走稳

【扶栏上楼梯，两步一级】

1. 目的：训练腿部肌肉的运动协调功能及身体平衡功能，学习攀登能力。

2. 方法：

（1）扶着儿童的腰部，让他两手扶栏杆上楼梯，二步一级。扶时不要用太大的力，逐步过渡到牵着小儿一只手上楼梯。

（2）让儿童自己扶着楼梯扶手上楼，二步一级，两足站稳后，再向上迈步（图 105）。

在阶梯上面放一些食物或玩具，让儿童上楼梯后能拿到，作为奖励。

3. 注意点：

⑴ 稳后才开始训练上楼梯，先边爬边扶着走，二步一级。上楼梯是会走之后提高训练的第一课。如果宝宝还不会独走，要先练习走路再学习上楼梯。

⑵ 注意安全保护。

1 岁 3~4 个月

【扶栏上楼梯，交替一步一级】

1. 目的：运动功能和平衡能力的训练。两脚一步一级地交替上楼，需要身体很好的平衡能力和下肢的力量，同时也使儿童感到自己已经能够与大人一样上楼了，增加了训练的乐趣。

2. 方法：

⑴ 让儿童一手扶着栏杆，另一手由训练者牵着，慢慢地一步一级上楼梯，逐步减少牵拉帮助，让儿童自己扶着栏杆一步一级、两脚交替上楼梯（图 106）。

⑵ 在楼梯的第 4~5 级阶梯上放一个玩具，让儿童自己一步一级走上楼梯取玩具。

⑶ 在楼梯的阶梯上，第一级放小狗的图片，第二级放熊猫的图片，依次在每级阶梯上放上图片。在儿童的鞋子上，一只鞋系上小狗的图，另一只鞋上系上熊猫的图。让儿童用系上小狗图的那只脚踩在有小狗图片一级的台阶上，用系了熊猫图的那只脚踩有熊猫图片的阶梯，一步一级地、饶有兴趣地上楼梯。

3. 注意点：

⑴ 注意正确的一步一级交替上楼梯的模式，训练者给以帮助只能是辅助，不能用力把他拉上阶梯。

⑵ 高度和宽度要视儿童的体能、平衡能力和身体的发展水平而定，逐步加大难度。

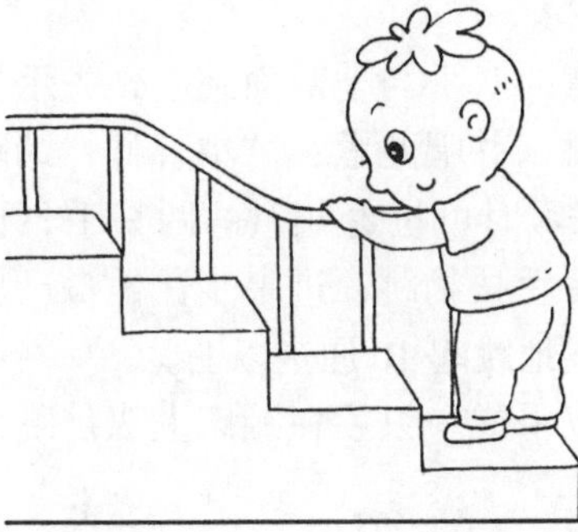

图 105　扶栏上楼梯，二步一级

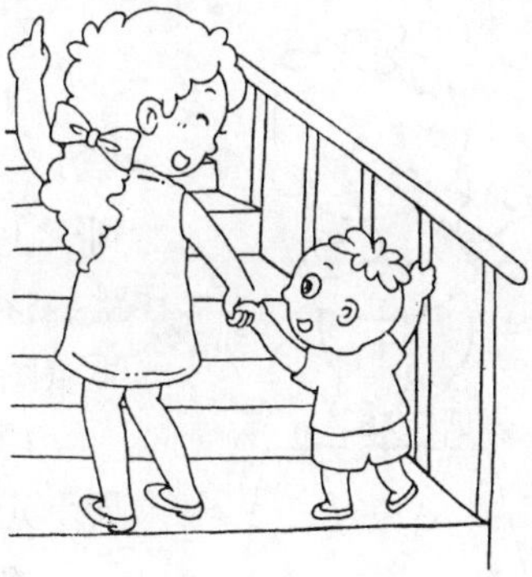

图 106　扶栏上楼梯，交替一步级

1 岁 5~6 个月

【跑步，并能慢慢停下来】

1. 目的：是运动功能和平衡能力训练。儿童由走路到跑步，是运动功能的一个发展阶段。能够跑步后要停下来又是一个发展阶段，要经过扶着物体停下，直到自己慢慢减慢速度而停下来。每一个阶段都要经过训练，才能达到目标。一旦训练成功，儿童在运动能力上又前进了一大步。

2. 方法：

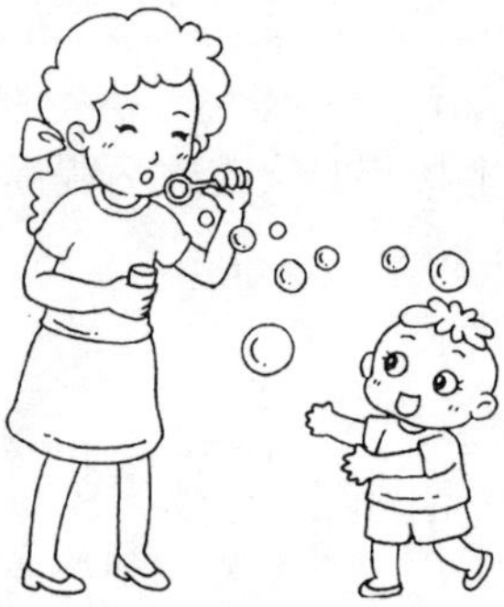
图 107　跑步，并能慢慢停下来

(1) 训练者在儿童面前慢慢地退后跑，引导儿童跟着向前跑。训练者一边跑，一边说儿歌："慢慢跑，向前跑，追上兔子赶上猫，人人叫我好宝宝！"。跑了一段路后，用手扶着儿童慢慢地停下来。逐步减少扶持，让儿童自己慢慢地停下来。

(2) 训练者用肥皂水吹泡泡，鼓励和引导儿童跑着去追肥皂泡，并说"追泡泡"儿歌："肥皂泡，飞啊飞，飞到东，追到了；飞到西，追到了，有了好宝宝，泡泡跑不掉！"(图 107)。

(3) 训练者可以用玩具汽车、拖拉玩具引导儿童追赶，也可以利用光线下的影子叫儿童去追赶自己的影子。然后能够扶住物体停下来，直至能够自己减慢速度，不扶物慢慢地停下来。

3. 注意点：

(1) 儿童头重脚轻，跑步时头向前伸，身体的重心在前面，容易跌倒，一旦摔跤摔痛了，就会害怕跑步，所以尽量做好保护，室内容易引起碰伤的物件要移开。轻轻的跌倒儿童是不会害怕的。

(2) 儿童跑步要停下来比较困难，先要训练扶物停下，然后学会减慢速度，慢慢地自己停下来。开始训练时训练者可以扶住儿童的手给以帮助，逐步减少帮助，让儿童自己能够停下来。

1 岁 7~8 个月

【双足跳】

1. 目的：锻炼儿童的平衡能力，充分活动全身肌肉、关节，促进动作协调，训练控制方向能力

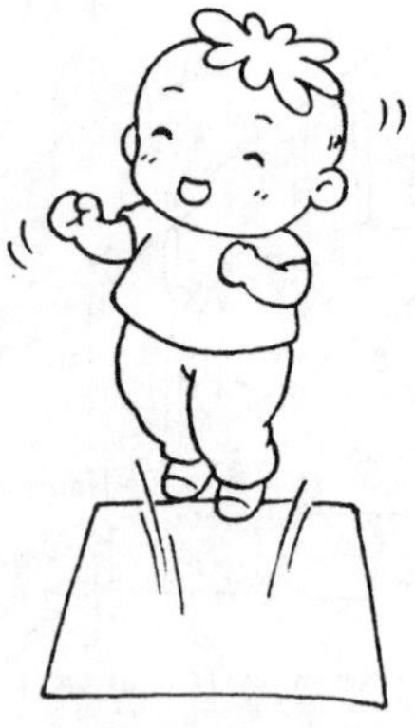
图 108　双脚跳

2. 方法：

(1) 训练者拉着儿童的双手与他对面站立，先示范双脚跳一次，然后与儿童一同跳，并唱儿歌："小青蛙，蹦蹦跳，跳到天上摘仙桃"。开始练习时可拉着儿童的两只手，让他双脚跳，逐渐由牵着手跳或一手扶物跳，进一步让他自己单独双足跳（图 108）。能够双足离地跳起 10 厘米以上。

(2) 训练者扶小儿双手或一只手在蹦床上双足跳，可以提高小儿学跳的兴趣。

(3) 儿童能在第一级台阶由大人牵着双手跳下。

(4) 在地上划两条线当作"小河"，鼓励儿童跳过"河"或跳过地上的一个小方格。

3. 注意点：在宝宝开始学跳时，尤其在跳高落地站立时，头部往往前倾，不易站稳。大人应在宝宝前方保护，避免摔倒。

1 岁 9~10 个月

【单脚站立】

1. 目的：训练儿童身体的平衡能力和下肢运动功能，锻炼眼腿的协调功能以及建立空间、时间概念。

2. 方法：

（1）让儿童把一只脚踩在身体前面的木块上，身体的重心落在另一只脚上，训练者可以先扶着儿童，待能够站稳后，再放手让儿童单独站着不动，使他保持身体平衡 3~5 秒钟；然后换脚再练。再把木块换成足球或篮球，让儿童用脚踩在球上，能够保持身体平衡 3~5 秒钟以上。

（2）让儿童先扶着家长的手或扶着栏杆练习单足站立，身体稳定后逐步放手，让儿童能够独立单足站稳 3~5 秒钟以上。

（3）训练者扶着儿童一只手，让他一只脚提起向前、后摆动，另一只脚单脚站立，3~5 秒钟后换腿进行练习。训练者逐步减少扶持的力量，使儿童能够独立单足站立，并能摆动另一只脚。

（4）训练者蹲在儿童面前，伸出双手，两手掌重叠，让儿童把一只脚踏在训练者的手上。训练者慢慢地把手拿开，让儿童保持踏脚的姿势，伸开双手单足站立，以保持身体的平衡 3~5 秒钟以上。

3. 注意点：独足站立的训练要由易到难，逐步加码，不能操之过急，一旦儿童跌倒后儿童会害怕独足而使训练发生困难。

1 岁 11 个月~2 岁

【独自骑三轮车】

1. 目的：身体平衡能力和运动功能的训练。

2. 方法：

（1）扶儿童骑上儿童三轮车，训练者用一根绳子牵住三轮车的手把，轻轻地往前拉，帮助儿童控制三轮车前进的方向。慢慢地减少牵引的力量，让儿童自己骑着三轮车前进。

（2）在一个空旷的场地，让儿童独自骑三轮车，到拐弯处训练者可以稍加帮助。逐步减少帮助，使儿童能够自由地骑车（图 109）。

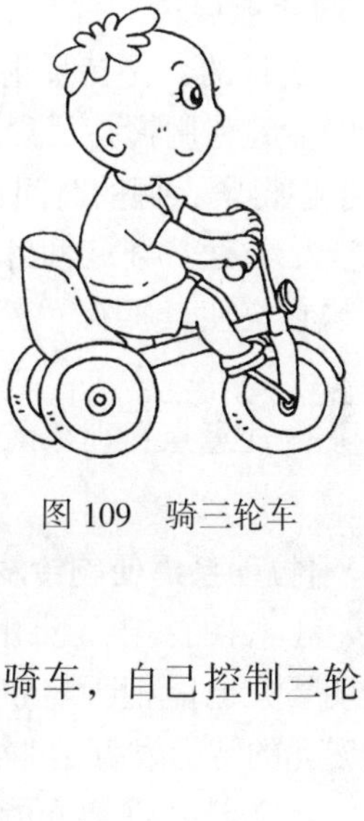

图 109　骑三轮车

3. 注意点：

（1）三轮车的高低要适合儿童的身体高度，骑在车子上两只脚要能够踩到踏脚。

（2）训练者的帮助不能太用力，帮助要逐步减少，让儿童自己骑车，自己控制三轮车前进的方向。

2 岁 1~3 个月

【不扶栏杆，一步一级下楼梯】

1. 目的：运动功能训练和平衡能力的训练。

2. 方法：

（1）训练者与儿童并排地一步一级交替下楼，儿童不用手扶栏杆，训练者只在一旁保护但不扶他。

（2）儿童站在楼梯的上面，训练者站在楼梯下方，鼓励儿童一步一级地不扶栏杆走下楼梯，训练者及时给以称赞表扬。

3. 注意点：

（1）在儿童能够两步一级地下楼梯后，才能开始训练一步一级下楼梯。

（2）儿童下楼梯时容易出现身体前倾，在下楼梯时有跌倒的危险，所以在训练之初要注意安全保护。

【走平衡木】

1. 目的：训练行走能力和身体的平衡能力。

2. 方法：

（1）在地上画上脚印或放上脚印板，左、右间距 8~10 厘米，让儿童踩着脚印走路，教会小儿伸出双手保持身体平衡。

（2）在地上放一条 10 厘米宽，6 米长的彩色条，让孩子在彩条上走路。

（3）用一架平衡木（10 厘米宽，3 米长，10 厘米高），让儿童在平衡木上走，伸出两手保持身体平衡，走两个来回共 6 米。

3. 注意点：

（1）训练中注意安全保护，防止滑倒或摔倒受伤，但不能扶小孩走平衡木。

（2）在训练中可设奖赏，每走 3 米平衡木不跌落可得奖品，渐渐减少奖品，用口头赞扬和鼓掌表扬。

二、精细动作训练

新生儿（出生~28 天）

【手抓握】

1. 目的：握持反射是小婴儿的一种生理反射，而抓握能力却是手的重要的功能之一。从出生起利用握持反射，训练婴儿手的握持和抓握能力，可以促进手的精细动作的发展，使手握得紧，握的时间长，促进手部肌肉的发育。

2. 方法：婴儿仰卧，保持头在正中位，用细柄玩具的柄或训练者的手指去触碰婴儿的手掌心，使其抓握。然后轻轻提拉玩具柄或手指，促使其用力握持，能够持续 10 秒钟以上。

3. 注意点：训练前可轻轻抚摸婴儿的手掌，先进行触觉刺激，能够提高训练的效果。

1 个月（29 天~60 天）

【拉动系绳使响铃发声】

1. 目的：由无意中的四肢活动拉响铃子，到有意地活动一侧上肢能使铃子发出声，这表明婴儿已能把听与肢体活动之间建立起了一定的条件联系，反复地、经常地进行训练，对婴儿的智力发育是非常有益的。

2. 方法：在婴儿醒觉状态下，用细绳把一个小铃子系在婴儿一侧手上，当他四肢无意识地活动时铃子发出响声，经过几次后，婴儿会只活动系有绳子的手，使铃子发出响声，而减少全身性活动，这表明他已经意识到活动系铃的手就会发出响声了。以后再把铃子系在另一只手或脚上，反复训练。开始时可给一些帮助，训练者摇动系有响铃的肢体，给以提示和诱导，促使婴儿能够有意识地活动系着铃子的手。

3. 注意点：需反复地进行，当成功时要及时给以安慰和鼓励，强化神经联系。

第 2 个月（61 天~90 天）

【摇响玩具】

1. 目的：由无意识地弄响握在手中的玩具到有意识地摇响玩具，是婴儿手的舞动与玩具发出响声之间建立了条件联系的表现，这对婴儿大脑功能的发育和对外界环境的适应能力有很大的好处。

2. 方法：婴儿清醒状态，仰卧位。在婴儿手中放一个能摇响的细柄玩具，在他四肢舞动时玩具发出响声，反复多次后，婴儿能用有玩具的手使之发响。在婴儿经过几次训练仍未学会时，训练者可以把婴儿不握玩具的手轻轻按住，让握玩具的手舞动而使玩具发出声音，经过几天的训练后，慢慢地他就能掌握其中的规律了。两手可交替进行训练。

3. 注意点：条件联系需要经过多次反复训练才能建立，而且要固定训练方式，例如玩具的铃声、握玩具的方法等都不要改变。

第 3 个月（91 天~120 天）

【手主动伸向看到的东西】

1. 目的：眼手协调功能训练，对婴儿日后的运动和智力的发育有促进作用。

2. 方法：

⑴ 婴儿仰卧，保持头在正中位。训练者在婴儿面前来回摆动红球或婴儿喜欢的玩具，吸引婴儿伸出手来。然后把红球或玩具移到婴儿能看得到的左或右侧，让他也能伸手，必要时可给以帮助，扶起婴儿的手伸向玩具。

⑵ 训练者面对婴儿，向他伸出双手说“宝宝，抱抱!”，鼓励婴儿伸出双手。

⑶ 抱着婴儿看镜子，吸引他伸出手来触摸镜中的影像。

3. 注意点：

⑴ 物体应放在婴儿视线范围和上肢伸展的范围内。

⑵ 物体要能吸引婴儿的注视，是婴儿喜欢的东西。

⑶ 对不能注视的婴儿应请医生进一步检查。

第 4 个月（121 天~150 天）

【伸手抓玩具】

1. 目的：眼手协调能力和手的运动功能的训练。

2. 方法：

⑴ 在桌上放几样不同的玩具，训练者抱着婴儿坐在桌子前，轻敲桌面引起婴儿注意，婴儿看到喜欢的玩具后会主动地、比较准确地伸手去抓到玩具。可以经常变换玩具种类和大小，反复训练婴儿手的抓握能力。

⑵ 婴儿睡在床上，在他面前出示一个玩具，摇动玩具引起他的注意，吸引婴儿伸手来抓。开始训练时可给以帮助，当婴儿已经注视玩具但不伸手抓时，训练者可扶婴儿一只手伸向玩具，或用玩具去碰触婴儿的手背，诱导其抓握。

3. 注意点：

⑴ 不要把玩具触碰婴儿的手掌或把玩具放在他的手掌中，那样出现的抓握还是原始的握持反射被诱发出来，而不是手的抓握功能的表现。

⑵ 给婴儿抓握的玩具要小而颜色鲜艳，使婴儿喜欢并能用小手握住。

【虫虫飞】

1. 目的：锻炼手部肌肉，训练手眼协调能力。

2. 方法：训练者坐在椅子上，婴儿背靠在训练者怀里。训练者扶着婴儿双手，握住婴儿的食指，把婴儿的两食指对拢又分开，在食指对拢时说“虫虫——”，分开时说“飞——”，反复进行几次后，放开婴儿的手，让婴儿自己活动手指，当婴儿听到训练者说“虫——飞!”时，会自己把两个食指对在一起，说到“飞”时会把手指分开。

3. 注意点：开始时婴儿用几个手指一起做“虫虫飞”的动作也是可以的，以后逐步提高到单用食指进行对指动作，但要求能配合着“虫虫——飞”的节奏进行。

第 5 个月（151 天~180 天）

【利用掌心抓握物件】

1. 目的：婴儿用手抓握物体时，一开始是用尾三指及掌心抓握的，但用尾三指抓握不是功能性抓握，不必特意去进行训练。抓握训练应从掌心抓握开始，用掌心抓握才是功能性抓握。

2. 方法：

(1) 训练者用手指轻轻抚摸婴儿的掌心，促使其合上手指抓握。

(2) 训练者用有柄的玩具吸引婴儿的注意，吸引他伸手抓握在手掌中，再用力摇动。

(3) 训练者将小积木接触婴儿中指，当他用手指抓握时，训练者可将积木轻轻压向婴儿掌心，使婴儿用掌心来抓握。

3. 注意点：直接把玩具柄插入婴儿的手掌中是诱发出的握持反射，不是真正的抓握能力；用尾三指的尺侧抓也不是真正的抓握，与用掌心抓握是不同的，在训练时应该加以辨别。

【放下一物拿另一物】

1. 目的：训练手的抓握和认知能力

2. 方法：

(1) 给婴儿一块积木，然后再将另一个婴儿喜欢的玩具轻轻触碰婴儿的手背，使他将积木放下，这时训练者马上把玩具移向婴儿掌心帮助其抓握。训练几次后，当训练者把另一个玩具放到婴儿面前时，他就会放下一个去拿另一个玩具了。

(2) 当婴儿拿着玩具时，训练者把彩色气球或食物给他，促使婴儿放下玩具去拿气球或食物。

第 6 个月（181 天~210 天）

【两手同时各拿一件物件】

1. 目的：训练手的握持能力和眼手协调能力，两手各握一物比双手握一物在发育上是进一步。

2. 方法：婴儿扶坐位或靠坐位，训练者将一个玩具在婴儿眼前晃动，吸引他伸出一手抓握玩具，待握稳后训练者又向婴儿出示一件玩具，使婴儿伸出另一只手握住玩具。如有困难，训练者可给以帮助，用玩具轻触婴儿的手背或轻轻扶住婴儿的腕部或前臂部、上臂部、肩部，协助婴儿手臂伸向玩具，诱导婴儿握物。

3. 注意点：训练要在婴儿高兴的时候进行，使用的玩具的大小要使婴儿能握住，而第二次出示的玩具要更具吸引力，更使婴儿喜爱。

第 7 个月（211 天~240 天）

【手指抠洞】

1. 目的：训练食指的功能和认知能力。

2. 方法：

⑴ 把一个纸盒每一面开一个洞，在纸盒中放一个小玩具。在婴儿面前摇响纸盒并给婴儿玩。婴儿不会开盖子，就会用食指伸到洞里去取。开始时可以给以口头的指示或让婴儿看到盒子中的玩具等帮助，但不要扶住婴儿的手指去抠洞。

⑵ 用瓶口为 2.5 厘米的小瓶子，在瓶子中放一粒糖丸，放在婴儿面前，鼓励婴儿把糖丸抠出或倒出，再把糖丸放入瓶子里，训练抠瓶口、投放和摄取的技巧。

3. 注意点：小糖丸或其他小玩具要十分当心不要放入口中引起吞入或呛入气管，一般用易于溶化的小糖丸进行。

【与大人拔河】

1. 目的：锻炼婴儿上臂和肩部的力量，训练婴儿的语言和动作的协调能力。

2. 方法：训练者与婴儿面对面坐着，用一条毛巾或一个小呼啦圈每人各握一端，训练者一边来回拉动，并使婴儿上体前仰后伸，一边说儿歌："拔呀拔，拔呀拔，看谁力气大!"，或喊口令："一二一，一二三四"。要求婴儿也能够用力拉。

3. 注意点：在拔河时在婴儿的背后要有保护，以防止婴儿脱手向后跌倒。

第 8 个月（241 天~270 天）

【利用前三指抓握物体】

1. 目的：拇指在手的抓握功能中起主导作用，婴儿手抓握物体先会全掌桡侧抓，后能拇指对掌抓，再发展到能用前三指（用拇指、食指和中指）抓握住物体，在抓握的准确性、有效性上进了一大步，以后再发展到能够用拇指和食指拿物，手的功能就更进一步了。

2. 方法：

⑴ 用三个彩色小套管给婴儿套在拇指、食指和中指上，手指相向碰击可以发出声音，引起婴儿兴趣并注意前三指，会有意地碰击前三指。

⑵ 训练者将自己的前三指粘上彩色，压印在一张白纸上，出现三个指头印迹，给婴儿看。然后在婴儿的前三指上也涂上色彩，让他也在白纸上印上指印。开始时训练者可以先将婴儿的无名指和小指握住，只让前三指活动，逐步放开限制。

⑶ 将小积木或画笔放在瓶口不大的瓶子中，让婴儿用手去取积木。由于瓶口的限制，婴儿只能用前三指伸入瓶子抓握积木。

⑷ 将积木或画笔放在桌子上，训练者示范用前三指抓握，鼓励婴儿也能用前三指去抓握积木，如能做到要给以赞扬鼓励。对还只能全掌抓的婴儿可以限制无名指和小指的活动，以加强前三指的活动功能，经多次训练后逐步撤去限制。

3. 注意点：

⑴ 给婴儿抓握的物体要适合婴儿的小手抓握的。

⑵ 给他抓握的物体要接近婴儿的拇指，使其容易出现抓握动作。但不能把物体塞在婴儿手掌中，以致会诱发握持反射，影响训练效果。

第 9 个月（271 天~300 天）

【用拇指及食指指尖相向抓握小物体】

1. 目的：这是手抓握的最重要的动作，可以使婴儿抓住小的物体，而且抓握得准确。早期训练可以使婴儿手的精细动作发育速度加快。

2. 方法：

⑴ 将小豆子放在桌子上，鼓励婴儿用拇、食指指尖相向捡物，如有困难，训练者可

握住婴儿的中指、无名指和小指，只让婴儿用前两指捡物。当学会用拇、食指捡物的方法后，可以配合做游戏进行训练，如捡豆子进瓶、捡豆子传递游戏等，提高训练的兴趣。

(2) 将一些小食物（如葡萄干、爆米花、虾条粒）放在小盒子里，训练者示范用拇、食指检取食物，然后鼓励婴儿自己用拇、食指取物。

3. 注意点：要用拇、食指的指尖捡物，注意婴儿捡物的姿势，随时进行校正。

【转动手腕摇拨浪鼓】

1. 目的：训练婴儿手的抓握能力和手腕的活动功能。

2. 方法：训练者与婴儿对面而坐，各拿一个拨浪鼓，训练者用手腕转动拨浪鼓使之发出响声，让婴儿模仿转动手腕摇拨浪鼓，使之发出声音。当婴儿能独自摇响拨浪鼓后，训练者可以用拍手配合他摇拨浪鼓的节奏。有困难时，训练者可以扶住他的前臂轻轻转动，让婴儿体会到手腕转动的感觉，听到拨浪鼓发出的声音。

3. 注意点：拨浪鼓需要转动才能发出响声，其他的响铃只要摇动就能发响声，所以不能代替使用。

第 10 个月（301 天~330 天）

【开盒盖】

1. 目的：手的精细动作训练，理解事物之间的相互关系和解决问题的能力。

2. 方法：拿一只有盖的塑料茶杯放在婴儿面前，训练者示范用拇指和食指将杯盖打开，鼓励婴儿模仿开盖。以后不再示范，只说："把盖打开!"，婴儿能开盖子。也可以用容易打开的其他有盖的日常用品，如小奶锅、小盒子进行训练。

3. 注意点：要用容易打开、盖得不紧、轻轻地拿就能打开的有盖容器进行训练。在容器中放一个玩具可以增加训练的趣味性。

【将 4 个圆圈套在柱子上】

1. 目的：手眼协调功能训练，同时建立空间和距离的概念，理解一个物体能够穿过另一个物体的概念，扩大婴儿的认知能力和思维能力。

2. 方法：

(1) 套呼啦圈游戏：训练者将呼啦圈缓缓地套在婴儿身上，让婴儿模仿，也将呼啦圈套在自己身上或训练者身上。

(2) 训练者伸出手臂，用胶圈套在手臂上，同时说："套上去"，让婴儿模仿，训练者把胶圈给婴儿拿着，对他说说："请你把圈套上去"，鼓励婴儿把胶圈套在训练者的手臂上或自己的手臂上，逐步增加套圈的数目，能套上 4 个胶圈。

(3) 把圆柱套环放在婴儿面前，训练者先把柱子上的圆圈一个一个地取下来，再把圆环一个一个地套上去，同时说："我们把它套上去!"，让婴儿学着套，训练者把圆环一个一个地递给他，婴儿能把 4 个圆环套到圆柱上。

3. 注意点：婴儿可以用双手拿着圆环往圆柱上套，也可以单手套环，只要能把圆环套到圆柱上就可以。对有困难的婴儿，训练者可以轻扶婴儿的手给以帮助。

第 11 个月（331 天~365 天）

【搭 2 块积木】

1. 目的：训练手的活动能力和控制、协调能力以及眼手协调能力。

2. 方法：训练者和婴儿面前各放 2 块积木，训练者拿一块积木放到另一块积木上面，并说："把积木叠高"，鼓励婴儿模仿把积木叠高。积木的大小可根据训练情况而定，开始时可用大一些的积木，以后逐步改用边长 2.5 毫米的小积木。

3. 注意点：

(1) 积木的各面要平整，大小要易于婴儿抓握。

(2) 对积木的颜色不论，开始训练时最好用一色的为好。

(3) 积木与婴儿的位置要适当，使婴儿能伸手自如。

1 岁（第 12 个月）

【向不同方向翻书，每次 2~3 页】

1. 目的：训练手的抓握能力和眼手的协调能力，锻炼手腕活动功能以及生活自理能力。

2. 方法：

(1) 先进行一些基本能力训练，如翻手动作，用手把一边的东西拿到另一边，用前三指抓物等。

(2) 把撕不烂的婴儿图书给他看，训练者示范用手翻书，鼓励婴儿模仿着翻书，可以几页一翻，慢慢地能 2~3 页一翻。可以向左边翻，也可以向右边翻。

(3) 给婴儿看自己的相片本或图片，让他自己用手去翻页。

3. 注意点：

(1) 刚开始时不要求婴儿把书拿正，倒着拿也无妨。

(2) 用哪一只手翻书不要限制，随婴儿自己的选择。要引导他能向两侧翻书。

1 岁 1~2 个月

【一页一页地翻书】

1. 目的：训练儿童手的精细动作，特别是食指、拇指的摄取能力和眼手协调能力，同时也训练了孩子的理解和观察能力。

2. 方法：

(1) 训练者与小儿一起看图书，用小儿能理解的语言，边看边讲，边看边问，你会发现孩子能心领神会，能用声音和表情回答。看书时可扶着宝宝的手，让他自己翻书。

(2) 把图书给小儿拿着，分清书的正和倒，把书拿正。然后对着书一页一页地讲故事，讲完一页后，让宝宝自己动手去翻书页。小儿的手指还不太灵活，常常会 2~3 页一翻，大人可帮助再翻回来，经多次练习后，即使翻错了，小儿也知道要翻回来。经过多次看书、听故事训练后，孩子拿到故事书时会分清书的倒和正，不会颠倒着看，而且会从头翻起，不会从后面翻起，每次只翻一页。

3. 注意点：学会看书和翻书页，并不要求看懂书的内容，重点是学会看和一页一页翻的动作。

【放 3 件东西到容器中，再把容器倒空】

1. 目的：手的精细动作和空间概念训练以及对里、外方位的认识。

2. 方法：

(1) 把一只大透明塑料瓶和 3 个小玩具放在儿童面前，训练者示范把 3 个小玩具逐个地放入瓶中，再把它们从容器中倒出来。然后要儿童把 3 件东西放进瓶子里，再倒出来。必要时可拉着他的手做，做好了要称赞他。

(2) 训练者指着容器和小玩具说："请你把玩具放进去。"当儿童把玩具放进瓶子里后，再指着桌子说在："把玩具倒出来!"当儿童做对了，奖励他（如亲昵、拥抱他）。

3. 注意点：

(1) 瓶子要用透明的，小玩具要用硬的，使玩具放进瓶子里时会发出响声，增加训练的兴趣。

(2) 玩具倒出来后可以让他玩一会，再放进去。

1 岁 3~4 个月

【将圆、方、三角形的形状块放到形状板中】

1. 目的：训练儿童空间感知能力和手的精细动作及眼手协调功能。

2. 方法：

(1) 训练者分别拿出圆形、方形、三角形等几何图形，逐一让宝宝抚摸，玩耍，让他熟悉各种图形。训练者每拿出一块形板，同时说出几何图形的名称。

(2) 让儿童自由地玩形块和形板，当儿童在玩弄时无意中将形块放入形板相应的孔里时，大人要称赞，这样儿童就知道形块能够放入形状相同的孔内。训练者一块一块地把形块递给儿童，让他逐一尝试着放入，必要时给予指示帮助。一般情况下，儿童先会放圆形，然后会放进方形，最后会放进三角形的形块。

(3) 把三形板和三块形块都放在桌子上，训练者指着形块说："把它们都放进去"，让儿童一块一块地把形板放入孔内。儿童放进一块立即表扬一次。

3. 注意点：

(1) 形板和形块要一个一个地出示，桌子上的其他玩具要撤去，以免分散注意力。

(2) 开始训练时可以给以帮助，训练者扶着儿童的手臂或手腕处，移向相应的孔中，让他理解形块与形孔之间的联系，学会把形块放进去的方法。

1 岁 5~6 个月

【拣瓶盖和小扣】

1. 目的：训练儿童手指的抓握能力和分辨不同事物的能力，同时培养儿童能够耐心地做完一件事情，避免养成虎头蛇尾和不做完一件事情的不良习惯。

2. 方法：

(1) 训练者把 5 个瓶盖和 5 个扣子混合，放在一个盘子里，先示范将扣子拣到桌子上。然后请儿童把扣子从盘子中拣出来，能拣出一个，训练者就应给以表扬。

(2) 在一个盒子里放 5~10 个瓶盖和扣子，打开盒盖，要儿童把扣子全部拣出来放在桌子上，儿童拣一个，训练者数"1 个"，拣出两个，数"2 个"，一直数到全部拣完，再问一问："还有没有扣子?"训练儿童把事情做完的习惯。瓶盖和扣子的数目可以由少到多，逐步增加。

3. 注意点：

(1) 要求儿童拣的物品可以因地制宜，但两者的区别要明显，便于儿童分辨。

(2) 拣的数量可以由少到多，一般从 3~4 个开始训练，逐步增加到 10 个。

(3) 小物品要当心不能让儿童放到口中。

【搭积木 5~6 层】

1. 目的：训练儿童手和手指的活动能力控制能力，培养儿童对空间、距离的感性认识。

2. 方法：

⑴ 训练者与儿童一起在小桌子上搭积木，训练者把积木一块一块地叠高至 6 块，鼓励儿童模仿着一块一块地搭积木，要求能搭积木到 5~6 层高，当儿童放对一块，训练者就应该夸奖他，必要时可以作口头或动作提示，如用手指着积木："放在这儿!"。

⑵ 训练者与儿童一起用积木搭火车，要求能够有 6 节相连，并能在第一节上再叠高一层，搭出"火车头"来。

3. 注意点：

⑴ 积木可以先用大一点的，然后再用标准的积木（边长 2.5 厘米）。开始训练时也可以在底下用大积木，上面用小积木，但最后要训练到全部用标准积木搭 6 块。

⑵ 积木搭高后，要注意儿童手臂位置的高度，如果积木搭高了，可以让儿童站起来搭。

1 岁 7~8 个月

【穿珠子】

1. 目的：训练手的活动能力以及眼手协调功能，培养儿童的注意力和计数能力。

2. 方法：

⑴ 训练者和儿童各拿一根塑料丝，训练者示范用塑料丝穿过大的套环，将套环挂在塑料丝上。让儿童模仿着做。

⑵ 将粗的塑料套管剪成一段一段的管子，要儿童将塑料丝穿过套管，穿过一个就数 1，穿过两个就数 2，要求儿童能够连续穿进 3 个小管子。

⑶ 将长形的细珠子放在儿童面前，要求儿童用细的塑料丝穿过珠子，能够连续穿进 3 个珠子。当穿进一个珠子时训练者要及时表扬、称赞。

3. 注意点：

⑴ 用大的套环的孔进行训练，逐步增加难度，直到能够穿小的珠子。

⑵ 穿珠子的关键是要会把穿入的线头从珠子的另一端提起来，这需要很细心的动作和很好的眼手协调能力，否则穿进的珠子又会掉下来。训练者可以多次示范，并帮助儿童做，使他能够掌握动作的要领，会穿珠子的本领。

【积木搭桥】

1. 目的：训练儿童手的精细动作能力以及眼手协调能力，培养儿童的认知能力和记忆能力。

2. 方法：

⑴ 训练者示范将 3 块积木搭成一个桥形，底下两块积木分开，上面一块积木骑跨在两块积木之上。训练者用手指着积木搭成的桥的上面，说："这是一座桥，人可以从上面走过去"，再用手指着下面两块积木之间的空当，说："这是桥洞，船可以从这里过去"。并拿出桥的图片，让儿童对照着看，认识桥和桥的用途。

⑵ 训练者和儿童各用 3 块积木搭桥，训练者示范，要求儿童跟着搭桥，关键是要留有"桥洞"位置，上面的一块积木要放稳。

⑶ 让儿童自己搭桥，当他搭成"桥"后，训练者问他："船从哪里过去啊?"，"人从哪里走过去啊?"，要求儿童能够指出"桥洞"和"桥面"来。

注意点：积木搭桥的关键是底下两块积木之间的距离要适当，无空间或过小不能行船，空间太大，上面的积木搭不成。所以在训练中要让儿童能够理解搭桥的关键所在。

1 岁 9~10 个月

【瓶中装水】

1. 目的：训练儿童的眼手协调能力和手的精细动作以及手的技巧。

2. 方法：

(1) 用一个沙盘装满沙子，放 2 只小碗，让儿童玩沙。训练者引导儿童用碗盛沙子，把沙子从一只碗里倒到另一只碗中。逐步做到泼洒得不多。然后换一只大口的瓶子，让他将沙子到进瓶子里去。

(2) 在水池或面盆中让儿童边玩水边学倒水，给他一只碗和一只瓶子，先示范将瓶子压到水中灌满水，然后拿着瓶子将水倒进碗中，看是否洒泼。经过多次训练后，手的技巧进步了，可以让他用碗装满水，将水倒进瓶子里，因为碗口大，瓶口小，不容易倒准，训练者可以示范将碗提高一些，离开瓶口远些，就容易倒得准一些。这些技巧需要经过反复的训练和练习才能学会。

3. 注意点：在倒水技巧不太熟练时用沙子代替水，可以免些泼洒，但不能代替倒水的训练，不能因为害怕弄湿衣服而不让孩子玩水。

【插孔】

1. 目的：训练儿童手的活动能力和眼手协调功能。

2. 方法：用一盘圆孔板和圆木，训练者先把圆木都拔出来，然后一根一根地插进圆孔中去，让儿童模仿把圆木插进圆孔中。如果圆木有不同的长短和颜色，不要求按圆木的颜色和高低排列。

3. 注意点：

(1) 握圆木的姿势要求正确，能够用前三指握圆木。

(2) 不要求按照圆孔的排列顺序和圆木的颜色、高低插孔，只要把圆木插进圆孔就行。

1 岁 11 个月~2 岁

【画直线、横线、圆圈】

1. 目的：训练儿童手的动作和绘写能力，认识直线、横线和圆圈。

2. 方法：

(1) 用一根直的棍棒和一个圆板让儿童用手摸，把棍棒竖起来是直线，横起来是横线，使儿童建立直、横、圆的概念。

(2) 家长教儿童用手在空中画直线、横线和圆圈，一边画，一边说："直线——由上边画到下边"，"横线——由这边到那边"，"圆圈——画个圈要封口"。

(3) 描红：在一张纸上先用红色的笔画上直线、横线和圆圈，给儿童一支蓝色或黑色的蜡笔，叫儿童照着红色的笔画描写。

(4) 给儿童一张纸和一支蜡笔，让他跟着训练者画直线、横线和圆圈。一样一样地学，要求线条倾斜不超过 30°，圆圈要封口，没有角。

3. 注意点：

(1) 直线、横线和圆圈不要在一起训练，要一样一样进行训练，学会一样后再学另一样。

(2) 训练者可以先做示范，边讲边画，然后让儿童模仿着做。

【积木搭 10 层】

1. 目的：发展手的精细动作，训练眼手的协调能力。

2. 方法：

(1) 训练者示范搭积木，叠起 10 层高，并一层一层地数："1，2，3…10"。鼓励儿童模仿，训练者一块一块地把积木递给儿童，让他搭起 10 层积木。

(2) 将 10 块积木放在盘子里，指示儿童用积木搭 10 层。训练者可以用语言或手指示给以帮助，并数搭上积木的数，但不帮助儿童搭积木。加上一块就称赞一次。

3. 注意点：

(1) 搭积木不会每次都成功，当积木倒下后，训练者仍要表扬他，鼓励儿童再来一次，并争取成功。

(2) 每搭上一块积木就数一个数字，可以同时进行数数的训练。

2 岁 1~3 个月

【1/2 拼图】

1. 目的：训练儿童的观察力和手的精细动作及协调能力。

2. 方法：把一图一物的画片剪成两片，就成为 1/2 拼图板了。把拼板放在儿童面前，训练者先示范把两张图片拼成一张完整的图。然后让儿童自己拼图，能够将 2 块 1/2 拼图板拼成一幅完整的图。拼完一张后再换另一张，能够完成 3 张图片的拼图。

3. 注意点：

(1) 拼图的画要明显，是儿童常见的图片，图案要鲜艳。

(2) 训练者只可作拼图的示范，在儿童拼图时不要扶着小孩的手拼图，要让儿童通过自己的观察，独自完成拼图的任务。

【筷子夹枣】

1. 目的：训练手的运动功能和眼、手的协调能力，学习使用筷子。

2. 方法：

(1) 训练者把一双筷子给儿童，示范拿筷子的方法，用拇、食指拿住筷子，中指在筷子的下方抵住。开始时训练者可以给以帮助，教儿童正确的持筷姿势。

(2) 训练者与儿童一起用筷子把桌子上的大枣夹住，放到小碗内，一边用筷子夹枣，边数数："1 个、2 个、3 个"，当儿童能够夹住枣子时，要给以称赞。

3.注意点：一开始就要儿童训练正确的拿筷子的姿势，不能一把抓或用握匙的方法拿筷子。如果从小不注意训练，不正确的持筷姿势定型后，纠正就困难了。

2 岁 4~6 个月

【盖大小瓶盖】

1. 目的：瓶子的盖子有大有小，有的有罗口，有的是按压式的，通过开盖和盖盖的操作，训练儿童手的活动能力和观察、分析能力以及解决问题的能力。

2. 方法：

(1) 把不同口径的有盖瓶子（如药瓶、化妆品瓶子、调料瓶等）放在桌子上，训练者先把瓶盖都打开，示范把大小不同的瓶盖一一盖上，并说："大盖子盖大瓶，小盖子盖小瓶"。然后把最大的瓶子和最小的瓶子和盖子拿出来，请儿童把瓶盖分别盖上，不要求盖紧，能够盖上就行。

(2) 把大、中、小三种瓶子和盖子放在儿童面前，请他把盖子盖上。如有困难，训练者可以用口头或手势提示，逐步让儿童自己独立完成。

(3) 把大小不同的5~6种瓶盖，请儿童分别盖上相应的瓶口。

(4) 训练者示范把不同盖法的盖子，如罗口的和按压的盖子，盖上瓶口，先不要盖紧，然后拿着盖子提起瓶子，盖子脱落，说："唉哟，没有盖紧。"让儿童也模仿着提起瓶子盖，体会盖子没有盖紧的感觉。然后训练者说："让我们把盖子盖紧！这个要按紧，哪个要旋紧"，让儿童看清两个盖子不同的盖紧方法。请儿童模仿着做。

(5) 把几个不同大小、不同盖法的瓶子放在水盆里，让儿童在水里把瓶子盖盖紧，然后依次把瓶子倒过来，看是不是漏水，盖子是否盖紧了。

3. 注意点：

(1) 瓶口要光滑，避免损伤儿童的手指。瓶子的大小要适合儿童手的大小。

(2) 儿童总是先能开盖，然后再能学会盖瓶盖，如果儿童还不会开盖子时应先学开盖，然后再学盖盖子。

(3) 按压式的瓶盖要选择比较松的，太紧的儿童按压不动，操作有困难。

【装沙子进瓶和倒出】

1. 目的：将沙子装进瓶子并能倒出来，表明手的精细动作和控制能力良好；通过大小不同的瓶子装沙子的练习，理解大小瓶子容量的不同，增加对大小概念的理解。

2. 方法：

(1) 在一个沙盘中，训练者和儿童一起将沙子装进瓶子中，先用大口的瓶子装沙子，然后用小口的瓶子装沙子，比赛谁装得快，谁装得满。

(2) 用大、中、小三个瓶子放在沙盘里，要儿童先把小瓶子装满沙子，然后把小瓶子的沙子倒进大瓶子里，要求很少泼洒出来，让儿童看看满满的一小瓶沙子装进大瓶子后，大瓶子里满不满？然后再把一小瓶子沙子装进中瓶子里，让儿童比较大瓶子和中瓶子里的沙子的高度，知道大小瓶子的不同。

(3) 要求儿童把大瓶子里的沙子装进小瓶子里去，由于小瓶的瓶口小，倒沙子时容易泼洒出来，让儿童细心地倒沙子，尽量减少泼洒，待小瓶子装满后，看大瓶子里还有还剩下多少沙子，训练者问他："怎么大瓶子里还有沙子呀？"让儿童懂得大瓶子和小瓶子的不同。

3. 注意点：

(1) 训练者和儿童进行装沙子比赛时，要让儿童赢1~2次，以增加玩的信心。

(2) 大、中、小瓶子的容积差别要明显，便于儿童比较大小瓶子的区别。

(3) 小瓶子的瓶口不能过小，使儿童往小瓶子装沙子不要太困难。

2岁7~9个月

【对折纸】

1. 目的：训练儿童手的抓握能力和手腕、手指活动及双手配合动作，训练眼手协调能力。

2. 方法：

(1) 在儿童面前放一张边长15厘米的正方形纸或手帕，训练者先示范把纸对折后，再用手把纸压平。然后请儿童自己折纸，训练者可以用手把靠自己一边的纸角压住，让儿童用双手持纸的另外一边的角，将纸翻转对折，再鼓励小孩把纸压平。如果预先把纸对折一下，使纸有折痕，小孩折纸更容易些。如果训练者用一把透明尺压在纸的中线处，使小孩对折纸时会容易一些。

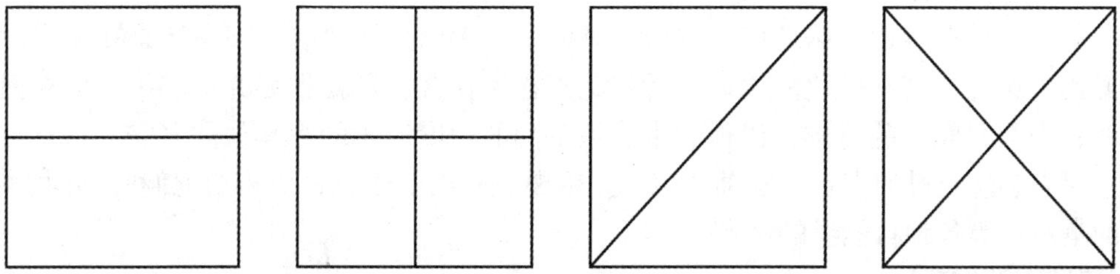

图 110

(2) 可训练儿童向不同的方向折纸或 2 次、3 次对折。如图 110 所示。

注意点：纸的大小、质地要适当，开始训练可先示范和帮助。

【定型撕纸】

1. 目的：训练手的精细动作和眼手协调能力，培养儿童对各种形状的认识，发挥儿童的创造性。

2. 方法：训练者先用缝纫机在纸上扎出各种几何形状，如圆形、方形、三角形、长方形、椭圆形等，请儿童按照针孔撕纸，能够把纸撕成各种形状的纸块。开始时训练者可以示范。

3. 注意点：要求儿童撕纸的图形和大小要适中，不要过小。

2 岁 10 个月~3 岁

【用剪刀剪纸】

1. 目的：训练运用拇指及其他手指的相向运动能力，训练双手协调及眼手协调能力。

2.方法：

(1) 训练拇指与其他手指对捏的能力：给儿童一个盛满水的塑料瓶，瓶盖上有小孔，教他用拇指与其他手指对捏，把瓶内的水挤出。

(2) 练习用小镊子夹起小棉花球，并把棉花球从一个容器放到另一个容器中。

(3) 训练者帮助儿童拿稳儿童安全剪刀，先学会打开与关合剪刀的动作，然后帮助他剪纸，能够用剪刀把纸剪开。逐渐减少帮助，让小孩自己剪纸。

3. 注意点：

(1) 正确的持剪刀方法是拇指在上孔，中指在下孔，食指放在下孔外面起平衡和固定作用。只有用正确的持法，才能正确使用剪刀。

(2) 能用小剪刀能把纸剪开即可，剪纸的形状不论。

【拣豆粒】

1. 目的：训练姆、食指的对指摘物和活动能力，培养儿童对各种豆子的认识能力。

2. 方法：将花生仁、黄豆、大芸豆混装在一个盘子里，让儿童用姆、食指两个手指头对指摘的方式，把几种豆子分别拣出来，放在不同的盘子里。开始训练时，训练者可以在每个盘子里各自放一种豆子或花生仁作示范，方便儿童辨认。

3. 注意点：每种豆子或花生仁要放 10 颗左右，使练习时有一定的难度。

三、婴幼儿感知能力训练的内容与方法

1. 听觉游戏

【熟悉各种声音】

适宜年龄：0~12 个月。

活动方法：在各种自然环境中进行。对婴儿，无论是在喂奶、洗澡还是换尿布时，都要用温柔、亲切、富有变化的语调告诉婴儿正在做什么。经常把婴儿抱起来，面对面地与他说话；当婴儿躺着的时候，以他为中心从不同的角度温柔的呼唤他的名字。告诉婴儿家里的电话声、洗衣机的声音、闹钟的声音。带婴儿外出散步时，可指给他们听狗叫、鸟鸣、汽车的喇叭声等各种自然界的声音。

【追踪声源游戏】

适宜年龄：3~12 个月。

练习时间：10 分钟左右。

游戏方法：准备一些会发声、带响的玩具 (如拨浪鼓、八音盒、橡皮捏响玩具等)，吸引婴儿转动头部和眼睛去寻找声源，转动角度最大可至 180 度。在婴儿会爬行以后，可以把会发声的玩具 (如声光球、八音盒等) 藏在隐蔽处，让婴儿根据声音，判断声源方向，把玩具找出来。

【感知音乐】

适宜年龄：1~3 岁。

活动方法：让婴幼儿仰面躺着，播放音乐给他听。随着音乐的节奏，要求婴幼儿上下移动他们的手臂，也可以随着慢节奏的音乐轻轻翻动婴幼儿的身体。育婴师还可以抱着婴幼儿轻轻哼唱、随着音乐舞蹈。

建议：请注意音乐播放的音量，突发的高声音乐会吓着婴幼儿。

2. 视觉游戏

【视觉刺激】

适宜年龄：0~6 个月。

游戏方法：

①剪出三角形、正方形和圆形等简单图形，悬挂在婴儿视力所及的范围内，逗引婴儿看。

②选择色彩鲜艳的物品，如小气球、花布头等，每天定时挂起来。间隔几天后更换品种。

【追视活动】

适合年龄：3~12 个月。

方法：育婴师手持一根系着红色小球（直径约 10 厘米）的绸带，放在婴儿眼前 30 厘米的地方，让婴儿能注视到这个红色小球，然后从左到右、从近到远或呈环形缓缓移动，让婴儿的视线能追随着小球。

在注视追随的过程中，婴儿会做出各种反应（如伸手去触摸或抓握，笑等)，对此要给予鼓励。

【看图画】

适宜年龄：3~12 个月。

活动方法：选择图画或画报上颜色鲜艳、只有一个主题、版面大的画片，贴在墙上，抱着婴儿去看，并用语言告诉他画面的内容。

3. 触摸游戏

【皮肤按摩】

适宜年龄：0~3 岁。

按摩程序从头部开始，接着是脸、手臂和手、胸部、腹部、腿和脚，然后是背部。

【接触自然】

在家中，可以让婴幼儿触摸不同质地的日常物品。带婴幼儿外出时，让婴幼儿触摸柔嫩的花瓣、粗糙的树皮、树叶、磨砂的石柱、光滑的金属招牌、硬硬的石头；下雨时，可让婴幼儿伸出手去感受冰凉的雨点。

【双人滚翻】

适宜年龄：1~2 岁。

游戏方法：育婴师和婴幼儿一起躺在床上，并抱在一起滚动，或者育婴师可以趴在床上，将双脚伸直当障碍物，婴幼儿自行侧滚到育婴师身边，再滚过育婴师的身体。可角色互换，让育婴师轻滚过婴幼儿的身体。这样可以增加婴幼儿触觉神经的发展。

【搓珠子】

适宜年龄：1~3 岁。

游戏方法：准备不同质地的珠子，如玻璃珠、木珠子、鹅卵石等。让婴幼儿坐在小椅子上，帮助他双脚不停地在装有珠子的盆内来回搓动。

游戏注意点：活动中要注意避免婴幼儿去咬、吞食这些珠子，如发现情况要及时阻止。

4. 平衡练习

【“摇篮”游戏】

适宜年龄：6 个月~2 岁。

游戏时间：2 分钟左右。

游戏方法：让婴幼儿俯趴在大浴巾或毛巾被上，头要抬起，育婴师和另一个成人站在两边，各拉起毛巾的两个角，前后左右协调一致地拉动，让婴幼儿有向前冲和向后退的感觉。平时还可以抱着婴幼儿转圈，或者让他去坐秋千。

活动宜安排在婴幼儿心情愉快的状态下进行，活动和游戏的时间不宜过长。注意观察婴幼儿的情绪反应，如出现恐惧、哭闹要及时停止游戏。

【“摇摇船”】

适宜年龄：1~2.5 岁。

游戏方法：婴幼儿躺在薄被中，育婴师抓住被子的两角，左右摇晃，每次 20 下。或者用薄被横卷住婴幼儿的身体，再轻推他的身体，让他来回滚动 10 下，再拉住被子的一边，让婴幼儿侧滚出来，如此动作反复进行。

游戏适宜在低矮的床上或铺有地毯的地上进行，需要做好相应的保护措施以免婴幼儿滚下床。

【走小桥】

适宜年龄：2~3 岁。

游戏方法：用废报纸、广告纸等捆成一堆堆，或用泡沫垫子叠起一定的高度，形成一个高低不平的“独木桥”。一般小桥的宽度在35厘米左右，高度在10厘米左右为宜。让婴幼儿赤脚在“小桥”上随意行走。

四、婴幼儿语言能力训练

1. 前语言理解阶段的语言开发游戏指导（0~8个月）

【游戏——妈妈的悄悄话】

(1) 方法：

①喂奶是宝宝与妈妈沟通的最佳时机。妈妈应在宝宝吸奶时，跟他亲切地说：“好吃吗？要多吃点喔！……”宝宝听到妈妈温柔的声音，会自然而然产生愉悦的感觉。

②当宝宝睡觉醒来时，轻柔地对宝宝说“悄悄”话，如“啊！宝宝（最好是宝宝的乳名）醒来了，睡得很香吧，梦见妈妈了吗……”最好是面对面看着宝宝的眼睛说话。

③当宝宝尿便后，边给宝宝换尿布，边轻轻地对宝宝说：“尿布湿了，不舒服了，××真乖，知道告诉妈妈了。”

(2) 指导：将妈妈的声音和宝宝的舒适感联系起来，很易引起宝宝的关注和愉快体验；同时，给宝宝贮存正确的语音信息，使宝宝感知语言信息。

【游戏——快快听】

(1) 方法：游戏时，妈妈将脸移近宝宝。让宝宝集中注意听妈妈的声音：“××，妈妈在叫你。”“宝宝，爸爸来了。”“宝宝，你的名字叫×××。”妈妈还可学着发出各种声音，如咳嗽声、咂咂嘴、吹口哨等。“我学小猫、喵喵喵…‘我学小狗，汪汪汪”，学各种动物的模拟声音，或者拉着宝宝的手拍一拍并用嘴巴“配音”，激发宝宝的愉快体验。

(2) 指导：游戏时，声音不宜太大，只要婴儿能听到就可以了。另外，可配有相应活泼丰富的表情以吸引宝宝的注意；还可给宝宝念儿歌。使宝宝熟悉日常生活中的声音、贮存大量正确的语音信息。

【游戏——妈妈的眼睛】

(1) 方法：游戏时，妈妈把脸挨近宝宝的脸，并轻轻将宝宝的手放在妈妈脸上，摸妈妈脸上的各部位，一并轻轻有节奏的说：“这是妈妈的眼睛，这是妈妈的鼻子，这是妈妈的嘴巴。妈妈的嘴巴会说话，听听妈妈的声音，摸摸妈妈的嘴巴。”妈妈一边说，一边辅以相应的动作，如眨眨眼、皱皱鼻、张张嘴。然后拿一个漂亮的玩具娃娃再做一次，将话中的“妈妈”换成“娃娃”。最后，把宝宝的手放在他自己的脸上，念出各部位名称：“看看××（宝宝的名字）的眼睛、摸摸××的鼻子、拍拍××的脸蛋、碰碰××的额头，××是妈妈的好宝宝。”

(2) 指导：给宝宝用的玩具娃娃应该突出面部特征，其余部分色彩和特征应稍稍挡住，以免分散宝宝的注意力。给宝宝丰富的表情、声音刺激，增进亲子感情。

【游戏——谁在叫宝宝】

(1) 方法：游戏时，妈妈一边叫着宝宝的名字或跟他说话，一边慢慢地走近他的小床。仔细看宝宝是否用眼睛追逐妈妈。如果没有，应走近他身旁，轻轻摇动头部和他说话，让宝宝熟悉妈妈的声音，离开时和宝宝说“再见！”

(2) 指导：游戏可以促进宝宝听觉的发展，为宝宝的正确发音打下基础。培养宝宝初步的辨音能力，丰富宝宝的语音信息。

【游戏——蜻蜓飞】

（1）方法：游戏时，爸爸的双手握住孩子的双手，并帮助宝宝伸出两只食指碰一碰，一边念："蜻蜓、蜻蜓，飞飞，飞到东来，飞到西，飞到南边吃露水，露水吃不到，回来吃蚊子。"这时宝宝的两只食指相对碰两下，立刻分开，游戏重复进行。

（2）指导：培养宝宝有模仿游戏动作的愿望。锻炼宝宝的手指动作，培养宝宝初步的语言节奏感。

【游戏——金豆豆银豆豆】

（1）方法：游戏时，爸爸的小拇指和宝宝的小拇指钩在一起，然后有节奏地往各自身边拉，一边拉，一边念："金钩钩，银钩钩，我俩一起捡豆豆。你捡一颗金豆豆，我捡一颗银豆豆……。"

（2）指导：游戏时，所念的儿歌可以现编，只要能合节拍就行。培养宝宝参与游戏的快乐体验，丰富宝宝的语言信息。

【游戏——念儿歌】

（1）方法：

①家长抱宝宝外出时，可指着街上的汽车给宝宝念儿歌："小汽车，笛笛笛；跑过来，跑过去。"也可用玩具小汽车在家中游戏。

②妈妈边念儿歌边做动作。比如，妈妈念："小白兔，白又白（拍手，节奏×××，×××），两只耳朵竖起来（用两手举在头顶上模拟耳朵并有节奏地左右摆），小白兔，白又白（拍手，×××，×××），爱吃萝卜和青菜（做吃状）。"

③妈妈举起宝宝的手，一边念儿歌，一边指着布娃娃的眼睛、头发、嘴巴，当念到"我来抱抱你"时，教宝宝用手抱住布娃娃。儿歌："布娃娃，布娃娃，大大的眼睛黑头发；张开嘴巴笑哈哈，又干净，又听话，我来抱抱你好吗，做做你的好妈妈。"

（2）指导：儿歌可以训练宝宝的语感和节奏感，父母应多给宝宝念儿歌，可以自编或用参考书，采用丰富而自由的形式给婴儿以训练。锻炼宝宝的各种动作，训练宝宝的语感和节奏感。

2. 语言理解阶段的语言开发游戏指导（9~12 个月）

【游戏——五兄弟】

（1）方法：妈妈把手伸出来。分别在五个手指头上画上五个小人的脸，再给他们分别取个名字，就成了五兄弟了。然后活动手指，表演故事给孩子听。

有一家住着五个兄弟，他们分别是老大（动一动大拇指），老二（动一动食指），老三（动一动中指），老四（动一动无名指），老五（动一动小指）。

这一天早晨，天已经大亮了，五个兄弟都还在睡大觉（把手指握成拳头）。公鸡说："我去叫一叫。"说着就走到他们家窗前叫"喔喔喔，天亮了，快起床——"老大听见了，他一下子就爬了起来（伸出大拇指）；接着老二也听见了，他也起床了（伸出食指）；老三伸了个懒腰（伸出中指），说："天都大亮了，该起床了"。剩下两个小弟弟还在呼呼地睡懒觉，哥哥们就去挠他们的痒痒，两个小弟弟"嘻嘻嘻、哈哈哈"地大笑，边笑边说："痒死了，痒死了！"笑着笑着也都起床了（伸出无名指和小指），五个兄弟全都起床了。

外边天气真好，兄弟们说："咱们玩捉迷藏吧！"于是老大先藏了起来（握上大拇指），接着老二也藏了起来（握上食指），老三、老四也都跑掉了，藏了起来（握上中指和无名指)，剩下小弟弟一个人了，他东找找，西找找，到处都找不到哥哥们，他急了"哇"的一声哭了起来。哥哥们听到小弟弟哭了，一齐跑了出来（伸出其余的四个手指头），他们说："小弟弟，别哭了，我们都在这里呢！"小弟弟抬起头一看，看见哥哥们都在身边，一个也不少，他高兴地笑了，脸上还挂着眼泪呢！

【游戏——放放、拿拿】

(1) 方法：准备一个玩具"百宝箱"。把玩具从"百宝箱"中一一取出，追取边说："放放、拿拿，拿出我的××（玩具名称）"。再将拿出来的玩具放回，边放边说："拿拿、放放，放进我的××。"

然后让宝宝模仿，父母应引导宝宝边做边说。最后，妈妈念儿歌："放放、拿拿，拿出我的小狗熊。"让宝宝听清妈妈的儿歌，拿出相应的玩具，拿出几个后，再玩"放进去。"

(2) 指导：游戏应该在宝宝知道所玩玩具名称的前提下进行。培养宝宝理解语言的能力；训练宝宝手眼协调的动作。

【游戏——认识五官】

(1) 方法：

①父母边唱边拍手，引导宝宝模仿：

"眼睛在哪里呀？眼睛在这里，用手指出来，用手指出来。"

"嘴巴在哪里呀？嘴巴在这里，用手摸一摸，用手摸一摸。"

"耳朵在哪里呀？耳朵在这里，用手摸一摸，用手摸一摸。"

"眉毛在哪里呀？眉毛在这里，用手指出来，用手指出来。"

②结合语言与动作培养宝宝对身体各部位的认识，如：父母说："小头，小头，摇一摇。""小手，小手，摆一摆。"让宝宝模仿动作发音。

③父母边说边做动作，如"走"、"举手"、"摇头"、"鞠躬"、"拍手"、"招手"等。让宝宝模仿动作发音。

④每当宝宝拿什么或要什么时，父母应问"什么？"和"你要娃娃，对不对？"尽量让宝宝回答出有关词语，促进孩子语言的发展。

⑤继续利用图片和实物学习语言，认识事物。如父母可引导孩子模仿动物的叫声，模仿交通工具的声音。

(2) 指导：此阶段的宝宝词汇量增多，言语表达能力有所提高，喜欢发音，所以此时的游戏最好以训练宝宝发音和提高语言能力为主。

【游戏——学叫爸爸、妈妈】

(1) 方法：妈妈拿一样宝宝喜爱的玩具，爸爸便教宝宝："快叫妈妈，请妈妈把玩具拿来。"或者爸爸走到另一房间，妈妈教宝宝："快叫爸爸，爸爸就回来了。"或者教宝宝："快叫爸爸，咱们去追爸爸。"或者妈妈藏起来，爸爸教宝宝："快叫妈妈，妈妈就出现了。"

(2) 指导：家长在宝宝叫出了"爸妈"的声音后，应立即把玩具拿给孩子，让宝宝感受到说话可带来好的效果，从而进一步激发宝宝说话的兴趣。用同样方法，还可学会叫家中的其他成员。

3. 口语萌芽阶段的语言开发游戏指导（13~16 个月）

【游戏——小手指一指】

(1) 方法：游戏时，父母边做动作边念儿歌，让宝宝也做同样的动作。“请你跟我这样做，我就跟你这样做，小手指一指，眼睛在哪里？眼睛在这里（用手指眼睛）。”“请你跟我这样做，我就跟你这样做，小手摸一摸，鼻子在哪里？鼻子在这里（用手摸鼻子）”。“请你跟我这样做，我就跟你这样做，小手指一指，耳朵在这里（用手指耳朵）。“请你跟我这样做，我就跟你这样做，小手指一指，嘴巴在哪里？嘴巴在这里（用手指嘴巴）。”“请你跟我这样做，我就跟你这样做，小手指一指，小手在哪里？小手在这里（用手摇两下）。”然后慢慢地让宝宝单独做。可做各种各样的动作，让宝宝学说“伸伸手”、“弯弯腰”、“喂小猫”、“种种花”等短语。

(2) 指导：游戏应尽量渲染游戏的气氛，用比较自由的形式调动宝宝的参与热情，激发宝宝想说愿说的热情。

【游戏——触一触】

(1) 方法：在日常生活中，让宝宝用手摸不同质地的物体，如毛毯、桌子、玻璃、皮包、石头、真丝衣服、塑料盒、书、墙壁等，并在触摸时告诉宝宝“毛毯多柔软呀！毛茸茸的”、“纱巾多光滑呀！光滑滑的”、“石头多硬呀！硬硬的”等感觉。让宝宝学说表示感觉的词和短语。

(2) 指导：在日常生活中，时刻不忘给宝宝提供积累经验的机会，促进宝宝词汇的不断丰富和量的不断增加。教宝宝认识各种物体的质地并能加以简单描绘。

【游戏——多彩的气球】

(1) 方法：

①和宝宝一边抛气球，一边念儿歌：“红（黄、蓝）气球，红气球，轻轻抛，天上游。”让宝宝模仿着一块念，并抛气球。

②和宝宝一边拍皮球，一边念儿歌“红皮球，红皮球，轻轻一拍朝天冲”。让宝宝模仿着一块念，并拍皮球。

(2) 指导：宝宝可借助于词更好地区别各种不同的颜色，如“这是红的”等，故要丰富宝宝的词汇。

4. 完整句掌握阶段的语言开发游戏指导（17~24 个月）

【游戏——学会表达】

(1) 方法：

①妈妈回家时，宝宝跑过来，张开手表示要妈妈抱，妈妈应乘机教宝宝说：“要妈妈抱”。让宝宝重复一遍，再抱起宝宝，和宝宝进行简单的交谈。

②宝宝想要某个玩具时，父母教宝宝说：“宝宝想要××(玩具名)了。”宝宝重复后，再给宝宝玩具。

③当宝宝想自己做事时，教宝宝学说：“宝宝走”、“宝宝吃”、“宝宝玩”等。

(2) 指导：经过父母在日常生活中有意的训练，宝宝逐步增加单词句的长度，为复合句的出现打下基础。训练宝宝大胆表达自己的需要，发展宝宝的语言表汰能力。

【游戏——电话对讲】

(1) 方法：

①父母运用玩具电话示范打电话。爸爸：“喂，你好，请问××(宝宝的名字)在吗？”妈妈：“宝宝在我身边。宝宝快过来，爸爸给你打电话了。”宝宝听电话，妈妈教宝宝学打

电话："喂，您好，我是宝宝。"反复练习几遍，让宝宝学会打电话的称呼语。

②电话铃响，让宝宝接电话，运用刚才学会的称呼语。爸爸问："喂，你好，请问宝宝在吗?"宝宝说："喂，你好，我是宝宝。"

说正确以后，让宝宝打电话。

③"喂! 请问是××的家吗?""请问，你是谁?""你有没有上公园?""阿姨要去你家，你希望阿姨带苹果还是玩具给你呢?"

"告诉我你家的电话号码?"等等一些问题来训练宝宝打电话的应对能力。增强宝宝对事物的理解能力，帮助宝宝发展说话的技巧。

(2) 指导：当宝宝渐渐习惯了富有变化的对话后，可教宝宝使用真的电话打给爷爷、奶奶或是其他的小朋友。训练宝宝的简单对话能力；培养宝宝的交往能力。

5. 主体语法掌握阶段的语言开发游戏指导（24~36个月）

【游戏——自我介绍】

(1) 方法：

①妈妈手拿青蛙玩具，模仿青蛙的声音说："我是大青蛙，鼓鼓的眼睛白肚皮，整天爱唱叽叽叽。"接着爸爸自我介绍："我叫×××，高高的个子，胖胖的脸，爱吃青椒和鸡蛋。"告诉宝宝自我介绍时，先讲自己的名字，再讲外貌特征，最后介绍自己的爱好。

②让宝宝给父母介绍他所熟悉的玩具猫，先用提问的方式，问："这个叫×××，它的眼睛是怎样的? 它的毛是什么颜色? 它是怎样叫的?"帮助宝宝表达，然后让宝宝完整地说一遍。

③让宝宝介绍自己。"我叫×××，××的脸，××的头，我爱……"根据宝宝的话，给宝宝以适当的引导。父母可以根据宝宝的描述，给宝宝画像，以引起宝宝的兴趣。

④随便给宝宝一样物品，用提问的方式先帮宝宝熟悉用词，如"它是什么? 它的形状是什么样? 它的颜色是什么? 它的用途是什么?"让宝宝描绘物体的基本特征。

(2) 指导：在引导宝宝作自我介绍时，首先教给宝宝他自我介绍的顺序，再教给他自我介绍的内容。训练宝宝学会自我介绍，锻炼宝宝的语言表达能力。

【游戏——读儿歌】

(1) 方法：在报纸杂志以及儿童读物上都刊登有各种各样的儿歌，你可以根据孩子的具体情况来选择，也可以自己编一些儿歌，里面用上您孩子的名字。

例如下面这首《太阳公公》儿歌，您可以把"宝宝"一词换成孩子的名字来念，效果就会更好。

太阳公公起得早，他怕宝宝睡懒觉。
爬上窗户瞧一瞧，咦，宝宝不见了。
宝宝正在院子里，一二三四做早操。
太阳公公眯眯笑，宝宝是个好宝宝。

又如下面这首《五指歌》，您可以边念边数着他的五个手指，生动有趣、别有风味。

一二三四五，上山看老虎。
老虎看不到，看见小松鼠。
松鼠有几只，让我数一数。
数来又数去，一二三四五。

一开始，孩子只会听您说，等重复次数多了以后，他也会试着念这些儿歌的。

(2) 指导：儿歌是一种富有韵律和节奏感的语言作品，让孩子多听多念儿歌能有效地促进他语言能力的发展，同时也让他从小就体会到语言的美和魅力。因此，是一种不可多得的语言学习形式。

育婴师国家职业资格五级操作技能教学提示

第一章　婴幼儿养育

第一节　婴幼儿喂养原则

一、教学目的：了解婴幼儿喂养的原则。

二、教学要求：了解婴幼儿喂养的基本原则和方法。

三、授课计划和教具：

内　容	方　法	教　具	时　间
现代营养观	小讲课	多媒体	5 分钟
科学喂养	小组讨论、讲课、示范	纸、笔、多媒体	45 分钟

四、核心知识：现代营养观的核心是食物多样、平衡、适量，以及总量控制。

第二节　母乳喂养

一、教学目的：

1. 了解母乳喂养的优点和母乳喂养新观念；
2. 了解如何估计母乳量以及母乳不足的处理。

二、教学要求：学会母乳喂养的技巧以及母乳喂养有关知识并能应用。

三、授课计划和教具：

内　容	教学方法	教　具	时间(分)
母乳喂养知识	小讲课	多媒体	10
母乳喂养技巧	演示、讲解	多媒体、婴儿模型、乳房模型等	20
母乳喂养知识与技巧	角色扮演	婴儿模型、乳房模型、枕头、床单、奶瓶、小杯、小匙、椅子、小凳等	30

四、核心知识：

1. 母乳喂养的优点与新观念；
2. 估计母乳量是否足够的评价指征；
3. 母乳不足的护理方法；
4. 母乳喂养的技巧。

第三节　人工喂养和科学饮水

一、教学目的： 掌握人工喂养的知识和方法，掌握婴儿食物的基本制作方法。

二、教学要求：

1. 学会正确冲调婴儿配方奶；

2. 学会掌握人工喂养每天婴儿的奶量和次数；

3. 学会制作婴儿食物（米糊、汤类、果汁、菜汁、菜泥、菜肴等）。

三、授课计划和教具：

内　容	方　法	教　具	时间（分）
人工喂养指证	小讲课	多媒体	10
人工喂养的用品	小组讨论	纸、笔、多媒体	30
配方奶的冲调	讲课、演示	多媒体、厨具	35
人工喂养的奶量	小组讨论、案例分析	纸、笔、多媒体	30
人工喂养方法	小讲课、演示、实习	纸、笔、多媒体	45
科学饮水	小讲课、分组实习	多媒体、水杯、水	20

四、核心知识：

1. 人工喂养和混合喂养的婴儿都要先喂母乳，每天不得少于3次，哺乳时间为10~20分钟。当吸空两侧乳房后，再补授配方奶；

2. 喂养行为包括：食物制备行为、家长喂养行为、儿童进食行为（喂养环境）；

3. 指导母亲按照婴儿自我调节的规律，建立适合母婴双方的喂养习惯，每个孩子都有自己的饮食适合量，不能千篇一律照书本推荐的时间和量去生搬硬套；

4. 婴儿进食固体食物和有形食物所需的技巧和知识，应在喂养婴儿的头2年中不断强化。自我进食的技巧是婴儿重要的进食行为；

5. 掌握不同年龄婴儿喝水的知识和方法。

第四节　混合喂养

一、教学目的： 掌握混合喂养的知识和方法，掌握婴儿食物的基本制作方法。

二、教学要求：

1. 学会正确冲调婴儿配方奶；

2. 学会掌握人工喂养每天婴儿的奶量和次数；

3. 学会制作婴儿食物（米糊、汤类、果汁、菜汁、菜泥、菜肴等）。

三、授课计划和教具：

内　容	方　法	教　具	时间(分)
混合喂养定义和方法	小讲课	多媒体、	10
混合喂养技巧	小组讨论、演示	多媒体、奶粉、奶具	30分钟
混合喂养注意事项	小讲课、演示	多媒体	45分钟

四、核心知识：

1. 混合喂养的婴儿要坚持喂母乳，每天不得少于3次，哺乳时间为10~20分钟。当吸空两侧乳房后，再补授配方奶；

2. 指导母亲按照婴儿自我调节的规律，建立适合母婴双方的喂养习惯，每个孩子都有自己的饮食适合量，不能千篇一律照书本推荐的时间和量去生搬硬套。

第五节　食物添加期的喂养

一、教学目的：掌握婴儿在食物添加期的喂养的知识和方法。掌握婴儿食物的基本制作方法。

二、教学要求：

1. 学会正确冲调婴儿配方奶；

2. 学会掌握人工喂养每天婴儿的奶量和次数；

3. 学会制作婴儿食物（米糊、汤类、果汁、菜汁、菜泥、菜肴等）。

三、授课计划和教具：

内　容	方　法	教　具	时间(分)
食物添加期三种状态	小讲课	多媒体	10
泥糊状食物添加与制作	小讲课、演示	多媒体　泥糊状食品	30
泥糊状食物的喂食方法	小讲课、演示	多媒体　泥糊状食品	15
添加食物的原则	小讲课、小组讨论	多媒体　白纸、笔	10

四、核心知识：

1. 婴儿期喂养食物的三种状态是指：液体状态食物、泥糊状态食物、固体食物；

2. 添加食物的原则是：从一种到多种，从少量到多量，从稀到稠，从粗到细，少盐不甜，忌油腻。

第六节　婴幼儿睡眠

一、教学目的：

1. 了解睡眠的重要性与婴幼儿睡眠规律；

2. 良好睡眠习惯培养与睡眠不安的预防。

二、教学要求：

1. 了解睡眠的重要性；

2. 掌握婴幼儿不同年龄阶段的睡眠特点及培养良好睡眠习惯的方法；

3. 能初步分析与寻找睡眠问题产生的原因并作出行为指导。

三、授课计划和教具：

内　容	方　法	教　具	时间(分)
睡眠核心知识介绍	小讲座	多媒体	20
小儿睡眠状况及环境	演示	婴儿床、床上用品、台灯(调光)、遮光窗帘、婴儿模型	20
帮助建立睡眠习惯	小组讨论	纸、笔、多媒体	20
睡眠不安的预防	小讲座	多媒体	10

四、核心知识：

1. 睡眠的重要性：良好的睡眠对体格发育和脑功能的发育、发展有促进作用。不良睡眠影响体格及智力的发育，也可引起情感行为问题；

2. 婴幼儿睡眠模式特点；

3. 婴幼儿睡眠习惯的培养；

4. 睡眠不安的预防。

第七节　婴幼儿大小便排泄

一、教学目的：了解婴幼儿大小便排泄的正常和异常情况。

二、教学要求：掌握正常和异常大小便排泄的基本知识及如何认识各种误区。

三、授课计划和教具：

内　容	方　法	教　具	时间(分)
婴幼儿大小便排泄的生理特点	小讲课	多媒体	10
学员谈自己所知道的异常排泄	快速反应	纸、笔、多媒体	20
大便异常的处理	小讲课	多媒体	10
小便异常的处理	小组讨论	纸、笔、多媒体	20

四、核心知识：

1. 不同年龄阶段婴幼儿大小便排泄的生理特点；

2. 认识异常大小便排泄的原因及预防；

3. 家长的认识误区。

第八节　婴幼儿体格锻炼

一、教学目的：了解婴幼儿体格锻炼的作用与方法。

二、教学要求

1. 了解婴幼儿体格锻炼的作用；

2. 掌握婴儿操、三浴锻炼的方法。

三、授课计划和教具：

内　容	方　法	教　具	时间(分)
婴儿操的作用与注意事项	小讲课	多媒体、娃娃	10
如何做婴儿操	看录像资料	多媒体	20
三浴锻炼的作用和内容	快速反应	多媒体	10
三浴锻炼的方法	小组讨论	大白纸、白板笔	20
婴儿操	分组操作练习	婴儿模型	20

四、核心知识：

1. 婴儿操是按照婴儿大运动发育规律进行编排的，适于0~12个月的婴儿；

2. 三浴锻炼可从新生儿期开始。应根据婴幼儿个体发育情况，结合日常生活规律及合理营养，灵活安排；

3. 适宜的体格锻炼可促进婴幼儿体格的生长发育及全身动作协调发展，有助于培养孩子坚强的意志、克服困难的信心及与人合作和交往能力，使孩子感到愉快、放松和安全。

第九节　生活制度和日常生活护理

一、教学目的：了解通过生活制度，可以培养婴幼儿的良好习惯，促进生长发育。

二、教学要求：掌握各年龄段的生活制度与生活护理。

三、授课计划和教具：

内　容	方　法	教　具	时间(分)
培养良好的习惯	小讲课	多媒体	10
抱宝宝的方法	模拟操作	婴儿模型	10
合理服装　穿衣技巧	讨论　模拟操作	多媒体　娃娃衣服	20

第二章　婴幼儿保健

第一节　婴幼儿生长监测

一、教学目的：了解婴幼儿生长监测的作用和方法。

二、教学要求：会使用生长监测图，学会利用生长监测判断婴幼儿健康状况。

三、授课计划和教具：

内　容	教学方法	教　具	时间(分)
生长监测概念	小讲课	多媒体	10
生长监测图	小讲课、演示	每人1张监测图	5
生长监测方法	案例分析	体重秤、体重袋、标记的监测图	10

四、核心知识：

1. 生长曲线的概念；
2. 生长监测图的认识和生长监测的作用；
3. 生长监测的方法和生长曲线异常的识别。

第二节　计划免疫

一、教学目的：了解儿童免疫接种的程序和作用。

二、教学要求：

1. 了解婴幼儿免疫接种的程序和各种疫苗的作用；
2. 了解常见的疫苗接种反应。

三、授课计划和教具：

内　容	方　法	教　具	时间(分)
预防接种的概念	小讲课	多媒体	10
免疫程序	小讲课	多媒体	10
预防接种的注意事项	快速反应	纸、笔	5

四、核心知识：

1. 计划免疫是预防传染病的最有效措施；
2. 基础免疫和计划免疫程序；
3. 预防接种的注意事项。

第三节　定期健康检查

一、教学目的：了解婴幼儿定期健康检查的作用和方法。

二、教学要求：了解婴幼儿健康检查的时间、内容和注意事项。

三、授课计划和教具：

内　容	方　法	教　具	时间(分)
健康检查的作用	小组讨论	纸、笔、多媒体	10
健康检查的时间	快速反应	纸、笔、多媒体	10
注意事项	小讲课	多媒体	5

四、核心知识：婴幼儿定期健康检查的时间、作用和注意事项。

第四节　新生儿护理

一、教学目的：了解新生儿护理方法。

二、学习要求：熟悉新生儿护理。

三、授课计划和教具：

内　容	教学方法	教　具	时间(分)
新生儿护理	小讲课	多媒体	20

四、核心知识：新生儿护理的方法。

第五节　高危儿保健

一、教学目的：认识高危儿保健的意义，掌握高危儿家庭监测的方法。

二、教学要求：

1. 了解高危儿、高危因素以及高危儿的潜在危险；
2. 掌握高危儿家庭监测的方法。

三、授课计划和教具：

内　容	方　法	教　具	时间(分)
高危儿概念	小讲课	多媒体	5

续表

高危因素	快速反应	纸、笔、多媒体	10
高危儿家庭监测	小讲课、演示	响铃、红球、布娃娃	10

四、核心知识：

1. 高危儿有发育障碍和脑损伤的潜在危险，应该进行高危儿监测早期发现发育异常，以便得到早期医学干预，促进正常发育；

2. 高危因素的种类，了解常见的高危因素；

3. 掌握高危儿家庭监测 10 项内容。

第三章　小儿常见疾病的家庭护理

第一节　新生儿常见病征的家庭护理

一、教学目的：了解新生儿常见病征的家庭护理。

二、教学要求：学会新生儿常见病征的家庭护理。

三、授课计划和教具：

内　容	教学方法	教　具	时间(分)
新生儿常见病征家庭护理	小讲课	多媒体	20

四、核心知识：新生儿常见病征的家庭护理方法。

第二节　常见营养性疾病

一、教学目的：了解婴幼儿常见营养性疾病的原因、表现以及预防方法。

二、教学要求：能够早期发现婴幼儿消瘦、佝偻病、缺铁性贫血的表现，了解其发病原因，懂得预防的方法。

三、授课计划和教具：

内　容	方　法	教　具	时间(分)
消　瘦	小讲课、小组讨论	多媒体、纸、笔	20
缺铁性贫血	小讲课、小组讨论	多媒体、纸、笔	20
佝偻病	小讲课、小组讨论	多媒体、纸、笔	20

四、核心知识：

(1) 消瘦的常见原因、早期判断和预防方法；

(2) 佝偻病和缺铁性贫血的常见原因、表现和预防方法。

第三节　呼吸系统疾病

一、教学目的：了解婴幼儿常见的呼吸道疾病的表现及家庭护理。

二、教学要求：识别婴幼儿呼吸道疾病的症状表现，掌握就医时机，学会呼吸道疾病的护理。

三、授课计划和教具：

内 容	教学方法	教 具	时间(分)
婴幼儿呼吸道疾病表现特点	快速反应	黑板、粉笔	10
常见婴幼儿呼吸道疾病：咳嗽、感冒、肺炎	小讲课	多媒体	20
婴幼儿呼吸道疾病家庭护理	小组讨论	纸、笔	15

四、核心知识：

1. 婴幼儿常见呼吸道疾病的症状表现；
2. 婴幼儿常见呼吸。

第四节 消化系统疾病

一、教学目的：了解婴幼儿呕吐、腹泻的表现及护理。

二、教学要求：

1. 识别婴幼儿呕吐、腹泻的表现；
2. 脱水的判断；
3. 呕吐、腹泻的家庭护理。

三、授课计划和教具：

内 容	教学方法	教 具	时间(分)
婴儿呕吐及家庭护理	小讲课	多媒体	10
婴儿腹泻的表现和家庭护理	快速反应，小讲课	纸、笔	10
腹泻脱水的判断	小讲课	多媒体	20
腹泻的家庭护理	小讲课	多媒体	20

四、核心知识：

1. 婴儿呕吐表现及家庭护理；
2. 婴儿腹泻的表现及家庭护理；
3. 腹泻脱水的判断。

第五节 常见小儿危重病症表现

一、教学目的：掌握发现小儿危重急症的方法以及紧急处理的原则。

二、教学要求：了解各年龄阶段小儿危重急症的主要表现，能够掌握不同年龄阶段小儿的一般危险表现，及时发现危重急症，能够掌握紧急处理方法。

三、授课计划和教具：

内 容	方 法	教 具	时间(分)
发现小儿危重急症	小讲课	多媒体	10
各年龄阶段小儿的一般危险表现	小讲课、小组讨论、课堂实习	多媒体、大白纸、笔	20
小儿危重急症的处理原则	快速反应	纸、笔、多媒体	10

四、核心知识：

1. 发现小儿危重急症的方法；
2. 各年龄阶小儿一般危险表现；
3. 小儿危重急症的处理原则。

第六节　小儿意外伤害的紧急处理和预防

一、教学目的：能够识别儿童意外伤害的危险因素，掌握常见意外伤害的紧急处理和预防方法。

二、教学要求：

1. 识别常见意外伤害的危险因素和急救原则；
2. 掌握常见意外伤害的急救方法和预防；
3. 掌握人工呼吸、胸外按压、骨折固定、止血等常用急救操作技术。

三、授课计划和教具：

内　容	方　法	教　具	时间(分)
儿童意外伤害的分类和急救原则	小讲课	多媒体	10
常见儿童意外伤害的紧急处理	小讲课、演示、课堂实习	多媒体、模型娃娃	40
儿童意外伤害的预防	快速反应	纸、笔、多媒体	10

四、核心知识：

1. 儿童常见的意外伤害种类及其急救原则；
2. 常见的儿童意外伤害的紧急处理方法；
3. 了解儿童意外伤害的预防原则。

第七节　儿童铅中毒的预防

一、教学目的：了解儿童铅中毒概念、标准。

二、教学要求：了解生活中中铅的来源。

三、授课计划和教具：

内　容	方　法	教　具	时间(分)
铅中毒的概念、标准	小讲课	多媒体	10
铅来源	小讲课	多媒体	10

四、核心知识：

1. 铅中毒的确定标准；
2. 铅的来源。

第四章　婴幼儿早期教育和训练

第一节　早期教育对婴幼儿智能发展的作用

一、教学目的和要求：

1. 掌握婴幼儿感知觉训练的方法；
2. 掌握婴幼儿语言训练的方法和游戏；
3. 婴幼儿常见心理问题的游戏解决方法。

二、教学方法：小讲课。

三、核心知识：

1. 早期教育对大脑发育的作用；
2. 早期教育的内容。

第二节　婴幼儿动作技能训练

一、教学目的：了解婴幼儿运动水平的发展顺序，掌握婴幼儿大运动和精细动作的训练方法。

二、教学要求：掌握大运动和精细动作的训练内容和训练方法。

三、授课计划和教具：

内　容	教学方法	教　具	时间(分)
大运动发展的内容和顺序	小讲课	多媒体	10
大运动发展的训练意义和原则	小讲课	多媒体	10
精细运动发展的内容和顺序	小讲课	展板	15
精细运动发展的训练意义和原则	小讲课	多媒体	10

四、核心知识：

1. 大运动和精细动作的内容和发展顺序；
2. 大运动和精细动作训练意义和原则；
3. 大运动和精细动作的训练方法。

第三节　语言能力的训练

一、教学目的：了解婴幼儿语言的发展规律，掌握婴幼儿语言训练方法。

二、教学要求：了解语言的发展规律，掌握婴幼儿语言的训练方法。

三、授课计划和教具：

内　容	方　法	教　具	时间(分)
语言的训练原则	小讲课	多媒体	30
婴儿语言游戏训练：	小讲课、演示		
1~2 岁是婴幼儿表达性语言	小讲课、演示		
2–3 岁理解性语言和表达性语言技能	小讲课、演示		

四、核心知识：0~1 岁是婴幼儿感知语言、发展理解性语言的阶段。掌握婴幼儿语言训练的原则以及训练方法。

第四节　感知觉能力的训练

一、教学目的：了解婴幼儿感知觉的发展规律，掌握婴幼儿感知觉训练方法。

二、教学要求：了解感知觉的发展规律，掌握婴幼儿感知觉的训练方法。

三、授课计划和教具：

内　容	方　法	教　具	时间(分)
感知觉的训练原则	小讲课	多媒体	10
感知觉训练方法	小讲课、演示		20

四、核心知识：0~1 岁是婴幼儿感知觉快速发展的阶段。掌握婴幼儿感知觉发展训练的原则以及训练方法。

第五节　认知能力的训练

一、教学目的和要求：掌握婴幼儿认知能力的训练方法。

二、授课计划和教具：

内　容	方　法	教　具	时间(分)
指认游戏训练	小讲课、演示	多媒体	30
记忆游戏训练			
方位游戏训练			
抽象概念游戏训练			
颜色游戏训练			
数字图形游戏训练			

三、核心知识：0~1 岁是婴幼儿认知能力快速发展的阶段。掌握婴幼儿认知能力训练方法。

第六节　社会适应性行为的训练

一、教学目的：基本了解婴幼儿社会适应性行为以及情绪发展的规律，掌握婴幼儿社会适应性行为以及良好的情绪训练方法。

二、教学要求：了解婴幼儿社会适应性行为以及良好情绪的发展变化，学会对婴幼儿社会适应性行为以及良好情绪的培养和训练方法。

三、授课计划和教具：

内　容	教学方法	教　具	时间(分)
生活自理能力训练方法	小讲课，案例分析	多媒体	45
社会交往能力的培养培养			
良好情绪的培养	小讲课，案例分析	多媒体	45

四、核心知识：（略）。

第五章　婴幼儿养育家庭护理技术

第一节　母乳喂养技巧

一、教学目的：

1. 掌握母乳喂养的技巧；
2. 能在实践中灵活应用母乳喂养有关知识与技巧。

二、教学要求：学会母乳喂养的技巧。

三、授课计划和教具：

内　容	教学方法	教　具	时间(分)
母乳喂养技巧	小讲课、演示	多媒体、婴儿模型、乳房模型	20
母乳喂养技巧	角色扮演	婴儿模型、乳房模型、枕头、床单、大口径的盛奶容器、椅子、小凳等	20

四、核心知识：

1. 常用的几种喂奶体位；
2. 正确的哺乳姿势；
3. 帮助婴儿含接。

第二节　婴幼儿妈咪厨房——婴幼儿食物的家庭制作

一、教学目的：

1. 了解科学的婴儿喂养是宝宝身心健康的基础；
2. 初步掌握婴儿食品家庭制作的方法。

二、教学内容：

1. 婴儿喂养的要点；
2. 制作婴儿辅食需要具备的基本知识；
3. 几种婴儿食品的制作方法；
4. 参考书的使用要点。

三、授课计划：

内　容	方　法	时间(分)
婴儿喂养的知识要点	小讲课、小组讨论	35
食品的制作	示教、分 4~5 组实习	40

四、教具准备

1. 多媒体、笔记本电脑；
2. 微波炉 (微波炉用具)、电磁炉、榨汁机；
3. 小锅、锅铲、刀、研钵、案板；
4. 盛婴儿食品的小碟、小碗、小勺 (各若干个)；

5. 婴儿米粉4袋、煮熟的鸡蛋4个、熟胡萝卜1~4个、黄瓜2根、西红柿4个、清水4杯。

第三节　婴儿抚触

一、教学目的：

1. 了解婴儿抚触的概念；
2. 掌握婴儿抚触的操作步骤与操作手法。

二、教学要求：学会婴儿抚触的操作技巧（操作步骤与操作手法）。

三、授课计划和教具：

内　容	教学方法	教　具	时间(分)
婴儿抚触的概念	小讲课	多媒体	10
婴儿抚触的操作步骤与操作手法	演示、讲解实习	婴儿模型、抚触润滑油、大小毛巾各1条、一次性尿裤等	30
练习	模拟操作	同上	30

四、核心知识：

1. 婴儿抚触的概念；
2. 婴儿抚触的重要性与意义；
3. 婴儿抚触的操作手法与操作步骤；
4. 婴儿抚触的操作时注意事项。

第四节　婴儿沐浴

一、教学目的：

1. 了解婴儿沐浴的概念；
2. 掌握婴儿沐浴的操作步骤；
3. 掌握婴儿沐浴的操作方法；
4. 掌握正确穿脱婴幼儿衣服及更换一次性尿裤的步骤与方法。

二、教学要求：

1. 学会婴儿沐浴的操作技巧（操作步骤与操作方法）；
2. 了解婴儿沐浴的常识；
3. 学会正确穿脱婴幼儿衣服的操作技巧（操作步骤与操作方法）；
4. 学会更换一次性尿裤的操作技巧（操作步骤与操作方法）。

三、授课计划和教具：

内　容	教学方法	教　具	时间(分)
婴儿沐浴的常识	小讲课	多媒体	30
婴儿沐浴技巧(操作步骤与操作方法)	演示讲解	浴盆、脸盆、毛巾、浴液、婴儿模型、浴巾、婴儿衣服、爽身粉护臀霜、一次性尿裤等	1
练　习	模拟操作	同上	2

第五节 婴儿被动操和主动操

一、教学目的：掌握婴儿被动操和主动操的操作手法。

二、教学要求：学会婴儿抚触的操作技巧（操作步骤与操作手法）。

三、授课计划和教具：

内　容	教学方法	教　具	时间(分)
被动操和主动操的操作	演示、实习	多媒体、娃娃模型	30

第六节　基本护理技术

一、教学目的：

1. 了解各种基本护理技术的重要性和作用，包括测量体温、脉搏测量、呼吸监测、冷湿敷、热疗法、喂药、输液看守以及小儿眼鼻给药法等；

2. 了解各种基本护理技术的方法，并能进行判断和观察。

二、教学要求：学会各种护理技术的方法和操作步骤，了解其要点，能够动手操作。

三、授课计划和教具：

内　容	教学方法	教　具	时间(分)
测量体温常识	小讲课	多媒体	10
体温测量方法	演示、操作	婴儿模型、体温表及用品	20
测量脉搏常识	小讲课	多媒体	10
脉搏测量方法	演示、操作	秒表或手表	10
呼吸监测知识与操作方法	小讲课、操作、演示	表或钟	20
冷湿敷的学常识与操作方法	小讲课、操作演示	水盆、毛巾等	20
热疗的常识与操作方法	小讲课、操作演示	热水袋、水温计、量杯、毛巾	20
喂药的方法	演示	药杯、汤匙、量杯、毛巾、温水	20
输液看守和常识	小讲课	多媒体	10
眼鼻给药的方法	小讲课	多媒体	10

四、核心知识：

1. 各种基本护理技术的常识；

2. 各种基本护理技术的操作方法与步骤；

3. 各种基本护理技术的注意事项。

第七节　急救技术

一、教学目的：掌握人工呼吸和心肺复苏的方法。

二、教学要求：

1. 掌握口对口人工呼吸的方法以及注意事项，会在模型上正确操作；

2. 掌握心肺复苏的时机、方法和注意事项，会在模型上正确操作。

三、授课计划和教具：

内 容	教学方法	教 具	时间(分)
口对口人工呼吸	小讲课、演示、操作实习	儿童人体模型	30
心肺复苏	小讲课、演示、操作实习	儿童人体模型	20

第八节 0~3岁儿童早期教育和训练

一、教学目的：结合婴幼儿神经心理发育的规律，学习、掌握0~3岁儿童早期教育和训练的主要内容和方法。

二、教育要求

1. 了解0~3岁婴幼儿早期教育的主要内容；

2. 掌握各项训练的目的、方法以及注意事项；

3. 本教材仅提供了一小部分婴幼儿早教训练的内容和方法，只能作为一个示例，并不包括全部婴幼儿早教训练的内容。学员在学习后可以参考相关的教材，不断充实和提高。

三、授课计划和教具：

内 容	方 法	教 具	时间(分)
大运动训练	讲解、演示、实习	布娃娃、玩教具	50
精细动作训练	讲解、演示、实习	布娃娃、玩教具	50
语言能力训练	讲解、演示、实习	布娃娃、玩教具	40
认知能力训练	讲解、演示、实习	布娃娃、玩教具	40
行为能力训练	讲解、演示、实习	布娃娃、玩教具	30

四、核心知识：

1. 结合婴幼儿神经精神发育的规律的复习，了解婴幼儿大运动、精细动作、言语能力、认知能力以及行为能力的训练内容和方法：

2. 通过婴幼儿早教训练的实施，进一步掌握婴幼儿心理发展的规律；

3. 婴幼儿神经心理发展是非常丰富的，通过学习掌握学习方法，再结合自学了解更多更新的早教训练内容和方法，不断充实和提高早教素质。

育婴师国家职业资格四级操作技能

第一章 婴幼儿养育

第一节 母乳喂养

一、母乳量是否足够的评价

1. 喂乳次数：出生头 1~2 月的婴儿，每天喂乳 8~12 次。3 个月的婴儿，24 小时内哺乳次数至少有 8 次。哺乳时尚可听见婴幼儿吃奶的吞咽声。

2. 排泄情况：每天可换婴儿尿布 6 块或更多湿尿布。有少量多次或大量一次质软的大便。

3. 睡眠：在出生头 1~2 月内，二次哺乳之间婴儿很满足及安静。常见 3 个月婴儿在吸吮中入睡，直至自发放弃乳头。

4. 体重：每月增重<500 克，出生两周后，如体重低于出生体重，说明母乳量不足。

5. 神情：可见婴儿眼睛明亮，反应灵敏。此外，哺乳前乳母有乳房充满感，哺乳时有下乳感，哺乳后用手触乳房有松软感。

二、母乳不足怎么办

1. 寻找原因：详细了解母乳喂养中的不合理现象，如喂奶次数少，夜间不喂奶，喂奶前添加水或牛奶等。寻找引起母乳不足的其他因素，如母亲和婴儿有否生病，母亲的乳头有否异常，喂哺技巧掌握的熟练程度，母亲的饮食、休息和对哺乳的信心。

2. 建立足够乳量的要点：

(1) 促进乳量增多最有效的方法是增加对乳头的刺激，但乳汁分泌多少与母亲情感等变化也是密切相关的。应重视整体护理，多给母亲一些良性刺激（支持鼓励乳母树立信心，保持精神愉快），建立一个来自社会、家庭、亲朋邻里和医务人员的支持系统。

(2) 乳母坚持按需哺乳和夜间哺乳。

(3) 掌握正确的喂哺技巧。做好乳房保健，合理营养和休息，不给婴儿过早添加辅食。

(4) 对于个别确实下奶过晚的乳母，建议采用一次性的哺乳补充装置。这样，既可满足婴儿需求，又不减少对乳头的吸吮次数，帮助母亲度过短暂乳量过少的危机。一旦乳量稍增多，即可拆除装置。

只要按上述要点坚持哺乳，乳汁分泌量一定会随婴儿月份增加而逐渐增多，直至纯母乳喂养（4~6 月）婴儿取得成功。

三、母乳喂养常见问题

1. 胃-结肠反射

小儿肠管相对比成人长，一般为身长的 5~7 倍，小肠的主要功能包括运动、消化、吸收及免疫保护。由于小儿大脑皮质功能发育不完善，进食时常引起胃-结肠反射，多生便意，所以喂奶时会出现边吃奶边排大便的现象，这属于正常现象，不必特别处理。

2. 黄疸

（1）生理性黄疸：由于新生儿胆红素代谢特点，约 50%~60%的足月儿和 80%的早产儿出现生理性黄疸，其特点为：①一般情况好；②足月儿生后 2~3 天出现黄疸，4~5 天达高峰，5~7 天消退，最迟不超过 2 周；早产儿黄疸多于生后 3~5 天出现，5~7 天达高峰，7~9 天消退，最长可延迟到 3~4 周；③每日血清胆红素升高<85 微摩尔/升。

（2）母乳喂养性黄疸也称为“缺乏”母乳的黄疸，属于早发性黄疸，一般发生在出生后 3~4 天，持续时间一般不超过 10 天，胆红素最高峰 256.5~342 微摩尔/升，多见于初产妇的孩子，每天哺乳的次数较少。

①病因：

a. 添加了口服葡萄糖溶液：不少研究表明，给出生后的新生儿添加糖水和葡萄糖溶液的做法，往往可使小儿血中的胆红素超过纯母乳喂养儿的水平。

b. 胆红素升高：不经常哺乳可使新生儿胆红素升高，这与每天哺乳次数较少是有一定关系的。

c. 胎粪排出延迟：有些孩子通常有胎粪排出不正常或延迟的情况，这也是出现黄疸的原因之一。

②母乳喂养性黄疸关键在于预防，为此应做到：

a. 白天和夜间都要勤哺乳。24 小时中应哺乳 8~12 次或更多。

b. 仔细观察新生儿是否确实有效地吸吮到乳汁，双侧乳房都要有足够的被吸吮时间。如果新生儿在出生后 24~48 小时内不能频繁地吸吮时，母亲应当把乳汁挤出来用小杯或滴管喂他（不要用奶瓶），直到新生儿可以直接在乳房上吸吮为止。

c. 限制辅助液体的添加。

d. 注意大便性状，对胎粪排泄延迟的新生儿，应到医院就诊。

3. 漾奶

喂奶后不久就有少量的奶或咽下的食物漾出就是漾奶。如果进食后有大量的食物吐出就是呕吐。漾奶是一个自然发生的现象，特别是在生后头 6 个月内。

预防漾奶可以采取下述的方法：每次喂奶后让孩子向母亲右肩侧趴着，或竖起孩子，排出吞咽下的空气（打嗝）。头不要向下低，避免让孩子哭闹，加重漾奶。婴儿期不少疾病都伴有呕吐，因此，发现呕吐应去看医生。

4. 便秘

应该说母乳喂养的孩子很少会发生便秘情况，一般多见于人工喂养的孩子，但由于个体的差异，有些母乳喂养的小儿会两天排一次大便，如大便是黄软的，且又有规律属于正常现象。但在母乳不足，婴儿吸吮次数较少（每日少于 8 次），又没有及时补充水与饮食的情况下，母乳喂养的婴儿也会发生便秘现象。

第二节　人工喂养

根据中国营养学会提出的《中国居民膳食宝塔》的标准和要求，奶制品是 3 岁以下婴幼儿的主要食物。

一、适宜婴幼儿的奶制品

1. 婴儿配方奶——首选

婴儿配方奶是以母乳的组成成分为标准，再按儿童不同年龄阶段的需求，调整奶粉的组成成分而制成的。其主要改变是去除牛奶中部分酪蛋白，用乳清蛋白补充，使酪蛋白和乳清蛋白的比例接近母乳；去除牛奶中部分饱和脂肪酸，加入与母乳同型的亚油酸和不饱和脂肪酸等必需脂肪酸；提高乳糖含量；脱去牛奶中含量较高的钙、磷和钠，使钾:钠、钙:磷比例恰当；并且强化了维生素 A、维生素 D、维生素 B_1、维生素 B_2、维生素 C、维生素 K_1 和微量元素铁、锌、碘、镁等。

配方奶虽然在营养成分上接近母乳，甚至弥补了母乳的某些不足，但缺少母乳中含有的免疫活性物质和酶，故不能代替母乳，只是作为人工喂养时的首选食物。

2. 特殊婴儿配方奶粉

（1） 有适合早产儿营养的早产儿配方奶粉。

（2） 有限制某种氨基酸（如苯丙氨酸）或乳糖的奶粉，适用于苯丙酮尿症和乳糖不耐受的婴儿应用。

（3） 有适合于对牛奶过敏或乳糖不耐受的奶粉，如以大豆植物蛋白为主的豆基配方奶、不含乳糖的配方奶。

二、不适宜婴幼儿的奶制品

1. 新鲜牛奶：新鲜牛奶中由于酪蛋白高和矿物质高，不容易消化，会增加婴儿肾脏的负担。在没有配方奶粉供应的地区才可采用新鲜牛奶。使用新鲜牛奶时需要加水稀释，加糖煮沸。出生 2 周内的婴儿用 3:1 牛奶（3 份牛奶加 1 份水），2~4 周用 4:1 牛奶，满月后用全奶不用稀释，同时应加 5%~8%的糖。

2. 全脂奶粉：在无配方奶的地区可采用全脂奶粉。全脂奶粉按容积比例进行冲调，1 匙奶粉加 4 匙水，或按重量比例为 1:8（30 克奶粉加水到 240 毫升）。按这种比例冲调即为全脂奶。全脂奶粉的营养成分不适合婴儿喂养，适应于较大儿童喂养。

3. 炼乳：含糖量过高（约 40%），含蛋白质量低。

4. 麦乳精：含糖量过高，是以糖为主的食品。

5. 豆浆：豆浆是植物蛋白质，吸收利用较差。

6. 酸奶：有的酸奶是在新鲜牛奶中加入乳酸剂制成的，有的酸奶是加入乳酸杆菌，使奶中的乳糖变化成乳酸，有利于肠道吸收，并可调节肠道菌丛的作用。因乳糖已被酵解成乳酸，适用喂养乳糖不耐受症、消化不良的儿童。但因其营养成分都低于牛奶，因此不能作为婴幼儿主食喂养，可在配方奶的基础上食用。

7. 豆制代乳粉：以大豆为基础，与谷类、蛋黄配制，并强化了部分维生素、钙、铁等营养素，其成分不及牛乳，适用于对牛乳过敏的婴儿喂养。

三、母乳与三类代乳品的比较

为了指导我们科学地选择婴儿奶制品，将母乳和三类代乳品作一比较，见表 12。

表 12 **母乳与三类代乳品的比较**

内容	母乳	婴儿配方奶	普通奶粉	鲜奶
免疫物质	有	无	无	无
各种营养素	种类多、易吸收	添加了大部分	低	低
无机盐含量	合适	合适	较高	较高
不易消化吸收的酪蛋白凝块	无	无	较细软	有

续表

冲调方法	不需要冲调	冲调方便	冲调方便	需加热、加糖 小婴儿需稀释
保存	随吃随喂	容易保存	容易保存	不易保存

第三节　食物添加期的喂养

一、食物添加期的概念

1. 食物添加期是指婴儿从液体食物喂养为主向固体食物喂养为主过渡的一段时期。这阶段时期内液体食物（母乳和婴儿配方奶）仍然是主要的营养来源，泥糊状食物是液体食物与固体食物之间的过渡食物。从物理性状来说，泥糊状食物是指含液体量介于液体食物与固体食物之间的、不干不稀的稠粥状食物，如粥、米糊、菜泥、水果泥、肉泥等。它不是“副食”，也不是辅食，是婴儿由液体食物向固体食物过渡阶段的主要食物。泥糊状食物阶段也是婴儿学会吞咽、咀嚼的一个特殊的生理发展过程。

2. 婴幼儿时期的三种食物阶段

（1）液体食物期：出生后立即开始母乳喂养或配方奶喂养（一级火箭）；

（2）泥糊状食物期：4~6 个月后的换奶期添加泥糊状食品（二级火箭）；

（3）固体食物期：从 10 个月左右起多种食物相互搭配（液体、半固体和固体食物）到天然均衡膳食阶段（三级火箭）。

婴儿期三种食物喂养的过程像发射三级火箭一样，哪一级都不能出问题，任何一级喂养偏差都会影响婴幼儿生长发育，而致使在下一阶段无法弥补。

二、添加泥糊状食物

泥糊状食物期是人类生长发育不可缺少的一个营养阶段。泥糊状食物阶段孩子没喂好，就不能达到生长发育潜能所提供的最佳发育水平，以致会出现身材矮小，体弱多病，语言发育差，认知能力发育迟缓，偏食、挑食、拒食等问题。

1. 添加泥糊状食物的时间

4~6 个月的宝宝应该开始添加乳汁以外的其他食物了，这一阶段添加的食物应是泥糊状态的食物，才能符合婴儿的生理要求。

2. 添加泥糊状食物的作用

（1）补充母乳的不足。母乳只能满足 6 个月内宝宝生长发育的全部需要，6 月后婴儿生长发育很快，需要的营养多，母乳已经不能满足婴儿的需要，必须添加其他食物来弥补，才能满足孩子的营养需要。

（2）咀嚼功能发育的需要。学吃泥糊状食物的关键期是出生后 4~6 个月，学习咀嚼的关键期为出生后 7~9 个月，咀嚼功能的发育完善有助于语言能力（构音、单词、短句）和认知功能的发育。且食物添加过程也是锻炼胃肠功能逐渐成熟的关键期。如果错过了关键期，即使提供充分的营养，孩子也无法充分表达已被压抑的生长潜能。

（3）婴儿心理发展的需要。学吃泥糊状食物是宝宝减少对母亲的依赖，进行精神断奶的开始。从食物添加至完全断离母乳，是孩子心理逐渐成熟、迈向独立的重要转折期。学吃进程是促进孩子心理成熟的重要过程。

（4）刺激感知发展的需要。接触新的食物可刺激孩子各种感知（视觉、听觉、嗅觉、味觉、触觉等）的发展，从而促进开启智力发育的目的。看到大人吃东西时，孩子会盯着食物，张开小嘴，兴奋地等着大人来喂，甚至会有咀嚼动作。一旦新食物进入口中，舌头即开始体验食物的性状、软硬和颗粒大小；鼻子开始闻食物的香气；味蕾开始品尝食物的味道。随后，这些感觉将传递到中枢神经系统形成丰富的神经通路，促进大脑的发育。婴幼儿握勺学吃饭的过程，是手眼协调、精细动作的练习过程，也有利于智力发展。

（5）为断乳做准备。母乳喂养可以持续到婴儿出生后的第二年。断奶的过程是补充食物的过程。多样化的食品，多种美味的食品让孩子享受到了吃的快乐从而养成了不挑食、不偏食的好习惯，为断乳做好了最充分的准备。

三、婴儿一日食物的种类、数量和喂养频率

婴儿一日食物参考量见表13。

表13　　婴儿一日食物参考量表

月龄	饮食种类	每日次数/数量	提供的主要营养素
0~6	母乳、配方奶	按需/500~1000毫升	全部
6~8	母乳或配方奶	6~8次/800~1000毫升	部分
	强化铁的稀米粉糊	2~4汤匙	铁、能量
	菜水、菜汁、菜泥	1~2汤匙	维生素、矿物质、膳食纤维
	果汁、果泥	1~2汤匙	维生素、膳食纤维
	蛋黄泥	1/4~1个	铁、蛋白质、维生素A、维生素D
	植物油	半茶匙	能量
8~10	母乳或配方奶	4~6次/600~800毫升	部分
	强化铁的米糊、粥、面片	半碗/次，2次	铁、能量、膳食纤维
	菜末	2~4汤匙/次，2次	
	饼干、烤馒头片	1~2块	能量
	碎水果	2~4汤匙	
	鸡蛋羹	1个	
	肝泥	1汤匙	铁、维生素A、锌
	鱼泥、肉泥	2汤匙	蛋白质、维生素A、维生素D
	植物油	1茶匙	能量
10~12	母乳或配方奶	3~4次/600~800毫升	部分
	软饭、面条、馒头、带馅食品	3次	能量、膳食纤维
	碎菜	2~3次	
	水果块	1次	
	鸡蛋	1个	
	肉末、鱼、肝、动物血	1~2次	
	豆腐	每周2~3次	植物蛋白
	植物油	2茶匙	

注：餐具容器估计：一平茶匙5毫升（约5克）；一平汤匙15毫升（约15克）；一小饭碗100毫升。

四、添加食物的选择

添加食物应适合婴儿不同月龄咀嚼和吞咽的生理功能及消化能力。

1. 4~6 个月：从少量清淡、泥糊状的食物开始，用过滤、煮汤、弄碎等方法制备食物。

2. 6~8 个月：满 6 个月的婴儿可以吃颗粒逐渐变粗的食物，即捣碎、磨碎和切得很碎的食物；同时需要给予多种口味和口感的食物，以养成适应多种口味的饮食习惯。一次只引入一种新食物，并持续喂几天。这样，婴儿能学着适应新食物的味道、香味和质地，而且更有利于观察是否有食物的过敏反应。

3. 8~10 个月：8 个月可以尝试吃小片状的食物如面包片，以锻炼咀嚼能力。如果婴儿没有机会学习如何咀嚼，日后他们可能只会吃质感细腻的食物，难以接受其他食物。为鼓励宝宝进食肉类食物，应将食物煮熟煮烂，方便宝宝咀嚼和吞咽。给出牙的婴儿提供磨牙棒或馒头片等有利于咀嚼。要确保提供给婴儿的食物柔软、易于吞咽，不要弄成小块以免噎住。不要给婴儿坚果、爆米花等太硬的需要用力咀嚼的食物，否则可能会噎住婴儿。

4. 10~12 个月：婴儿的食物可以切成小块、捣碎或切成薄片。婴儿已经逐渐习惯了全家饭菜中的大部分食物。经过更多的指导和训练，婴儿已经准备好了与其他的家庭成员一起进餐，在添加任何调味料前请先盛出婴儿吃的部分。不要给孩子吃容易导致窒息的食物（有一定形状和硬度、容易阻塞气管的一类食物，如坚果、葡萄、生的胡萝卜等）。

五、添加食物的注意事项

1. 孩子可以吃家庭自制的、专为孩子准备的、新鲜且与孩子年龄适宜的食物。

2. 购买的食品应注意出厂日期、保质期、保存条件和生产批号，尤其应注意是否符合孩子的年龄阶段。

3. 用少量多餐的方法，每日有规律地添加食物。

4. 孩子患病时食欲常减退，消化功能也下降，此时不要添加新食物。

5. 要用小匙喂，添加泥糊状食物可同时训练婴幼儿用匙、吞咽、咀嚼三方面的能力；纯米粉类的食物不要与奶粉调配在一起放在奶瓶中吸吮；小匙要适合婴幼儿的口型，要选用浅而平的小匙。

6. 当婴幼儿适应一种食物后仍要保持进食的频率，如适应了蛋黄后又添加了菜泥和鱼泥，但蛋黄仍然要经常吃。

7. 泥糊状食品味道要清淡，不宜食用过多的糖、盐和化学添加剂，一般不主张用味精作为婴儿的调味品。

8. 婴幼儿对食物的喜爱和接受食品快慢的能力有较大的个体差异。补充食品添加的月龄和数量、增加的速度也要因人而异，灵活掌握；要告诉家长不要盲目地拿自己的孩子和其他的孩子比食量，比添加品种的多少和速度。

六、婴幼儿喂养常见问题

1. 喂养不足

（1）原因：婴儿休息不好，常哭闹，每次吸奶不能吸空乳房或奶瓶，没有获得充足的食物。喂养过程中存在的问题可能是：每日喂养次数太少，喂养的姿势可能不正确，奶嘴孔的大小和位置不合适；母亲疲劳，心情不愉快，都直接影响喂养的效果。

（2）喂养不足的症状：便秘，入睡困难，烦躁不安，爱哭泣，体重不增或增重不足（母乳喂养的婴儿第 1 个月增重不足 700 克，人工喂养最初 3 个月内每月增重不足 700~1000 克），皮肤干皱。

2. 喂养过度

（1）原因：给婴儿喂养的数量，质量过密。一般情况下，宝宝不能接受过量食物，但是长期过量喂养，宝宝就会慢慢适应。

（2）常见的症状：溢奶、呕吐等。过量喂养脂肪会引起腹胀，过度增重，肚子不舒服。过量喂养碳水化合物，会引起腹胀，肛门排气多（屁多），体重增重过快。

（3）处理方法：提供多样、平衡、适量的营养，保证充足的肉、奶、鱼、蛋、蔬菜和水果等，并掌握正确的喂养技术。建议家庭每周称体重 1 次，0~6 个月的孩子应每月去医院进行体格检查，并进行营养与喂养咨询。

3. 溢奶

（1）原因：溢奶是指喂奶后不长的时间内有少量的奶或咽下的食物溢出。如果进食后有大量的食物吐出是呕吐。6 个月以内的婴儿，出现溢奶是自然现象，这是因为婴儿的胃呈水平形态，贲门肌肉较松弛，幽门肌肉紧张而致容易溢奶。

（2）处理方法：每次喂奶后让婴儿靠在妈妈的右肩膀上竖抱 10~15 分钟，轻轻拍背部，打嗝后，排出胃内的空气，让婴儿右侧卧位以防止呛咳引起窒息。如果每餐都有呕吐，呕吐呈现喷射状或呕吐物中带有血丝，婴儿体重不增，则要去医院查明原因。

4. 便秘

（1）原因：摄食或饮水过少，食物中蛋白质、脂肪含量过高。有的家长在冲调配方奶粉时加入过高比例的奶粉，因此人工喂养的孩子便秘的现象比较多见。

（2）常见的症状：大便干燥、坚硬、排出困难。大便次数也会减少。孩子感觉不舒服，用力排便后可见血丝便和黏液便，有时会引起肛门裂或肛门疼痛。

（3）处理方法：多喝白开水；适时添加果汁和菜泥；合理进食蔬菜、水果和含纤维素高的食物，如南瓜、土豆、胡萝卜、叶菜类等；坚持让婴儿做被动操和主动操，婴儿抚触时在腹部做从右向左的顺时针按摩；养成定时大便的习惯；及时去医院咨询。

5. 胃 - 结肠反射

（1）原因：有些孩子常常吃完奶就排便，或边吃奶边排便。这是因为每当人的胃中装满食物时会对肠道从上至下产生刺激，这种刺激到达结肠便会产生排便感。在婴儿期的前几个月，这种反射最为活跃。

（2）处理方法：让孩子休息 10~15 分钟，等肠道刺激减轻后，排便感不那样强烈了再喂奶。

6. 腹痛

腹部绞痛常见于 3 个月以下的婴儿。

（1）原因：过度喂养和过早添加了含碳水化合物过高的食物（土豆、红薯等）；过分饥饿时喂奶和进食；吞咽了空气；生活环境中出现紧张、着急、生气或受恐吓等情况。

（2）发作时症状：突然发作，哭闹剧烈，可发作持续几个小时，面色潮红或苍白，肚子胀，双腿卷曲到肚子，脚冰冷，双手握拳，一般在肛门排气或排便后好转。如有肛门裂、腹泻、呕吐时应去医院就诊。

（3）处理方法：

①让婴儿直立或俯卧位放在膝上或放个热水袋在肚子上可缓解疼痛。

②拍背，帮助打嗝。

③母亲应停食能引起过敏的食物如花生、海鲜、牛奶、鸡蛋、黄豆等。这些食物分解

后的产物到达乳汁可被婴儿吸收。

④及时与医院联系就医。

7. 食物过敏

食物过敏是指某些食物引起的反复规律发作的婴幼儿身体过敏的症状，常见的有湿疹、荨麻疹、哮喘、支气管炎、呕吐和腹泻等症状。

(1) 原因：由于体内某些蛋白质、如酶的结构变异缺陷或功能的发育迟缓而使婴幼儿不能耐受某些食物。常见的引起过敏的食物有牛奶、蛋类、豆类、贝类等。有的食品添加剂如谷氨酸单钠、苯甲酸脂能引起荨麻疹。

(2) 症状：婴幼儿食物过敏有个体差异，轻重不等。有的引起强烈的反应，表现为暴发性荨麻疹，有的婴儿只有轻微的皮疹或面部湿疹。

(3) 处理方法：

①有食物过敏家族史的婴幼儿适当延缓添加泥糊状食品的时间。

②暂停过敏的食物一周左右。

③婴儿首次添加的食物最好是米糊，因为大米不会导致过敏反应，既安全又能提供能量。

④添加一种新食品要从少量开始并且要经过 4~5 天适应以后再添加另一种新食品。

⑤发现有过敏症状时要及时去医院咨询或就诊。

8. 乳糖不耐受

乳糖是人奶、牛奶和其他奶及奶制品中特有的一种双糖，在肠道需经乳糖分解成葡萄糖和半乳糖后，才可被人体吸收。

(1) 原因：乳糖不耐受症包括原发性和继发性两种。原发性乳糖不耐症在婴幼儿中极为少见。继发性乳糖不耐症则常见于各种原因的胃肠道功能紊乱。感染因素可源于细菌、病毒对肠道黏膜细胞的侵害，使肠黏膜细胞失去分泌乳糖酶的能力；非感染因素主要由喂养不当而引起胃肠道功能紊乱和营养不良，受损的肠黏膜细胞不能分泌乳糖酶，不能将母乳或乳制品中的乳糖分解，并因此而加重腹泻的症状，从而延长了腹泻的病程。

(2) 症状：胃肠道功能紊乱，如呕吐、腹痛、腹泻等。

(3) 处理方法：暂时停止进食含乳糖的奶或奶制品，在医生的指导下进食不含乳糖的乳制品，也可将乳制品稀释后少量喝，以不出现症状为宜，逐日加量，逐渐刺激肠道乳糖酶合成和分泌功能的恢复。

第四节　良好饮食行为的培养

一、喂养行为的概念及其对儿童发育的影响

1. 培养良好的饮食行为的目的是，让孩子从小学习饮食文化、饮食礼节、饮食技能，享受饮食的过程。

2. 喂养行为包括：食物制备行为、家长喂养行为、儿童进食行为（喂养环境）。育婴工作者要从每日三餐的进食中逐渐把孩子培养成为懂礼貌、会等待、愿分享、守规矩的孩子，这并不是一件容易的事情。

二、饮食环境

营造环境优美、安静的氛围，关闭电视机和收音机；进食的整个过程不打骂孩子、不

强迫孩子、不哄骗孩子、不威胁孩子；进食要以表扬和鼓励为主，让吃成为一种享受，成为一种愉快的过程。

三、进餐规律（定时、定量、定点）

1. 定时：可形成饥饱分明的条件反射规律。每餐饭约 20~30 分钟。当家庭成员没有到齐时要教会孩子坐在餐桌旁等待，培养孩子进食的礼节。

进食前 1.5 小时不要给孩子添加任何食物，以保证他们进食主餐的食欲。

2. 定量：为孩子盛好适合于他年龄的饭菜分量。

3. 定点：定时坐在固定的位置上进餐，让孩子能专心致志地吃饭。

四、主动自食

育婴师和家长要懂得孩子的进食技能是需要后天培养和训练的。从被动接受食物到主动自食是 1 岁内婴儿的必修课： 6 个月时可以捧着杯子喝水或奶，吃碎菜；9 个月时可自己用手抓着食物如馒头、饼干吃，手口协调地用杯喝水；10 个月可握住杯子喝水；12 个月时会自己握匙并送食物到口中。

婴儿的进食技能的发育与婴儿期的训练有关，错过了训练吞咽、咀嚼的关键期，幼儿期会表现为不愿吃固体食物，或“含在口中不吞”。因此要积极发展独立进食行为，鼓励婴儿自己进食，防止强迫进食。

五、专心进食

进餐要有舒服的姿势，注意力集中，专心进食。不要在儿童进食时看电视、玩游戏、边走边吃，也不要在进食时批评教育孩子。

六、饭前洗手、饭后漱口

开饭前要带着孩子洗手，2 岁以上的孩子可在家长的帮助下摆好碗筷，拿好凳子，做这些准备时孩子就知道要“开餐”啦！

当孩子自己洗手—拿碗筷—会等待时要及时表扬，以肯定和巩固形成了的良好行为和习惯。

当孩子吃完了食物后，要表扬他学吃的本领，要鼓励他饭后漱口，防止龋齿的形成。

第五节　婴幼儿睡眠

一、婴幼儿期睡眠规律

1. 睡眠时间（见表 14）。

表 14　　婴幼儿睡眠时间表

年　龄	全日睡眠时间（小时）	日间小睡（次）	特　点
0~3 月	>15	3~4	·正在适应母体外的生活环境 ·无明显昼夜规律 ·每次睡眠时间较短，2–3 小时
3~6 月	14–15	2~3	·睡眠逐渐规律 ·睡眠时间逐渐集中在晚上，约占全日睡眠时间的 2/3 ·夜间睡眠的时间与白天清醒的时间段延长

续表

年龄	全日睡眠时间（小时）	日间小睡（次）	特点
6~12 月	13~14	2	·约 60%的婴儿晚上可以连睡 6 小时以上 ·每次日间小睡之间有 3~4 小时的清醒 ·9 个月之后懂得随自己的意愿选择睡与不睡 ·10 个月后晚上基本上能够一觉睡到天亮
1 岁以后	11~13	1	·1 岁半以后白天只需睡 1 次 ·晚上能够连续睡 10 小时

2. 睡眠的个体特点

每个婴儿由于自身气质不同，家庭环境不同，睡眠规律也不一样。睡眠时间，婴幼儿的个体差异较大，有的睡得多一些，有的睡得少一些，无须与别人比较，只要宝宝健康成长便可。

二、婴幼儿睡眠充足的表现

1. 清晨自动醒来，精神状态良好。

2. 精力充沛，活泼好动，食欲正常。

3. 体重、身高能够按正常的生长速率增长。

第六节　婴幼儿大小便排泄

一、异常大便

常见的异常大便排泄有：便秘、腹泻、绿色便、便血。

1. 便秘：指大便干硬，排便间隔时间长，排便困难。

（1）原因：

①配餐不合理：

a. 喂养不合理，奶量不够，奶液中糖分不足、水分不足。长期奶量不足，营养不良使腹肌、肠肌力量较弱。

b. 将配方奶粉冲调得太浓或过早食用鲜牛奶。

c. 没有及时添加泥糊状食物或添加泥糊状食物量不够，膳食纤维量不够。

d. 饮水少，食物残渣少，大便量少且变硬。

②生活不规律：

a. 没有定时大便的习惯。

b. 环境与生活规律改变，孩子不适应。

c. 紧张焦虑情绪等心理因素刺激。

③宝宝活动少，婴儿抚触没坚持，肠蠕动减慢。

④其他：

a. 疾病：发烧、营养不良、佝偻病、腹腔疾病。

b. 药物：过量补充钙剂、维生素 D、铁剂、利尿药，使肠蠕动减弱；经常使用泻药，造成泻药依赖。

(2) 预防:

①母乳喂养的小孩便秘，建议调整妈妈的膳食结构，多吃富含膳食纤维的水果、蔬菜等食物。

②婴幼儿配方奶粉，要严格按照冲调说明实行，不能使奶液浓度过高。

③养成定时大便的习惯。

④多喝水，可以喝白开水、煮菜水、兑水稀释后的果汁水。

⑤按年龄及时添加果泥、菜泥、碎菜等较大颗粒的食品，1岁以上的孩子可适当添加粗粮。

⑥坚持婴儿抚触、被动操，增加户外活动。

(3) 便秘的处理:

①用消毒棉签蘸消毒过的植物油（植物油已蒸20分钟备用），轻轻刺激肛门；或用肥皂条、开塞露塞肛（不要常用此法，以免形成依赖性）。

②大便前，以脐孔为中心，顺时针方向按摩腹部。

③便秘造成肛裂后，轻症可用加黄连素的温水坐浴，坐浴后肛门处涂上少量金霉素软膏，保持局部清洁。

2. 腹泻

(1) 原因:

①婴幼儿消化系统发育不够健全，血液中免疫球蛋白偏低，正常肠道菌群尚未建立，无论消化道内或消化道外的因素，都容易造成消化功能紊乱而引起腹泻。

②3岁以下的婴幼儿易患腹泻，依病因分为感染性腹泻和非感染性腹泻。

感染性腹泻：食物被细菌、病毒污染而造成肠道感染。肠道外感染，如上感、肺炎等。

非感染性腹泻：主要是喂养不当，如食物过冷过热，喂的量过少过多；换奶、添加泥糊状食品不当；气温变化受凉、受热；个别儿童对牛奶或某些食物过敏或不耐受。

③宝宝如果出现腹泻，家长首先要去医院化验宝宝的大便，咨询大夫，弄清腹泻的原因是感染性腹泻还是由于环境变化、妈妈喂养不当或气温变化等非感染因素造成的。

(2) 预防:

①养成良好的卫生习惯，包括育婴师和宝宝两个方面，准备食物前、换尿布后、餐前便后均要洗干净手，餐具干净、消毒等，防止病从口入。

②科学合理地添加泥湖状食物。

③口服轮状病毒活疫苗，6个月~3岁内小儿每年口服1次，每次3毫升（1支）；3~5岁小儿只需口服1次。服苗前后30分钟内不服热水与热食物。

3. 绿色便

(1) 绿色便可以是正常大便，其大多数性状正常。

(2) 异常情况:

①消化不良、急性腹泻，是因为肠蠕动过快。

②铁剂服用过多，或维生素C缺乏，引起铁吸收不良，造成绿色便或黑色便。

③绿色蔬菜未完全消化，从大便中排出

二、异常小便

小便是人体喝水、进食经吸收利用后，以尿的形式排出体外，其作用是排泄体内代谢废物，维持内环境的稳定。常见的异常小便排泄有：排尿次数增多或排尿次数过少。

1. 婴幼儿排尿次数增加

(1) 小儿正常排尿次数：出生数日每日排尿 4~6 次，一周后可增至 20~25 次/天，以后逐渐延长间隔时间，1 岁时每天 15~16 次，3 岁后每天 6~7 次。

(2) 婴儿在气温低的情况，因寒冷刺激造成每次小便不能排完，断断续续好几次才能尿完，是正常现象。

(3) 幼儿期由于情绪紧张可以引发尿频、尿急，（排尿次数多，大约每 15 分钟一次），而没有尿痛，这种症状有自限性，可以自愈。因此，平时要保证婴幼儿安全稳定的生活环境，使宝宝精神愉快。

(4) 尿道口炎，膀胱炎：排尿次数增加，尿量不增可伴尿痛（尿哭）、尿急，可因男孩包皮过长，包茎污垢集聚；女婴尿道短，尿道外口距离肛门短，粪便引起感染。

①如果有炎症，请医生诊断后药物治疗。

②每次大小便后及时清洗，女婴清洗从会阴前方向肛门方向进行，保持局部清洁干爽。不要裸露外阴，尽早穿全裆裤。

③建议白天使用清洁、柔软的布尿布，夜间或外出时使用纸尿裤。纸尿裤必须是经消毒处理过，正规厂家生产的产品。

2. 婴幼儿排尿总量正常，次数过少

因玩耍或某些原因养成不良的排尿习惯，排尿的次数逐渐减少，膀胱的容量逐渐增大，可以每天仅有 2–3 次排尿，在膀胱容量膨胀极限时，常因不能及时排尿而造成急迫性尿失禁，严重的常造成泌尿系统感染，膀胱肌麻痹而排尿困难。因此，从小培养良好的生活习惯，培养良好的排尿行为是很重要的。

第七节 卫生与消毒

一、清洁和消毒

1. 清洁和消毒的概念

(1) 清洁：消除身体表面或物品表面上的污物，日常生活中广泛使用，如洗手、洗澡、擦洗家具等。

(2) 消毒：清除或杀灭外环境中除细菌性芽孢外的各种病原微生物，达到无害化的处理过程，例如玩具消毒、预防注射前的皮肤消毒等，家庭以预防性消毒为主。

2. 消毒的类型

(1) 物理消毒：用物理的方法达到消毒的目的，如日光暴晒、煮沸、燃烧法等。

①日光暴晒：通过日光干燥和紫外线的作用，让病原体消灭。

②煮沸法：将凉水煮沸，液面要超过消毒物体表面，煮沸时间依不同病原体而异，如乙肝病毒需煮沸 30 分钟。

③燃烧法：使用于可以丢弃的物品。

(2) 化学消毒方法：利用化学药物渗透到细菌体内达到灭菌的作用，常用的有 75%酒精、碘附、过氧乙酸等。所有消毒剂在使用前，要了解其性质的特点，配制时注意按要求配比，以及有效期、卫生许可证、生产日期，以保证安全有效。

3. 家庭常用消毒方法

(1) 喷雾法：用专用喷雾器把消毒剂喷向环境空间，达到消毒的作用，如喷杀蚊剂。

(2) 浸泡法：根据需要消毒的物品稀释消毒剂，把物品浸泡其中，持续一定的时间。

例如：手的消毒，用碘附原液擦洗 2 分钟；玩具器具消毒：碘附原液稀释 10~20 倍，浸泡 20~30 分钟。

(3) 日光暴晒法

①适用于被褥、床垫、毛毯、书籍等物品的消毒。

②方法：将物品放在直射日光下，暴晒 6 小时，定时翻动，使物体各个表面均受到日光照射。

(4) 煮沸消毒法

①适用于餐具、服装、被单、毛巾、尿布等物品的消毒。

②方法：煮锅内的水将物品全部浸泡，盖上盖子，水沸时开始计时，至少持续 10 分钟，计时后不得再加入物品，否则持续加热时间应从重新加入物品再次煮沸时计算。

(5) 擦拭消毒法

①适用于家具表面的消毒。

②方法：用布浸以消毒剂溶液，依次反复擦拭被消毒物的表面，静置 10~20 分钟。必要时，在作用至规定时间后，用清水擦净以减轻可能引起的腐蚀作用。

二、预防性消毒法

1. 目的：针对传染性疾病的消毒方法，起预防性的作用。

2. 呼吸道疾病的预防性消毒方法：

(1) 定时开窗通风。

(2) 熏蒸消毒：常用食醋 50 毫升，加等量洁净水，倒入容器中煮沸，关闭门窗，待食醋完全蒸发后半小时方开窗通风。

(3) 喷雾消毒：采用药物性喷雾制剂，对空气进行消毒。

3. 肠道疾病的预防性消毒：

(1) 食具、水杯、毛巾等煮沸消毒。

(2) 家具、玩具用 250 毫升/升有效氯消毒剂擦拭，便盆用 500 毫升/升有效氯消毒剂浸泡 30 分钟。

(3) 被褥、衣服在日光下暴晒 4~6 小时。

第二章 婴幼儿保健

第一节 婴幼儿生长监测

一、婴幼儿生长监测的概念

1. 儿童生长的测量指标

儿童生长发育的评定主要是依据儿童的身长和体重。体重是生长的近期指标，例如儿童腹泻了几天，体重就会轻一些；补充了营养，体重就会很快赶上。而身长就不像体重那样会很快变动，长期营养不足才会引起身长的改变，所以身长是生长的远期指标。

2. 儿童生长的正常范围

同性别同年龄的儿童，其身长和体重不会是一样的，有高有低，但有一个正常的范围。根据大范围的调查和统计分析，确定不同性别、不同年龄儿童身长、体重的正常范围。一般的是用平均数和标准差来表示，即平均数±标准差。按照统计原理，正常范围是用平均数±2 个标准差（常用符号 $\bar{X}\pm2SD$ 表示）来确定，包括了 95%的范围。凡是超过（平均数+2 个标准差）为“超标”，低于（平均数–2 个标准差）为低下。在儿童生长监测图上就用两条曲线表示，上边一条是正常范围的上限，下边一条是正常范围的下限，两条曲线之间表示正常范围。

3. 身长、体重的生长发育规律

婴幼儿生长发育是有固定规律的，这是由遗传所决定的。好像卫星上天是按照科学家设计的轨道飞行一样。身长和体重发育曲线表示了儿童身长、体重的发育规律，每个婴幼儿的体重都会随着年龄的增加，沿着这条曲线的方向增长；如果宝宝的身长和体重不能按照正常的曲线方向增加，偏离了生长规律（过快或过慢），宝宝的健康就可能出问题了。

4. 生长监测的原理

婴幼儿生长监测就是利用婴幼儿正常的体重、身长发育曲线，定期地衡量宝宝体重和身长增长的状况，一旦体重增长过快或过慢或身长不增了，就能够早期发现异常，及时寻找原因予以纠正，使宝宝恢复正常。这种保健方法就是婴幼儿生长监测。较简单的生长监测是单用体重一个指标，较好的可以使用体重和身长两个指标进行，更为全面。但是由于儿童的身长在家庭中不容易测量准确，所以需要到社区医院或妇幼保健院进行测量。生长监测对于预防婴幼儿营养不良、肥胖或早期发现其他一些疾病有很好的作用。

二、生长监测图

生长监测图是绘有身长和体重两个发育曲线的卡片，有的直接印在儿童保健册上，有的是单页卡片，供家长在家庭中使用

1. 生长监测图的底边线是 0~3 岁的年龄标志线，一小格代表一个月，一大格是一岁。

2. 体重曲线图中的竖线是体重线，一小格代表 0.5 千克。身长曲线图的竖线是身长线，一小格代表 1 厘米。

3. 中间两条是正常婴幼儿的体重曲线和身长曲线，代表婴幼儿体重、身长的发展方向。

上面一条是各年龄体重、身长的上限，下面一条是各年龄儿童的体重、身长的下限，两条线之间是各月龄婴幼儿体重、身长的正常范围。如果宝宝的体重、身长在上限之上，有超重肥胖或超高的倾向；宝宝的体重、身长在下限之下，有消瘦或矮小的倾向。一张生长监测图从出生开始到3岁，可以连续使用3年。

三、生长监测的方法

1. 定期称量婴儿的体重和身长。体重6个月以下每个月称一次，7~12个月每2个月称一次，1~3岁每3个月称体重一次。身长每3个月测量一次。体重的测量可以在家中用布袋和弹簧秤、杆秤称量，也可以到妇幼保健院或社区医院在健康检查时测量。而身长则要到社区医院或妇幼保健院进行，用身长量板测量才能测量准确。

2. 在体重和身长曲线图上标记体重和身长值。把婴儿的体重和身长值分别准确地标记在监测图上。

3. 观察宝宝体重、身长的发育动态。把宝宝每次的体重和身长值连接起来，就成了宝宝的体重曲线和身长曲线。观察、分析体重和身长曲线的情况。

4. 儿童的体重和身长监测结果有以下几种情况：

（1）宝宝的体重、身长曲线在监测图两条曲线之间，其方向与图中的体重和身长曲线的方向一致，那么宝宝体重和身长发育是正常的，一般表示宝宝是健康的。

（2）宝宝的体重和身长曲线变平坦或下降，表示宝宝体重和身长增长不好，营养状况在下降；如果落在下面一条线之下，表示消瘦、营养不良或矮小了，应该及早寻找原因或请医师检查，帮助宝宝尽早恢复健康。常见的情况是体重曲线变成平坦或下降，但身长曲线仍正常，表示儿童近期健康出了问题。

（3）如果宝宝的体重、身长曲线直向上冲，表示体重超重和身长超高了，有营养过剩、肥胖的可能。应该寻找原因或请儿科医师检查纠正。

四、生长监测的作用

1. 能够早期发现儿童体重、身长的增长情况，通过体重和身长曲线的方向早期了解儿童体重和身长的增减，及时寻找原因，采取相应的保健措施。不要等到发生了消瘦、肥胖或矮小等情况再去处理就晚了。

2. 通过儿童体重和身长的增减，间接了解儿童的健康状况。

3. 提高家长的保健意识，关心孩子的健康状况。

第二节 计划免疫

一、免疫和免疫接种的概念

1. 免疫是指人的机体对感染有抵抗能力而不患疾病或传染病。免疫有两种：一种是机体感染疾病后在身体里产生抵抗该疾病的免疫力，称为自然免疫；另一种是通过接种经过处理的病原微生物或其产生的毒素，使身体里产生对该种病原微生物的抵抗力，叫做人工免疫。预防接种就是人工免疫的一种主要方式。免疫是有特异性的，就好像一把钥匙开一把锁一样，一种疫苗能够预防一种传染病，这叫做特异性。

2. 身体中担负免疫功能的器官叫做免疫器官和免疫细胞，其中的免疫细胞（如B淋巴细胞和T淋巴细胞）是担负免疫功能的主要参与者。它们受到抗原（如病原微生物或接种的疫苗）刺激后就能够分泌免疫分子。B淋巴细胞分泌免疫球蛋白参与免疫反应，成为体液免疫；T淋巴细胞产生淋巴因子，参与免疫反应，称为细胞免疫。免疫球蛋白简称为Ig，共有IgA、IgG、IgM和IgE几种，其中IgA、IgG、IgM具有免疫作用，起免疫作用的主要是IgG。免疫球蛋白有种族特异性和免疫特异性。接种一种疫苗能够抵御一种相应的传染病，例如接种了麻疹疫苗就可以预防麻疹。

二、用作免疫的疫苗种类

1. 灭活疫苗：把病原体经人工繁殖后，用理化方法灭活，接种后在身体里不能再繁殖，具有安全性高、易于保存的优点，但需要多次接种才能保持免疫力。这类疫苗有百日咳菌苗、甲型肝炎疫苗、乙脑疫苗等。

2. 减毒活疫苗：将病原微生物反复传代，使其丧失致病性，但仍有繁殖能力。这类疫苗接种后在身体内仍能繁殖，所以只要接种一次就可以维持免疫能力，如卡介苗、麻疹、脊髓灰质炎、腮腺炎、风疹、水痘疫苗等。

3. 基因工程疫苗：通过基因工程方法或分子克隆技术制造疫苗，由于不含活的病原体或病毒核酸，所以安全有效，如乙型肝炎病毒疫苗。

4. 其他：如类毒素（破伤风类毒素疫苗）、多糖、多肽疫苗如脑膜炎球菌疫苗、流感杆菌疫苗、肺炎球菌多糖疫苗等。

三、儿童免疫程序

免疫程序包括免疫起始月龄，接种次数，间隔时间，加强免疫以及几种疫苗的联合免疫等内容。我国已经制定了完整的儿童免疫程序，如规定婴儿在1岁以内必须接种5种疫苗，预防7种传染病，简称为“五苗防七病”，并且全部为免费接种。只有严格按照免疫程序实行预防接种，才能使儿童达到和维持高度的免疫水平，有效地控制相应疾病的流行。

除了国家规定的儿童必需接种的以上5种疫苗之外，还有一些疫苗属于有条件使用的疫苗。免疫程序见表15。

表15　　免疫程序表

年龄	乙型脑炎		流脑疫苗	风疹疫苗	腮腺炎疫苗	甲肝疫苗	肺炎杆菌疫苗	流感疫苗	水痘
	灭活	减毒							
6月龄	初免2针		初免2针				2月接种1次	初种	
8~12月龄		初免		初免	初免		3~4月复种2次	复种	
1岁	加强					初免			初免
2岁		加强					加强		
3岁			加强						

四、预防接种反应和处理

1. 预防免疫的接种反应要严格按照免疫程序的规定进行，才能达到可靠的免疫效果。正确掌握适应证和禁忌证。禁忌证包括发热、传染病的潜伏期、前驱期、发病期及恢复期，患严重的慢性病如心脏病、肾脏病、肝脏病、结核病、免疫性疾病、过敏性疾病，化脓性皮肤病，有癫痫或惊厥史等。

2. 常见预防接种反应及其处理。有一些疫苗接种后会有一些局部或全身反应，这与疫苗质量、疫苗使用和个体因素有关。接种疫苗后应该在接种处休息观察半小时，以防过敏反应。

(1) 局部反应：接种 24 小时左右在局部有红、肿、热、痛现象，这是正常的接种局部反应，不需做处理，1~2 天就会消失。明显的局部反应可以进行热敷，如果有局部淋巴结肿痛应去医院检查。如皮内接种卡介苗后，隔 2 周左右局部红肿，以后出现化脓或溃疡，3~5 周结痂。这是卡介苗接种成功的表现，不需进行处理，脓疱不要挑破。

(2) 全身性反应：主要有发热，常是低热，体温在 38.5℃以下，还可出现头痛、乏力、恶心、呕吐、腹泻、腹痛等表现，以接种的当天多见，一般持续 1~2 天，不需做特殊处理。如发热高则应该请医生检查。一些严重的异常反应很少见，如晕厥、过敏反应等，主要是观察、预防。

第三节　新生儿护理

一、新生儿常见特殊生理现象

1. 生理性体重下降：新生儿初生数日内，因丢失水分较多，出现体重下降，但一般不超过出生体重的 10%。生后 10 天左右，恢复到出生时体重。要注重此阶段的新生儿喂养，促进体重早期恢复。

2. 生理性黄疸：大部分新生儿在出生第 2~第 3 天出现黄疸（巩膜、皮肤发黄），1 周后开始消退，足月儿出生后 2 周完全消退，早产儿可持续到第 3 周，在此时期婴幼儿情况良好，无其他症状。提早喂奶能促使胎便排出，可在一定程度上减轻黄疸的深度。

3. 乳腺肿大：生后第 3~5 天，男、女足月新生儿均可发生乳腺肿胀，如蚕豆到鸽蛋大小，一般不需处理，生后 2~3 周内自行消退。切勿强烈挤压，以免继发感染。

4. 口腔内改变：新生儿上腭中线和齿龈切缘上常有黄白色小斑点，分别为“上皮珠”和“板牙”，系上皮细胞堆积或黏液腺分泌物积留所致，于生后数周至数月自行消失。其两颊部的脂肪垫，俗称“螳螂嘴”，对吸乳有利，不应挑割，以免发生感染。

5. 假月经：有些女婴生后 5~7 天阴道可见带血性分泌物，持续 2~3 天，称假月经。系因妊娠后期母亲雌激素进入胎儿体内，生后突然中断，而形成类似月经的出血，一般不必处理。

二、新生儿常见病症的家庭护理

1. 鹅口疮

鹅口疮是由白色念珠菌感染引起，可能与母亲产道感染、乳头或奶具不洁有关。主要表现为口腔两颊部黏膜、上腭和舌表面附有斑片状白色凝块样物，不易擦除，小儿有哭吵不愿吸吮等表现。发生相关症状应到医院就诊及时处理。平时要注意婴儿用具消毒，母亲喂奶前要洗净乳头和手，小儿患病时不要随意使用抗生素等，以预防发生鹅口疮。

2. 尿布疹

尿布疹是婴儿较常见的问题，主要原因为长期接触湿尿布或尿布不干净导致真菌或细菌感染，表现为臀部和外生殖器皮肤有红斑，可有渗出、水肿、表皮剥脱、微小溃疡及脓疱。尿布疹患儿常表现出爱哭闹及睡眠不安等症状。出现“红臀”时，需及时看医师辨别病因，针对不同的原因进行相应处理。

3. 婴幼儿湿疹

婴儿湿疹是小儿常见皮肤病症，主要原因是对食入物、吸入物或接触物过敏。表现为面颊部出现小红疹，可波及整个面部甚至到额、颈、胸等处。小红疹散布或成片，亦可变成小水泡，破溃后渗出液体，结成黄色的痂皮。轻症时红疹时隐时现，反反复复。严重发作时瘙痒难忍，婴儿因此常烦躁哭闹，影响进食和睡眠。轻症时注意保持皮肤清洁，无须特殊处理；出现红肿、糜烂、渗出明显时，局部清洗后，再涂激素类药膏，皮疹消退后即停止使用。

坚持纯母乳喂养，选用纯棉内衣制品；生活护理中应避免过热，保持皮肤清洁；避免用碱性强的肥皂等，是预防或减轻湿疹的有效方法。

第三章　常见病护理

第一节　常见营养性疾病

一、肥胖症

肥胖症是指同性别按身高的标准体重超过正常数20%者，小儿肥胖症主要是由于多食和少动引起身体内营养过剩造成的，也称单纯性肥胖。肥胖症可以发生在任何年龄，但最常见于婴儿期，其次是学龄前期和青春前期儿童。

1. 常见病因

(1) 摄入过多：长期摄入的能量超过消耗量，以致剩余的能量转化成脂肪积聚在皮下，造成肥胖。多见于人工喂养儿和2岁后的幼儿。

(2) 活动量少：由于缺少活动，消耗减少，容易造成肥胖；肥胖后更不愿活动，于是加重肥胖。

(3) 遗传因素：双亲肥胖者，其子女约70%有肥胖；双亲一方肥胖其子女约40%有肥胖；双亲无肥胖者其子女仅10%有肥胖。有肥胖者的家庭往往有导致肥胖的生活习惯或生活环境。

2. 表现

(1) 全身性肥胖，皮下脂肪分布均匀，腹部皮下脂肪双层厚度≥1.5厘米；

(2) 体重超重，按身高计算体重高于平均数20%；

(3) 食欲好，喜食淀粉类和油脂类食物。

(4) 运动或哭闹、用力后气短，于是活动减少或不活动，更加重肥胖。

(5) 智力正常，但常有心理障碍、自卑感，不愿合群。

(6) 男孩阴茎掩藏于脂肪组织中，外表看阴茎短小。

3. 肥胖症的家庭护理

(1) 控制饮食：保证每日蛋白质、维生素和矿物质的摄入，适当减少热能、高脂肪、高糖类食物的摄入，多选择热量少、体积大的食物，如蔬菜、水果、红薯、南瓜等，避免饥饿感。改变吃零食、吃糖果、吃肥肉以及睡前吃点心、餐后就睡的习惯。儿童处在生长发育期，不能采用成人的饥饿减肥疗法。

(2) 增加运动：增加被动运动和主动运动，每天至少半小时，运动量逐渐增加，并持之以恒。

(3) 肥胖应该先到医院儿科检查，查明原因，有无肥胖引起的并发症，遵从医师的指导，进行饮食控制和运动训练。

二、缺铁性贫血

贫血是指血液中血红蛋白量过少。血红蛋白是由铁和蛋白质组成，其功能是将氧气输送到身体的各个部位，再将二氧化碳运送到肺部排出，这个过程称为“内呼吸”。血红蛋白是氧气和二氧化碳的载体，起着重要的生理作用。贫血可以由多种病因引起，在儿童中最常见的是缺铁性贫血，是由于铁的摄入量不足，不能制造足够的血红蛋白引起的。婴儿出生后，带有从母体继承的铁，所以 6 个月以内很少发生缺铁。6 个月以后，由于从母体带来的铁已经消耗完了，食物中含铁不足，就很容易发生缺铁性贫血。早产儿从母体带来的铁很少，贫血发生得更早一些。

1. 贫血的概念

外周血检查血红蛋白，6 岁以下儿童血红蛋白<110 克/升，6 岁以上儿童<120 克/升，就是贫血。儿童的贫血依据其病因，可以分为缺铁性贫血、感染性贫血、溶血性贫血、巨幼红细胞性贫血、再生障碍性贫血等几种，儿童期间的贫血主要是缺铁性贫血。

2. 常见病因

(1) 先天不足：胎儿从母体获得的铁在妊娠最后 3 个月最多，正常足月儿可以得到 250~300 毫克，称为“先天性铁储备”。但早产儿、双胎儿的先天铁储备少，所以出生后容易造成贫血。

(2) 铁的摄入不足：婴幼儿的食物大多数铁含量少，而且吸收差，如人乳和牛乳含铁量低，婴儿的其他食物中含铁更少，铁的吸收率也很低（如米糊、蛋黄等），所以 6 个月以后的婴儿很容易发生缺铁性贫血，较大儿童如果偏食或摄入动物性食物少时，也可致缺铁性贫血。

3. 表现

(1) 生理性贫血：婴儿出生后，身体内带有从母体获得的铁，到 2~3 个月后就不能满足需要了，这时母乳或牛奶中铁又不足，婴儿就容易发生贫血，此时婴儿面色较白。到 4~5 个月后，婴儿食物品种增多，食物中的铁也增加了，贫血就会得到改善，婴儿面色转红。由于很多婴儿都有这种表现，于是把这一过程称为“生理性贫血”。实际上这并不是一种正常现象，这一过程应该缩短或不出现为好。

(2) 贫血的一般表现：面色苍白，口唇没有血色，精神差，不爱活动，容易疲劳。长期贫血会影响智力发育，注意力不集中，记忆力下降。

(3) 血红蛋白<110 克/升。

4. 贫血的家庭护理

(1) 贫血的宝宝，血红蛋白减少了，说明身体中铁的储备已被消耗了，身体已经处在一种铁的负债状态了，应该及时用铁剂治疗，弥补缺铁造成的亏空，还要让身体里有铁储备，所以要用铁剂 2~3 个月。

每天按照医师规定的剂量给孩子喂服铁剂。铁剂的味道很不好，孩子都不喜欢吃，可以把铁剂混入孩子喜欢吃的食物中喂服。服用铁剂会使大便变黑，牙齿也会沾上黑色，这些都不要紧，当停用铁剂后就会消失。

(2) 预防贫血应该让孩子多吃一些含铁丰富的食物，如瘦肉、鱼、豆制品、动物血、蔬菜、海苔等。促进铁吸收的食品有含维生素 C 的水果、蔬菜等。

(3) 定期给孩子进行健康检查，每半年检查一次血红蛋白，可以早期发现贫血，得到早期治疗。这是目前控制缺铁性贫血最有效的措施。

三、维生素 D 缺乏性佝偻病

维生素 D 缺乏性佝偻病，俗称“缺钙”，是由于维生素 D 缺乏导致身体内钙磷代谢紊乱和骨骼钙化障碍，是儿童期最常见的一种营养缺乏性疾病。其原因是由于儿童食物中维生素 D 和钙供给量不足，以及儿童生长发育快造成的，极少数是由于肝、肾疾病所致。佝偻病使儿童体质下降，抵抗力降低，易反复生病，并且容易造成骨骼畸形，如鸡胸、X 形腿和 O 形腿等，严重影响儿童健康。

1. 常见病因

⑴ 维生素 D 摄入不足：人乳和牛乳中维生素 D 的含量很少，远远不能满足小儿生长的需要。人类皮肤中的 7–脱氢胆固醇经日光中的紫外线照射，变为内源性维生素 D，但婴儿受天气和生活习惯的影响，接触阳光的机会也不多。所以如果不及时补充维生素 D，很容易发生佝偻病。

⑵ 钙摄入不足：婴儿食物中钙的含量也不丰富，除母乳外，其他食物中钙和磷的比例也不当，影响钙的吸收。

⑶ 生长发育速度迅速：婴幼儿期骨骼生长快，钙的需要量也大，维生素 D 的需要量也相应增加，易发生佝偻病。早产儿、双胎儿因体内钙磷的储存不足，生长速度又很快，所以更容易发生维生素 D 缺乏。

⑷ 疾病的影响：胃肠和肝胆疾病影响维生素 D 和钙的吸收和利用。

2. 表现

⑴ 神经精神症状：出汗多，如吃奶、睡觉、轻微活动时出汗多，汗液有酸味，由于头部出汗多，常常摇头，使枕部头发脱落，形成“枕秃”；睡眠不安，易惊醒，脾气大。

⑵ 骨骼表现：前额突出，囟门边软，肋骨缘外翻，肋串珠，严重的形成鸡胸、漏斗胸、O 形腿或 X 形腿等骨骼畸形。这些骨骼畸形一旦形成就很难复原。

⑶ 通过骨骼 X 线检查、骨密度检查、血液钙、磷、碱性磷酸酶检查对确诊有意义。

3. 佝偻病的家庭护理

⑴ 彻底治疗：在医师的指导下使用维生素 D 和钙剂治疗。维生素 D 可用一次突击疗法或用维生素 D 每日服用的疗法（每天 1000~2000 国际单位，连续 1 个月）。治疗后定期复查，使用维持量预防，做到彻底治疗，预防复发。

⑵ 对严重的漏斗胸、O 形腿、X 形腿可在佝偻病稳定恢复后，进行矫形器矫形或手术矫形。

⑶ 预防佝偻病：因为儿童食物中维生素 D 和钙的含量均不足，应该予以补充。办法是：生后半个月开始补充维生素 D400 国际单位，钙 100~200 毫克，多户外活动，晒太阳。阳光中的紫外线直接晒到皮肤上可以在身体内制造出维生素 D，经常晒到阳光的孩子 (例如每天脸部和双手能够晒到阳光 2 小时) 可以少吃维生素 D。

⑷ 改善膳食结构，增加含钙丰富的食物，如牛奶、豆制品。

⑸ 对早产儿、双胎儿、生长发育快的小儿，更要及时补充维生素 D 和钙剂，因为这些小儿的需要量比一般孩子要多些。

四、维生素 B_2 缺乏症（口角炎）

维生素 B_2 缺乏症俗称口角炎，是由于食物中维生素 B_2 缺乏引起的。肝、蛋类、豆类、花生、全麦片、新鲜蔬菜等含较多的维生素 B_2，母乳中含量不多。

1. 常见病因

⑴ 摄入不足：母乳中维生素 B_2 的含量不足，所以哺乳期母亲应该及时补充维生素 B_2。长期以淀粉类食物喂养，动物性食物及新鲜蔬菜少者应补充维生素 B_2。

⑵ 疾病的影响：营养不良、慢性胃肠病、肝炎、胆道狭窄等可影响维生素 B_2 的吸收。

（3）医源性维生素 B_2 缺乏：新生儿黄疸进行光疗时体内的维生素 B_2 会被降解破坏，易致维生素 B_2 缺乏。

2. 表现

（1）口角糜烂、裂缝；

（2）口唇和舌面绯红；

（3）抵抗力弱，经常生病。

3. 家庭护理

（1）补充维生素 B_2 (核黄素)，每日 2~3 次，每次 5 毫克，症状大多在 2 周左右消失。

（2）经常给孩子喂食新鲜蔬菜、乳品、蛋类、瘦肉等食物，是预防本病的好办法。

五、维生素 K 缺乏症

维生素 K 是参与血液凝固的一个重要成分，缺乏维生素 K 血液不能凝固，而发生出血。由于婴儿出生时身体内维生素 K 很少，母乳中含维生素 K 也很少，因此母乳喂养的婴儿就有维生素 K 缺乏的危险。4 个月以后的婴儿，肠道中的细菌能够产生维生素 K，就不会发生维生素 K 缺乏症。

1. 表现

（1）出生 4 个月内母乳喂养的婴儿容易发生维生素 K 缺乏症。

（2）出血，如皮肤出血、肠道出血（呕血、便血）、肺出血、颅内出血等，一旦发生肺出血、颅内出血，往往病情凶险，严重时危及生命或留下残疾。

2. 家庭护理

（1）发病后应该及时送医院治疗。使用维生素 K_1，能够立即止血。

（2）预防措施：每个婴儿出生后立即肌肉注射维生素 K_1 毫克，能够有效预防新生儿期出血。出生 4 个月以内的母乳喂养的婴儿，应该每月肌注维生素 $K_1$1~2 毫克一次；也可以采用口服维生素 K_1 片的预防方法，每 7~10 天服一次，每次 5 毫克，预防晚发性维生素 K 缺乏症。因为牛乳中维生素 K 的含量较高，因此用牛乳喂养的婴儿可以不必用维生素 K_1 预防。

六、锌缺乏症

锌缺乏症是由于人体锌缺乏所致的全身性疾病，多数是由于儿童食物中锌含量不足引起的。锌是人体需要的一种重要的微营养素，参与体内 70 多种酶的合成，能够影响人体的生长发育、免疫功能、创口愈合、生殖发育等重要的生理功能。新生儿每日需锌 0.7~5 毫克，1~3 岁儿童每日需锌 5 毫克，哺乳期妇女每日需要 30~40 毫克。

1. 常见病因

（1）食物中锌缺乏：食物中都含有锌，动物性食物（如肝、瘦肉、蛋黄、鱼类）所含锌的生物活性大，易吸收利用，植物性食物含锌少，又难于吸收。婴幼儿食物单一，动物性食物少就容易引起锌缺乏。

（2）先天不足：早产儿、双胎儿体内锌储存少，婴幼儿生长发育迅速，需要量较大，容易发生锌缺乏。

（3）疾病的影响：胃肠道病、肾脏病、肝脏病、外科手术等可以使锌吸收减少，排泄增多而导致缺锌。

2. 表现

（1）味觉减退，食欲低下，厌食。部分小儿有食泥土、石灰、蛋壳、头发等怪癖，称作“异食癖”。

(2) 生长发育延迟，表现为体重减轻，身材矮小。

(3) 抵抗力低下，易生病，反复发生口腔溃疡。

(4) 检查血液中锌含量降低，尿锌也降低。

3. 家庭护理

(1) 合理喂养，多食含锌丰富的食物，如肝脏、鱼肉、瘦肉、花生、核桃等坚果。

(2) 补锌：按医师意见，使用锌剂补充，连续 2~3 个月。

(3) 定期健康检查，3 岁以内每半年检查血锌一次，可以早期发现锌缺乏，得到早期治疗。

第二节 呼吸系统疾病

小儿呼吸系统的解剖构造与成人一样，以喉为界可分为上呼吸道和下呼吸道。婴幼儿整个呼吸道比成人相对狭窄，一旦有炎症、异物，易致梗阻；气道黏膜柔嫩，血管丰富，局部和全身免疫防御功能较差，容易导致感染；呼吸系统调节能力差，疾病时更易发生呼吸功能代偿不全。

一、上呼吸道感染

上呼吸道感染主要指鼻、咽部等上呼吸道黏膜的急性炎症，90%是由病毒引起，包括鼻炎、咽炎、喉炎、急性扁桃体炎等，是婴幼儿的常见病、多发病。一年四季均可发病，但晚秋和冬春季节更多发。常常表现为鼻塞、流涕、咽痛、咳嗽及发热等，如感染蔓延到邻近器官可引发中耳炎、支气管炎、肺炎等。

二、气管炎、支气管炎

如果感冒，即急性上呼吸遭感染 (鼻和咽部的炎症) 未得到控制，炎症向下蔓延则可发展为急性气管炎、支气管炎，甚至肺炎。所以，支气管炎也常为肺炎的早期表现。

当婴幼儿感冒发热治疗不愈而又出现了咳嗽加重时，要警惕是否发生了气管炎、支气管炎。起初为刺激性干咳，以后随着病变的发展，支气管内分泌物增多转为带有痰咯声的咳嗽。年龄大些的能咯出黄色脓性痰，但年龄较小的婴幼儿不会把痰咯出来，常常咽下而不易观察到。

三、肺炎

肺炎是属严重的急性呼吸道感染，是危害婴幼儿健康最主要的疾病之一。其病因多为肺炎链球菌和呼吸道合胞病毒，婴幼儿表现为发热、咳嗽、喘憋、气促和口唇发绀，在小婴儿可表现为口吐白沫、精神萎靡、呕吐及呛咳等症状。

四、支气管哮喘

支气管哮喘是多种因素引起的慢性呼吸道疾病，表现为反复发作性咳嗽、喘鸣和呼吸困难，多数患儿有湿疹、过敏性鼻炎和食物 (药物) 过敏史及家族史。最常见的诱发因素是花粉、尘螨、真菌和宠物等致敏因素。

第三节 消化系统疾病

一、婴儿肠痉挛

1. 表现

肠痉挛是婴儿腹痛最常见的原因，患儿表现为突然大声啼哭，烦躁不安，腹部膨胀，双腿屈曲等现象，按压腹部无固定压痛部位，无肌肉紧张表现，可听到活跃的肠鸣音。常在傍晚时发作，发作可因患儿排气或排便而终止。多见于半岁内的小婴儿，可反复发作。一般在新生儿期开始，3~4 个月逐渐消失。

2. 婴儿肠痉挛护理

(1) 给予婴儿抚触。每天给婴儿进行抚触，顺时针按摩腹部，促进肠蠕动；

(2) 乳母注意少吃一些引起胀气的食物，例如：牛奶、甜食、葱和蒜等；

(3) 尽量不要让婴儿过久的哭吵，避免吞入空气引起胀气；每次吃奶后可轻拍后背让婴儿打嗝，吐出吞入的空气；

4. 发生“肠痉挛”时，给孩子以抚慰，减低环境噪音，可用热水袋捂在婴儿腹部，或让婴儿俯趴在成人腿上，同时轻抚背部，促进排气；

5. 如持续哭吵不止，伴有呕吐等其他症状，必须立即送医院诊治。

二、腹痛

1. 常见病因

(1) 肠道蛔虫：蛔虫寄生在人体肠道内，可发生轻微的腹痛；如果蛔虫太多，在肠道内集结成团，造成肠道梗阻，这时就会发生剧烈的持续性腹痛，伴有呕吐，甚至吐出或便出蛔虫。

(2) 急性阑尾炎：急性阑尾炎是婴幼儿较多见的一种病症。阑尾炎在早期并无典型症状，可能肚脐周围有轻微疼痛，伴有发热、呕吐、腹泻，腹痛拒按。婴幼儿的免疫功能较差，患阑尾炎时很容易发生穿孔。

(3) 肠套叠：肠套叠多见于 6 个月左右的婴幼儿，可有阵发性腹部绞痛，伴有呕吐，大便带血或呈果酱色。表现为阵发性哭闹，间隙时可入睡。

(4) 嵌顿疝：小儿有先天疝气病史，嵌顿于外环处或阴囊内，质硬，小儿哭闹不安，常伴有呕吐症状。

(5) 急性胃肠炎：小儿除腹痛外有呕吐、腹泻，大便为稀水或稀糊状，常伴有发热，有饮食不洁史。

2. 腹痛的家庭护理

(1) 婴幼儿腹痛病因比较复杂，婴幼儿又缺乏一定的表达能力，所以不要以疼痛的程度来推测病情，家长千万不要擅自处理，在病情未确诊前不要服用止痛药物，以免延误正确诊断。

(2) 停止进食并观察 1~2 小时；轻轻按摩腹部，注意腹部疼痛的部位。有无包块。如果腹痛喜按，腹柔软，一般不是外科疾病。

(3) 注意有无发热、呕吐、腹泻，如有血便应及时去看医生。

(4) 持续腹痛不止，精神不好，孩子不愿直立，要尽早送到医院诊断、治疗。

第四节　眼、耳、鼻、口腔保健

一、眼保健

新生儿即能清楚地看到眼前 20 厘米左右的物体，2 个月有注视物体能力，3 个月开始视线追踪，5 个月能鉴别物体颜色、形状，2 岁以前是视觉发育的关键期。

1. 预防眼部感染

婴儿脸盆、洗脸毛巾要专用；成人给婴儿洗脸前要洗净双手；婴儿进行户外活动后要及时清洗双手；小婴儿眼部分泌物较多，每天早晨要用专用毛巾或消毒棉球蘸温开水从眼内角向外轻轻擦拭，去除分泌物。

2. 早期识别异常，及时就医

(1) 眼部感染：眼部有脓性分泌物或红肿；平时一只眼或双眼经常流泪，可能为结膜炎及鼻泪管不通表现。

(2) 视力、眼位异常：出生1周后对强光刺激无任何反应、2~3个月当物体突然出现在眼前时无防御性瞬目（闭眼），3~4个月不能随眼前移动的较大物体移动眼球或头部，对周围目标不盯着看，神情淡漠，提示视力异常；6个月后婴儿仍表现斜视、经常眯眼、歪头、过近看物，说明可能有眼位异常。

3. 保护视力：不能让婴幼儿长时间看某样物品，2周岁以内的婴幼儿最好不要看电视。睡眠时应注意避免光线直照小儿眼睛。

4. 防眼外伤：注意不应让婴幼儿接触尖锐有伤害的玩具。

二、耳保健

婴儿出生就有听觉，3个月的婴幼儿已经对声音有定向反应，6个月的婴儿对自己的名字就有反应。婴幼儿期的听力对小儿语言、认知和情感的发育有直接影响。

1. 新生儿期进行听力筛查，早期发现孩子先天听力障碍，尽早佩戴助听器，早期进行听力语言康复，可使大部分聋儿能听、会说，“聋而不哑”。

2. 预防感冒。感冒时咽部、耳鼻部的发炎，可能会造成中耳发炎。

3. 保持外耳道清洁和畅通。每次洗脸或洗澡后，用干纱布团轻轻擦拭外耳道及外耳，不要用棉签清洁外耳道以防损伤外耳道皮肤引起感染。溢出的奶流入外耳道时应及时清除。耵聍（耳屎）是由耳道内的耵聍腺分泌出来的一种浅黄色的物体，存在于外耳道，有一定保护作用，不要用棉签更不能用发卡或火柴棍等给小儿挖耳内耵聍，如果用力不当，不仅会伤及外耳道，还有可能伤到鼓膜。

4. 常见异常的识别

(1) 由于耳内进水或其他原因使耵聍变硬、结块，并引起疼痛；耳背后及外耳道是婴儿湿疹的好发部位，如果婴儿耳背后及外耳道有粉红色疹，上面覆盖淡黄色湿性分泌物，可能为湿疹；发热时小儿哭吵并经常抓耳朵或外耳道有脓性、浆液性或血样液体流出可能为中耳炎。

(2) 听力异常早期表现：如0~3个月的婴儿，对关门声没有反应；4~7个月的婴儿，听到声音没有转头、盯着看、惊奇等反应；8~12个月的婴儿，对叫自己的名字没有反应；2岁的孩子不能按成人要求完成简单任务等，提示孩子可能有听力问题。致聋的高危因素包括：遗传性聋家族史、宫内感染、脑膜炎、分泌性中耳炎、耳部畸形等。

发现上述异常应及时到医院诊治。母亲应定期带有高危指征的孩子测查听力，早期发现问题及时接受康复治疗。如果孩子耳内耵聍较多或结块应请医生帮助清除。

5. 慎用耳毒性抗生素，如庆大霉素、链霉素、卡那霉素等，以免引起药物中毒性耳聋。

三、鼻腔的保健

新生儿嗅觉已发育成熟，对乳味有特殊敏感性，1个月对气味可表示喜好，1岁能识别各种气味。

1. 保持鼻腔畅通

鼻腔具有温暖、湿润和过滤空气的作用。因此保持鼻腔通畅非常重要。婴儿的鼻孔狭小，灰尘和分泌物容易形成污物阻塞鼻孔而影响呼吸。可先将一滴温水或者生理盐水滴入鼻腔以湿润干痂，然后用捻成细绳状的药棉伸进鼻腔转动几下再取出，即可把鼻痂带出；也可刺激小儿打喷嚏，而带出变软的鼻痂；还可用吸鼻器将分泌物吸出鼻腔，不要用手指或棉签清洁鼻腔以防造成鼻黏膜损伤。冬季室内常常干燥，可使用空气加湿器，保持室内空气湿润，也可减少鼻痂的形成。

2. 常见异常

如鼻塞持续存在，则需要排除其他异常，例如：鼻黏膜充血、鼻炎、鼻息肉等；特别要注意异物所致的鼻腔损伤及鼻塞，不要让婴幼儿拿到可能塞入鼻腔的细小物品。发现异常，及时到医院诊治。

四、口腔保健

1. 注意保持口腔卫生。应养成睡前不吃食物，睡觉时不含食物和奶头的良好习惯；少食零食、甜食和甜饮料；乳牙萌出期间的婴幼儿，用手指缠上湿润的干净纱布或手指牙刷套擦拭口腔黏膜、牙龈，清除舌部的乳凝块，每日一次；幼儿牙齿长齐后，应养成良好的刷牙习惯，3 岁之前可不用牙膏，进食后及时漱口、刷牙，预防龋齿的发生。

2. 婴儿 6 个月时及时添加辅食，让婴幼儿经常咀嚼食物，咀嚼磨牙玩具，锻炼牙床；正确使用奶瓶喂养姿势，矫正吮指、咬唇、吐舌等不良习惯，安慰奶嘴使用时间不宜过长。

3. 定期进行口腔检查。发现上唇翘起、反咬合、牙齿排列不齐等特殊面容，应及时去医院矫正；发现龋齿及时治疗。

4. 注意防止婴幼儿意外损伤口唇或牙齿。

第五节　常见危重病症的表现

儿童生病具有发病急、病情变化快、死亡率高的特点，为了保护儿童的生命安全和健康，应该早期发现疾病，早期治疗，减少死亡和伤残，这些对于育婴师和家长都是十分重要的。但是要求育婴师和家长对小儿各种疾病作出判断是十分困难的。然而，小儿的各种危重急症虽然有各自的病因和诊断，但是具有共同的表现。我们了解了这些危重表现，就可以判断出小儿有无危险病症，是否需要迅速送往医院急救。因此了解小儿危重急症的表现就十分重要了。

一、发现小儿危重急症的方法

1. 年龄特点：先把小儿分为 2 个年龄组，即 2 个月~3 岁和生后 1 周~2 个月，因为这 2 个年龄段的表现有较大差别。

2. 检查有无“一般危险表现”：如果有一项或几项危险表现，必须想到患儿有严重疾病，应该立即送医院住院治疗。

（1）2 个月~3 岁小儿的“一般危险表现”：

①惊厥（抽搐）：惊厥可能由发热引起，也可能是很严重的疾病如脑膜炎、脑炎或其他危及生命的疾病所致。

②嗜睡或昏迷：嗜睡的患儿虽然可以被唤醒，但对周围发生的一切失去注意，或对声音、运动没有正常的反应；昏迷是失去了知觉，对任何事情都没有反应。这些都是严重疾

病的表现。

③不能喝水或吸奶：可能是严重疾病使患儿太虚弱或不能吞咽。

④呕吐不能进食：呕吐本来是严重疾病的表现，因呕吐而不能进食或吃药更是疾病严重的表现。

（2）1 周~2 个月婴儿的“一般危险表现”：

①细菌感染：如呼吸增快、胸凹陷、呻吟、囟门隆起、惊厥、发热或低体温、多处或严重皮肤脓疱、脐部发红、耳部流脓、嗜睡或昏迷等，都是严重细菌感染的表现，严重威胁着婴儿的生命。

②腹泻：腹泻如伴有脱水、发热、大便中有血，都是严重疾病的表现。脱水的表现有精神不好（烦躁不安、反应差等）、眼窝凹陷、皮肤弹性差、尿少等，严重脱水会出现不能喝水、手足发冷、脸色苍白、脉搏细弱等休克症状。

③吃奶不好：拒食、不含接乳头、不吸吮，是严重疾病的表现；吃奶不及以前的一半也是有重病的表现。

④低体重儿：早产儿、低出生体重儿的免疫力差，体质弱，患任何疾病都是很危险的，都应该到有条件的医院去接受治疗。

3. 检查患病时的主要症状：主要检查以下 4 个主要症状：咳嗽或呼吸困难；腹泻；发热；耳部疾病。可以初步了解是哪一方面的疾病，并估计严重程度。

（1）咳嗽或呼吸困难：要注意 3 个主要的体征：

① 呼吸增快：是 5 岁以下肺炎的最敏感和特异的表现。有呼吸增快就表示患儿有肺炎。呼吸增快的判断标准是：2 个月~12 个月的孩子是 50 次/分钟或以上，12 个月~5 岁是 40 次/分钟或以上。计数孩子的呼吸次数要在安静时，连续计数 1 分钟呼吸次数。

② 下胸壁凹陷：指小儿吸气时下胸壁向内凹陷，表示小儿患肺炎已经很严重了，应该迅速送到医院去住院治疗抢救。

③ 喉喘鸣：患儿吸气时在咽喉部发生的一种噪音，是发生呼吸道阻塞的危险信号。

（2）腹泻：有 3 个潜在的危险病症：

①急性水样腹泻导致脱水：由于腹泻时丢失了体内很多水分和电解质，导致脱水。脱水是腹泻严重时的表现，严重脱水有生命危险，应该及时到医院治疗。表现为精神不（萎靡或烦躁不安）、眼窝和囟门凹陷、口干和烦渴、皮肤弹性差。

②出血样腹泻（包括痢疾）：婴幼儿腹泻中有 10%是痢疾，因为一时无法确定痢疾的病因，通常把“痢疾”描述为血样腹泻，表示患儿肠内有严重的感染，而且具有严重疾病并导致死亡的危险，对于伴有营养不良的患儿更加危险。

③迁延性腹泻：腹泻超过 14 天常伴有体重丧失和严重的非肠道感染，常常发展为重度营养不良，增加了危险性。

（3）发热：发热可由轻微的疾病引起，也可以是危及生命的疾病（如严重的感染）。发热很高（超过 39℃）或发热超过 5 天或以上，应该及时到医院治疗。

（4）耳部疾病：耳部疾病有的是耳部的感染，有的是其他疾病的并发症。耳部疾病虽然不引起死亡，但是可以导致耳聋的主要原因。应该进行耳部检查，有无耳后压痛、耳后肿胀、耳痛以及耳内脓性分泌物等。

二、小儿危重急症的紧急处理

1. 呼叫 120 急救车，迅速转送医院住院治疗。

2. 请最近的医疗单位或医生进行转院前的治疗，如气道阻塞的急救、呼吸困难的输氧、使用首次抗生素等。

第六节　小儿意外伤害的紧急处理和预防

一、触电

触电是一种严重的意外伤害，多数会发生电击性休克和电击伤，严重的会危及生命或造成残疾。预防孩子触电是家庭中一刻也不能松懈的事情。

1. 常见原因

(1) 电源线老化，电线裸露或家庭中乱接电线，随便设置电源插座。

(2) 电器老化或漏电，孩子触摸到而触电。

(3) 电源无保护盖或位置低，孩子玩弄电源插座而触电。

2. 表现

(1) 触电时时间可能非常短暂而击倒，也可能没有脱离电源。

(2) 发生电击性休克，孩子面色苍白或青紫，没有呼吸，没有心跳或很微弱。

(3) 触电处有电击性灼伤，皮肤发红或发黑。通常真正的伤害比眼睛看到的表面伤害要严重得多。

3. 紧急措施

(1) 立即阻断电源，拔下保险盒或电源插头。

(2) 如一时无法将电源切断，可用不导电的物品如木扫把、椅子、毯子、塑胶垫子等物将孩子与电流线分离。千万不能直接去拉孩子。

(3) 立即观察生命征象，如果没有呼吸心跳或心跳很微弱，应该立即进行口对口人工呼吸和胸外按压，直至急救医师来到或孩子呼吸恢复、会哭泣时为止。

(4) 如果孩子有电击伤，先将外衣脱去，冲冷水直至疼痛消失。脸面部可以用冷湿毛巾湿敷降温。不要把受伤的皮肤或水泡弄破。

(5) 不要在伤口上放冰块、搽牛奶或奶油、油膏、药剂，以免引起伤口感染，也不要盖毛绒的布或有黏性的纱布。如果手指、脚趾灼伤，应该在每个指（趾）间放置纱布或布条，以避免皮肤粘连在一起。

(6) 急处理后要尽快送医院进一步治疗。

4. 预防触电

(1) 室内电源插座应该加盖，并安装在孩子不能触摸到的地方。

(2) 家用电器的电源线应该经常检查，发现剥脱或老化的电线应该及时更换。电器漏电要及时修理或更换。

(3) 室内不能随意乱牵电线，接线板不能随处放置，避免儿童玩弄。

二、误食

婴儿从 4、5 个月开始就会把手放到嘴巴里，以后手里抓到的东西也会往嘴里塞，容易引起误食。婴儿的口腔比人们想象的要大得多，直径 39 毫米的物体都可以塞进口腔中。烟、硬币、干电池、药丸、玻璃珠、戒指、瓶盖、纽扣、钉子，及手镯、脚镯上的小铃等是较常见的容易被孩子误食的物品，其他如化妆品、防虫剂、洗涤剂、消毒剂等也容易被误食。这些被误食的物品除了产生机械损伤外，还有物品的毒性作用，对孩子身体的影响很大。

1. 常见原因

(1) 孩子拿到较小的物品后，因为好奇而放到嘴里被吞入。

(2) 孩子把洗涤剂、化妆品等误以为是糖果、果汁而误食。

2. 表现

(1) 有的较小物体吞入后可以没有不适表现。

(2) 引起胃肠道损伤时可以出现腹痛、呕吐等症状。

(3) 根据不同的物品的性质，出现不同的中毒症状。

3. 应急措施

(1) 如果是误食了肥皂、蜡笔、面霜等危险性小的东西，可用手指将残留在口腔中的部分抠出来，再用食指压住舌根部，让孩子呕吐。

(2) 硬币、玻璃珠等无法消化的东西会随着大便一起排出，可以在 1~2 天内注意观察宝宝的大便，如果大便中没有异物排出，应该到医院去检查。

(3) 以下情况不能让孩子呕吐：吞下尖状物体、纽扣、电池等物品时，不能强行使孩子呕吐，这样会损伤食道和胃，发生危险。喝了挥发性物质如石油等，或强酸、强碱（如洁厕灵、防霉剂等）也不能强行呕吐，以免将呕吐物呛入气管中引起严重吸入性肺炎。要立即送医院治疗。

(4) 对于误食了香烟的婴儿，如果烟的长度在 2 厘米以下，危险性不大，观察 3~4 个小时如果没有异常，就可放心。如吞了 2 厘米长度以上的烟，烟的成分一旦被水溶解后，很容易被胃吸收，造成严重的疾病，应该尽快送医院治疗。

三、动物咬伤

孩子会被各种各样的虫子咬伤，如毛毛虫、毒蜂，也可能被猫抓伤或狗咬伤。除疼痛外，还会引起中毒、感染等危害。及时正确地处理可以减轻疼痛和并发症。

1. 常见原因

(1) 毒蜂、毒蚊、毒蛾叮咬伤。

(2) 猫抓伤、狗咬伤。

2. 表现

(1) 昆虫叮咬伤：局部发红、肿胀、疼痛，症状会持续几小时到数日。有的婴儿会对毒蜂咬伤产生强烈的过敏反应，引起呼吸困难、休克等危急症状，称为“过敏性休克”。

(2) 被猫抓伤可以引起细菌感染，局部发红、疼痛，受伤部位周围起疹子，淋巴结肿大，全身发热。

(3) 被狗咬伤后，局部会引起细菌感染，有发生狂犬病的危险。

3. 紧急措施

(1) 被蜜蜂蛰伤，要仔细检查是否有毒针残留在皮肤里，如有，要用镊子把毒针取出。

(2) 无论是哪种虫子叮咬，都要打开水龙头用水充分冲洗，排出毒液。

(3) 用冷毛巾敷在患处，可以减轻疼痛。

(4) 被虫子叮咬后应该去医院检查，对症处理，并预防感染。如果出现全身不适等反应，应该立即去医院治疗。

(5) 被狗咬伤后，应该检查狗是否是疯狗，如果不清楚时应该注射狂犬病疫苗预防狂犬病。

(6) 被猫抓伤后，如果出现发热应该去医院检查，并告诉医生被猫抓伤的情况。

4. 预防

(1) 家有孩子不要喂养宠物，可以避免咬伤和许多传染病；

(2) 不要让孩子到有饲养动物的地方或人家去，不要让孩子玩弄小动物。

第七节　儿童铅中毒的预防

我国儿童铅中毒的流行率高达 51.6%。近 10 年来，根据 11 个省市的初步流行病学调查，发现城市工业区的血铅水平达 9.66~19.32 微摩尔/升，普遍市区内血铅水平为 4.83 微摩尔/升左右。儿童血铅水平存在着显著的地域差别，工厂密集的工业区最高，远郊区、海岛区最低。随着人们对铅污染的认识的提高，近年来我国儿童的血铅水平正呈下降趋势。

一、铅的吸收与排泄

铅主要通过肠道、呼吸道、皮肤三个途径吸收入人体内。存在于血液和脏器组织中的铅约占体内总铅量的 10%，可以交换，绝大多数经 25~35 天转移到骨组织中储存，转为储存池中的铅，约占体内总铅量的 90%，二者维持着动态平衡。中等水平铅暴露者骨组织中铅储量约为 40~50 毫克，而职业性铅暴露者，骨铅总量可达 200 毫克。血液中铅半衰期约 10 天，肾脏中铅 10 天，肝脏 23 天，肌组织中铅半衰期较长。因此，测定血铅水平仅能反映近一个月来铅暴露状况。

1. 铅的吸收

(1) 呼吸道吸收：为小儿铅中毒的主要途径，因铅尘处于小儿的呼吸带，通过呼吸道进入体内。

(2) 消化道吸收：小儿消化道对铅的吸收率为 42%~53%，比成人高（为 5%~10%），且小儿有较多的手、口动作，喜欢把手放在口里，致手上污染的铅被吞入消化道的机会也较多。小儿胃排空时间比成人快，在胃排空状态下铅吸收率亦较高。

(3) 皮肤吸收：小儿经过皮肤吸收较少，主要是用化妆品所致。

2. 铅排泄的途径

小儿的铅排泄量比成人低，成人摄入体内的铅约 99%随大小便排出体外，而小儿仅有 66%排出。

(1) 肾脏排泄：2/3 经肾脏随尿排出体外；

(2) 肠道排泄：1/3 通过胆汁进入肠腔再随大便排出体外；

(3) 头发指甲排泄：8%通过头发及指甲脱落排出体外。

二、铅中毒的危害

1. 影响生长发育和智力发育；

2. 机体免疫力下降，反复呼吸道感染；

3. 注意力不集中，多动、抽动等；

4. 厌食、贫血、腹痛等。

三、预防措施

1. 环境干预：是防治儿童铅中毒的根本手段，推广使用无铅汽油。

2. 加强健康教育。开展以家庭为单元的健康宣教，向家长和儿童宣传环境中铅的来源，低浓度铅的危害等，从而引起家长和儿童的重视。

3. 定期做室内清扫，用湿布擦拭，以减少铅尘的飞扬。

4. 少食爆米花、罐装饮料、皮蛋等含铅食品。

5. 改变吸吮手指的习惯。

6. 进食前洗手，可以洗掉沾染在手上 90%的铅。

7. 多吃牛奶、新鲜蔬菜、水果，适量补充钙、锌、铁等微量元素。

8. 避免被动吸烟。

第四章　早期教育和训练

第一节　早期教育对婴幼儿发展的作用

一、早期教育对大脑发育的作用

早期教育是指人在婴幼儿时期就开始进行教育。一般认为早期教育从儿童出生时即可进行。婴儿一降生就要学会适应外界环境，呼吸、吃奶，以后还要逐步学习语言，认识事物，掌握各种动作，学会各种能力等。这些都不是自然形成的过程，实际上是教育（自觉或不自觉）对孩子所起的作用。

遗传是影响孩子智商的重要因素，但早期教育的作用也不可低估。尤其是在孩子大脑的发育阶段，父母的培养，哪怕只是玩捉迷藏等简单的游戏，都有促进孩子智力发育的作用。尤其是早期教育能促进大脑发育。

婴儿出生时便有几十亿个脑细胞，称为神经元。有的神经元在孩子出生前就彼此相连，调节心跳、呼吸等基本生理活动。其余神经元则在后天经历刺激后才能相通。孩子发育时，神经元形成的突起为彼此的联系和指挥生理活动铺平道路。例如，眼部神经元的突起延及大脑视觉皮质，将视觉器官（眼）的感觉变为印象，并经其他神经元突起的联系，指挥人对所见之物作出反应。这类经历每重复一次，神经元之间的联系就被加强和巩固一次。婴儿 0~2 岁时，脑细胞发育迅速，神经元联系剧增。到 2 岁时，脑细胞之间已有 300 多万亿条联系。同时，未彼此连接、未经使用的脑细胞则被“废弃”。

如果婴儿 2 岁以前错过了促进某些脑细胞发育的机会，是否会终生有智力障碍呢？不会，因为脑细胞联系的建立在整个儿童期都很频繁，而且有大量的机会促进它。父母在整个儿童期对孩子教育和智力开发，都是有成效的。

二、婴幼儿早期教育的误区

1. 把早期教育等同于智力开发。过分强调知识灌输，把教育片面理解为传授书本知识，把智力开发等同于提前进行读、写、算等技能训练。各种早期教育方案效果的追踪研究表明，早期教育学习的知识和读写算训练的效果是短期的（大约只可以持续到小学四年级左右）。

2. 用成人的标准来要求。婴幼儿的天性是活泼好动，没有社会经验和固定的模式，所以经常会犯各种“错误”。如果时时处处都用成人的标准来要求，就会让婴幼儿失去信心。对婴幼儿成长过程中出现的若干个“第一次”要给予积极的鼓励。

3. 过早进行专业训练。过早地确定培养目标，过早地进行高强度训练，不利于婴幼儿身心的健康发展。

科学的早期教育必须是尊重婴幼儿的教育，包括尊重他们的人格、兴趣、需要、发展等特点。真正体现早期教育的价值，使它成为人一生良好发展之基础的因素是其间形成的学习动机和态度。

第二节 婴幼儿心理发展的特点

一、婴幼儿感知觉的发展

婴幼儿的感知主要是视、听、触、味和嗅等感觉，婴幼儿从出生开始每天通过这些途径进行学习，这是人的一切心理活动产生和发展的基础，也是智力发展的基础。

感知觉是个体发展中最早发生、也是最早成熟的心理过程。感知觉对婴儿心理发展具有重要的意义。婴儿通过感知觉获取周围环境的信息并适应周围环境。婴幼儿感知觉的发展不是被动的过程，而是主动的、积极的、有选择性的心理过程，是对来自周围环境的信息的察觉、组织、综合及对它的解释。

1. 视觉的发展

视觉的发展是在外界刺激不断作用下反复练习的结果。

（1）视觉集中：出生后 3 周婴儿的视线开始集中到物体上，理想的视焦点是距眼睛约 26 厘米处。

（2）视觉追踪：出生 12~48 小时的新生儿中有 3/4 可追视移动的红环。

（3）颜色视觉：出生后 15 天就具有颜色辨别能力，3~4 个月的婴儿颜色辨别能力基本上趋近成熟水平。

（4）对光的察觉：出生后 24~96 小时的新生儿就能察觉光的闪烁。

（5）视敏度：出生后 24 小时只有成人的 13/100，其后开始稳定发展。

2. 听觉的发展

（1）听觉辨别的能力：出生第一天婴儿已有听觉反应。新生儿能区别不同的音高。

（2）语音感知：婴儿对人的语音的感知能力十分敏感，对母亲的声音尤为偏爱。

（3）音乐感知：婴儿偏爱轻松优美的音乐曲调。6 个月以前的婴儿已经能够辨别音乐的旋律和曲调。

（4）视听协调能力：初生婴儿就有听觉定位能力，表现出视–听协调活动能力。

3. 味觉、嗅觉和皮肤觉的发展

出生以后，人最先出现的是皮肤觉（包括触觉、痛觉、温觉和冷觉）、嗅觉和味觉。

（1）味觉的发展：味觉是新生儿出生时最发达的感觉。新生儿对不同的味觉刺激已经有不同的反应：对甜的东西发生吸吮运动，愉快的面部表情，以及特殊的舔嘴咂舌运动；对苦、酸、咸的物质有不安的表情，皱眉闭眼，或抽搐地闭嘴，有时还出现恶心动作或呕吐。

乳儿对味觉上的差异比较敏感，遇到与习惯了的滋味有区别的食物，能立刻辨别出来。例如，吃惯了母乳的孩子不愿意吃牛乳。第 3 个月的乳儿对各种主要味觉物质的溶液能精确分辨，1 岁以内的乳儿还能精确分辨同一味道的不同浓度。

（2）嗅觉的发展：新生儿能对有气味的物质发出各种反应，如面部表情，不规则的深呼吸，脉搏加强，打喷嚏，头躲开，四肢和全身不安宁动作等。第 2 个月末和第 3 个月内，乳儿已经能够对两种不同的气味进行分辨，但还不稳定。到第4 个月时，嗅觉的分辨才比较稳定。

（3）皮肤觉的发展：新生儿的皮肤对刺激物的敏感程度已经和成人差不多。

新生儿的触觉高度发达，皮肤各部分受到刺激会发生不同的反应，其中特别敏感的是嘴唇、手掌、脚掌、前额和眼睑等部位。

新生儿的冷觉和温觉也比较发达，对冷和热的感受非常灵敏。如果奶瓶里的奶或水过冷或过热，洗澡水过冷过热，都会有反应。

在护理工作中，应当考虑乳儿皮肤觉条件反射的形成。不小心和动作粗鲁都将形成乳儿消极的肤觉条件反射，不但令他不舒服、不愉快，也给护理增加困难，比如不愿意洗澡或洗脸等。

4. 空间知觉的发展

(1) 深度知觉：吉布森等通过视崖装置的实验发现，6 个月的婴儿就已经具有深度知觉。

(2) 方位知觉：先学会分辨上下，然后学会分辨前后，最后才学会分辨左右。通常，3 岁能辨别上下，4 岁能辨别前后，5 岁能以自身为中心辨别左右，7~8 岁能以客体为中心辨别左右。方位知觉个别差异很大，有的人一生方位知觉都不清楚。

二、婴幼儿语言的发展特点

语言和言语是两个既有区别又联系的概念。

语言是以语音、字形为物质外壳，以词汇为建筑材料，以语法为结构规律而构成的体系。如中国人的语言主要是汉语，英语也是一种语言。语言是作为人类最重要的交际工具而产生和存在的。

言语是人们运用语言进行的交际活动的过程，也就是人们说出的话和听到的话，是在社会交往中运用语言的过程。

1. 婴幼儿语言发展的阶段

(1) 语言准备阶段 (出生~1 岁)。婴幼儿出生后的第一声啼哭，是最早的发音，也是今后语言发展的基础。语言的准备包括语言产生和理解两方面的准备，又称为前语言阶段。

(2) 理解语言阶段 (1~1.5 岁)。这一阶段对成人语言的理解能力迅速发展。当婴幼儿 1 岁左右说出第一批具有概括性意义的词的时候，也就标志着婴幼儿开始进入正式学说话的阶段。

(3) 表达语言阶段 (1.5~3 岁)。这个阶段是婴幼儿语言发展的飞跃时期，又称为语言发展的突发期。1.5~2 岁时婴幼儿已能说简单句，但不完整，前后词序颠倒。2~3 岁是口头语言发展的关键期，婴幼儿掌握了简单句和部分复合句，对说和听都有高度的积极性。

2. 婴幼儿言语发展的年龄特点

(1) 0~1 岁：其特点为发声练习。新生儿会用哭声作为手段，表示他的身体状态或想引起别人的注意，是一种消极的声音表示，如饿、冷、热、湿、寂寞等。表示积极状态的声音，如舒服、高兴等的声音在 2~3 个月时出现。2~3 个月已经能主动发出笑声，并与成人进行应答；4~5 个月时能无所指地发出 ma、ba 的声音；8~9 个月时能把自己的动作与成人说的词义联系起来，可以听懂和理解别人的说话，但还不会表达；10~12 个月时婴幼儿会有意识发出第一个单词，如“妈妈”、“爸爸”、“灯灯”等。

(2) 1~2 岁：由于婴幼儿学会走、跑、抓、握等动作，同外界接触面日益扩大，有了向别人表达意愿和感情的需要，因此学说话积极、主动。

①单音重复 (重叠音)：如“饭饭”、“车车”、“兔兔”、“排排”。

②以音代物。用声音代表物体名称：如“笛笛” (车)、“汪汪” (狗)、“喵喵” (猫)、“铃铃” (自行车)。

③以词代句，一词多义。不会说连贯句子，就用词代句，如“妈妈”再配上伸手动作，代表“妈妈抱抱我”。

④2 岁左右时，能说简单语句。

⑤消极词汇发展迅速，积极词汇有所增加。

（3）2~3 岁：2 岁以后，婴幼儿在运用语言和词汇方面取得显著进步，到 3 岁时能与周围的人进行较为自由的交谈。

3. 语言能力开发的目标

（1）培养正确听音，能感知语言，模仿发音，说出词汇、句子。

（2）能倾听他人的讲话，有听说能力。

（3）学说普通话，能用语言表达自己的想法。

（4）乐意听故事，看图书，有初步的欣赏和表述能力。

4. 婴幼儿语言能力的开发

婴幼儿语言能力开发的方法，实质上是育婴师为发展婴幼儿的语言能力创设条件、提供机会，在与人、物、环境、材料等交互作用过程中，学习语言，使用语言。

一般的方法有：示范模仿法，视听讲做结合法，游戏法，练习法，表演法等。

（1）示范模仿法：示范模仿法是指育婴师通过自身的规范化语言，为婴幼儿提供语言学习的样板，让婴幼儿始终在良好的语言环境中自然地模仿学习，有时也可让语言发展较好的同伴来为其做示范。

（2）视、听、讲、做结合法：

视：指提供具体形象的语言教育辅助材料，让婴幼儿充分地运用视觉感知。

听：指用语言描述、启发、引导、暗示、示范等，让婴幼儿充分地运用听觉感知。

讲：指婴幼儿在感知、理解的基础上，充分地表述个人的认识。

做：指给婴幼儿提供一定的想象空间，通过婴幼儿的参与或亲自独立地活动与操作，连贯、完整、富有创造性地进行语言表述。

（3）游戏法：游戏法是指运用有规则的游戏，训练婴幼儿正确发音，丰富词汇和学习句式的一种方法。根据婴幼儿语言能力发展的特点和个体差异，选择和编制游戏，使婴幼儿在轻松、愉快、有兴趣的活动中进行强化训练。

（4）表演法：表演法是指在成人的指导下，婴幼儿学习表演文学作品以提高口语表达能力的一种方法。在婴幼儿熟练朗读儿歌、诗歌的基础上，进行故事表演。指导婴幼儿进行朗诵和表演，或在婴幼儿理解故事内容、熟悉人物角色和对话的基础上，和婴幼儿一起运用语言、动作等扮演角色，

（5）练习法：练习法是指有意识地让婴幼儿多次使用同一个言语因素 (如语音、词汇、句子等) 或训练婴幼儿某方面技能技巧的一种方法。

5. 语言能力开发的活动和游戏

（1）学说普通话：以普通话语音为标准，对方言与普通话的发音和声调有差别的字词，进行重点辨音和发音训练。学习用普通话交谈，回答问题，朗诵儿歌，讲故事等。

（2）看图讲话：和婴幼儿一起看图片，问婴幼儿：图片上有谁? 在什么地方? 它们在干什么?

注意引导婴幼儿安静地倾听问话，尽可能完整回答；针对婴幼儿的回答和问话做出积极的回答；在交谈中注意听说轮换；要有耐心地把谈话延续下去。

(3) 欣赏与表演：和婴幼儿一起欣赏优美的歌声、乐曲、故事、童话歌舞剧，感受优美悦耳的音乐与节奏，用动作、表情或跟唱来激发婴幼儿的兴趣。

由于婴幼儿的年龄小，不能完全理解，可以在欣赏后用语言补充解释，或问答对话。婴幼儿喜欢边唱边做动作，可以在表演中加入简短的语句，将唱歌、说话和表演结合起来。

例如，歌曲《两只老虎》，在唱过后，把歌词单独拿出来和婴幼儿一句一句对白，也可以改编或者表演。

(4) 早期阅读：早期阅读活动重在为婴幼儿提供阅读经验。

①每天在固定时段进行。让婴幼儿听故事、儿歌与诗歌，通常在吃饭前后、午睡、晚上入睡前。每次阅读的时间不限，以婴幼儿不厌烦为限。

②提供形象生动、图文并茂的阅读材料。

③早期阅读的方法应根据婴幼儿的年龄、阅读的兴趣及能力来确定。可以由育婴师读给婴幼儿听，也可以由育婴师带着婴幼儿一起阅读，还可以让婴幼儿自己阅读，听录音或识图阅读。具体方法有：

a. 边听边看图书阅读。

b. 育婴师与婴幼儿一起阅读。

c. 婴幼儿独自阅读。

④早期阅读的基本要求：

a. 注意提高婴幼儿阅读的兴趣，建立起自觉阅读图书的良好习惯。

b. 为婴幼儿选择合适的阅读材料。选择图书首先要根据婴幼儿的年龄特点；其次，选择的图书要注意主题单一，情节简单，篇幅适当，色彩鲜艳，形象真实、准确；再次，选择的图书纸张要厚一些、光滑一些，便于婴幼儿自己翻书。年龄小的婴幼儿可以提供布制的图书，这样婴幼儿阅读时会更安全。

可以先选择一张图片开始阅读，然后选择左右页为一幅的完整图案阅读，选择左右页各为一幅的图案阅读，选择一页中上下为两幅的图案阅读。

c. 引导婴幼儿从小爱惜图书，不撕书。

(5) 语言游戏

①接话游戏。创编一些接话的情景和游戏，如“小鸟飞，飞——飞——飞——，宝宝也会飞，飞——飞——飞——。” “小鸡叽叽叽叫，宝宝也会叽叽叽叫。”让婴幼儿接话“飞、叽叽叽叫”。

接话游戏可以增加难度，如“天亮了，起床了；天黑了，开灯了；下雨了，撑雨伞”。不断寻找接话的内容编成游戏让婴幼儿学。

②问答游戏。育婴师将婴幼儿喜爱的物品和感兴趣的话题，变成一问一答的儿歌，和婴幼儿游戏。话题的内容可以随意改变，鼓励婴幼儿说出他们掌握的事物。还可以通过一问一答，让婴幼儿学说“长”、“短”、“大”、“小”等反义词等。

例一：宝宝爱吃……

宝宝乖，爱吃什么?吃青菜。

宝宝乖，爱吃什么?吃萝卜。

宝宝乖，爱吃什么?吃西瓜。

宝宝乖，爱吃什么?吃饼干。

例二：谁的尾巴

谁的尾巴长？小马尾巴长。

谁的尾巴短？兔子尾巴短。

谁的尾巴大？松鼠尾巴大。

谁的尾巴小？小鹿尾巴小。

③育婴师朗读和讲述。早期阅读的基本要求：

a. 会用普通话朗读和讲述。

b. 把握不同年龄的不同欣赏要求。小年龄：重点是发音、节奏等；年龄稍大一些：重点是感知画面、理解故事；年龄再大一些：重点是掌握词语、句子，学着说出故事大意。

c. 感情投入、有适度的动作表演。讲述中，可根据故事的情节升高或降低语调，表达出故事中不同角色的语音语气。

d. 善于集中婴幼儿的注意力。

④教婴幼儿念儿歌一般包括示范朗读、理解内容、教读和练习三个环节。育婴师可以通过多种方法，如运用图片、情景表演、木偶 (玩具) 表演等形式帮助婴幼儿理解儿歌内容。教念儿歌开始时，育婴师较高声地念，孩子跟读，然后育婴师逐渐压低自己的声音，或只在重点句、难句带读一下即可。婴幼儿有时对儿歌中的个别词句不理解，只是随声附和、信口背诵，这是正常现象。

(6) 婴幼儿语言能力开发中的保育工作

①保护婴幼儿的嗓音，说话不大声喊叫。

②注意用眼卫生。

③安排相对固定的语言练习的时间。时间段最好在每天的上午 9：00~10：00 之间，下午 3：00 左右。每天练习次数一般可 1~2 次，时间大约 5~15 分钟。

三、婴幼儿注意、记忆和思维的发展

1. 婴幼儿注意的发展

婴儿期的注意主要是无意注意。其注意的范围有所扩大，周围环境中更多的事物能引起他们的注意。他们开始注意与成人生活和活动有关的事物，并且开始注意成人的言语。婴儿无意注意的稳定性也有所增长，能在稍长时间内注意某种事物。

在这种无意注意的基础上，随着言语的发展，有意注意开始萌芽。婴儿有意注意主要是由成人提出的要求和任务引起的。2~3 岁儿童逐渐能够自己叫出物体的名称，并以此组织自己的注意。

2. 婴幼儿记忆的发展

条件反射的出现是记忆发生的标志。婴儿的记忆，主要以无意识记忆为主，有意识记忆刚刚萌芽。2 岁以前，婴儿的记忆主要是无意识记忆，他们还不能为了设定的目的而去识记什么。对于他们，最容易记住的是那些印象强烈的或带有情绪色彩的事情。这一时期，婴儿再认和重现的能力也都比较低。1 岁的时候，只能再认相隔几天或十几天的事物。

2 岁以后，婴儿的有意识记忆开始萌芽，同时无意识记忆也得到进一步的发展。

3. 婴幼儿思维的发展

在儿童出生后第一年心理发展的基础上，终于产生了带有一定概括性和间接性的人的思维的萌芽。到了婴幼儿时期，即约从 1 岁末到 3 岁，在儿童个体及其环境条件，特别是社会和教育条件的相互作用下，这种萌芽状态的思维获得了进一步的发展。

婴儿的思维属于直觉行动思维。直觉行动思维，是指思维过程离不开儿童自身对物体的感知，也离不开儿童自身的动作。其主要特点如下：

（1）直观性和行动性，即这种思维与儿童的感知觉和行动密切相联系，儿童只能在感知行动中思维。

（2）间接性和概括性。

（3）缺乏对行动结果的预见性和计划性。

（4）思维的狭隘性。

（5）思维开始和语言联系起来，第二信号系统开始发展。

四、自我意识的发展

1. 1 岁以内尚无自我意识。

2. 1 周岁末开始把自己与周围环境区分开来，这是自我意识的萌芽。

3. 2~3 岁儿童开始把自己当作主体来认识，突出的表现是从称呼自己的名字（如“宝宝吃苹果”）变为“我”这一代名词来称呼自己（如“我吃苹果”）。这一变化是儿童自我意识发展过程中的一个重要转折，也是自我意识发展的第一个飞跃。

五、婴幼儿情绪、情感和社会性的发展

1. 情绪情感的定义

（1）情绪：与机体的生理需要相联系，属于较为低级和简单的态度体验。比如：孩子饿了会哭，舒服了会笑等。

（2）情感：是人对其社会性需要是否得到满足而产生的内心体验。比如：对成人的依恋，知道互相谦让等。

（3）积极情绪和消极情绪：那些能够带来幸福向上的感受，促使主体与他人建立良好关系的情绪状态是积极情绪，如快乐、爱、欣喜等。相反，那些不能使人感到幸福，使与人之间的关系趋于紧张的情绪状态是消极情绪，如害怕、沮丧、愤怒、悲哀等。

（4）积极情绪的意义：保持积极的情绪对婴幼儿有重要意义，当婴幼儿大发脾气 (愤怒) 时，育婴师应认识到婴幼儿也需要适当地进行情绪宣泄，因此，可以考虑采取三种处理办法：保持中立态度，即育婴师不表示态度，也没有批评；给婴幼儿换个环境，通过环境的改变转移他们的情绪；育婴师暂时回避，不正面冲突等。

2. 0~3 岁婴幼儿情绪情感的特点

总特点：由于婴幼儿抑制过程较弱，情绪不稳定，缺乏控制能力，常表现得过分强烈，随着年龄的增长，儿童对情绪过程的自我调节日趋加强，情绪的冲动性减少，稳定性逐渐提高，情绪情感从外露而转变为内隐，同时我们认为，婴幼儿由于语言发展相对滞后，也造成他们常常用身体语言表达表现自己的情绪情感。

3. 婴儿的社会性依恋

依恋是人的社会性最基本的表现形式和最早的表现，是婴儿最初的社会性情结，是情感社会化的标志，是婴儿与抚养者之间的一种积极的情感联系。

（1）依恋的关键期及其意义：1 岁前婴儿都会与母亲或主要照料者建立依恋关系，这种关系能否稳定健康发展，1~3 岁是个关键期。早期的母婴依恋的质量对日后婴幼儿认知发展和社会性的适应都有重要意义。这种情感联系对婴幼儿整个心理发展 (包括社会性、交往、情绪、情感、行为、心理健康及认知、智力等方面) 都具有重大作用，是婴幼儿社会性发展的重要因素。

（2）依恋的分类：婴幼儿与主要教养者的依恋主要存在以下三种类型：安全型、回避型和反抗型。其中安全型是良好的依恋，回避型和反抗型均属消极的不良依恋。

稳定的安全依恋是指婴幼儿既乐于亲近和信赖主要照料者，又对客观事物表示出极大的关注和探索欲望。这种依恋的安全感一旦建立，婴幼儿就会更加自由自在地去探索周围的新鲜事物，愿意尝试与别人交往，去广泛地适应社会。

(3) 依恋感的形成阶段：依恋感可分为五个相互联系的阶段：

① 0~3 个月，无区别、无顾虑的依恋阶段。

② 4~6 个月，有选择的依恋阶段。

③ 6~12 个月，明显的母子依恋阶段。

④ 1 岁左右，依恋扩展阶段。

⑤ 1~3 岁依恋行为开始向社交行为转化阶段，突出表现为：吸引和保持成人对自己的注意，利用成人帮助解决难以解决的问题，领着或跟着小伙伴玩。从依恋的发展阶段可以发现，1 岁左右的婴幼儿正处于母婴依恋强烈的时期，表现为特别“缠人”。因此，有人认为不能过多地抱婴幼儿，否则容易养成坏习惯的观点是不对的。

4. 婴幼儿常见情感和社会性问题的分析与引导

(1) 情绪情感发展的常见问题

在婴幼儿的成长过程中，由于种种原因会出现这样那样的问题。这类问题是一种萌芽状态的表现，只要成人注意体察、及时发现并疏导就会帮助婴幼儿顺利解决问题，从而培养出积极向上的情绪情感和亲社会行为；否则有可能成为人格障碍的根源，对其一生产生不良影响。

①分离焦虑：焦虑是一种预料到威胁性刺激又无能为力去应付的痛苦反应，是处于失助状态下不能采取有效行为去对付的时候产生的情绪。婴幼儿 6~7 个月以后开始害怕陌生人，而且当他们与妈妈或其他亲人分开时，还会表现出明显的不高兴，这种反应就是婴幼儿的分离焦虑。心理学研究证明，分离焦虑一般出现在 1 周岁之前 (此时婴幼儿正在形成最初的社会性依恋)，在 14~20 周时达到顶峰，然后在整个婴幼儿期，其强度逐渐减弱。

焦虑不安的婴幼儿通常会表现为依赖性增强，不愿见生人，希望父母像对小婴儿那样给他喂饭，常常哭泣等。

②胆小：恐惧是人类天生的一种正常情绪表达，它来源于对陌生事物的一种本能的自卫。婴幼儿对新事物总会产生一种紧张感，但经常性地表现出过度反应，则恐惧感就会越来越多地积蓄到婴幼儿心中，使他们不敢与外界事物打交道，最终成为一个胆小的人。

婴幼儿的胆小常表现为：怕黑、怕高、怕水、怕见生人等。

③受挫：婴幼儿正在成长为一个有自主性、有个人爱好、会玩耍的独立个体，但由于心理或生理上的限制以及父母对他们不成熟的独立意识和要求的阻止，经常不可避免地遭受挫折，从而产生不愉快的负面情绪。

婴幼儿受挫可能的原因是：对其活动的限制，玩具的操作或使用不熟练，同伴的粗暴对待或拒绝，身体或体能发育的局限等。

④哭：哭是婴幼儿沟通与表达的主要方式之一，意味着某种需要的未被满足。一般来说，婴幼儿的哭在生理上代表饥饿、欲求不满、病痛、身体不舒服等；在心理上代表委屈、挫折、害怕、悲伤、不满、后悔、发泄、要求、需要关心及注意等。但如果婴幼儿经常眼泪汪汪，就需要分析原因并找出相应的对策。

造成婴幼儿经常爱哭的因素有过分的溺爱和婴幼儿本身缺乏信心，依赖性重。

处理办法：首先了解婴幼儿的气质特性，再因材施教。其次，找出他大多在什么情况下哭，再指导他如何应付这些情况。再次，要多注意婴幼儿的健康，培养积极、开朗的个性。

育婴师应该把握住机会，训练婴幼儿自己解决困难的能力。

(2) 社会性行为发展的常见问题

①依赖：依赖成人，对于婴幼儿来说是正常的现象，因为他们还没有独立的能力，吃、穿、行只有依靠成人才能实现，但如果对父母或对育婴师表现出过分的依赖，那么这便是一种心理问题。

原因和处理办法：家庭教育的偏差是婴幼儿依赖行为的主要原因。要纠正婴幼儿的依赖缺点，可从以下几个方面入手：

a. 根据年龄来培养婴幼儿的良好习惯；

b. 教会婴幼儿做事的方法；

c. 耐心最重要。

②任性：婴幼儿一天天长大，开始学会说话和表达意愿了。当婴幼儿不停地要这要那，而成人不予满足时，就会哭闹不休，表现得较为任性。这实际上是婴幼儿进入心理“第一反抗期”和萌发“自我”意识的标志。

③霸道：婴幼儿会因为自身霸道而影响以后进入托儿所或幼儿园和其他小朋友过团体生活，会不受欢迎，以致影响人际关系。如不及时给予适当的辅导与纠正，年龄越大越难改正。

婴幼儿常表现出的霸道行为：

a. 有些婴幼儿会独霸自己的玩具或物品，不愿和其他婴幼儿分享，也不会和同伴轮流玩。

b. 有些婴幼儿只要是他想得到的东西，会用最直接的方式——先抢先赢。

c. 有的婴幼儿会执著于事情的程序不能改变。

d. 有的婴幼儿对自己要做的事情，父母或旁人不能代劳，凡事都要自己来。

e. 有的婴幼儿则是遇事不如己意，便会采用大哭大闹的方式来表达。

第三节　0 ~ 3 岁儿童心理发展的年龄特征

一、 0~3 岁婴幼儿心理发展的主要特征

1. 动作发展对心理发展的意义重大；

2. 感知觉迅速发展，且在许多方面接近成熟水平；

3. 处于言语发展的重要时期；

4. 社会性依恋的发展是情绪情感发展的重要标志。

二、儿童心理发展的敏感期

1. 儿童心理发展的敏感期（最佳期）

儿童心理发展的敏感期或最佳期，是指儿童学习某种知识和形成某种能力或行为比较容易，儿童心理某个方面发展最为迅速的时期。错过了敏感期或最佳期，不是不可以学习或形成某种知识或能力，但是比起敏感期和最佳期来说，就较为困难，发展比较缓慢。

2. 早期教育效率最高的年龄

4岁以前是智力发展的最迅速时期。一般来说，1岁前应以感知和运动训练为主，1岁到2岁半应以语言训练为主，2岁以上应以认识能力的训练为主。

(1) 出生后6个月是婴儿学习咀嚼和喂干食物的关键年龄，过了这个关键年龄，婴儿就可能拒绝咀嚼干食物，并从口中吐出食物。

(2) 出生后9个月至1岁是分辨多少、大小的开始。

(3) 2~3岁是学习口头语言的第一个关键年龄，也是计数发展的关键年龄。

(4) 2岁半~3岁半是教孩子做到有规矩的关键年龄，应使之形成良好的卫生习惯和遵守作息制度的习惯。4岁以前是形象视觉发展的关键年龄。

(5) 4~5岁是开始学习书面语言的关键时期。

(6) 5岁左右是掌握数学概念的最佳年龄，也是儿童口头语言发展的第二个敏感时期。

(7) 5~6岁是掌握语言词汇能力的最佳时期。

第四节　婴幼儿动作技能训练

一、婴幼儿大运动技能的发展

1. 婴幼儿大运动的发展规律

婴幼儿运动发展始终遵循着一个共同的规律和特点，即从最初全身性的、笼统的、散漫的，以后逐渐分化为局部的、准确的、专门化的。其中大运动的发展遵循以下规律：

(1) 头尾规律。婴幼儿总的动作发育方向是从头至脚，即顺着抬头—翻身—坐—爬—站—走这一趋势逐渐成熟的，最早是头部的动作，先会抬头，再会转头，以后开始翻身，6个月左右会坐，再后是手臂和手的运动，最后才是站立和行走——腿和脚的控制。

(2) 由近及远。动作发育的先后以躯干为中心，越接近中心部位（身体中轴）的动作发育越早，而离中心较远部位的动作发育相对较晚。以上肢为例，先是肩部和上臂动作的发育，接着是肘、腕部，最后手指动作的控制能力才逐渐成熟完善起来。

(3) 先大肌肉动作，后小肌肉动作。粗大动作的发育先于精细动作的发育，如先是抬头、翻身、起坐等躯体大动作，手指的抓、捏等精细动作继后之。

(4) 先整体动作，后准确动作。宝宝最初的动作是全身性的、泛化的，而后逐渐发育成局部的准确的动作。如对于1~2个月的宝宝，若将其脸用手帕盖住，则宝宝表现为全身的乱动；到了5个月的时候，宝宝可表现为双手向脸部乱抓，但不一定能拉下手帕，而到了8个月时，即能迅速而准确地拉掉手帕。

(5) 先正面动作，后反面动作。先能俯卧时抬头，而后才能仰卧时屈颈，先学会向前行走，再学会倒着走路，先能抓取物体，以后才是有意识地松手放开物体。

(6) 全面运动。这时候的宝宝可以利用能跑能侧身运动全身的肌肉了，他可以不用父母的帮忙自发地开始运动，由粗大运动转到精细，再由精细回归到粗大运动。

2. 大运动的发展顺序

(1) 抬头与翻身：1个月时的宝宝，在俯卧位时，略微能抬一下头，时间非常短暂。到了2个月时，已能抬头与床面呈45°，到了3个月时可呈90°，在坐位时能竖头。与此同时，宝宝能在俯卧位与侧卧位之间转换，并迅速发展到能自由地翻身。

(2) 坐：1个月时，扶坐背脊形成半圆形；3个月坐时腰呈弧形抬头达数秒；4个月坐时头不再后垂，坐时躯体摇晃，头随之摇摆不定。5个月左右，宝宝在扶坐下能挺直躯干，但独坐时宝宝身体前倾，能上身挺直稳定地独坐要在6~7个月之间。

（3）爬：新生儿期在俯卧位时，宝宝已有反射性的匍匐动作，到了2个月左右，开始出现交替踢腿动作，在3~4个月时即能用双上臂支撑起上身，于7~8个月之间能使上身离开地面，8个月时能用两上肢向前爬，但这还不是真正意义上的爬，而是在地上滑行。到了1周岁前后才能熟练地手膝并用作四肢爬行。

（4）站立和行走：在5~6个月时扶着宝宝的两腋下，他的下肢已可负重，在兴奋时可出现上下跳跃动作。在8个月左右可以做到扶站。到10个月时能在搀扶下走几步。约在11个月许，已基本能独站。大多数宝宝在15~18个月时能独自行走。

（5）跳：2岁左右掌握双足双跳及独足站立的技能，这时能并足往前跳一步及原地跳跃；3岁时能用一脚跳过障碍物；2.5~3.5岁时开始用独脚向前连续跳1~3步。

3. 大运动的发展特点

（1）0~1岁时以移动运动为主，包括：躺、坐、爬、站等；

（2）1~2岁时由移动向基本运动机能过渡，包括：爬（障碍爬），走、滚、踢、抓接等；

（3）2~3岁时以发展基本运动技能为主，向各种动作均衡发展。包括走（向不同方向走、曲线走、侧身走或倒着走）、跑（追逐跑、障碍跑）、跳（原地跳、向前跳）、投掷、玩运动器具等（荡秋千、蹬童车）等。

4. 大运动技能训练的意义

（1）能够增强活力，增强其体质和体能。生命在于运动。婴儿的动作发展包括躯体和四肢的动作发展。婴儿最初3年的动作发展，如爬动、走路、伸手拿东西、推、拉、转是锻炼手眼协调和前庭觉脑部组织的先决条件，转圈、保持平衡、翻筋斗、做操、跳舞、摇摆、滚动对提高平衡能力、运动能力、写作能力、阅读能力、运动协调能力都非常有益。

（2）能够促进及脑部神经组织的发展，是大脑成熟的“催化剂”。动作和心理有着密切关系，人的活动是在神经系统特别是大脑的支配下，通过动作来完成的。动作发展在一定程度上反映大脑皮层神经活动的发展，特定的运动方式可以使整个脑部“串联起来”，0~3岁的大脑发育状况是由运动水平来体现的。

（3）能够促进其认知和社会行为的发展。人的身体适应过程和社会适应过程是从自然人到社会人的最重要内容，是生存和发展的基础。通过抚摸、拥抱和一起做运动游戏，可以帮助婴儿建立安全感和自信心，学会与人交流及与社会合作的技巧。婴幼儿期是开发运动潜能的敏感期。每个婴儿都蕴藏着无限的运动潜能。认知是大脑和身体相互协调的结果，美国心理学家克罗韦认为：运动是智力大厦的砖瓦。

5. 大运动的训练原则

（1）规律性发展原则。婴幼儿大运动训练一定要恪守规律性发展顺序，根据婴幼儿运动能力发展的总趋势，按照一定的方向、系统而有序地进行：1~3月抬头，3~4月翻身，5~6月从仰卧到俯卧，6个月可坐，7~8月开始学爬，10个月可扶栏行走，1岁开始独立行走，以后会跑、上下楼梯、双脚跳。训练应遵照婴幼儿大运动的发展规律来进行。

（2）相互交织渗透发展的原则。同时进行的有机体各部位运动发展是相互交织的，不同部位发展出现对抗或相反作用时，通过相互交织而进行再组织，可达到各部位运动动作的协调。实际上孩子越小，能力领域的分化水平越小。艺术领域能发展动作、语言和认识能力，社会领域也能发展语言和认识，身体动作领域也能发展语言、认识和生活技能，如此等等。在某一个活动中，只是以一个领域的目的为主，使其他相关领域的能力都得到发展。因此，在组织活动中，应尽可能地使各领域的能力得到渗透、融合，促进全面发展。

（3）循序渐进的原则。婴幼儿动作发展有一个循序渐进的过程，开始时反应要比成人迟缓一些。在游戏训练中，要配合婴幼儿动作发展的步调进行。如进行爬行游戏训练时，拿一个色彩鲜艳的玩具放到前面，让婴儿来取，不要还没等他费尽力气伸手来来拿时，就把玩具塞到他手里。这样一方面达不到训练效果，而且还忽视了婴幼儿受训练过程中的主动性。应给婴儿留出充分的时间，尽量鼓励他完成这个动作，自己伸手拿到玩具，通过自己的努力来完成自己想要做的事。

（4）安全性原则。0~3 岁是婴幼儿努力探索世界、感知经验形成概念的时期，此时婴幼儿运动发展还尚未成熟，不安全的探索环境会让宝宝险象环生，因此要为宝宝提高游戏品质，创造适当的游戏空间，这个空间必须是安全的、不受干扰的。

二、精细动作的发展

1. 精细动作的发展特点和规律

婴幼儿的精细动作发育稍晚于大肌肉，主要是以手部的动作发展为主。

（1）从肌肉运动状况看，手的粗大肌肉运动动作向手的精细肌肉运动动作发展。

（2）从手操纵物体看，由全手掌动作向多个手指动作发展，继而从多个手指动作向几个手指动作发展。

（3）从抓握物体的方向来看，首先是尺侧的动作发育，然后是桡侧，最后是手指功能的发育。

2. 精细动作的发展顺序

（1）3 个月前：手不能主动张开，是被动的；3 个月后，手可有意识地张开；新生宝宝在刚出生的时期内可引出握持反射，持续 2~3 个月，当主动握物动作出现时，此反射消失。1 个月以内宝宝的手常常握得很紧，到 3 个月时手就经常呈张开姿势，将花棱棒放在手中，能握住数秒钟。

（2）3 个半月~4 个半月：手掌和无名指小指的把抓，4 个月两手能凑到一起玩，能玩衣服，把衣服拉到脸上。常去抓东西，但距离判断不准，手常常伸过了物体。持物时用整个手掌握物，抓握较小物体时，动作为手掌和无名指小指的耙抓。婴儿能够用自己小指和无名指抓住物体，靠在手掌上面，这是有控制的抓握的第一步。但是这种抓握非常的软弱无力，婴儿经常会抓不住物体。

（3）4~5 个月：全掌同除大拇指以外四个手指抓握，5 个月能主动握物，但动作不协调，不准确，能玩玩具，往往双手去拿，把东西放到嘴里。抓握较小物体时，动作为全掌同除大拇指以外四个手指抓握。抓住物体靠在手掌上面的时候，获得拇食指捏物能力的第二步就成功了。

（4）5 个半月~6 个月：有大拇指参与的全掌抓握，6 个月能握奶瓶，玩自己的脚。用手掌抓积木，开始时用掌的尺侧去抓，以后才会用手掌的侧面，给另一块积木时，会将手中积木扔掉。抓握较小物体时，动作为有大拇指参与的全掌抓握。

（5）7~8 个月：抓握由掌心向除大拇指以外四个手指过渡。7~8 个月，会用一只手去触物，能自己将饼干放入口中，玩积木时可以将积木从一只手倒换到另一只手。给另一块积木时，能保留手中原有的一块。抓握较小物体时，动作为由掌心向除大拇指以外四个手指过渡。

（6）9 个月：拇食指对捏。9~10 个月，抓握较小物体时，动作为拇食指对捏；10 个月，可用手指触物，能将手中物品放在桌上，当检查者向小儿索取玩具时，不松手。

（7）12 个月：拇食指指尖对捏。12 个月，能把东西扔出去，会利用一些用具。抓握较小物体时，动作为拇食指指尖对捏；

（8）18 个月：三指捏物。18 个月能连贯地完成一连串的动作，例如：伸手，拿起，转动，打开，关上。抓握较小物体时，动作为三指捏物。

（9）24 个月：学会使用简单工具，能控制不直接放在手上的东西，如系在线一端的玩具；能取想要的东西；独立玩拼图游戏；拿汤匙吃饭。

（10）24~36 个月：手部动作进一步熟练，有拆东西的愿望，喜欢把东西分离开来。

3. 选择和设计婴幼儿精细动作训练活动的意义

（1）精细动作练习对手眼协调具有积极的意义。进行精细动作练习，往往需要手部动作和眼睛互相配合，同时也需要大脑参与协调判断，因此手、眼协调是一个完整的过程。精细动作练习对触觉和视觉的发展有很大的刺激作用，经常性地练习必定有利于手眼协调，从而促进大脑的发育。

（2）手又称人类的外部脑，手部运动能刺激大脑发育。自古就有“心灵手巧”一说，手是认识事物些某些特征的重要器官，是使用和创造工具的工具，是人类进化的重要标志。

（3）手能最大限度地帮助人类认识和探索世界。通过手的动作，可以使宝宝进一步认识事物的各种属性和联系，使宝宝知觉的完整性和具体思维能力得到发展。

4. 选择和设计精细动作的原则

（1）全面性原则。在活动选择和设计时应考虑动作训练的有序性与计划性，要尽量采取各种动作全面训练的活动，使手的肌肉都得到锻炼。

（2）反复操作性原则。孩子经验的获得需要多次反复，每一次反复中又都整合了已经获得的经验。所以，孩子喜欢反复操练同一种技能，反复倾听同一个故事，反复进行已经玩过无数次的游戏。这类反复不是机械的重复，而是孩子加工信息的需要。在每一次反复中，都能获得新的感受和新的能力要素。

（3）整合性原则。在动手操作中实现做与玩的结合、动手与动口的结合、动手与动脑的结合，通过游戏达到练习的目的。在动手操作时要注重双手的协同训练，加强左手的练习，推动脑部的全面发展，使左右手协调配合活动。

第五节　婴幼儿语言能力训练

一、0~1 岁婴幼儿感知语言，发展理解性语言阶段

1. 让婴儿充分感知语言和练习早期发音

（1）提供丰富的语音刺激，多与婴幼儿说话。刚出生的婴儿虽然不能说话，却能感知语言，因此，要给婴幼儿创造一个丰富的语言环境，要抓紧时机多和婴幼儿说话，让其脑部充分感知语音刺激，传递语言信息。不论其是否作出反应，当婴幼儿发出“啊，噢”声时，也以同样声音作出回答。

（2）及时应答。不论婴儿是否作出反应，对着婴幼儿发不同的单音，如啊、噢、呜等，重复发这些音以教婴幼儿发音。当婴幼儿发出“啊，噢”声时，也以同样声音作出回答，在应答的同时还应给予适当的鼓励，如带有表情的赞扬、抚摸、拥抱等，使之感到兴奋、

喜悦。

2. 利用模仿，引发婴儿发音的兴趣，通过婴儿模仿，练习发音。在宝宝刚学会发音的时候，可以指导宝宝发音和模仿各种声音。宝宝一般对模仿动物的声音和汽车、火车的声音很感兴趣，要先教宝宝从感兴趣的声音学起，模仿小猫的“喵喵”、汽车的“嘀嘀”等。还可以配上相应的动作和手势，如打鼓、吹喇叭等，用以激起宝宝模仿的兴趣。如果宝宝发错了音，应及时纠正，不要批评，就某一发音进行纠正和强化，直到发音正确为止。

3. 训练婴儿唇肌，做好发音前的准备。面对婴儿时，可做出弹舌、打舌的动作，让婴儿模仿。另外，4 个月开始的辅食添加，食物从流食向固体食物过渡，也能在某种程度上训练婴儿的唇肌，这样就为婴儿以后的开口讲话做好充分准备。

4. 语言游戏示范：

【游戏一】

游戏名称：应答说话。

游戏目的：在逗引下，发出喉音。

适合月龄：6~9 个月。

注意事项：和宝宝应答说话时，要让宝宝把自己发出的喉音与听到的声音联系起来。即老师发音让宝宝重复，宝宝发音，家长重复，使发的和听的是同一个音。当宝宝能发出喉音与应答时，老师要给予鼓励，如抱起宝宝亲亲等。

准备物品：捏响玩具一个。

游戏方法：教师将宝宝平躺着面对自己，然后用手拿着捏响玩具在孩子的左右上方轻轻捏出声响，当宝宝能随声源望去后，教师再将捏响玩具转移到孩子胸前，并上下慢慢移动，边移动边微笑着对孩子说：“ɑ（啊）、o（噢）、u（呜）、e（呃）”等，逗引孩子作出应答。

【游戏二】

游戏名称：拍拍手、点点头。

游戏目的：训练理解语言与模仿能力。

适合月龄：6~9 个月。

游戏方法：老师和宝宝面对面，老师说“宝宝，今天我们来玩一个拍拍手、点点头的游戏好吗？”“好，现在宝宝把小手伸出来。”老师握着孩子的小手对拍：“拍拍手”。接着，要求宝宝自己拍拍手，三四遍后，教师接着说：“我们再来一起点点头吧。”老师鼓励宝宝点点头。

【游戏三】

游戏名称：蝴蝶飞飞。

游戏目的：能模仿成人发出单音节的声音：飞（fei）。

适合月龄：10~12 个月。

准备物品：用彩色皱纹纸做成若干蝴蝶，系在小棍子上（手掌大小）。

游戏方法：教师出示蝴蝶，并说：“宝宝，快看，这是什么呀？是蝴蝶吧，噢，蝴蝶真漂亮，还有翅膀呢。”教师拿着蝴蝶走到孩子们面前给他们看，摸摸，并告诉孩子这是蝴蝶。接着教师手持小棍子在室内来回晃动，使棍子上的蝴蝶抖动起来，并反复说：“蝴蝶，蝴蝶，飞！飞！蝴蝶飞呀！”逗引孩子模仿说出飞（fei）的音节，这时带着宝宝追逐蝴蝶，一边说：“蝴蝶飞呀！飞呀！宝宝，蝴蝶干什么？”鼓励孩子模仿说出飞（fei）。

【游戏四】

游戏名称：听指示做动作。

游戏目的：理解成人语言，并做出相应的动作。

适合月龄：10~12 个月。

准备物品：一只小筐、一辆小汽车、一个乒乓球。

游戏方法：教师向宝宝介绍小筐中的小汽车和乒乓球。教师说：“宝宝，请你们把小汽车拿出来。”这时，孩子从小筐中找出小汽车，并拿在手上。教师说：“现在，请宝宝把小汽车举起来。”“好，现在请宝宝把小汽车送回到小筐里。”孩子按教师的指示语，将汽车送回到小筐中。教师再次请宝宝从小筐中拿出乒乓球，再举起，再放回筐中。老师与宝宝面对面坐着，再次按照刚才的活动程序与孩子进行操作活动。直至孩子能较准确地理解成人的语言，并做出相应的动作。

二、1~2 岁婴幼儿表达性语言发展阶段的训练方法

1. 训练方法

(1) 扩充或延伸宝宝所说的话。当他说“妈妈工作”时，你说：“对，妈妈要去工作。”然后加上：“我会在吃饭时回来。”

(2) 模仿宝宝的话。重复他试着说的话。把它们说正确，但不要告诉宝宝他说错了。

(3) 边做边讲。谈论他正在做什么。说出他正在看和玩的东西的名字。

(4) 每天给宝宝读书。如果他有兴趣就读书里的词。和他谈论照片。当你读到这些单词时，让他在照片上指出来。

(5) 教宝宝身体各部位的名称。在你帮助他穿衣或洗澡时给他说出它们的名称。

(6) 给你的孩子唱歌或童谣。童谣、韵律和儿歌对你的孩子来说都是有趣的。他也许能添上童谣里一行缺省的最后一个单词。

2. 语言游戏示范

【游戏一】

游戏名称：妈妈好。

游戏目的：学说儿歌中的单词和短句。

适合月龄：12~18 个月。

注意事项：最好由妈妈带着孩子参加这一活动。

准备物品：1 张妈妈的照片。

游戏方法：教师说：“宝宝，你们的妈妈在哪里?”宝宝指出身边的妈妈，妈妈对宝宝说：“宝宝好。”教师鼓励孩子说妈妈好。教师分别出示两张图片，一张是妈妈在为宝宝穿衣服，另一张是妈妈带孩子去公园。并一一讲给孩子听，接着教师问孩子“妈妈好吗?”并再次鼓励孩子说出妈妈好。教师念儿歌《妈妈好》两遍，妈妈和孩子跟着儿歌节奏拍手。两遍后，教师请妈妈带孩子念儿歌《妈妈好》，念完后大家一起鼓掌。孩子和妈妈一起欣赏自己妈妈的照片，妈妈一边看一边念儿歌“妈妈好”。

【游戏二】

游戏名称：开汽车。

游戏目的：学讲“汽车”，并学“嘟嘟嘟”的叫声。

适合月龄：12~18 个月。

准备物品：汽车图片，塑料圈一个（做方向盘用）。

游戏方法：教师说："宝宝，你们有没有看过汽车呀？有没有坐过汽车呢？"孩子回答："有。"教师出示图片问孩子："宝宝，你们看，这是什么？"鼓励孩子说出"汽车"。"对了，汽车喇叭怎么叫的呀？"如孩子回答不出来，教师就接着说："汽车叫起来是'嘟嘟嘟'的声音。"孩子跟着教师学"嘟嘟嘟"。教师给孩子一个塑料圈并说："现在，老师和宝宝一起来开汽车。宝宝一边开一边要说'嘟嘟嘟'，好吧，开始吧。"孩子自由地坐在地毯上或站起，手拿塑料圈边开边说："嘟嘟嘟。"

【游戏三】

游戏名称：说说吧。

游戏目的：能模仿成人讲话。

适合月龄：12~20 个月。

准备物品：布娃娃、汽车等。

游戏方法：教师让布娃娃面向孩子，有感情地对布娃娃说："小娃娃你好啊！看看小朋友多乖啊。"然后教师对宝宝说："今天娃娃要和我们做游戏，看娃娃到哪儿去了？"可和布娃娃打招呼。说着说着把娃娃突然藏起来并惊奇而又亲切地问："娃娃呢？娃娃在哪里啊？"做寻找娃娃的样子和动作。孩子随追。教师用慢而长的声音说："娃娃！来—！娃娃！快来吧—！"娃娃出现，孩子们高兴。"来啦，我们拍手欢迎！"（这时老师鼓励或帮助孩子做拍手的动作）让孩子观察娃娃，鼓励孩子说"娃娃好"。教师再亲切地说："娃娃好！娃娃要走了，我们跟娃娃说什么呢？"引导孩子说出"再见"再响亮地说一声："娃娃再见！"引导孩子重说一遍。

【游戏四】

游戏名称：妈妈织毛衣。

游戏目的：看图学说话：妈妈织毛衣。

适合月龄：18~24 个月。

准备物品：图片画面：妈妈坐在沙发上织毛衣。

游戏方法：教师出示图片，让孩子观察，之后提问：这是谁？孩子自由回答：这是萍萍的妈妈。萍萍的妈妈手里拿着什么？（毛线针、毛线）萍萍的妈妈坐在什么地方？（沙发）她坐在沙发上干什么？让宝宝学说：妈妈织毛衣。你的妈妈会不会织毛衣？给你织过毛衣吗？家里还有谁也会织毛衣？（这些问题可在老师的提示、帮助下回答。）是怎么织的？学妈妈的样子。学说话：妈妈织毛衣，奶奶织毛衣等。

三、2~3 岁理解性语言和表达性语言阶段的训练方法

1. 训练方法

（1）提供过家家所需要的用品。收集那些宝宝可以在过家家游戏中使用的材料，比如旧的衣服、鞋子、帽子、篮子、和盒子等。然后模拟故事场景，让他编故事。

（2）亲身体验旅行。在外出去机场、购物中心、邮局、消防队、图书馆和杂货店的时候带上宝宝。回家以后，你可以同他谈论在出去的路上看见了什么，以及你们一起做了哪些事。

（3）给孩子机会发挥他的创造性。印泥、橡皮泥、黏土、记号笔、粉笔、标签和绘图纸都是现成的好材料。和宝宝共同完成一个项目，这既是让宝宝发挥创造性的机会，也是同宝宝交谈的大好时机。

（4）谈论情感。当你帮助孩子刷牙或者梳理头发的时候，你能与他展开一场关于感情的讨论。在镜子里做出各种各样的表情。告诉宝宝与每一张面孔相对应的感情称作什么。鼓励宝宝模仿你的表情。经过几次练习后，可以要求宝宝做出愉快、悲伤、愤怒等表情。

(5) 让音乐进入家庭。教宝宝简单的儿歌、童谣以及手指游戏，这有助于增加他的记忆力和语言技能。歌曲磁带在乘汽车旅行时和每天中的大量时间里都很有用。

(6) 帮助宝宝了解物品的用途。宝宝已经知道很多东西的名称。现在，他需要知道这些物品是用来干什么的。和孩子一起，从杂志上找出有关食品、衣服、动物、玩具、颜色或者形状的图片。帮助孩子剪下这些图片来进行学习。和孩子一起给这些物体命名，并且谈论它们的功能。

(7) 给出答案和得到答案。宝宝开始问这是什么、在哪里和为什么之类的问题。当孩子提出问题的时候，要热情地回答他。并且试着问孩子一些问题，比如："为什么……？""如果……那么是什么？""如果……怎么办？"

(8) 让孩子有机会和其他孩子在一起。宝宝非常有兴趣观看他人的行动和听他们在说什么。两个或者三个孩子组成的游戏小组容易管理，而且也给宝宝提供听别的孩子说话的机会。

(9) 谈论您的一天。在忙碌了一天之后，花点时间和宝宝谈论今天一整天你们的活动。问孩子他最喜爱的是什么，或者他不喜欢哪一种活动。把你的经验和感受告诉他。

2. 语言游戏示范

【游戏一】

游戏名称：喂小猫吃鱼。

游戏目的：学习发音和短句："喵呜!""小猫请吃鱼"。

适合月龄：24~30 个月。

准备物品：小猫的毛绒玩具，自制小鱼若干。

游戏方法：老师问"宝宝，这是什么？""对了，是小猫，那么小猫怎么叫呢？"同宝宝学发"喵呜"的声音，可多叫几声。教师代小猫说话："喵呜！喵呜！我肚子饿了。""宝宝，小猫饿了怎么办呢？我来喂喂它吧。"转而问孩子："小猫喜欢吃什么？"边问边拿出鱼，一齐学讲"小猫吃鱼"。"你看，老师这里有许多条鱼，我们怎么来喂小猫呢？"教师做示范，走到小猫面前，将小鱼送入小猫的嘴里，并说："小猫请吃鱼。"宝宝自由地去喂小猫吃鱼。老师在一旁要提示孩子说："小猫请吃鱼。"

【游戏二】

游戏名称：小猴干什么？

游戏目的：学说话：有的小猴在……有的小猴在……。

适合月龄：30~36 个月。

准备物品：图片：猴山上有一群猴子，有的在吃桃子，有的在翻跟斗，有的在荡秋千，有的在剥香蕉。

游戏方法："宝宝，你去过动物园吗？(去过) 有没有看到过猴子？(看到过) 老师知道宝宝最喜欢小猴子了，所以，今天老师把小猴请来了，你看……"教师边说边出示图片。"小猴子来啰，快来欢迎。"老师宝宝一起拍手欢迎，"你仔细看，这些小猴在干什么？"(孩子认真观察并自由交谈)。教师提问："猴山上有许多猴子，有的猴子在干什么？"(荡秋千) 同宝宝一起学说："有的猴子在荡秋千。"教师继续问："有的小猴在干什么？"(吃桃子) 一起学说："有的小猴在吃桃子。"

【游戏三】

游戏名称：小柳树钓鱼。

游戏目的：初步能完整地富有表情地朗诵儿歌。

适合月龄：30~36 个月。

准备物品：图片一张：画面上有小河、柳树；钓鱼玩具。

游戏方法：教师说："宝宝见过钓鱼吗？小柳树它看见别人钓鱼，它很想自己也来钓鱼，那么，小柳树能钓到鱼吗？听了下面的这首儿歌，就知道了。"教师边操作图片画面，边念儿歌。小柳树钓鱼两遍，之后提问：①儿歌的名字叫什么？②小柳树怎样钓鱼的？③它有没有钓到鱼儿呢？宝宝跟教师练习朗诵。教师接下来同宝宝一起玩钓鱼玩具。

附儿歌：　小柳树，弯弯腰，放下绿线把鱼钓。钓呀钓，钓呀钓，一条鱼也没钓着，逗得太阳哈哈笑。

第六节　婴幼儿感知觉能力的训练

一、视觉训练

光线和鲜明的色彩对新生小宝宝智力发育的重要性，同食物对胃一样。新生小宝宝的眼睛尽早地接受适当的刺激，可使视觉细胞及感觉功能得到迅速发展，能加强小宝宝视觉通路的成熟和大脑细胞的发育，对小宝宝的智力发展极为有利。

【游戏】

游戏名称：视觉追踪操。

游戏目的：发展宝宝视觉能力。

适合月龄：0~4 个月。

准备物品：彩色玩具。

游戏方法：准备姿势，让小宝宝仰卧，头部自然放松，父母手拿一件彩色玩具，在离小宝宝眼睛 40~50 厘米处晃动，吸引他的注意力。开始操作：共做两个八拍，第二个八拍反复第一个八拍。①父母将玩具从中间位置移向左边，②再返回中间位置。③再从中间位置将玩具移向右边，④再返回中间位置。⑤父母将玩具移向小宝宝头部的上方。⑥再返回中间位置。⑦再将玩具从中间位置移向小宝宝头部的下方。⑧再返回中间位置。

【实例一】

把小宝宝抱到光亮的地方，他会张开眼睛盯着看，如果把他抱到黑暗的地方他就会感到很不安，手脚乱动。接近满月时，新生小宝宝逐渐产生了视觉的选择与注视活动的物体。

【实例二】

为了满足小宝宝的视线需求，爱心妈妈可选用红色塑料花或有色彩的玩具，或用红布包着的电筒吸引宝宝的视线，使他目光追踪这个物体。2 个月的小宝宝只能跟踪左右水平位的移动，到了 3 个月可以跟踪上下垂直位的移动。以后还可以将物体在他头的四周转圈，从左、上、右、下地移动，如他不跟踪了，就要重新吸引他的视线。

【实例三】

可以在宝宝的小床或小车前上方挂些色彩鲜艳有声响的玩具，但不宜过多，因为小宝宝并不喜欢眼花缭乱。玩具不要都挂在当中，可分挂两边，距离以 30~40 厘米为宜，大的玩具可以略高一点，小的玩具略低些，形状可以不同、当无声不动的玩具与有响声能摇动的玩具同时放在眼前，你会发现小宝宝会注视有动感、有声音的玩具。随着月龄的增长，小宝宝的大脑发育会有很大的进展，这种选择与注视会不断地变化。

【实例四】

4~5 个月的小宝宝可以分辨颜色了，但仍最喜欢红色。他对自己喜欢的一件物体或一张挂历会注视很久。并喜欢看人的脸，因为人脸既复杂，又清晰，变化无穷，眼睛有光有色，伴随着还有表情和温声笑语。这时候，小宝宝的视线已能从一个物体转到另一个物体上了。更喜欢照镜子，看见镜子里的自己和抱着他的人会开心地微笑。

二、听觉训练

发展听觉是发展语言功能的重要环节。对小宝宝的听觉训练，主要是通过听成人讲话和日常生活中的各种声音，其中妈妈的讲话对小宝宝最为重要。

【实例】

在跟宝宝交流时要有距离，有时离他近些，有时离他远一些，跟小宝宝讲话时要面对着他，要表情丰富，声音有高有低，亲切温和。与宝宝对讲时，要让小宝宝注视着你的口形的变化，这样有利于发展宝宝视觉与听觉的协调。宝宝出生后的第二周和第三周，就会发出“哦哦”的声音来回答你了。你跟他说得越多，他的听觉受到的刺激也越多，他就会讲得越多。

【游戏】

游戏名称：听声音，找找看。

游戏目的：训练听力。

适合月龄：3~12 个月。

练习时间：10 分钟左右。

游戏方法：准备一些会发声、带响的玩具（如拨浪鼓、八音盒、橡皮捏响玩具等），吸引婴儿转动头部和眼睛去寻找声源，转动角度最大可至 180°。在婴儿会爬行以后，可以把会发声的玩具（如声光球、八音盒等）藏在隐蔽处，让婴儿根据声音，判断声源方向，把玩具找出来。

三、嗅觉训练

经研究证明，嗅觉的灵敏，能提高脑部对气味的灵敏度，使脑波变大，使人脑部的运动会更加灵活。对刚出生的小宝宝可以采用几种游戏来练习他的嗅觉，这几种游戏对开发小宝宝的大脑智力有所帮助，并可以刺激宝宝的嗅觉发展。

【实例一】

闻香：父母可以把烧好的菜，放在小盘上，经常让小宝宝闻闻。并对他说：“香不香？”让小宝宝学会享受食物的香味。

【实例二】

吃完饭洗碟子时，也可把香皂放在小宝宝的鼻子前让他嗅一嗅。并对他说：这是肥皂，香不香？”让小宝宝学会用鼻子呼吸。

【实例三】

还可以选择散发酸味、甜味和咸味的 3 种食品，一边让小宝宝嗅味道，一边告诉宝宝这是甜味，这是酸味，这是咸味等。

注意事项：家里的人最好不要抽烟，以免破坏了小宝宝的嗅觉灵敏。

四、味觉训练

宝宝出生后第 1 个月末至第 2 个月初，开始形成由香味引起的条件反射，或是由甜味引起的条件反射。从第 4 个月起，能够比较准确而精细地区分出酸、甜、苦等不同的味道。这就是人天生具有的本能。有两个实例可以观察出刚出生的小宝宝对味觉的区分非常灵敏。

【实例一】

宝宝出生 24 小时之后开始有味觉功能，能区分白水、橘子水和白糖水。只接受无味、甜味和乳汁，对其他酸、咸、苦等味道以哭闹拒绝。小宝宝在出生两周以后喜欢喝浓度高的糖溶液，对白开水没有兴趣。

【实例二】

只吃母乳的宝宝对甜的溶液也不太感兴趣，有时会对菜汁或果汁感兴趣。因此在宝宝刚出生时期，由母乳换牛奶，或牛奶换母乳，不会引起宝宝的拒绝，但再大些后就不行了。当宝宝吃惯了母乳后，突然给他改换了牛奶，宝宝就不喜欢吃，或者以不吃来抗议。随着宝宝逐渐地长大，做父母的更要重视对宝宝味觉功能的培养。

【游戏】

游戏名称：尝一尝，甜不甜。

游戏目的：发展孩子的味觉，区分甜与不甜的食物。

适合月龄：18~24 个月。

注意事项：活动中注意牙签不要戳到孩子；孩子不想吃的食物不要勉强。

准备物品：装有食物的盘子，苹果、香蕉、蛋糕、酸梅肉、咸菜各两块，牙签两根。

游戏方法：教师说：“宝宝看，教师今天带来了许多好吃的东西，这是苹果，这是香蕉，这是……你们想不想吃呀？”请一个孩子上前品尝，然后问“甜不甜呀？”孩子回答“甜”或“不甜”。给宝宝一份食物，可以和孩子共同品尝，吃相同的食物，吃一种问一次“甜不甜呀？”请孩子回答，直至吃完全部食物。

五、触觉训练

触觉能帮助宝宝认知客观事物的整体。对任何一个事物，都包含多方面的属性，单纯靠某一种感觉，是不能把握的。比如我们用一个苹果对宝宝来测验的话，仅凭小宝宝的视觉，只能看到它的颜色；仅凭嗅觉，只能闻到它的清香味；仅凭味觉，只能尝到它的酸甜味；仅凭触觉，也只能感到它的软硬度。所以，对小宝宝来说，加强训练各种感觉器官的综合活动是很必要的。

【游戏一】

在小宝宝躺着或坐着时，给他提供一些纸张，让他做撕扯游戏。撕纸的游戏可以使小宝宝初步认识到自己有改变外界环境的能力，从中得到乐趣，并训练手眼之间的协调能力，促进脑功能的健全与思考能力，还可以使双手的精细动作更加发达。做父母的不可以放弃这个简单易行的游戏。

【游戏二】

给小宝宝不同质感的东西让他触摸。给一些可以敲打的玩具让他游戏。

【游戏三】

给小宝宝能拿在手里拉扯的绳子或能打开盖子的玩具让他游戏。

【游戏四】

游戏名称：划圈抓痒痒。

游戏目的：训练小宝宝的触觉灵敏和反应灵敏。

适合月龄：12~24 个月。

注意事项：游戏时，如果宝宝找不准相同的手指的话，父母应耐心地帮助他，可以通过辫别手指外形特征或运用一一对应的方法观察找准手指，进行游戏。父母还可以动脑筋发明新的玩法，比如在手指上画上人脸或动物形状，编小故事和小宝宝一起玩。

游戏方法：把小宝宝抱坐在腿上，爸爸或妈妈在小宝宝手心上用手指划圈圈，边划边说一个圈、两个圈、三个圈。划时小宝宝手心有点痒，他会很开心地咯咯笑。然后让小孩在大人手心上划圈抓痒痒，爸爸或妈妈假意躲闪，逗小宝宝开心。

第七节　婴幼儿认知能力的训练

一、指认游戏

【游戏一】

游戏名称：摸五官。

游戏目的：能用手正确指出五官。

适合月龄：10~12 个月。

注意事项：等孩子大点还可扩大到脚、手等。

游戏方法：老师和孩子面对面散坐在地毯上。说：“今天，宝宝要和爸爸（妈妈）玩游戏——摸摸眼睛、鼻子、耳朵、嘴在哪里，看看哪个宝宝最能干。”“宝宝，摸摸这，摸摸那，摸摸小鼻子，用手指出来。”让孩子用手指住自己的鼻子，老师看看，孩子指对了没有，眼睛、耳朵、嘴用同样的方法。教师再接着说：“宝宝，宝宝真爱玩，摸摸这，摸摸那，摸摸老师的耳朵，用手指出来。”让孩子用手摸成人的五官，眼睛、嘴、鼻子用同样的方法。

【游戏二】

游戏名称：认识衣服和裤子。

游戏目的：能将衣服和裤子分类。

适合月龄：18~24 个月。

准备物品：大小衣服和裤子各一套，画有衣服、裤子的卡片 3~4 张。

游戏方法：教师手拿一件大衣服问：“宝宝，这是什么?”可同宝宝一同说（衣服），“这是谁穿的衣服?”“爸爸的。”“噢，这是一件爸爸穿的大衣服。”教师手举一件小衣服说：“这件衣服给谁穿?”“宝宝。”用相同的方法认识裤子。教师将衣服和裤子分别放在两张椅子上，然后将衣服和裤子的卡片发给宝宝，宝宝手上拿 3~4 张。教师说：“宝宝，我们来玩个找朋友的游戏，从手上拿一张卡片，看看，是衣服还是裤子，是衣服的放在衣服这边，是裤子的放在裤子那边，看看哪个宝宝的眼睛看得清楚，放得对。”“请宝宝把衣服卡片送过来。”“请把裤子卡片送过来。”这期间，教师观察孩子送对了没有，给送对了的鼓励，给送错了的帮助、提示。反复几次，直到送完。

【游戏三】

游戏名称：听音辨动物。

游戏目的：能用耳朵听动物的叫声辨认动物。

适合月龄：24~36 个月。

注意事项：所选用的小动物必须是孩子熟悉的。

准备物品：猫、狗、鸡、鸭、羊的图片，几种动物叫声磁带一盘，录音机一台。

游戏方法：教师依次出示图片问："这是什么动物?" "它是怎样叫的?"分别认识并模仿它们的叫声。然后，教师放动物叫声的磁带给宝宝听，让宝宝将动物与动物的叫声对应起来，教师可问宝宝："这是谁在叫？它是怎么叫的?"让宝宝模仿小动物叫。如宝宝说对了，教师便将这个动物出示给宝宝看；如果宝宝说不出，教师也可以出示图片给予提示。再发给宝宝一套动物图片说："宝宝，我们来做个听声音，找找小动物的游戏。"老师可以放磁带，也可以自己模仿小动物的叫声，然后请孩子在图片里找出小动物，孩子找对了，宝宝可引导孩子凭自己的生活经验说一说此动物的一些特征，宝宝说得好，老师可以给其鼓掌或亲亲、抱抱宝宝。

二、记忆游戏

【游戏一】

游戏名称：玩魔方。

游戏目的：锻炼观察力、记忆力。

适合月龄：10~12 个月。

注意事项：画的内容可以是孩子感兴趣的任何东西。

准备物品：一个各面贴有好看的彩色画的魔方，如汽车、小花、小猫等。

游戏方法：老师抱宝宝坐在地毯上，让孩子玩魔方，熟悉魔方的画。教师说："宝宝，老师这儿有一个魔方，看看上面有什么?"翻动魔方与宝宝一起指认上面的画面，如转到一个画面时，告诉宝宝，"这是汽车"，"这是小花"……也可让宝宝自己转动魔方。等宝宝比较熟悉画面后，让宝宝听指示语，指出"小花在哪里"，"小猫在哪里"……

【游戏二】

游戏名称：认家门。

游戏目的：训练记忆力。

适合月龄：12~24 个月。

注意事项：小心别让人家的宠物吓着宝宝。

游戏方法：这是一个比较漫长的游戏。妈妈在日常生活中应该有意识、有目的地让宝宝记住自己的家，比如房子的形状、阳台上的小鸟笼、楼房的颜色、家门口的树等标志性的东西。等宝宝对家里周围的环境熟悉了以后，找个机会考考他。带宝宝出去，回来快到家的时候让宝宝"带路"。对他说："妈妈今天迷路了，找不到家门了，由你来带路好不好，好好想想，咱们家周围有什么?"如果宝宝很犹豫，您可以提示他："咱们家门口有一个好大好大的牌子，上面有个小朋友手里拿着一块蛋糕，对了，门口还有一棵高高的树。"只要您有耐心，用不多久，宝宝就会帮您找到回家的路。还有一招也能让宝宝牢牢记住自己的家门，那就是"将错就错"。如果宝宝确实记错了而走进邻居的家门，那你就带他进去吧。恐怕进去以后不等你说，宝宝自己就"傻眼"了，这时候你再耐心地给他描述自己家里及周围的环境。

【游戏三】

游戏名称：猜猜它是谁。

游戏目的：锻炼观察力和记忆力。

适合月龄：24~36 个月。

注意事项：宝宝猜的动物卡片的数量可根据孩子的水平灵活决定。

准备物品：小羊、小兔、小狗、小鸭、小猫的卡片。

游戏方法：教师拿出小熊、小狗、小兔的图片，贴在黑板上，让宝宝说说动物的名称。然后，教师把图片一一翻过来，教师手指一张图片问宝宝这是谁，宝宝说对后，教师把图片翻开，并拍手鼓励；接着教师分别指另两张图片，问宝宝这是谁，说对了，教师拍手鼓励。教师变换图片的位置，用同样的方法，再做一次游戏。教师把卡片发给宝宝，面对面坐好，把卡片摆开让宝宝观察并记住某一动物卡片的位置，然后一一翻过卡片。老师说一个动物的名字，宝宝就从中找出一张卡片，宝宝如找对了，老师可亲亲孩子，待游戏玩熟悉以后，可以让宝宝操作图片说出动物名字给家长猜。游戏可反复玩 2~3 次再结束。

三、方位、观察力游戏

【游戏一】

游戏名称：区分前、后。

游戏目的：能区分前、后。

适合月龄：24~36 个月。

准备物品：贴绒画“拔萝卜”。

游戏方法：教师出示画面，说：“老爷爷种的大萝卜长大了，要把萝卜拔出来，可是拔呀拔拔不出来，老爷爷怎么办？”教师边说边演示动作，并逐一说出：“老奶奶在老爷爷的后面，小姑娘在老奶奶的后面，小猫在小狗的后面，……”教师要求宝宝跟着老师一起说。教师接着问“宝宝看看谁在小猫的前面？”“谁在小姑娘的前面？”……教师反复提问，练习句子“×××在×××的前面或后面”。

【游戏二】

游戏名称：观察石头。

游戏目的：训练宝宝的观察力。

适合月龄：24~36 个月。

准备物品：各种各样的石头若干。

游戏方法：教师引导观察。跟宝宝坐在一起，中间放着石头。教师与宝宝共同观察，石头是什么颜色的？是什么形状的？鼓励宝宝积极地表达。让宝宝用手摸一摸石头是怎样的？把石头扔在地上，看看怎么样？教师小结：石头的颜色有的是黑的，有的是白的，还有的石头上有花，很漂亮。有的石头是尖尖的，还有圆的。石头摸上去凉凉的、滑滑的。石头很硬，不会摔碎。让宝宝发挥想象并去寻找。教师问在哪里见过石头？请孩子发挥想象自由地说。再与孩子一起到户外去找一找石头，并说一说找到石头的颜色、形状，对积极地参与寻找的孩子给予表扬。

四、感知抽象性概念游戏

【游戏一】

游戏名称：套纸盒。

游戏目的：感知大、小。

适合月龄：18~24 个月。

准备物品：2~3 个大小不一的硬纸盒。

游戏方法：教师手拿两个同样形状、大小不同的硬纸盒（长方体或圆柱体的）说：“宝宝，老师手上两个纸盒一样大吗？哪个大，哪个小？”让孩子指认。教师接着说：“今天我们要和这一大一小两个盒子做游戏，看，老师把小盒子套在大盒子里面，你们也套一套好吗？”在老师的协助下，孩子玩套纸盒游戏。老师再拿两个同样形状、大小不同的硬纸盒对孩子说：“哪个大，哪个小？请把小的套在大的里面。”看看孩子是否会做，套完一对，要给予鼓励，再继续进行。这次让孩子自己选择大小两个同样形状的纸盒。如大小选择对了，形状选择错了，家长要给予帮助，避免不同形状套不合适。

【游戏二】

游戏名称：请你摸一摸。

游戏目的：感知物体的光滑、粗糙，获得不同的触觉经验。

适合月龄：24~36 个月。

注意事项：匹配分类时，宝宝如果感觉错了，可提醒反复触摸，不能包办代替。

准备物品：粗糙的石头、光滑的鹅卵石、粗糙的塑料弹子和光滑的玻璃弹子，粗糙的松果和光滑的皮球。

游戏方法：教师给宝宝一块石头、一颗塑料弹子和一块鹅卵石、一颗玻璃弹子，与宝宝一起玩，提醒宝宝摸摸不同东西的感觉是不是一样的。教师再给宝宝一个皮球和一个松果，让宝宝摸一摸后讲一讲自己的感觉，然后让孩子分别挑出与皮球或松果的感觉差不多的物体放在一起，即把光滑和粗糙的物体各放一边。教师问：“哪一边的东西摸上去是光滑的（或是粗糙的）。”教师小结：有的东西摸上去是光滑的，有的东西摸上去是粗糙的。老师再带孩子到房间的各处去看看。摸摸什么地方是光滑的，什么地方是粗糙的。

【游戏三】

游戏名称：认识冷和热。

游戏目的：感知物体的冷、热。

适合月龄：24~36 个月。

注意事项：要防止水袋里的热水变冷，游戏时间不宜过长。

准备物品：一瓶白色的冷水，一瓶红色的热水，冷水袋和热水袋各 1 个。

游戏方法：教师指着桌上一红一白两瓶水提问：“这里有几瓶水？这两瓶水有什么不一样？我把装水的瓶子给你，请宝宝摸摸看看有什么不同。”教师让宝宝摸一冷一热两个装水的瓶子，并指导宝宝摸摸、看看，讲讲两瓶水不同的地方（颜色、冷热）。教师说：“我们来摸摸红色的水。”启发宝宝说水是热的，让宝宝想想，还有什么东西是热的，帮助宝宝一起回想曾经摸过的或吃过的热的东西，启发宝宝说出来。教师再让宝宝摸白色的冷水，过程同上。在宝宝面前放上许多冷的和热的水袋，让宝宝摸一摸，按教师指令先拿一个冷水袋，再拿一个热水袋，可反复游戏 2~3 次，让孩子触摸水袋，从而感知冷和热。

五、颜色游戏

【游戏一】

游戏名称：绿色日。

游戏目的：找出相同的颜色。

适合月龄：18~24 个月。

注意事项：孩子认识颜色，第一步是学习如何将相同的颜色进行配对，但是他还不能正确地指向或者叫出它们的名称。当您的孩子能够给 6 种颜色配对时，就可以转入下一步的学习。

游戏方法：安排一个颜色日。可以一周或者几天一次，告诉孩子今天是一个学习颜色日。然后一起把注意力集中在他最感兴趣或者正在学习的一种颜色上。比如，让孩子知道今天是“绿色日”。找出绿色的衣服，用绿色的饮料，制作绿色的爆米花，在用餐的时候为孩子提供绿色的水果和蔬菜等等。这一天您所做的强调绿色的事情越多，孩子学习的效果就越好。

【游戏二】

游戏名称：指黄颜色。

游戏目的：认黄颜色。

适合月龄：24~30 个月。

注意事项：指出颜色，这是认识颜色的第二步。您的孩子已经能够给相同的颜色配对，现在他将学习按照要求来指出一种特定的颜色。

游戏方法：这是一个很好的游戏，您能够在做事的时候，比如准备晚餐时进行这个游戏。对孩子说：“我看见了一件黄色的物品。”让孩子努力去猜测，您在房间里看见了什么黄色的物体。每一次都鼓励他指出他猜测的物体，并且说出颜色的名称（例如“是那把黄色的椅子吗?”)。

【游戏三】

游戏名称：猜猜看。

游戏目的：指认更多的颜色。

适合月龄：30~36 个月。

注意事项：说出颜色的名称，这是学习颜色的最后一步。您的孩子现在已经能够说出颜色的名称以及物体的颜色。现在如果您问他：“这是什么颜色?”，他就能够正确地告诉您!

准备物品：五颜六色的彩带。

游戏方法：老师把五颜六色的彩带抓在手里，取出一根让宝宝猜猜是什么颜色。“宝宝你看，这是什么颜色的彩带？”宝宝答对后给予鼓励，答错了就告诉他正确的内容，让他再次指认，要宝宝想象相同颜色的物体，如：“哦，这是红色的彩带，宝宝再想想看还有什么东西是红颜色的。”

六、数字、图形游戏

【游戏一】

游戏名称：拼图。

游戏目的：发展观察力和手的协调动作。

适合月龄：24~36 个月。

注意事项：宝宝任意拼出什么图，都应鼓励，增强宝宝学习的自信心。

准备物品：准备几个三角形和正方形的彩色纸板。

游戏方法：教师手举三角形和正方形图片，对孩子说：“宝宝，看老师手里拿的是三角形和正方形，今天我们就和它们玩游戏。”教师边说边把图形拼出新的图形，如：“好，宝宝我们一起来玩拼图游戏。”老师拼图给宝宝欣赏。老师指导宝宝一起做游戏，以提高宝宝的兴趣，老师拼出新的图形时，要让宝宝猜猜像什么，再告诉宝宝拼的是什么。宝宝独自拼图，教师在一旁欣赏、鼓励，使宝宝拼出更多图形组合。

【游戏二】

游戏名称：多、少、一样多。

游戏目的：比较物体的多和少，并获得“一样多”的经验。

适合月龄：30~36 个月。

注意事项：可和宝宝常玩此类游戏，相比较的物体数量可根据孩子的能力，逐步增加。

准备物品：2 个果盘，6 个苹果，糖若干。

游戏方法：教师拿出 2 个果盘，一个果盘里放有 1 个苹果，另一个果盘里放有 3 个苹果。教师提问哪只果盘里的苹果多，哪只果盘里的苹果少，让宝宝指认。然后在放 1 只苹果的果盘中再放进 1 个苹果，使其变成3 比 2，问宝宝现在哪边多，哪边少。宝宝指认后，教师再放进 1 个苹果使其变成 3 比 3，问宝宝“现在怎样了”，启发宝宝当两边的苹果都是 3 个时，应该说“一样多”。与宝宝面对面坐好，老师左手里有 3 颗糖，右手里有 1 颗糖，问宝宝哪个多哪个少，宝宝答对后，右手里增加一颗变成 3 比 2，问“哪个多，哪个少”。老师的两只手里各拿 3 颗糖问宝宝“两只手各有几颗糖？是不是一样多？”如果孩子答不出，老师可提醒宝宝说“一样多”。然后在手里各放 2 颗，各放 1 颗，让宝宝说出“一样多”，以加深印象。

第八节 婴幼儿社会适应性行为及人格培养

一、照顾自己——生活自理能力的培养

1. 学会穿脱衣服

训练婴儿配合穿衣时要发出“伸手”、“举手”、“抬腿”等口令，让婴儿逐渐熟悉并用这些动作配合穿衣、穿裤。如果听不懂就用手势做示范动作，并对合作进行表扬，以后他就会主动伸臂人袖，伸腿穿裤。训练要从简单到复杂，逐步掌握穿脱衣服的技巧。1 岁左右可以开始进行脱衣训练，最好从夏天学习穿背心、短裤开始，随着天气的变化，渐渐增加衣服并增加难度。2 岁以后逐渐学会穿脱鞋袜，在成人的帮助下完成穿衣，3 岁时能够自己系纽扣。

为了鼓励婴儿自己穿脱衣服的兴趣，防止把衣服穿反，可以买些前后有标记的衣服，如在胸前或膝盖上有动物图案的，使婴儿便于识别前后。训练过程中，成人可以协助完成不同的动作，但不要包办代替。要反复训练，耐心指导，帮助婴儿掌握基本要领。如穿衣服要先套头再伸袖子，系扣子要从下往上，如何分清鞋子的左右等等，同时要求婴儿把脱下来的衣服摆放整齐，养成做事有条理的好习惯。

2. 学会独立进餐

3~4 个月的婴儿就可以训练让他自己抱奶瓶喝奶，5~6 个月可以自己拿饼干往嘴中喂食，9~10 个月学会捧杯喝水，1 岁半左右的学会自己拿勺吃饭，2 岁以后就可以学用筷子吃饭。婴儿会坐以后，每次进餐时最好让婴儿单独坐一把椅子，将手洗干净之后，安静地等待就餐。

培养婴儿独立就餐的好处：一是使婴儿用适合自己的速度吃饭，有充足的咀嚼和品尝味道的时间；二是可以在训练吃东西的过程中体验一种快乐和感受；三是有自己主动挑选食物的机会，能够增强食欲。由于婴儿神经系统发育还不完善，吃饭时手的动作还不协调，还不能用勺或筷子准确地把饭送到嘴里，有时会洒到身上、桌面上、地上，出现这种情况一定要有耐心，不要怕麻烦，要通过示范的方式让婴儿来进行模仿，也可以通过讲故事的方式进行引导，不要以各种借口包办代替，剥夺婴儿锻炼的机会。

3. 学会洗漱

漱口和刷牙是保护口腔清洁卫生的重要措施。1 岁左右的婴儿就可以学习漱口，开始

时漱不好，经常会把漱口水咽下去，因此要用温开水漱口。2 岁以后 20 个乳牙萌出后就要学习刷牙。可以带婴儿一起去买喜欢的牙刷、牙膏，让婴儿练习自己挤牙膏，培养刷牙的兴趣，使之坚持每天刷牙。刷牙要掌握正确的方法，将牙齿里外上下都刷到，时间不要少于 3 分钟，每天早晚各一次，刷完后不宜再吃东西，尤其不能吃糖或含糖的食物。

4. 培养独立的个人卫生习惯

1 岁半左右的婴儿，要学会自己擦鼻涕和擦嘴，在他的衣服口袋里放一块干净的手绢，有需要时便于自己使用。2 岁半左右的婴儿要学会用肥皂把手洗干净，并逐步学会洗脸、洗脚，可训练在成人指导下自己准备脸盆、毛巾等用具。培养婴儿在吃东西之前、玩耍和大小便后自己洗手的习惯，每天早晚用温水洗脸，包括洗净五官，用毛巾角擦干净鼻内脏物，用毛巾擦净耳轮和耳背，洗净颈部等；每天晚上自己洗脚，自己脱鞋袜，洗脚趾缝、脚心、脚背，擦干后穿上拖鞋，人厕后自己上床。女孩子在冬季不是天天洗澡时，要学会自己洗下身，用专用的盆和小毛巾，脱去裤子蹲在盆上用小毛巾从前往后冲洗，用小毛巾擦干。要求婴儿认识自己的毛巾、肥皂及其他个人用品，用完放回原来的地方。

5. 培养独立排便能力

大小便训练可以从“把”开始。在婴儿睡醒时或吃奶半小时后，用“嘘”或“嗯”的声音培养排尿及排便的条件反射。经过 10 天左右的训练，就能见效。在把尿及排便的过程中，成人要与婴儿进行语言和非语言的沟通。婴儿识“把”就是建立一种条件反射，也是一种学习的方式。婴儿满月后就要开始把大小便，养成排便的条件反射。8 个月以后开始练习蹲盆大小便，1 岁左右坐盆时要有人帮忙，2 岁以后可以逐渐培养独立蹲盆大小便。2 岁半以后要培养婴儿大便时自动解开裤子，便后自己用手纸擦屁股。反复练习学会使用手纸和压按冲水的按钮。

训练过程中要注意几点：

(1) 把便盆放在固定的地方，使婴儿熟悉并随时可以使用；

(2) 便盆要经常消毒，保持清洁；

(3) 大小规格要与婴儿的臀部正合适，如果不舒适就会产生反感；

(4) 每次坐盆的时间不要太长，一般为 3~5 分钟，长时间坐盆会容易使婴儿脱肛；

(5) 坐盆时不要玩玩具或吃东西；

(6) 排便后要洗手，养成良好的卫生习惯。

6. 培养乐于参与家庭劳动的习惯

2 岁左右的婴儿对周围的事物已经有所认识，两手也比较灵活，可以适当地参与一些家务劳动，帮助成人做一些力所能及的事情。在劳动的过程中，培养婴儿的劳动意识和习惯，掌握劳动的技能。由最初的自我服务，自己穿衣、吃饭、洗手等，慢慢过渡到为他人服务。可以模仿成人擦桌子、扫地、摘菜的动作，也可以训练婴儿把散乱的玩具收拾整齐，将积木摆放到盒子里，把看过的图书放回原处。

二、游戏示范

【游戏一】

游戏名称：穿鞋、脱鞋。

游戏目的：配合成人穿鞋、脱鞋。

适合月龄：10~12 个月。

准备物品：一副手铃。

游戏方法：教师将手铃藏在身后，摇手铃，使手铃发出响声，引起宝宝的注意。再将手铃从身后拿出来："是什么在响呀？是铃铛在响，铃铛的声音真好听。"然后教师脱下鞋，将手铃套在脚腕上，走动、踢腿、跳跃等做一些脚部运动，使手铃发出叮叮当当的声音引起孩子对这种活动的兴趣。让宝宝坐在地毯上，对宝宝说："宝宝，老师帮你把鞋脱掉，套上铃铛跳舞好吗?"当孩子理解老师的意思后，帮孩子脱掉鞋子，套上手铃，如果孩子配合得很好，应该表扬他："宝宝真乖，小脚不乱动。"再将鞋子，给孩子穿上，此时也要表扬他。穿好后拉着孩子的手坐在一起，引导他模仿摇、蹬、上下、左右动脚等脚部动作，还可以站起来走一走，使铃铛发出好听的声音，孩子会很开心。玩过之后，老师再以同样的方法帮孩子把鞋脱掉、穿上。

【游戏二】

游戏名称：拾豆豆。

游戏目的：帮助成人做简单的事；培养耐心、细心的个性。

适合月龄：18~24 个月。

注意事项：注意观察，避免孩子将珠子塞进口中。

准备物品：各种颜色的木珠若干装在布袋内，一个小篓子。

游戏方法：教师出示布袋，让孩子猜一猜布袋里装的是什么，然后出示几颗珠子，告诉孩子："布袋里面有很多小珠子，小珠子要出来玩，它们很调皮，喜欢在地上滚着玩，小珠子滚呀滚呀，滚得太远了，老师一个人来不及拾，宝宝一起来帮老师拾，把拾到的小珠子放进老师这儿的布袋里。我们看谁最能干，拾得多。"教师将珠子倒在地上，对孩子说："宝宝，快来帮我拾豆豆吧。"然后引导孩子和教师一起拾。拾的过程中，提醒孩子将拾到的珠子赶快放进袋子里。对宝宝要给予表扬，最后教师以高兴的口吻感谢宝宝帮助。如果宝宝有兴趣，可玩 2~3 次。

三、照顾环境的能力即社会交往能力的培养及方法

1. 帮助婴儿学会社会交往，提高社会适应能力

(1) 鼓励婴儿与同伴进行交往。婴儿初次走出家门与同伴相处时，会有许多不适应，克服与家人的依恋和焦虑情绪时要循序渐进。如经常到公园和街心花园找同伴一起玩游戏，见到同伴后让婴儿主动微笑、点头、打招呼；把自己的玩具主动与同伴进行交换等。

(2) 培养婴儿独立自主的能力。要适应社会就必须具备自己吃饭、自己上厕所、自己穿脱衣服和鞋袜、自己动脑筋操纵玩具等方面的基本能力。如果在社会交往中感到自己"不行"，会影响婴儿自信心和自尊心的建立。要经常让婴儿参与一些力所能及的家务劳动，学会帮助大人收拾玩具、收拾餐具、擦桌子、扫地、帮别人拿东西，做保持环境卫生的小助手，这些活动都能够促进婴儿的社会交往能力，在社会交往时容易得到别人的称赞。

(3) 学会分享与宽容。2~3 岁婴儿模仿性较强，成人的态度和行为会对婴儿产生重要影响。有些家庭把独生子女摆在特殊位置，过分强化婴儿对"我的"概念的理解，养成了自私和独占行为，好东西都是自己的，不许别人动自己的玩具，别人只能服从自己的意愿。稍不如意，就大哭大闹以示威胁。如果不改变这些行为，在社会环境中就很难适应。婴儿在家中要享受平等待遇，有好东西时要学会与别人分享，鼓励婴儿给大家分食物、分玩具和用具；如果与别人发生争吵，建议婴儿做出适当礼让。在点点滴滴的熏陶中，让婴儿懂得共同分享、礼让别人是做人的一种美德，帮助婴儿成为在社会和集体中受人欢迎的成员，感受在社会和群体中的快乐。

2. 向婴儿传授社会交往的技巧

(1) 学会使用文明礼貌用语。见到同伴要主动打招呼，说话语气要热情；邀请别人为自己做事要说“请”，做完事情要说“谢谢”，麻烦别人时要说“对不起”。

(2) 学会尊重和理解。别人说话时要耐心倾听，不要随便打断或在别人说话时插话。

(3) 学会遵守规则。到别人家做客时，要向婴儿介绍基本情况，告诉应该如何称呼，应遵守哪些行为规范，提醒婴儿不要乱翻、乱拿别人的东西；进餐时要等大家一起吃饭等。

3. 在游戏训练中提高社会交往能力

(1) 在参与游戏的过程中需要互相交流、互相合作，因此会形成一种自然的语言环境，婴儿在这种快乐融洽的气氛中会变得敢于大声说话，发表自己的意见，有利于培养其语言交往能力。

(2) 在游戏中，婴儿通过抓握、拿取等动作，练习手眼协调能力，学会更细微的操作，如穿珠、套碗等。在操作玩具的基础上学会操作工具，如拿筷子、握笔画写、用刀剪、编织、弹奏乐器等。在与同伴的共同操作中，能够激发兴趣，互相促进。例如攀登、骑车、球类等游戏，有利于促进手的动作与全身的协调能力。

(3) 在游戏中通过角色扮演会形成许多新的人际关系，常在一起玩就要学会互相帮助、取长补短，善于同情人，只有处处为别人着想才能得到玩伴，处处为自己打算就会受到孤立，游戏有利于锻炼和提高人际关系和交友的技巧。

4. 游戏示范

【游戏一】

游戏名称：玩具给同伴。

游戏目的：愿意与同伴交往，根据指令将玩具给同伴。

适合月龄：6~9 个月。

准备物品：每人两件塑料玩具。

游戏方法：教师请两名家长抱孩子上来面对面坐，教师用两件玩具逗引孩子，将玩具给其中的一个孩子，然后对孩子说：“宝宝，把玩具给玲玲。”让孩子听指令将玩具给玲玲，如果孩子不懂，教师就说：“宝宝乖，自己玩一个，给玲玲玩一个。”再拉着他的一只手将玩具给玲玲，然后教师、家长给予表扬并鼓掌。与同伴玩游戏。家长抱孩子两两面对面坐玩游戏，一位家长将两件玩具递给自己的孩子，玩一会儿要求他将一件玩具给同伴。两人各自拿一件玩具玩了一会儿后，家长将两件玩具递给其他孩子，由那位孩子的家长要求孩子将玩具分一件给这位孩子。家长要多鼓励孩子。最后家长把玩具分给两个孩子，让他们自己随意玩。

【游戏二】

游戏名称：和同伴拉手做游戏。

游戏目的：愿意与同伴合作拉手做游戏。

适合月龄：18~24 个月。

注意事项：游戏过程中，念儿歌的速度慢一些，转动的速度也要慢一些，这样不会感到太疲劳，等孩子能熟悉地掌握游戏方法后，可以稍稍地加快一些速度。

游戏方法：教师请家长带孩子按一位家长一个孩子的规则围坐成一圈，教师先念游戏的儿歌引起孩子的注意：“小朋友，拉拉手，拉好小手走一走。”教师请家长拉好孩子的手站起来，按顺时针方向边念儿歌边走，时间的长短可随游戏的具体情况而定。游戏结束时需将儿歌中的“走一走”改成“停一停”。两个孩子和家长为一组进行游戏，游戏结束后，可以问问孩子玩得高不高兴，还想和谁一起玩。自由交换游戏对象重新开始游戏。

四、良好情绪和人格发展的培养

1. 培养方法

（1）注意观察婴儿的情绪变化。如皱眉、纵鼻、撅嘴、哭和笑及身体活跃的感情信息；还包括吸吮、吞咽、睡和醒、呼吸等生理信息；也包括注视、倾听、转向人和物的感官活动。婴儿在学会爬行和步行以后，成人同婴儿间情绪信号的交流是婴儿学习、经验获得和认知发展的媒介。

（2）经常让婴儿获得快乐。婴儿从出生到半岁和 1 岁期间是情绪萌发期，经常快乐的婴儿会对新鲜事物敏感，趋向于探索外界，为智力发展打下良好基础。如婴儿看到新鲜玩具、听到响声就会有追视、趋近和抓握动作；4~9 个月婴儿对自己的活动产生快乐，每认识一种新的东西，都会成为学习新知识的动机。除了生理上的满足外，还可以使婴儿产生“我能行”的自我肯定，有助于婴儿个性的健康成长。

（3）让婴儿慢慢学会控制情绪。婴儿出生后3~4 个月就能察觉成人的表情，1~2 岁时性格基本定型。要让婴儿学会控制和尽快排除不愉快的情绪。如当婴儿经常把玩具放进嘴里时，如果大人做出反对的表示，并告诉他不能吃，他就不再放进嘴里，并逐渐学会控制自己不发怒。大人赞扬和反对的态度不断地诱导着婴儿形成正确的道德观和价值观。

（4）让婴儿学会忍耐和宽容。例如告诉他“粥很烫”，并让他伸出手摸碗边找到烫的感觉；在婴儿刚会走路时学会摔倒后不哭；在遇到别人抢夺玩具时学会暂时让步；在别的小朋友哭时产生同情心，学会安慰和宽容。成人的表情和行为会潜移默化地影响婴儿情绪的发展。

（5）和谐美好的家庭生活是培养良好情绪的环境因素。家庭和睦，成人对婴儿温和亲切，会使婴儿情绪稳定而快乐；家庭不和睦，成人比较急躁，婴儿情绪也容易出现波动。

2. 游戏示范

【游戏一】

游戏名称：坐“飞机”。

游戏目的：喜欢玩游戏，情绪愉快。

适合月龄：6~9 个月。

注意事项：教师应注意观察，提醒家长注意安全，不要将孩子举得太高、转圈转得太多，以免孩子头昏或害怕，动作一定要轻柔、缓慢些。

游戏方法：教师找一胆子稍大的孩子爬到圆圈中间玩游戏。用两手将他横托在手上，使孩子面向上方。然后教师说要求，家长根据要求做相应的动作：慢慢地蹲下，再慢慢地站起，并将双手举到与头同高处转一圈，再慢慢地蹲下，使孩子有一种坐飞机的感觉。教师边做边念儿歌：“小宝宝，坐飞机，一会儿高，一会儿低。”反复几次。家长与孩子玩游戏。家长找一空地方，和自己的孩子玩游戏：“宝宝，坐飞机了。”然后边做边念儿歌。家长也可将自己的孩子与其他孩子交换玩游戏，玩过后应表扬孩子：“宝宝真勇敢，和叔叔玩得真好。”

【游戏二】

游戏名称：悄悄听。

游戏目的：学会安静，增强宝宝的自控力。

适合月龄：18~30 个月。

游戏方法：家长和孩子都做好准备，关上门，关上一切音响设备，安安静静地坐好，闭上眼睛。这能让杂乱情绪消失，还可让孩子感受到从前未感受到的细微声音，如远方车过声、风声、滴水声。几分钟后用耳语或手势表示结束，然后站起来，轻轻离开屋子，开始进行户外欢腾的活动。幼儿经过几分钟的安静训练后，懂得保持安静才能更集中注意力，才听得到以前听不到的细微声音，并学习保持安静的方法。开始训练 3 分钟，以后渐延至 5 分钟。每周 2 次。

育婴师国家职业资格四级操作技能教学提示

第一章 婴幼儿养育

第一节 母乳喂养

一、教学目的：

1. 了解母乳喂养的优点和母乳喂养新观念；
2. 了解如何估计母乳量，以及母乳不足和常见喂养问题的处理。

二、教学要求：学会母乳喂养的技巧（方法）以及母乳喂养有关知识并能应用。

三、授课计划和教具：

内 容	教学方法	教 具	时间(分)
母乳量的评价	小讲课	多媒体	10
母乳喂养常见问题	小讲课	多媒体	10

四、核心知识：

1. 母乳喂养的有关知识（优点与新观念）；
2. 估计母乳量是否足够的评价指征；
3. 母乳不足和常见喂养问题的护理方法；母乳喂养的技巧。

第二节 人工喂养

一、教学目的：了解配方奶的知识和正确选择配方奶。

二、教学要求：

1. 学会正确选用和冲调婴幼儿配方奶；学会掌握不同月龄婴儿添加食物的顺序；
2. 学会制作米糊、果汁、菜汁和婴儿泥糊状食物，以及部分菜肴和点心等；
3. 了解喂养中常见问题并指导就医。

三、授课计划和教具：

内容	方法	教具	时间(分)
奶制品的选择	小组讨论、小讲课	纸、笔、多媒体	20
食物添加期喂养	小讲课、演示	纸、笔、多媒体	30
婴幼儿喂养常见问题	小讲课、小组讨论 案例分析	多媒体、纸、笔	20
良好行饮食行为的培养	示教、分组操作	纸、笔、多媒体	20

四、核心知识：

1. 除母乳外，适宜婴幼儿的奶制品是婴幼儿配方奶；

2. 奶和奶制品是 0~3 岁婴幼儿的主要营养来源；

3. 婴儿第一个添加的食物应是添加强化了铁的谷类食物，其次是蔬菜和水果，然后是鱼类、禽类和肉类；

4. 婴幼儿食物烹调要求是卫生、安全，新鲜。制作要求是切碎、蒸烂；做到色、香、味、形都要符合婴幼儿的要求；

5. 培养良好的饮食行为，创造良好的进餐环境，让孩子感受到“吃”是一种享受和快乐。

第三节 食物添加期的喂养

一、 教学目的：了解食物添加期的概念以及科学喂养方法。

二、 教学要求：

1. 了解食物添加期的概念和婴幼儿阶段三种食物的喂养方法；

2. 了解泥糊状食物的作用和添加方法；

3. 掌握各年龄阶段小儿的食物选择、喂养方法以及注意事项；

4. 了解婴幼儿喂养常见问题及其处理方法。

三、授课计划和教具：

内容	方法	教具	时间（分）
食物添加期的概念	小组讨论,小讲课	纸、笔、多媒体	10
泥糊状食物的作用及喂养方法	小讲课,演示	纸、笔、多媒体	10
各年龄阶段婴幼儿喂养方法和食物选择	小讲课,小组讨论	多媒体、纸、笔	20
常见喂养问题及处理方法	小讲课,小组讨论	纸、笔、多媒体	20

四、核心知识：

1. 食物添加期和三种食物阶段的概念；

2. 泥糊状食物的作用和喂养方法；

3. 各年龄阶段的科学喂养；

4. 常见喂养问题及其处理方法。

第四节 良好饮食行为的培养

一、 教学目的：了解婴幼儿喂养行为的概念及其培养方法。

二、 教学要求：

1. 了解婴幼儿良好喂养行为的概念及其重要性；

2. 了解婴幼儿良好喂养行为的培养方法。

三、授课计划和教具：

内容	方法	教具	时间（分）
婴幼儿良好喂养行为的概念及其重要性	小组讨论、小讲课	纸、笔、多媒体	20
婴幼儿良好喂养行为的培养方法	小讲课、演示	纸、笔、多媒体	30

四、 核心知识：

1. 婴幼儿良好喂养行为对婴幼儿发育的重要作用；

2. 婴幼儿良好喂养行为的内涵以及培养方法。

第五节　婴幼儿睡眠

一、教学目的：了解睡眠的重要性与婴幼儿睡眠规律；掌握培养良好睡眠习惯的方法与睡眠不安的预防。

二、教学要求：了解睡眠的重要性，掌握婴幼儿期不同年龄阶段的睡眠特点及培养良好睡眠习惯的方法。

三、授课计划和教具：

内容	方法	教具	时间（分）
睡眠知识	小组讨论、小讲课	纸、笔、多媒体	20
小儿睡眠环境	小讲课、演示	婴儿床、床上用品、调光灯	30
如何帮助小儿睡好觉	小组讨论、小讲课	纸、笔、多媒体	10

四、核心知识：

1. 睡眠的重要性；

2. 婴幼儿睡眠模式特点；

3. 培养婴幼儿良好睡眠习惯的方法；

4. 睡眠不安的预防。

第六节　婴幼儿大小便排泄

一、教学目的：

1. 了解婴幼儿大小便的生理特点；

2. 了解婴幼儿大小便的异常。

二、教学要求：

1. 掌握正常和异常大小便的基本知识；
2. 掌握大小便习惯的培养。

三、授课计划和教具：

内容	方法	教具	时间(分)
大小便排泄的生理特点	小讲课	多媒体	10
大小便异常 小便排泄的生理特点 异常小便	小组讨论快速反应 小讲课 小讲课	纸、笔、多媒体 多媒体 多媒体、纸笔	10 10 10

第七节　卫生与消毒

一、教学目的：了解清洁和消毒的概念、消毒的类型及家庭常用清洁、消毒方法。

二、教学要求：掌握家庭常用清洁、消毒方法。

三、授课计划和教具：

内容	方法	教具	时　间(分)
清洁、消毒的概念	讲座	多媒体	10
家庭常用消毒方法	演示、实习 小讲课	多媒体、消毒器具、药品	20
预防性消毒法	小讲课	多媒体	20

四、核心知识：

1. 婴幼儿期身体的清洁卫生方法；
2. 家庭常用清洁和消毒方法；
3. 按照生长发育特点合理安排生活制度，培养良好生活习惯。

第二章　婴幼儿保健

第一节　婴幼儿生长监测

一、教学目的：了解婴幼儿生长监测的原理、作用和方法。

二、教学要求：会使用包含身长和体重的生长监测图，学会利用生长监测判断婴幼儿健康状况。

三、授课计划和教具：

内容	教学方法	教具	时间（分）
生长监测的原理	小讲课	多媒体	10
生长监测图	小讲课、演示	每人 1 张监测图	10
生长监测方法和结果分析	案例分析	体重秤、体重袋、有标记的个案生长监测图	20
生长监测的作用	快速反应	黑板、粉笔、多媒体	10

四、核心知识：

1. 儿童身长和体重的发育曲线和生长监测的概念；
2. 生长监测图的认识和生长监测的作用；
3. 生长监测的方法和生长曲线异常的识别。

第二节 计划免疫

一、教学目的：了解儿童预防接种的程序和各种疫苗的作用以及接种反应的识别。

二、教学要求：

1. 了解免疫的概念和婴幼儿预防接种的程序；
2. 了解各种疫苗的作用；
3. 了解常见的疫苗接种反应和应对处理方法。

三、授课计划和教具：

内容	方法	教具	时间（分）
免疫和预防接种的概念	小讲课	多媒体	15
免疫程序	小讲课	多媒体	10
预防接种的反应和处理	快速反应	纸、笔	10

四、核心知识：

1. 计划免疫是预防传染病的最有效措施；
2. 基础免疫和计划免疫程序；
3. 预防接种的注意事项。

第三节 新生儿护理

一、教学目的：了解新生儿的特殊生理现象及护理，新生儿常见病征的家庭护理。

二、教学要求：

了解新生儿的特殊生理现象，熟悉新生儿护理。

三、授课计划和教具：

内容	教学方法	教具	时间（分）
新生儿的特殊生理现象	快速反应	黑板、粉笔	20
新生儿护理	小讲课	多媒体	20

四、核心知识：

1. 新生儿常见特殊生理现象；
2. 新生儿护理的方法。

第三章　常见病护理

第一节　常见营养性疾病

一、教学目的：了解婴幼儿常见营养性疾病的原因，表现以及预防方法。

二、教学要求：能够早期发现常见的婴幼儿营养性疾病，了解其发病原因和预防的方法；

三、授课计划和教具：

内容	方法	教具	时间（分）
肥胖	小讲课、小组讨论	多媒体、纸、笔	20
贫血	小讲课、小组讨论	多媒体、纸、笔	20
佝偻病	小讲课、小组讨论	多媒体、纸、笔	20
维生素 B_2、维生素K 缺乏症	小讲课	多媒体	30
锌缺乏症	小讲课	多媒体	10

四、核心知识：

1. 肥胖的原因、早期判断和预防方法；
2. 佝偻病、贫血的原因、早期表现和预防；
3. 维生素 K 缺乏症及其预防方法。

第二节　呼吸系统疾病

一、教学目的：了解婴幼儿呼吸道疾病的病因、症状表现及护理。

二、教学要求：识别婴幼儿呼吸道疾病时的症状表现，掌握就医时机，学会呼吸道疾病的护理。

三、授课计划和教具：

内容	教学方法	教具	时间（分）
婴幼儿呼吸道疾病表现特点	快速反应	黑板、粉笔	10
常见婴幼儿呼吸道疾病	小讲课	多媒体	20
婴幼儿呼吸道疾病护理	小组讨论	纸、笔	15

四、核心知识：

1. 婴幼儿呼吸道疾病时的症状表现；

2. 婴幼儿呼吸道疾病时的护理。

第三节 消化系统疾病

一、教学目的：了解婴幼儿常见病症表现及护理。

二、教学要求：识别婴幼儿常见病症表现及护理，掌握就医时机。

三、授课计划和教具：

内容	教学方法	教具	时间（分）
婴儿肠痉挛表现和家庭护理	小讲课	多媒体	10
小儿腹痛的识别和家庭护理	小讲课	多媒体	20

四、核心知识：婴儿肠痉挛表现特点及家庭护理。

第四节 眼、耳、鼻、口腔保健

一、教学目的：了解婴幼儿期眼、耳、鼻、口腔生理特点和护理方法。

二、教学要求：学会眼、耳、鼻、口腔护理的常用方法。

三、授课计划和教具：

内容	教学方法	教具	时间（分）
小儿眼、耳、鼻、口腔的护理方法及常见异常	小讲课	多媒体	30

四、核心知识：

1. 早期发现婴幼儿视力、眼位、听力、鼻腔及口腔的异常并及时就医；

2. 保持外耳道及口鼻腔的清洁以及预防感染及龋齿，不要盲目使用未经医生同意的药物和处理方法。

第五节 常见危重病症表现

一、教学目的：了解小儿患病的主要症状并能估计疾病的严重程度。

二、教学要求：

1. 了解2个月~3岁和1周~2个月小儿的一般危险表现，早期发现危重病症；
2. 了解患病的主要症状，估计疾病的严重程度；
3. 了解小儿危重病症的紧急处理方法。

三、授课计划和教具：

内容	方法	教具	时间（分）
小儿危重病症的一般危险表现	小讲课	多媒体	20
患病的主要症状，估计疾病的严重程度	小讲课	多媒体	20
小儿危重病症的紧急处理方法	快速反应	纸、笔、多媒体	10

四、 核心知识：

1. 2个月~3岁和1周~2个月小儿的一般危险表现；
2. 小儿患病的主要症状，了解是哪种疾病，估计疾病的严重程度；
3. 小儿危重病症的紧急处理。

第六节　小儿意外伤害的紧急处理和预防

一、教学目的：认识儿童意外伤害的种类及其危险性，掌握常见意外伤害的紧急处理和预防方法。

二、教学要求：

1. 了解儿童意外伤害的急救原则和紧急处理；
2. 掌握常见意外伤害的急救方法（人工呼吸、胸外按压、异物吸入、骨折固定、止血等）。

三、授课计划和教具：

内容	方法	教具	时间（分）
儿童意外伤害的急救原则	小讲课	多媒体	10
常见儿童意外伤害的紧急处理	小讲课、演示、课堂实习	多媒体、模型娃娃	40
儿童意外伤害的预防	快速反应	纸、笔、多媒体	10

四、核心知识：

1. 掌握儿童常见的意外伤害种类及其急救原则；
2. 掌握常见的儿童意外伤害的紧急处理方法；
3. 了解儿童意外伤害的预防原则。

第七节　儿童铅中毒的预防

一、教学目的：了解儿童铅中毒对儿童的影响、预防措施。

二、教学要求：铅中毒的危害、铅中毒的预防。

三、授课计划和教具：

内容	教学方法	教具	时间（分）
铅中毒的危害	小讲课	多媒体	10
铅的吸收与排泄	小讲课	多媒体	10
铅中毒的预防措施	快速反应		10

四、核心知识：

1. 铅中毒的标准；
2. 铅中毒的危害；
3. 铅中毒的预防措施。

第四章　早期教育和训练

第一节　早期教育对婴幼儿发展的作用

一、教学目的和要求：

1. 了解早期教育对婴幼儿发展的作用；
2. 理解早期教育的误区。

二、授课方式和教具：小讲课、多媒体课件。

三、核心知识：

1. 早期教育的概念；
2. 早期教育的内容；
3. 早期教育对脑的作用。

第二节　婴幼儿心理发展的特点

一、教学目的和要求：

1. 掌握婴幼儿感知觉、语言、注意、记忆和思维的发展规律；
2. 并能根据婴幼儿心理发展的特点，把握感知觉训练、语言开发的方法；
3. 理解和掌握婴幼儿情绪情感的主要特点和社会性依恋的关键期；
4. 理解和掌握婴幼儿情绪情感主要问题的原因和处理办法。

二、授课方式和教具：

内容	教学方法	教具	时间（分）
婴幼儿感知觉的发展特点	小讲课	多媒体	10
婴幼儿语言的发展特点	小讲课	多媒体	10

续表

婴幼儿注意、记忆和思维的发展	小讲课	多媒体	10
婴幼儿自我意识的发展	小讲课	多媒体	10
婴幼儿情绪、情感和社会性的发展	小讲课	多媒体	10

三、核心知识：

1. 婴幼儿感知觉的发展特点；
2. 婴幼儿语言发展的特点及语言能力开发的方法；
3. 婴幼儿情绪情感问题的处理办法；
4. 婴儿社会性依恋的关键期。

第三节　0~3 岁儿童心理发展的年龄特征

一、教学目的和要求：

1. 了解 0~3 岁婴幼儿心理发展的主要年龄特征；
2. 能理解儿童心理发展的关键期（敏感期），并能把握关键期（敏感期）对婴幼儿实施教育。

二、授课方式和教具：

内容	教学方法	教具	时间(分)
0~3 岁婴幼儿心理发展的主要特征	小讲课	多媒体	10
儿童心理发展的敏感期	小讲课	多媒体	10

三、核心知识：

1. 0~3 岁婴幼儿心理发展的主要特征；
2. 关键期（敏感期）的概念。

第四节　婴幼儿动作技能训练

一、教学目的：能够根据婴幼儿发展水平，选择和设计婴幼儿大运动和精细动作的训练游戏。

二、教学要求：了解不同年龄段大运动和精细动作的发展特点，掌握训练方法。

三、授课计划和教具：

内容	教学方法	教具	时间（分）
不同年龄段大运动发展的规律和顺序	小讲课	多媒体	10

续表

大运动发展的训练意义和原则	小讲课	多媒体	10
不同年龄段精细运动发展的规律和顺序	小讲课	展板	15
精细运动发展的训练意义和原则	小讲课	多媒体	10

四、核心知识：

1. 不同年龄段大运动和精细动作的规律和发展顺序；
2. 大运动和精细动作训练意义和原则。

第五节　婴幼儿语言能力训练

一、教学目的：根据不同年龄阶段婴儿的认知能力、语言的发展特点，选择和设计训练游戏，掌握不同年龄阶段训练方法。

二、教学要求：掌握不同年龄阶段认知能力、语言的训练方法。

三、授课计划和教具：

内容	教学方法	教具	时间（分钟）
0–1 岁婴儿感知语言、理解性语言阶段训练	小讲课，演示	多媒体	20
1~2 岁幼儿表达性语言阶段的训练	小讲课，演示	多媒体	20
2~3 岁理解性和表达性语言的训练	小讲课，演示	多媒体	20

四、核心知识：不同年龄阶段的语言训练。

第六节　婴幼儿感知觉的训练

一、教学目的：能够根据婴儿发展水平选择和设计培养婴儿感知觉的训练方法。

二、教学要求：掌握婴幼儿感知觉发展的规律、特点与培养方法。

三、授课计划和教具：

内容	教学方法	教具	时间（分）
视觉训练	小讲课，演示	多媒体、教具	15
听觉训练	小讲课，演示	多媒体、教具	15
嗅觉训练	小讲课，演示	多媒体、教具	15
味觉训练	小讲课，演示	多媒体、教具	15
触觉训练	小讲课，演示	多媒体、教具	15

四、核心知识：婴幼儿感知觉（视、听、嗅、味、触觉）的训练方法。

第七节　婴幼儿认知能力的训练

一、教学目的：能够根据婴儿发展水平选择和设计培养婴儿社会适应性行为及良好情绪的训练游戏。

二、教学要求：掌握婴儿生活自理能力培养的生理和心理基础；掌握婴儿社会交往能力发展的规律、特点与培养方法；掌握婴儿良好情绪行为发展的规律、特点与培养方法。

三、授课计划和教具：

内容	教学方法	教具	时间（分）
指认游戏	小讲课，演示	多媒体	10
记忆游戏	小讲课，演示	多媒体	10
方位与观察力训练	小讲课，演示	多媒体	10
感知抽象性概念训练	小讲课，演示	多媒体	10
颜色游戏	小讲课，演示	多媒体	10
数字图形游戏	小讲课，演示	多媒体	10

四、核心知识：婴幼儿认知能力的训练方法。

第八节　社会适应性行为及人格培养

一、教学目的：能够根据婴儿发展水平选择和设计培养婴儿社会适应性行为及良好情绪的训练游戏。

二、教学方法：掌握婴儿生活自理能力培养的生理和心理基础；掌握婴儿社会交往能力发展的规律、特点与培养方法；掌握婴儿良好情绪行为发展的规律、特点与培养方法。

三、授课计划和教具：

内容	教学方法	教具	时间(分)
生活自理能力训练	小讲课,演示	多媒体	20
社会交往能力的培养及方法	小讲课,演示	多媒体	20
良好情绪和人格发展的培养	小讲课,演示	多媒体	20

四、核心知识：

1.社会适应性行为的培养和训练方法；

2.良好情绪的培养及训练方法。

育婴师国家职业资格三级操作技能

第一章 婴幼儿养育

第一节 婴幼儿喂养

一、婴幼儿消化代谢特点

1. 婴幼儿消化道的动力功能

(1) 吞咽能力：足月新生儿其吞咽功能已成熟，具备了进食能力。

(2) 吸吮能力：足月新生儿已经有很好的吸吮功能，而早产儿还不能协调呼吸、吸吮和吞咽的动作，所以哺乳时易发生呛咳。

(3) 肠蠕动：婴幼儿在 24 周时整个肠道已有神经节细胞分布，但早产儿大肠蠕动尚不能完全协调，易引起大便滞留或功能性肠梗阻。

2. 婴幼儿肠道吸收功能

(1) 碳水化合物：3 个月前的婴幼儿唾液淀粉酶很少，6 个月以下的婴幼儿胰腺发育不够成熟，分泌的消化酶活力低，因此在 3 个月前不宜喂婴幼儿淀粉类食物，如米糊。4 个月后淀粉酶分泌量及其活性均增加，可以添加淀粉类食物。早产儿和足月儿都适应各种糖类，如乳糖、蔗糖等。

(2) 脂类：新生儿对脂类吸收不够完善，母乳中的脂肪和多不饱和脂肪酸有利于婴幼儿吸收。

(3) 蛋白质、胰蛋白酶：早在 26~28 孕周已分泌足量，因此新生儿对蛋白质能很好消化吸收。摄入的蛋白质也可影响新生儿肠胃道的发育。乳清蛋白较酪蛋白更易吸收。

二、婴幼儿平衡膳食的特点

1. 平衡膳食的概念及特点

平衡膳食是指为达到合理营养、发挥食物的营养效能及提高各种营养素的生理价值而进行的科学的膳食搭配。其核心是膳食的质和量要符合营养学的要求。平衡膳食包含以下三点：

(1) 品种多样：是指按一定比例摄取每日所需的 7 类营养素（蛋白质、脂肪、碳水化合物、维生素、矿物质、水和膳食纤维），并从以下 5 个方面进行膳食搭配，即：动物性食物和植物性食物搭配；荤菜和素菜搭配；粗粮和细粮搭配；干稀搭配；咸甜搭配。

主食依次为奶和奶制品、谷类（部分杂粮）、蔬菜水果类、肉豆蛋禽鱼类、油糖类，且数量逐级递减。其中奶是婴幼儿主要的营养来源，1 岁后每天应保证幼儿配方奶 400~500 毫升为合适。常用的食物种类如下：

①主食：粮食中的大米、面粉、粗粮（小米、燕麦片、玉米）等。

②维生素和矿物质辅食：各种蔬菜和水果的汁和泥等。

③蛋白质辅食：鱼、肉、奶、蛋、禽和豆制品等。

④提供热能的辅食：动物脂肪、植物油和糖类等。

⑤食油、食糖：主要提供热能，无其他营养素。

⑥食盐：1~2 岁婴儿每天 0.8~0.15 克，2~6 岁婴儿每天 2.5~3.5 克较为合适。

(2) 比例适当：营养素之间的数量和比例平衡。摄入人体内的各种营养素之间存在着相互配合与相互制约的关系，如果摄食的某种营养素超量或过小，机体的正常机能就会受到影响。

平衡膳食中主要是热能平衡。热能平衡主要是指三大营养素即蛋白质、脂肪、碳水化合物之间的供热平衡。在婴幼儿阶段，蛋白质应提供总热能的 8%~15%，脂肪为 35%~45%，碳水化合物为 45%~55%。只有在碳水化合物和脂肪提供足够的热能情况下，蛋白质才能有效地用于促进婴幼儿生长。

三餐提供的热能应为早餐提供 25%，中餐 35%，晚餐 30%，点心 10%。1 岁后可每日实行三餐两点制，3 岁后可实行每日三餐二点制或一点制。各种维生素和矿物质之间比例要恰当，各种食物之间的比例也要恰当。

(3) 饮食定量：各种食物和营养素的摄入量都要有一定的量。但每个婴儿对膳食营养素的需求存在着个体差异，因此摄入量应根据不同的年龄、性别、生理等特点和胃肠道消化功能以及食欲来制定。

中国营养学会编制的《中国居民膳食营养素参考摄入量》一书为依据而制定的不同年龄的婴幼儿每天的摄入量（见表 16），可供育婴师参照应用。

表 16　婴幼儿每日食物摄入参考量

年龄	饮食摄入量
4~6 个月	婴儿配方奶 900 毫升 米粉 25~50 克，蛋黄半个，鱼 10~20 克 蔬菜 10~20 克，水果 50 克。
7~12 个月	婴儿配方奶 600~700 毫升 粮食 50~75 克，鸡蛋 1 个，禽、鱼、肉 25~50 克 蔬菜和水果 50~100 克，豆制品 15~20 克
1~3 岁	幼儿配方奶 400~500 毫升 粮食 100~125 克，鸡蛋 1 个，禽、鱼、肉 50~100 克 蔬菜和水果 100~150 克，豆制品 25 克

以上食物参考量仅为一个平均量，实际上要根据每个婴幼儿的具体情况进行配餐和喂养，避免营养不良或肥胖。

2. 增加食物的能量密度

食物的营养密度依其性状的不同而不同，固体食物的密度大，液体食物的密度低，而泥湖状食物则介于两者之间。

婴儿的消化道在发育中要经历由不成熟到成熟的过程，与之相适应的食物也要经历低密度—中密度—高密度的过程，也就是液体食物—泥糊状食物—固体食物的过程。

由于婴幼儿的胃容量较小，1~3 岁的胃容量只有 200~300 毫升，但他们的生长速度快，所需要的能量和营养都相对较多，每日能量需要 5024.16 千焦耳左右，是成人的 40%~50%，蛋白质 40~50 克，是成人的 1/2，而他们的体重只有成人的 1/5。因此在给婴幼儿进食时要注意食物的能量密度，即每克食物的能量值。理想的食物能量密度值为 6280.2~8373.6 焦耳/克。例如蔬菜用油炒后的密度就比不“炒”的蔬菜高，肉类的能量密度比鱼虾高，烂饭的能量密度比粥高，因此在婴儿年满 1 岁之后应吃饭，开始吃菜泥时应加油煸炒，不能一直给婴幼儿吃鱼虾而不吃肉。

3. 科学选配和安排婴儿膳食

(1) 结合婴幼儿消化生理特点：

①不要暴饮暴食，两餐之间不要超过 4 小时，养成定时定量的习惯。

②少吃油炸和过硬的带刺激性的食物。

③搭配吃含有半粗纤维和果胶的粗粮、薯类和蔬菜、水果等。

④保护婴幼儿肾脏功能，汤、菜不宜过咸。

(2) 结合婴幼儿进食心理特点：色香味形俱全的食物，可提高孩子对“吃”的兴趣和充分享受到食物带来的快乐。如用胡萝卜和豆制品切成片、丝、块、卷等形状，配上带颜色的面点和绿色的菜叶，色彩鲜明的饭菜更加吸引孩子。如用西红柿、菠菜汁、蛋黄等制成的彩色水饺、彩色卷子，以及中间嵌上果脯核仁的花边包子等。

(3) 结合季节采购食物：春季可选择小萝卜、菠菜、油菜、豆苗等，再搭配豆制品、肉类、蛋类等含蛋白质的食品。夏季应以清淡为主，注意补充体内水溶性维生素 B、维生素 C 的食物（西瓜和水果），保持水和盐的平衡。秋季可选择肉类、蛋类、奶类等高蛋白、高热能的食物，可搭配薯类和根茎类的蔬菜如胡萝卜等，以补充维生素和碳水化合物。冬季可增加含脂肪的食物，以促进维生素 A、维生素 D、维生素 E、维生素 K 的吸收和利用。

(4) 结合婴幼儿活动安排食物：不同年龄的婴儿有不同的作息时间规律和不同的活动内容，因此要结合婴儿活动量的大小和热能消耗量的多少来配制食物，才能保证供给和消耗平衡。

(5) 按照“早上吃饱、中午吃好、晚上适量”的原则安排婴儿一日食谱。

早餐：以食面点为主，有奶有粥，做到稀干搭配，咸甜搭配，再配以含蛋白的肉类、蛋类或豆制品类食品，使早餐的热能达到一天总能量的 30%左右。

中餐：以谷类为主，米饭或面食，再配以一荤一素一汤。热能应达到一天总能量的 40%左右。

晚餐：以面点为主，配上一个荤素搭配和多种配料的粥，做到干稀搭配。晚餐热能应达到一天总能量的 25%左右。

点心：1~3 岁的幼儿每天要在上午或下午各加一次点心和水果（占总能量的 5%左右）。

建议：每周吃豆制品 2~3 次，吃肝类食品 1~2 次，吃紫菜、黑木耳食品 2~3 次。

第二节　良好饮食行为的培养

一、喂养行为

喂养行为包括食物制备行为、家长喂养行为、儿童进食行为（喂养环境）。

喂养行为分为三型：放任型、强迫型、适宜型。

1. 放任型：喂养人在喂养中完全依赖儿童的个性和食欲进行喂养，放任儿童的进餐行为，让儿童随自己的意愿进食，其结果是增加了营养不良的比例。

2. 强迫型：喂养人在喂养行为中，通过自身示范或采取威胁、提供很多食物等多种措施，帮助、促进儿童多进食，其结果会干扰儿童自我调整摄入量的能力，导致超重或肥胖。

3. 适宜型：能够合理地调节喂养行为，有适度的喂养频率，在儿童进餐中能监护儿童，并尽量不分散儿童注意力等行为。

二、培养良好的饮食行为

培养良好的饮食行为，其目的是让孩子从小学习饮食文化、饮食礼节、饮食技能，感受饮食量化的过程。从每日三餐的进食中逐渐成为懂礼貌、会等待、愿分享、守规矩的孩子。这并不是一件容易的事情。

1. 愉快进餐——饮食环境

营造环境优美、安静的氛围，关闭电视机和收音机；进食的整个过程不打骂孩子、不强迫孩子、不哄骗孩子、不威胁孩子；进食要以表扬和鼓励为主，让吃成为一种享受，成为一个愉快的过程。

2. 定时、定量、定点的规律

(1) 定时：可形成饥饱分明的条件反射规律。每餐饭约 20~30 分钟。当家庭成员没有到齐时要学会坐在餐桌上等待 2~3 分钟，学会等候的礼节。

进食前 1.5 小时不要给孩子添加任何食物，以保证他们的进食主餐的食欲。

(2) 定位：定时坐在固定的位置上进餐，让孩子能专心致志地吃饭。

(3) 定量：为孩子盛好适合于他的年龄的饭菜分量。

3. 主动自食（让孩子自己学习吃饭）

小婴儿可放在大人的臂弯中或坐在大人的腿上，以掌握进食的频率，减少因呛咽引起窒息而发生的意外。育婴师和家长要懂得孩子的进食技能是需要后天培养和训练的。从被动接受食物到主动自食是 1 岁内婴儿的必修课。

1 个月的婴儿用小勺喂水会吞咽；3 个月喂食时会张嘴；4 个月时可用碗和小勺喂吃泥糊状食物；5 个月会自喂饼干，会咀嚼；6 个月时可以捧着杯子喝水或奶，吃碎菜；9 个月时可自己用手抓着食物如馒头、饼干吃，用杯喝水，手口协调；10 个月可握住杯子喝水；12 个月时已会自己握匙并送食物到口中。会独坐后可让孩子坐在适合于孩子身高的椅子上，让孩子的双手能够自由地获得食物。

4. 专心进食

进餐要保证安全、平衡、舒服的姿势，使吃饭的动作协调，注意力集中。引导孩子并为孩子表演细嚼慢咽的动作，让他掌握细嚼慢咽的意思和做法。不能剩下食物，懂得要吃完盛好了的饭菜宝宝才叫吃饱了。

5. 饭前洗手，饭后漱口

开饭前要带着孩子洗手，2 岁以上的孩子可在家长的帮助下摆好碗筷，拿好凳子，做这些准备时孩子就知道要“开餐”啦！

当孩子自己洗手、拿碗筷、会等待时要及时表扬，以肯定和巩固形成了的良好行为和习惯。

当孩子吃完了食物后，要表扬他学吃的本领，要鼓励他饭后漱口，防止龋齿的形成。

当孩子能够知道与长辈和其他人共同分享食物时，要肯定并强化已经形成了的良好进食礼节。

三、喂养行为指导和习惯培养的技巧

1. 注意宝宝发出的饥饱信息，避免过量喂食。到6个月时，如果宝宝拒绝奶瓶或勺子，或者闭上嘴巴时，就不要再给宝宝喂食。到8~9个月时，如果宝宝推开食物，就不要再喂食。这都是宝宝吃饱的信号。

2. 缓慢和耐心地给宝宝喂食，时间以不超过30分钟为宜。鼓励孩子进食，但不强迫进食。

3. 如果孩子偏食挑食，可采取把不同的食物混合在一起、调节口味和烹调方法等手段，鼓励孩子进食。

4. 如果孩子对进食兴趣不高，应注意是否就餐环境容易使孩子分心，应选择清洁和相对固定的就餐地点。

5. 给孩子喂食的时间是与孩子交流的好时机，要注意与孩子的目光交流。

6. 家长要给宝宝吃多种食物。不能因自己不喜欢某些食物就不给孩子提供这种食物，比如胡萝卜。

7. 不要把食物作为惩罚和奖励宝宝的手段。

8. 如果宝宝不喜欢某种新食物，家长不要放弃，可将其掺入奶、粥或米粉中喂孩子；或再试几次，让宝宝逐渐习惯新食物的味道。通过反复品尝新的食品，能够减少拒绝新食品 (恐新) 的倾向，随着接触的增多，对于新食品的喜爱也随之增加。

9. 不要给宝宝食物中加糖、盐和调味品。糖除了增加食物中的能量外没有其他营养价值，早期吃含糖食物会养成宝宝对这种食物的偏好。当含糖食物吃得太频或量大时，会导致超重和对牙齿的损害。

10. 食物在天然状态下含有的电解质足够宝宝需要，8个月前的孩子食物中最好不加盐，因为它会加重尚未完全发育成熟肾脏的负担，并让孩子养成“口重”的不良饮食习惯。

四、喂养误区

婴幼儿喂养过程中食物本身存在选择和制备的各种问题，而大人对孩子的喂养行为也存在多种问题。所有这些问题我们统称为喂养误区，仅列几种以供参考：

1. 漫不经心地喂奶，不看孩子眼睛，不与他交流；
2. “断奶”即断掉一切奶和奶制品；
3. 煲汤可提供婴儿最好的营养，只喝汤不吃肉；
4. 添加泥糊状食品不减奶量；
5. 婴儿用舌头顶出食物表示他不爱吃，从此不再给他吃这种食物；
6. 强迫进食 (哄骗进食)；
7. 把添加的食物搅碎做成糊状用奶瓶喂；
8. 腹泻或便秘的婴儿不能加泥糊状食品；
9. 馒头蘸菜汤而不给孩子专门做饭；
10. 无规律进食；
11. 不许孩子上桌吃饭；
12. 孩子曾对鸡蛋过敏，他从此不能吃鸡蛋。

第三节　饮食卫生

一、食具清洗、消毒

1. 食具清洗、消毒的目的：防止污染，是控制疾病和预防食物中毒的重要措施。

2. 食具的清洗、消毒程序：一刮、二洗、三冲、四消毒、五保洁。

(1) 刮：将剩余在餐具内的食物残渣倒入废物桶内并刮干净；

(2) 洗：在水中加入适量的食用洗涤剂将餐具清洗干净；

(3) 冲：用流动的水冲去残留在餐具表面的碱液或洗涤剂；

(4) 消毒：包括煮沸消毒、蒸汽消毒、干热消毒、药物消毒。物理消毒包括煮沸、蒸汽、红外线等热力消毒方法。化学消毒包括各种含氯药物等消毒方法。

①煮沸消毒：安全、经济、不需要特殊的设备，不存在药物残留问题。

方法：将洗净的餐具完全浸没在消毒锅的水中，煮沸温度达到 100℃，水沸后煮 10~30 分钟。

②蒸汽消毒：将洗净的餐具放入蒸汽消毒柜内，当温度达到 100℃时，维持 30 分钟以上。

③干热消毒：将洗净的餐具放入远红外线消毒柜内，关好柜门，启动电源开关，待柜内温度上升至 120℃，维持 15~30 分钟后即自动停止。然后待餐具的温度冷却到 40℃以下时，将餐具拿出存入保洁柜或盆内备用。

④药物消毒：配制方法是取 2~5 毫升“84”原液，加入 1000 毫升水。餐具要完全浸没在 2‰~5‰的“84”消毒液中，作用时间必须保持 30 分钟以上才能达到消毒效果。消毒后要用洁净水将消毒液冲洗干净（一般情况下家庭不宜使用药物消毒）。

消毒后的餐具应达到一干三无：表面洁净干燥、无水渍、无油渍、无异味及食物残渣。

⑤保洁：消毒后的餐具应自然滤干或烘干，不要使用手巾、餐巾擦拭，以避免受到再次污染，消毒后的食具应及时放入餐具保洁盆内。

为保证家庭中食品卫生安全第一的原则，推荐日常生活中以物理消毒（煮沸、蒸汽、红外线等热力消毒方法）为主。

二、 食物保鲜

食物保鲜主要有冷藏和冷冻两种方法。

1. 冷藏：指为保鲜和防腐的需要，将食品置于 0℃以上较低温度条件下储存的过程，冷藏的温度一般在 0℃~10℃之间。

2. 冷冻：指将食品和原料置于 0℃以下，以保持冰冻状态的储存过程，冷冻所用的温度一般在-20℃~-1℃之间。

三、预防食物中毒

1. 食物中毒：是指摄入了生物性、化学性有毒有害物质的食品或者是把有毒有害物质当作食品摄入后出现的非传染性（不属于传染病）的急性、亚急性疾病。

2. 细菌性食物中毒常见原因

(1) 熟食品交叉感染（原料、容器、手、操作用具如砧板和刀）。

(2) 食品储存不当，熟食品被长时间存放在 10℃~60℃之间的温度条件下超过 2 小时，或容易腐败的原料、半成品在不适合的温度下长时间储存。

（3）食品未烧熟煮透，如食品烧制时间不足，烹调前长时间存放的未彻底解冻的食品加工时中心温度未达到 70℃。

（4）患有传染病或带菌者操作时通过手接触等方式污染食品。

（5）进食未经加热处理的生食品。

3. 预防细菌性食物中毒的措施

预防细菌性食物中毒，应根据防止食品受到细菌污染、控制细菌的繁殖和杀灭病原菌三项基本原则采取措施：

（1）避免生食食品与熟食品接触，经常性洗手、接触直接入口食品的还应消毒手部，保持食品加工操作场所清洁，避免昆虫、鼠类等动物接触食品。

（2）加热食品应使中心温度达到 70℃以上。冷藏食品，应把温度控制在 10℃以下。

（3）尽量缩短食品存放时间，不给微生物生长繁殖的机会。熟食品应尽快吃掉；食品原料应尽快使用完。

（4）对接触食品的所有物品应清洗干净，凡是接触直接入口食品的物品，如碗、杯、匙、奶瓶等，还应在清洗的基础上进行消毒。一些生吃的蔬菜水果也应进行清洗消毒。

（5）食品存放在 10℃~60℃之间的温度条件下，最长时间不能超过 2 小时，因为容易受到细菌污染。

4. 预防化学性食物中毒的措施

（1）蔬菜粗加工时用食品洗涤剂溶液浸泡 30 分钟后再冲净，烹调前再经烫泡 1 分钟，可有效去除蔬菜表面残存的大部分农药。

（2）生豆浆烧煮时将上涌的泡沫除净，煮沸后再以文火维持煮沸 5 分钟左右，可使其中的胰蛋白酶抑制物彻底分解破坏。应注意豆浆加热至 80℃时，会有许多泡沫上浮，出现“假沸”现象。

（3）烹调四季豆时，先将四季豆放入开水中烫煮 10 分钟以上再炒。

（4）婴幼儿不应食用腌制的酸菜和熏制的腊味品，以防亚硝酸盐引起的食物中毒。

（5）发了芽的马铃薯不能吃，容易引起中毒。

5. 食物中毒的主要表现及处理方法

婴幼儿食物中毒后发病急骤，主要有腹痛、腹泻、恶心、呕吐等胃肠道症状，可能有发热、头晕、痉挛、昏迷等严重表现，要立即送往医院急诊治疗，最好带上患儿的呕吐物或大便以进行检查。同时要立即向所在地的卫生行政部门和疾病预防控制中心报告。

食物中毒病人对健康人不直接传染。

6. 食品安全制作的 10 条黄金规则

（1）选择经过安全处理的食品；

（2）彻底加热食品；

（3）食品即做即吃；

（4）妥善储存熟食品；

（5）彻底再加热食品；

（6）反复洗手；

（7）避免生食与熟食接触；

（8）必须保持厨房所有表面的清洁；

（9）避免昆虫、鼠类和其他动物接触食品；

(10) 使用符合卫生要求的水。

第四节　婴幼儿营养状况评价

一、营养投入和营养结局

1. 营养投入

营养从食物中取得，营养素投入需要遵循“自然食物、平衡膳食”的原则。营养投入包括：

(1) 营养物质：精神与物质；

(2) 营养行为：食物制备，喂养者的哺喂行为，婴幼儿摄食行为，喂养的环境与气氛。

2. 营养结局

营养结局指婴儿的营养状况，也就是指孩子生长发育和健康水平的总和，是由营养素、营养行为和营养气氛三个因素来决定的。营养气氛包括烹调过程与进食过程。为此我们提倡：尊重孩子的生理功能发育规律，通过生理的途径，给孩子符合生理需要量的食物。

二、营养状况的评价

婴幼儿营养状况评价包括体格生长的测量、膳食调查和实验室的检查。

1. 身长和体重测量，评价婴幼儿的生长发育状况。如果生长发育良好，表示膳食结构和数量基本上是适当的。

2. 通过实验室测定婴幼儿有无贫血和其他营养素的缺乏来评价婴幼儿的营养状况。

3. 通过营养计算来评价营养状况：家长可记录婴幼儿 7 天、3 天或 1 天内摄入食物的种类和数量，计算出膳食提供的能量和各种营养素的摄入量，再和婴幼儿参考摄入量比较，评价婴幼儿膳食是否合适，然后提出改进膳食的措施。

第五节　婴幼儿睡眠

一、睡眠的两种状态

1. 眼球的非快速运动睡眠（NREM）：心率和呼吸规则，身体运动少，为安静睡眠时间，分为 4 期，第 1、第 2 期为浅睡期，第 3、第 4 期为深睡期，新生儿 NREM 分期不明显，2 个月后才能分清。

2. 眼球的快速运动睡眠（简称 REM）：全身肌肉松弛，心律和呼吸加快，躯体活动较多，如微笑、皱眉、撅嘴、作怪相、四肢伸展等，为活动睡眠时间。新生儿的 REM 时间较长，每日为 8~9 小时，随着年龄增长不断减少。

3. 6 个月以后的婴儿睡眠是从觉醒状态到 NREM，再至 REM，两大周期循环交替进行，每一循环大约维持 40~45 分钟，构成夜间睡眠的整个过程。

二、帮助小儿睡好觉

1. 设置单独的婴儿床，让宝宝一个人睡，并紧邻母亲（育婴师）的床，以便于照顾。6 个月的婴儿夜间能睡 10 个小时左右，可适当地训练自己入睡。

2. 培养自行入睡的方法——介绍“佛伯法睡眠计划”

佛伯法睡眠计划的步骤如下：

(1) 第一天：

①在宝宝还醒着时就把他放到宝宝自己的小床上，告诉他该睡觉了，然后离开房间。

如果他没有哭闹的话，就不需采取任何行动；假如他哭了，让他哭 5 分钟后，育婴师再进入他的房间。

②别打开宝宝房间的灯，育婴师与宝宝身体的接触尽量减至最低，再度轻柔地对宝宝说话，告诉他，已经是个大宝宝了，可以自己入睡，然后育婴师再离开房间。

③假如宝宝继续哭闹的话，这次等 10 分钟再进入房间，再跟他说话，1~2 分钟后离开。

④假如哭声继续，这次需等 15 分钟后再进去，直到宝宝睡着为止。

(2) 第二天晚上，如果宝宝睡在床上又哭了，应让他哭，10 分钟后第一次进入宝宝房间。此后逐渐延长时间，通过一段时间的训练，宝宝就能自行入睡了。

(3) 假如第一晚觉得让宝宝哭 5 分钟太困难的话，那么 2~3 分钟进房间也可，可以按适合自己宝宝的情况执行。

第六节　婴幼儿大小便排泄

一、婴幼儿排便的误区

1. 使用“去火药”或泻药可治疗人工喂养引起的便秘。便秘不等于中医讲的“火”，因此不能滥用“去火药”，而中药的“去火药”多为苦寒药，经常使用会对婴幼儿的脾胃造成损害；用泻药似乎一时解决了婴幼儿便秘的痛苦，却往往使肠功能受到损害，会造成对泻药的信赖症或腹泻不止。

2. 生理性腹泻。生理性腹泻表现：

(1) 母乳喂养，年龄在 6 个月以内外观显得虚胖。

(2) 过敏体质，脸部常有湿疹。

(3) 出生后不久就出现稀水样大便，每天多达 7~8 次。大便中含奶瓣或少许透明黏液，无臭味而伴有酸味。

(4) 生理性腹泻不影响发育。表现为精神好，食欲佳，无其他不适，体重照常增长，无需治疗。

二、小便异常

1. 异常尿：对于异色尿，需要区分生理性和病理性。病理性的，要请医生检查治疗。

(1) 红色尿：多见于血尿、血红蛋白尿，属病理性的。

(2) 黄红色尿：尿酸盐尿浸湿尿布，新生儿常见，生理性的。

(3) 深黄色或黄褐色尿：黄疸、少尿。

(4) 蓝色尿：尿布兰染综合征。

(5) 棕色：尿液放置空气中时间过久变成棕色。

(6) 黑色：黑酸尿症。

(7) 乳白色尿：寒冷季节乳白色混浊尿液是因为天冷出汗少，婴幼儿肾脏功能不健全，食物中蔬菜、水果中的一些无机盐成分遇冷出现结晶沉淀所致，是正常现象。另外，肾盂肾炎、肾脓肿也可产生乳白色尿。

2. 幼儿在 2~2 岁半时，虽然白天可以控制排尿，但夜间仍有无意识的排尿，是一种生理现象，不要误认为是“遗尿症”，长大后能主动控制夜间排尿，不需治疗。

第二章　婴幼儿保健

第一节　婴幼儿生长发育监测

一、婴幼儿神经心理发育的监测

婴幼儿神经心理发育监测主要是利用婴幼儿神经心理发育的规律，把最能代表该年龄神经心理发育水平的项目列出来，作为婴幼儿神经心理发育水平的简单评定项目，并把它排列在生长发育图中，就成为婴幼儿生长发育监测图。

在生长监测图上加上婴幼儿心理发育的评价指标，就成了一张婴幼儿生长发育监测图，其中包括三部分：身长的生长曲线、体重生长曲线以及神经心理发育指标。

二、生长监测的方法

在婴幼儿生长发育监测图上找出儿童实际年龄标记点，用铅笔画一条垂直线，即年龄线。年龄线通过身长曲线图、体重曲线图和神经心理发育图，标记出儿童实际身长和体重，观察神经心理发育是否达到该年龄的标准，进行评价。如果有神经心理发育落后的表现，应该进行进一步的检查（如智力测验），针对具体情况进行必要的训练，促使儿童能够很快地赶上正常发育水平。

第二节　计划免疫

一、影响免疫接种效果的因素

接种疫苗后的免疫效果与多种因素有关，例如：婴儿体内母体抗体的有无、疫苗质量、接种方式等；也与儿童的年龄、体质、遗传、机体的免疫功能等因素有关系。

1. 母体的抗体水平。出生时婴儿体内有来自母体的抗体（IgG），可以持续几个月，在这段时期内对婴儿起到主要的免疫保护作用。但这些抗体也可以阻止预防接种后体内抗体的产生，因此必须科学安排小儿接种疫苗的时间。例如麻疹疫苗要安排在 8 个月以后接种，因为这时婴儿体内存在的母体抗体已经消失了。

2. 疫苗的性质和剂量。疫苗必须抗原性强，才能使机体产生足够的免疫力。活疫苗可在体内繁殖，引起的免疫反应强；灭活的疫苗则需要多次接种，方能获得良好和持久的免疫力。疫苗的接种剂量要适当，剂量过小不足以产生免疫反应；剂量过大会引起免疫耐受性。

3. 接种的次数和间隔时间。活疫苗只需接种一次就能产生持久的免疫力，而灭活疫苗需要多次接种才能产生足够的免疫力。不同疫苗的接种间隔时间也不同，应该按照每种疫苗的说明书进行全程接种。

4. 身体的免疫状况。营养不良、消瘦的小儿机体的免疫功能下降，对疫苗的免疫反应可能减弱；缺乏维生素 B_6 和叶酸可减少抗体的产生。

二、预防接种反应的处理

预防接种的疫苗对人体来说是一种异物，少数人接种后在获得免疫保护的同时，会发生一些除一般反应之外的异常反应，称为预防接种反应。

免疫接种反应的种类包括：一般反应、加重反应、异常反应、偶合症以及接种事故等几种。

1. 一般反应：也称接种正常反应，是由于疫苗本身特性引起的反应。反应多数是轻微的、一过性的反应，例如局部肿痛、轻度体温升高等。

处理：一般不需特殊处理，适当休息，多饮开水，悉心护理，1~2 天就好了。

2. 加重反应：指由于某些生理或病理的原因（如过度疲劳，剧烈运动）或疫苗使用不当（如接种途径错误）或疫苗质量原因等造成的反应。加重反应的局部反应和全身反应较重，但没有其他方面的异常表现。比较多见的是卡介苗的局部反应，如局部溃疡，浓液渗出，创面经久不愈，有的伴有腋下淋巴结肿大、破溃。

处理：加重反应一般对症处理，体温较高或发热超过 2 天者应该上医院检查处理。卡介苗加重反应应去医院处理。

3. 异常反应：包括局部化脓性感染或无菌性脓肿、精神性反应（晕厥、惊厥等），以及变态反应性疾病（过敏性休克、血管神经性水肿、过敏性皮疹）等。

处理：异常反应应该到医院检查处理。

4. 偶合其他疾病：指儿童在接种疫苗时正处于某一疾病即将发作时，接种疫苗后恰好发病；或病人原有的慢性疾病在预防接种后加重或急性发作。

处理：预防接种前应该掌握适应证，询问疾病史，作简单的检查，尽可能排除和避免偶合疾病的发生。

5. 接种事故：由于接种实施时的差错或污染所致的异常反应，并造成儿童组织或器官的损伤，甚至有生命危险。

处理：重在预防，一旦发现异常反应应该及时转送医院抢救。

第三节　早产儿的护理

一、早产儿的生理特征

早产儿是指出生时胎龄小于 37 周的新生儿，其出生体重常小于 2500 克，其中出生体重小于 1500 克者为极低出生体重儿，小于 1000 克为超低出生体重儿。因为早产儿组织器官功能不成熟，生活能力低下，其疾病发生率和死亡率均明显高于足月新生儿，故做好早产儿的保健护理工作，对提高早产儿存活率及日后的生活质量有着重要意义。

二、早产儿的护理

1. 保持适宜的环境温度

由于早产儿体温调节中枢发育不成熟，皮下脂肪少，体表面积相对较大，产热不足，散热增加，导致早产儿体温易随环境温度变化而变化。适中的环境温度能使早产儿维持理想的体温，室温一般应保持在 24℃~26℃，定时测体温，每 6 小时测 1 次，每日体温（腋温）正常波动应在 36℃~37℃之间。在换尿布时，注意先将尿布用暖水袋加温。新生儿保温可将热水袋放在两被之间，以婴儿手足温暖为适宜。无上述条件时，可将小儿直接贴近成人身体保温。

2. 保持舒适环境

噪音对早产儿正在发育中的大脑有很多副作用，可引起心率、呼吸、血压、血氧饱和度的急剧波动，还可带来长期的后遗症，如听力缺失和注意力缺陷多动症等。因此，应尽力营造一个安静的环境，减少噪音的刺激，如说话轻柔，尤其在靠近早产儿时要降低音量，走动轻柔，避免穿响底鞋，电话声音设定于最小音量。减少光线对早产儿的刺激，如拉上窗帘以避免太阳光照射，降低室内光线，营造一个类似子宫内的幽暗环境。

3. 合理喂养

母乳喂养是早产儿的重要营养来源。喂乳时要特别细心、耐心，因其胃容量小，每次喂乳量宜少，间隔要短。对吸吮力弱的小儿，可将母亲的乳汁挤在杯中，用滴管喂养。逐步增加喂奶次数，观察体重的增长。对 32 周以内的早产儿，每次滴管喂养前，母亲可将小手指（洗净后）放入早产儿口中，刺激和促进早产儿吸吮反射的建立，以便主动吸吮乳头。

4. 保持舒适体位

舒适的体位能促进早产儿自我安抚和自我行为控制，有利于早产儿神经行为的发展。促进屈曲体位，有安全感；另外，包裹婴儿时要确定婴儿的手能触及面部，以利头手互动。每次换尿布或做其他护理时，动作要轻柔迅速。注意更换小儿的体位，定时翻身、侧卧。哺乳后应将小儿头部侧向右边，以免溢乳或溢乳吸入呼吸道中。

5. 预防感染

避免亲友探望，家中成员若患上呼吸道感染应与小儿隔离。家人给小儿哺乳或换尿布前应用清水和肥皂洗手。居室要经常通风。小儿的衣被要能保暖，并要经常换洗，保持皮肤清洁。

6. 促进亲子关系建立及发育护理措施

出生后数周内要进行亲子间互动，还要采取一些积极的发育护理措施,促进发育,减少后遗症发生率,如抚触、被动运动操、视觉听觉刺激等，母子间的亲密感主要通过亲密行为表现出来，包括：触摸、亲吻、拥抱、面对面注视。

7. 眼底及听力筛查

由于早产儿视网膜发育未成熟,视网膜病发生率较高,须加强视网膜病的早期诊断及防治,降低其发生率及致盲率。生后第 4 周或矫正胎龄 32 周时进行眼底视网膜病筛查。早产儿许多并发症可促使发生听力障碍，因此,对早产儿应常规进行听力筛查，生后 3 天、30 天各查 1 次。如筛查未通过，需做脑干诱发电位等检查，做到早期发现、早期治疗。

第四节　高危儿保健

一、高危儿概念

1. 高危儿：在胎儿期和新生儿期以及其后的发育期中有存在对胎儿、新生儿和婴幼儿身心发育危险因素的婴儿，称为高危儿。

2. 高危因素：在胎儿期、新生儿期及其后的发育期中对胎儿、新生儿和婴幼儿的身心发育（尤其是脑发育）有不良影响的因素称为高危因素。根据其发生时期,高危因素分为胎儿期、分娩期、新生儿期和婴幼儿期高危因素。

3. 高危儿的潜在危险：高危儿有脑功能障碍和脑损伤的潜在危险。在一定条件下，各种高危因素通过多种渠道如脑发育不全、缺乏刺激、脑缺氧缺血或产伤、中毒等引起脑结构异常和脑功能障碍，最终导致中枢性发育障碍或脑损伤（见图 111）。婴儿期脑损伤或发育障碍可导致脑性瘫痪、智力低下、癫痫和感知觉障碍等病症，从而导致残疾的发生。

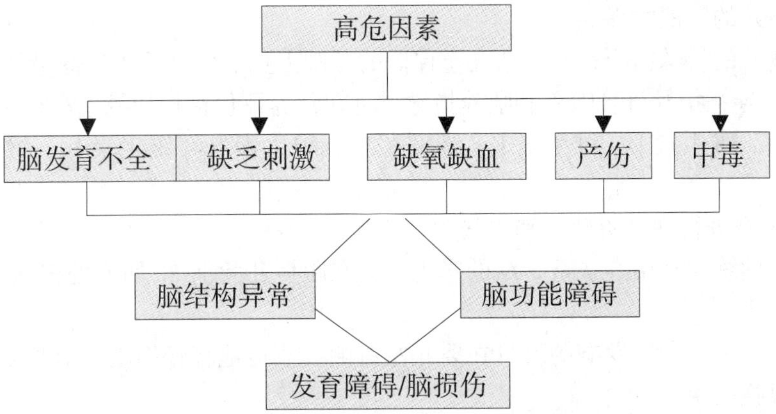

图 111　高危儿的潜在危险

二、高危因素

1. 胎儿期高危因素：孕母早期先兆流产，孕期感染（如弓形体、各种病毒感染），孕期接触放射线、有害化学物质或药物，母妊高征，胎儿宫内窘迫，胎儿宫内发育迟缓，胎盘功能不良，前置胎盘，胎盘早剥离、脐带绕颈，遗传因素 (染色体病、基因病)，其他（如不良环境、孕母贫血、肝肾疾病、艾滋病、吸毒、不良情绪，未进行产前保健）等。

2. 分娩期高危因素：产时窒息，难产、剖宫产、产伤等。

3. 新生儿期高危因素：早产、低出生体重儿，缺氧缺血性脑病、颅内出血，病理性黄疸（黄疸过深、时间过久），严重感染性疾病，寒冷损伤等。

4. 婴幼儿期高危因素：颅内感染、颅外伤、颅内出血、中毒，以及缺乏刺激、生活环境不良等。

三、高危儿家庭监测（见育婴师五级操作技能）

四、早期发现发育异常

0~3 岁儿童是脑发育最迅速的时期，此期中如果遭受到不良高危因素的影响，有可能导致脑发育障碍或脑损伤。一旦发生了这种情况需要及早诊断和早期治疗，使儿童尽快恢复健康。婴幼儿智力发育水平表现在 5 个方面，即适应性、大运动、精细动作、语言发育以及社会适应能力。其中特别容易被发现的是运动能力（大运动和精细动作）和语言能力障碍。在家庭中对孩子进行生活护理和教育时，要密切注意有无发育异常情况。常见的发育异常有以下几种；

1. 1~2 个月：对大的声音没有反应，全身软弱，过分安静。

2. 3~4 个月：俯卧位不能抬头，不会发笑，对铃声无反应，不看近处的物体，上下肢肌肉紧张，肌张力高或四肢软弱无力。

3. 5~6 个月：不会伸手抓物，上下肢肌张力异常（增高或减弱），扶住站立时足尖着地，足跟不能落地。

4. 7~8 个月：不会独坐，不会发 ba、ma 音，不会双手握物。

5. 11~12 个月：不会扶站，不会发双音 baba、mama。对周围事物无反应。

6. 18 个月：不会独走，不会用拇指与食指取物，不理解成人的简单指示。

7. 2~3 岁：不会独走或步态异常，只会含糊说几个单词，不能完成简单的指令，缺乏与人交往能力。

五、高危儿的一般性保健

根据高危儿的特殊需要，在一般儿童保健的基础上重点做好下列保健措施：

1. 营养指导：指导母乳喂养和喂养指导，定期营养评价；指导维生素和矿物质的补充，包括维生素 A、维生素 D、维生素 E、维生素 K_1、维生素 B_1、维生素 B_6、维生素 C 和钙、碘、铁的补充。

2. 指导家庭进行视、听感觉和皮肤触觉训练：

(1) 视觉训练：利用红、黄、绿的彩色玩具在距婴儿脸前 20 厘米处移动，训练婴儿注视、追视和转头。

(2) 听觉训练：利用发响的玩具在婴儿左右侧有节奏地轻轻摇动，引起婴儿的听反应，听声转头或寻找声源。

(3) 触觉训练：进行婴儿抚触和婴儿被动操训练，每日 2 次。培训家长掌握婴儿抚触和婴儿被动操的方法。

六、发育临界儿的早期干预

1. 发育临界儿的概念

世间万物，包括物、人、事，皆有三种基本状态，即“三态分布规律”。正与反，好与坏，健康与疾病，两个极端之间总存在中间状态。既不健康又不是疾病的过渡状态，在生物学上称为“亚健康”，在心理学中将三态称为“心理健康—心理缺陷—心理疾病”。对于高危儿同样存在三分态现象：高危儿属于健康人群，脑损伤是疾病，在这两者之间有个过渡人群，他们在发育上存在障碍，如运动功能落后、肌张力异常、姿势异常等，但又不符合脑性瘫痪或智力低下的诊断标准，经过早期医学干预，大部分预后良好。这些小儿处于健康和脑损伤的中间状态，我们将其称之为“发育临界儿”。发育临界儿是儿童保健以及早期发展的重点对象。

在发育临界儿中，有一部分是早期脑损伤患儿，临床表现还不明显或不典型，有发展到脑瘫、智力落后的可能；另一部分是暂时性发育障碍，如早产儿、低出生体重儿、教养环境不良等。中间态可以向两个方向（健康或脑损伤）发展，因此需要早期医学干预，促进其朝着健康发育方向发展。

2. 早期干预的原则

(1) 早期、整体、综合、长期康复治疗；

(2) 医院强化康复治疗和家庭康复训练相结合；

(3) 定期医学评估，调整治疗方案。

3. 早期医学干预的常用疗法

早期医学干预的常用疗法，包括：视、听、触觉（婴儿抚触和婴儿操）训练，神经发育治疗法（包括运动功能训练、智力训练、语言发育训练、Bobath 疗法等），配合理疗、针刺疗法，推拿、按摩以及高压氧、脑代谢功能活化剂等。

第三章 婴幼儿常见病家庭护理

第一节 常见营养性疾病

一、铁缺乏症

铁是人体最重要的微量元素之一，铁缺乏症是由于从食物中摄取的铁不足，导致体内储存铁减少和耗竭，继之使制造血红蛋白的铁减少，最后引起血液中血红蛋白减少而发生缺铁性贫血。预防和积极治疗儿童铁缺乏症是防治儿童缺铁性贫血的主要措施。

1. 铁缺乏症的概念

铁缺乏症有三个阶段：第一期是储铁缺乏期，表示体内铁的储备被耗尽；第二期是缺铁性红细胞生成期，表示体内铁的储备已经耗竭，同时红细胞内的铁也被耗尽；第三期是缺铁性贫血期，验血检查血红蛋白开始减少，6 岁以下儿童血红蛋白<110 克/升，6 岁以上儿童<120 克/升，出现缺铁性贫血。

2. 常见病因

(1) 先天不足：胎儿从母体获得的铁在妊娠最后 3 个月最多，正常足月儿可以得到 250~300 毫克，称为“先天性铁储备”。但早产儿、双胎儿的铁储备少，出生后容易发生贫血。

(2) 铁的摄入不足：人乳和牛乳含铁量均低，所以婴儿很容易发生缺铁性贫血，较大儿童如果偏食或摄入动物性食物少时，也可致贫血。

(3) 生长发育因素：婴儿期生长发育较快，对铁的需要也多，如果不能及时添加含铁丰富的食物就容易引起铁缺乏。

3. 表现

(1) 缺铁的早期可以没有临床表现，但对儿童的认知能力、记忆力和运动发育已经存在不良影响。

(2) 缺铁性贫血的一般表现：面色苍白，口唇没有血色；精神差，不爱活动，容易疲劳；长期贫血会影响智力发育，血红蛋白<110 克/升。

4. 贫血的家庭护理

(1) 补充铁剂：贫血的宝宝血红蛋白减少了，说明身体中铁的储备已被消耗了，身体已经处在一种铁的“负债”状态，应该及时用铁剂治疗，弥补上缺铁造成的亏空，还要让身体里有铁储备。所以要应用铁剂治疗，使用到血红蛋白恢复正常后，还要继续再应用 2 个月。为此，在治疗过程中每半个月检查一次血红蛋白，以了解贫血恢复的情况。

铁剂有很多种类，一般分为二价铁、三价铁和血红蛋白铁三种。二价铁的吸收好，但对胃的刺激性大，喂服后常常出现食欲不好，例如硫酸亚铁；三价铁要在肠道中转化为二价铁才能吸收，故吸收率不及二价铁，但服后胃肠道反应小，如枸橼酸铁铵；血红蛋白铁属于动物血里的铁元素，吸收最好，胃肠道的反应也很小。

儿童补铁常用含铁的补血糖浆，要按照医师规定的剂量每天喂服。铁剂的味道不好，孩子都不喜欢吃，可以把铁剂混入孩子喜欢吃的食物中喂服或在饭后喂服，可以减轻副作用。服用铁剂会使大便变黑，牙齿也会沾上黑色，这些都不要紧，当停用铁剂后就会消失。服铁剂时同时使用维生素 C 糖浆，能够帮助铁剂的吸收。

（2）预防孩子贫血应该让孩子多吃一些含铁丰富的食物，如瘦肉、鱼肉、豆制品、动物血、蔬菜、海苔等。促进铁吸收的食品有含维生素 C 的水果、蔬菜等。

（3）定期给孩子进行健康检查，每半年检查一次血清铁和血红蛋白，可以早期发现铁缺乏症或缺铁性贫血，得到早期治疗。

二、维生素 D 缺乏性佝偻病

维生素 D 缺乏性佝偻病俗称“缺钙”，是由于维生素 D 缺乏导致身体内钙磷代谢紊乱和骨骼钙化障碍的全身性疾病，是儿童期最常见的一种营养缺乏性疾病。其原因是由于儿童食物中维生素 D 和钙供给量不足，以及儿童生长发育快造成的，极少数是由于肝、肾疾病所致。佝偻病使儿童体质下降，抵抗力降低，易反复生病，并且容易造成骨骼畸形，如鸡胸、X 形腿和 O 形腿等，严重影响儿童健康。

1. 常见病因

（1）维生素 D 摄入不足：婴幼儿每天维生素 D 的供给量是 400 国际单位。人体维生素 D 的来源主要有二个：一是来源于食物；二是来源于日光中紫外线照射。婴幼儿食物中维生素 D 的含量普遍不足，人乳和牛乳中维生素 D 的含量很少，如母乳中每 100 毫升仅含维生素 D 7~10 国际单位，以每天分泌母乳 700~800 毫升计算，最多也只能获得 70~80 国际单位维生素 D，远远不能满足小儿的需要；牛奶和米糊、豆类食物中含维生素 D 更少。人类皮肤中的 7-脱氢胆固醇经日光中的紫外线照射，变为内源性维生素 D，但婴儿受天气和生活习惯的影响，接触阳光的机会不多，所以如果不及时补充维生素 D，很容易发生佝偻病。

（2）钙摄入不足：婴儿食物中钙的含量也不丰富，达不到钙供给量的一半。除母乳外，其他食物中钙和磷的比例也不当，影响钙的吸收，因此多数婴幼儿处于钙供给不足状态。

（3）生长发育速度迅速：婴幼儿期骨骼生长快，钙的需要量也大，维生素 D 的需要量也相应增加，易发生佝偻病。早产儿、双胎儿因体内钙磷的储存不足，生长速度又很快，所以更容易发生维生素 D 缺乏。

（4）疾病的影响：胃肠和肝胆疾病影响维生素 D 和钙的吸收和利用。

2. 表现

（1）神经精神症状：出汗多，如吃奶、睡觉、轻微活动时出汗多，汗液有酸臭味。由于头部出汗多，常常摇头，使枕部头发脱落，形成“枕秃”；缺钙时神经兴奋性高，出现睡眠不安、易惊醒、脾气大等表现。

（2）骨骼表现：前额突出，囟门边软，肋骨缘外翻在胸下部形成佝偻沟、肋串珠，严重的形成鸡胸、漏斗胸、O 形腿或 X 形腿等骨骼畸形。这些骨骼畸形一旦形成就很难复原。

（3）通过骨骼 X 线检查，骨密度检查，血液钙、磷、碱性磷酸酶检查对确诊有意义。

3. 佝偻病的家庭护理

（1）彻底治疗：在医师的指导下使用维生素 D 和钙剂治疗。维生素 D 可用一次突击疗法或用维生素 D 每日服用的疗法（每天 1000~2000 国际单位，连续 1 个月）。钙剂每日应补充，以钙元素计算需要 200~300 毫克。治疗后定期复查，使用维持量预防，做到彻底治疗，预防复发。

(2) 对严重的漏斗胸、O 形腿、X 形腿可在佝偻病稳定恢复后，进行矫形器矫形或手术矫形。

(3) 预防佝偻病：因为儿童食物中维生素 D 和钙的含量均不足，应该予以补充。办法是：生后半个月开始每日补充维生素 D 400 国际单位，钙 100~200 毫克。多户外活动，晒太阳，阳光中的紫外线直接晒到皮肤上可以在身体内制造出维生素 D，经常晒到阳光的孩子 (例如每天脸部和双手能够晒到阳光 2 小时) 可以少吃维生素 D。

(4) 改善膳食结构，增加含钙丰富的食物，如牛奶、豆制品。

(5) 对早产儿、双胎儿、低出生体重儿、生长发育快的小儿，更要及时补充维生素 D 和钙剂，因为这些小儿的需要量比一般孩子要多些。

三、维生素 A 缺乏症

维生素 A 缺乏症是婴幼儿常见的营养缺乏症，是一种以眼部及皮肤症状为主的全身性疾病，临床上最早出现眼结合膜及角膜干燥、角膜软化，故又称“干眼症”或“角膜软化症”。

维生素 A 是以视黄醇的形式存在的，它在动物性食物中以肝脏的含量最多，乳类及蛋黄次之。植物性食物中的胡萝卜素是维生素 A 的前身，在肝脏内可转化为维生素 A。含胡萝卜素的食物有胡萝卜、番茄、红薯、南瓜、豆类、绿叶蔬菜以及香蕉、柿、桃等水果。

1. 病因

(1) 摄入不足：婴儿长期以淀粉类食物、豆浆等缺乏维生素 A 的食物喂养，又未及时添加富含维生素 A 的肝、蛋黄、鱼肝油等或含胡萝卜素的绿叶蔬菜、胡萝卜、番茄、水果等食物，可发生维生素 A 缺乏。母乳中维生素 A 也不能满足婴儿维生素 A 的需要，同样易引起维生素 A 摄入不足。

(2) 吸收、利用、储存障碍：因消化系统疾病或肝胆疾病，影响维生素 A 的吸收、利用和储存。

(3) 需要增加：高热和严重感染等疾病时，维生素 A 的需要量增加；早产儿肝内维生素 A 的储存量不足，初生时吸收能力差，加上生长发育迅速，对维生素 A 的需要量增加，如果得不到补充，容易发生维生素 A 缺乏症。

2. 临床表现

(1) 眼部症状：眼膜干燥、泪少，出现畏光、眨眼等现象，因眼睛干燥，婴儿常常用手去擦眼睛。在眼结膜颞侧角膜缘可以看到三角状灰白色斑块（又称毕脱氏斑）。因角膜干燥、浑浊，发生角膜溃疡、感染，严重时发生角膜穿孔，甚至失明。年长儿童在早期就出现夜盲，婴幼儿不会诉说故不易发现。

(2) 皮肤症状：皮肤干燥、脱屑及毛囊角化，以四肢和肩部明显。头发干枯易脱落，指趾甲变脆易折。

(3) 体格生长迟缓，体重和身高都偏低。

(4) 由于呼吸道和泌尿道黏膜病变，容易发生反复感染，脱落的上皮可形成泌尿道结石。

3. 治疗和家庭护理

(1) 预防：调整饮食，供给维生素 A 和胡萝卜素丰富的食物，满足机体对维生素 A 的需要。食物补充不足者可以直接补充维生素 A 制剂或鱼肝油（维生素 AD 丸每粒含维生素 A 1800 国际单位），每天 1 粒。早产儿应及早添加维生素 A 制剂或鱼肝油

(2) 维生素 A 治疗：口服维生素 A 每日 2.5 万~5 万国际单位，每粒维生素 A 丸含维生素 A 2.5 万国际单位，治疗后症状会有较快好转，夜盲症于 2~3 天后改善，结膜干燥 1~2

周内逐渐减轻和消失，毛囊角化需 1~2 个月后痊愈。症状消失后应继续服用维生素 A 维持量，每天补充维生素 A 1500~2500 国际单位。

(3) 眼局部治疗：为预防眼睛的继发感染应给抗生素眼药（如 0.25%氯霉素眼药水或 0.5%红霉素或金霉素眼膏），一日三次。有角膜软化者可用消毒鱼肝油与抗生素眼药水交替使用，每 0.5~1 小时一次，直至角膜异常消失。在护理婴儿眼睛时注意不要压迫眼球，防止角膜穿孔。

四、甲状腺功能减低症

甲状腺功能减低症主要表现为体格发育和智力发育障碍。因患儿母亲孕期缺碘导致婴儿发病的称为地方性克汀病（呆小病）；因患儿甲状腺先天性缺陷引起的称为散发性克汀病；因甲状腺疾病或甲状腺缺陷或碘缺乏导致儿童甲状腺功能降低的称为儿童期甲状腺功能减低症。儿童期甲状腺减低症应该早期发现、早期治疗，才能避免智力障碍和体格发育落后，否则将遗留不可逆的后遗症。

制造甲状腺激素的主要原料是碘和酪氨酸，酪氨酸在体内可以自行合成，而碘必须不断从食物中供给。我国大陆地区属于缺碘地区，孕妇和婴儿如果缺碘，将导致婴儿先天性或后天性的甲状腺功能减低症。为预防碘缺乏的发生，我国已经采取食盐加碘的办法，同时采取新生儿期筛查甲状腺减低症的措施，使儿童甲状腺减低症明显减少，一旦婴儿发生了甲状腺减低症，也能够早期被发现、早期治疗，可避免或较少危害。

1. 病因

(1) 孕妇碘缺乏。缺碘地区母亲的膳食和饮水中缺碘，导致孕妇碘缺乏，甲状腺功能减低，发生甲状腺肿大，称为地方性甲状腺肿。胎儿甲状腺功能减低，影响胎儿中枢神经系统的发育和代谢，发生地方性克汀病。

(2) 甲状腺组织发育不良或甲状腺激素合成及功能障碍。

(3) 甲状腺疾病，如甲状腺炎、肿瘤等。

(4) 婴幼儿期食物和饮水中缺碘又没有及时补碘，导致婴儿期缺碘。

2. 表现

(1) 地方性克汀病：有两种表现：一种是以神经系统症状为主，表现为生后不久即出现智力低下、听力障碍、运动障碍、肢体强直等；另一种表现以黏液性水肿为主，出现身材矮小，躯干和肢体的比例不正常和智力发育落后，精神倦怠，语言、动作和听力落后，四肢短小，特殊面容（唇厚伸舌、流口水、鼻根低平、眼距宽、眼裂小，表情呆滞），出牙和前囟闭合延迟。

(2) 散发性克汀病：又称呆小病，由于甲状腺组织缺损或发育不良，甲状腺激素合成及功能障碍所致。因在胎内受到母体甲状腺素的影响，出生时多无症状，症状出现的早晚及严重程度与患儿甲状腺组织多少有关。甲状腺组织缺损者，在生后 1~3 个月出现症状；残存少量甲状腺组织者，一般在生后 6 个月后出现症状，少数可至 3~5 岁才显现症状。女孩多见，典型表现为“呆、矮、聋、哑、丑（指特殊面容）”，体型不匀称，表现为肢体短小。骨骼 X 线检查可发现骨骼发育落后，通过膝部或腕部摄片，可以发现骨龄落后。血液检查甲状腺功能有异常表现。

(3) 儿童期甲状腺功能减低：由于甲状腺炎症或家族性甲状腺激素合成酶部分缺乏所致。临床表现与发病早晚有关，发病越晚，生长发育受的影响越轻。3 岁后发病者智力可基本正常，仍有不典型的甲状腺减低面容，身材矮小，体形不匀称，骨龄可落后，甲状腺功能检查可以异常。

3. 预防和家庭护理

(1) 早期发现、早期诊断、早期治疗是关键。生后3个月内得到治疗者，90%智力可达到正常；治疗晚了难以避免体格和智力发育障碍。

(2) 治疗以补充甲状腺素为主。散发性克汀病需要甲状腺素终身用药。

(3) 预防是最主要的措施。大力推行食盐加碘消灭地方性甲状腺肿，那么地方性克汀病就能随之消失。孕妇在孕中期和晚期应该补充碘剂，新生儿出生后要进行甲状腺功能筛查，以期早期发现甲状腺功能减低症，早期治疗，避免发生智力障碍。我国处于缺碘地区，对2岁以下儿童、青春期少年、孕妇和哺乳期母亲四类人群，应当补充碘剂，预防碘缺乏症。

(4) 对已有智力障碍或聋、哑的儿童应该积极进行康复训练，减轻症状。

第二节　常见传染性疾病

一、常见传染性疾病的症状表现

1. 麻疹

麻疹是由麻疹病毒引起的急性呼吸道传染病，传染性强，婴幼儿易感率高。

(1) 传染源及传播途径：麻疹患者为唯一的传染源。一般认为接触麻疹后7天至出疹后5天均有传染性。患者咳嗽、喷嚏时，病毒随飞沫排出，直接到达易感者的呼吸道或眼结合膜而致感染。

(2) 症状与危害：起病初有发热等“重感冒”表现，口腔内有麻疹黏膜斑，发热3~4日后出疹，全身红色斑丘疹，3~5日内出齐。恢复期时体温下降，呼吸道症状减轻，全身情况好转，按出疹顺序隐退。得病后可获终身免疫。本病传染性极强，在人口密集而未普种疫苗的地区易发生流行。现在麻疹改变了以往冬季流行的规律，成为全年散发的疾病，另外，其临床表现也不典型，多为轻症。病程中应注意有无合并肺炎、喉炎、心功能不全等并发症表现，极少数病例并发脑炎。

2. 水痘

水痘是由水痘——带状疱疹病毒感染的儿童中常见的一种急性呼吸道传染性疾病，具有高度的传播性。主要感染对象为1~6岁儿童。

(1) 传染源及传播途径：水痘病毒感染的病人是唯一的传染源，水痘主要通过病人呼吸道分泌物以人传染人的直接接触方式感染，也可经空气中的呼吸道飞沫传播。

(2) 症状：起病时可出现发热、咽痛、全身不适等，经过数小时至1天，皮肤上可见皮疹，有的直接出皮疹。皮疹先出现在头部和躯干，逐渐蔓延到四肢。开始时为红色小丘疹，1~2天变成椭圆形绿豆大小的水疱，水疱周围呈淡红色。3~4天疱疹干缩结痂。因皮疹是在发病后分期分批陆续出现的，所以在病儿皮肤上可见到丘疹、疱疹、痂皮同时存在，这是水痘疹的特点。1~3周痂皮脱落，不留疤痕。

3. 手足口病

手足口病也称为手足口综合征，是由肠道病毒引起的发疹性传染病，易在幼儿中流行，夏、秋季多见。是以手足出现斑丘疹和疱疹，口腔黏膜出现充血红色疹、疱疹或溃疡为主要特征的小儿急性传染病。个别患者可引起心肌炎、肺水肿、无菌性脑膜脑炎等致命性并发症。

(1) 传染源及传播途径：患者、隐性感染者和无症状带毒者为主要传染源，该病传播方式多样，以通过人群密切接触传播为主。

(2) 症状及危害：急性起病，发热；口腔黏膜出现散在疱疹，米粒大小，疼痛明显；手掌或脚掌部出现米粒大小疱疹，臀部或膝盖偶可受累。疱疹周围有炎性红晕，疱内液体较少。部分患儿可伴有咳嗽、流涕、食欲不振、恶心、呕吐、头疼等症状。该病为自限性疾病，多数预后良好，水疱和皮疹在 7~10 天消退，不留后遗症。极少数患儿可引起脑膜炎、脑炎、心肌炎、弛缓性麻痹、肺水肿等严重并发症。

4. 百日咳

百日咳是由百日咳杆菌引起的急性呼吸道传染病，多见于 5 岁以下的小儿。

(1) 传染源及传播途径：主要的传染源是病人，通过咳嗽时的飞沫传播。在集居的儿童中，只要有 1 例小儿发病，就很容易导致百日咳传播流行。

(2) 症状：疾病初起咳嗽、流鼻涕、打喷嚏伴轻度发热，类似“感冒”症状，2~3 天后，发热和“感冒”逐渐减轻，但咳嗽日趋加重，呈日轻夜重，阵发性，有大量黏液分泌，咳十余声后，伴有特殊的吸气性鸡鸣样回声。剧咳者常伴眼睑浮肿，眼结合膜出血，紫癜及舌系带溃疡，呕吐等。6 个月以内患儿病情较重，常出现阵发性青紫，呼吸暂停，甚至抽搐。轻者病程 1~2 周，重者 1~2 个月左右才能痊愈。

5. 流行性腮腺炎

流行性腮腺炎是由腮腺炎病毒引起的急性呼吸道传染病，一年四季均可发病，以 5 岁以上小儿多见。

(1) 传染源及传播途径：病人和隐性感染者为主要传染源，通过空气飞沫传播，也有通过唾液污染的食具用品传播，在集居的儿童中容易造成流行。

(2) 症状及危害：开始发病可出现头痛、发热、厌食和呕吐等，随后出现腮腺肿胀。通常先起于一侧，1~2 天后对侧出现，整个病程 1~2 周。流行性腮腺炎容易并发脑炎、睾丸炎、胰腺炎等。

6. 脊髓灰质炎

脊髓灰质炎俗称小儿麻痹症，是脊髓灰质炎病毒引起的小儿急性传染病，多见于夏秋季节，但四季均可散发。多见于 6 个月~5 岁的小儿患病。

(1) 传染源及传播途径：病人和无症状带毒者为主要传染源，通过患者的粪便、飞沫来传播病毒，可通过被污染的食物、水源和苍蝇等传播造成流行。

(2) 症状及危害：大部分患儿感染初起都没有明显症状，少数可出现类似“感冒”或“肠炎”的表现，如发烧、头痛、咽痛、恶心、腹痛或腹泻等。持续 1~4 天，症状消失。随后再度出现发热、肌肉疼痛和逐渐加重的瘫痪。瘫痪部位主要视受损中枢神经部位而定，一般都不对称。严重者可引起后遗症甚至死亡。

小儿麻痹症发病持续约 1~2 周后渐渐康复，一般没有后遗症。只有 1%的患儿会因中枢神经受损而出现瘫痪。

7. 流行性脑脊髓膜炎

流行性脑脊髓膜炎简称流脑，是一种由脑膜炎双球菌引起的、经飞沫传播的化脓性脑膜炎。一般在冬春季节发病，有明显的季节性。流脑在任何年龄均可发病，6 个月~14 岁发病率最高。

(1) 传染源及传播途径：脑膜炎双球菌隐藏于患者或带菌者的鼻咽分泌物中，主要借咳嗽、打喷嚏、说话等由飞沫直接从空气传播，进入呼吸道而引起感染。对于婴幼儿，通过怀抱、喂乳、接吻、密切接触均有传播的可能。

（2）症状与危害：主要表现为突发高热、剧烈头痛、频繁呕吐、皮肤黏膜淤点和脑膜刺激征。流脑病情复杂多变，轻重不一，90%的流脑患者临床表现初为低热、咽痛、鼻咽部黏膜充血及分泌物增多，之后体温突然升高，伴畏寒、无力、头痛、呕吐、皮肤黏膜出现皮疹，通常 2~5 天后体温降至正常，各种症状逐渐消失，皮疹大部分被吸收。一般 1~3 周痊愈。2 岁以下婴幼儿因颅骨缝及囟门未闭，脑膜炎症状常不典型，表现为高热、呕吐、拒食、哭吵不安，甚至惊厥。少数患者病情凶险，如不及时抢救，常于 24 小时内甚至更短的时间内危及生命。

8. 流行性乙型脑炎

流行性乙型脑炎简称乙脑，是由嗜神经的乙脑病毒所致的中枢神经系统性传染病。流行于夏秋季，多发生于儿童。

（1）传染源及传播途径：人和动物皆可成为本病的传染源，猪为最主要的传染源，经蚊等吸血昆虫叮咬传播。

（2）症状与危害：临床上以高热、意识障碍、惊厥、呼吸衰竭及脑膜刺激征为特征。部分患者留有严重后遗症，重症患者病死率较高。

9. 细菌性痢疾

细菌性痢疾简称菌痢，是由痢疾杆菌引起的常见肠道传染病。本病终年均有发生，但多流行于夏秋季节。婴幼儿感染菌痢的机会较成人为多，故发病率也较高。

（1）传染源及传播途径：痢疾杆菌随病人或带菌者的粪便排出，借带菌的食物、饮水等经口而感染。特别是污染粪便的脏手和苍蝇的活动对病菌的传递起着一定的作用。

（2）症状与危害：以急性发热等全身中毒症状与腹痛、腹泻、里急后重及排脓血状大便等肠道症状为主要表现。本病易重复感染，并易于复发。严重型为中毒性菌痢，起病急，发展快，病情严重，病死率高。

10. 传染性肝炎

传染性肝炎是由肝炎病毒（多为甲型和乙型）引起的全身性传染病，主要表现为肝脏受损的症状。

（1）传染源及传播途径：病人和病毒携带者是主要传染源，甲型肝炎以粪—口传播为主，乙型肝炎可通过体液传播，乙肝母亲可在孕期、分娩期和哺乳期传播给婴（胎）儿。

（2）症状与危害：小儿以甲型肝炎多见，可表现为黄疸和消化系统症状，婴儿发病的预后较差，小儿患慢性肝炎时可影响生长发育。

二、传染病的预防和护理

1. 隔离传染源。发现病人应立即报告疫情，并及时隔离病人，不让易感者与患儿接触；对患儿及其使用的食具、用具要隔离。患儿的食具、用具要单独使用。

2. 培养良好的卫生习惯。保持室内空气新鲜，注意房间通风；饮、食具经常煮沸消毒，注意饭前便后洗手，不要吃生冷食品；消灭蚊虫孳生地，做好防蚊措施。

3. 在流行期间，不要到公共场所逗留，尽量减少外出机会，易感儿童不串门以减少感染的机会。凡接触患者的易感儿应注意观察，并根据情况给予自动免疫或被动免疫。

4. 加强婴幼儿营养，注意锻炼身体，提高抵抗疾病的能力。

5. 按期预防接种。按期接种各类疫苗是预防传染病的重要措施。

6. 急性期患儿宜卧床休息，吃富有营养、易消化的食物，发热时要让病儿多喝开水和果汁，保持足够的水分摄入。发热腋温>38.5℃可服用退热药。

7. 按时服药。要坚持按照医嘱服药，彻底治疗是防止疾病复发的重要措施。如果出现高烧、头痛、烦躁、嗜睡等危险征兆，应及时去医院治疗。

第三节　常见行为异常

儿童的不良行为习惯是指儿童发育过程中出现的异常行为，如吸吮手指、咬指甲、拔毛、习惯性擦腿动作、屏气发作、依赖行为和退缩行为等，这类行为反复多次重复，形成习惯，以致难以纠正，成为一种不能控制的自发反应。所有的孩子在成长过程中都会出现程度不同的不良行为习惯，儿童行为问题的发生与父母对子女的期望、管教方式、父母的文化、学习环境等有关。随着年龄的增长，教育的干预或环境的改善，大多数儿童的行为问题可在发育过程中自行消失，仅少数可持续较长一段时间。资料表明，我国少年儿童的行为问题检出率为8.3%~12.9%。下面介绍几种常见的儿童不良行为习惯。

一、屏气发作

屏气发作是指儿童在剧烈哭吵时突然出现呼吸运动暂停的一种异常行为。多发于6~18月的婴幼儿，3~4岁以后随着儿童语言表达能力的增强与剧烈哭闹现象的减少，屏气发作自然缓解，6岁以后很少出现。

1. 屏气发作的表现

(1) 常在情绪急剧变化时，如发怒、恐惧、剧痛、剧烈叫喊时出现。

(2) 哭喊时屏气，伴有口唇发绀和全身强直，甚至昏厥、意识丧失。

(3) 持续时间30秒至1分钟，严重者历时2~3分钟。

(4) 是没有语言表达能力的儿童发泄愤怒的一种方式。

(5) 儿童往往与环境或家长之间存在明显的矛盾冲突，通常是初次发作后受到父母不恰当的抚慰方式的强化而持续存在下来。

2. 屏气发作的处理

(1) 矫正的重点应放在孩子与环境、父母之间的矛盾冲突上。

(2) 消除父母的紧张焦虑情绪，帮助父母分析引起发作的原因。

(3) 避免各种诱发因素。

(4) 纠正不良的抚育方式，避免简单的惩罚与斥责。

二、吮吸手指

吮吸手指是儿童自主或不自主地反复吮吸拇指、食指等手指的行为。

1. 吮吸手指原因

(1) 由最初的生理反射性行为发展而来。

(2) 模仿。

(3) 与遗传有关。

(4) 教育方式不当。

2. 处理措施

(1) 纠正不良喂养习惯。

(2) 让儿童有充分的时间与周围环境接触和游戏。

(3) 发作时转移注意力。

(4) 行为治疗。

三、咬指甲

咬指甲是儿童常见的不良习惯性行为，一般开始于3~6岁，女孩多于男孩。

1. 主要表现

主要表现为经常性的控制不住地用牙齿将长出的指甲咬掉，严重者将十个手指甲咬得很短，甚至甲床发红、疼痛。这种行为常在心理紧张和情绪不稳时出现，一般随着年龄的增长可自愈。

2. 防治措施

(1) 保持孩子指甲的整洁，经常修剪。

(2) 找出导致儿童紧张、焦虑的心理因素。

(3) 行为治疗：儿童行为治疗应注意尽量用奖励的方法，采用的方法应直接、具体。

第四节 小儿意外伤害的紧急处理和预防

一、眼耳鼻异物

孩子由于好奇，会把豆子、玻璃珠、小石子等小东西塞进耳朵、鼻子里，眼睛里也会进入灰尘、沙子，如果及时发现要立即正确处理。有时没有及时发现，会引起局部感染。

1. 常见原因

(1) 眼睛里进入灰尘，或弄进小石子。

(2) 孩子把小东西（如纽扣、豆子、花生米、瓜子、玻璃珠、纸团）塞进鼻子和耳朵里，或飞虫飞进耳鼻中。

2. 表现

(1) 眼睛异物：疼痛、流泪、畏光，结膜充血。

(2) 耳朵异物：疼痛、发胀，久后耳道感染产生疼痛或流脓。

(3) 鼻腔异物：疼痛、流涕、发胀，日久后流脓涕，发热。

3. 紧急措施

(1) 眼睛异物

①如果是灰尘或小虫子进入眼睛里，可用手指按压眼角下部，迫使婴儿流泪，将异物冲出来。

②可以用水冲洗眼睛，冲走异物。

③不要用棉签或手指去擦眼睛，这样会损伤眼睛角膜。

④如果是药品和洗洁剂误入眼睛，应让婴儿的眼睛朝下，用淋浴喷头冲洗眼睛10分钟以上，然后去医院眼科治疗。

(2) 耳朵异物

①如果有虫子进入耳朵中，可以往耳朵中滴入4~5滴植物油或橄榄油，将虫子杀死，然后前往医院五官科就诊，取出虫子。

②其他异物误入耳朵中，不要硬掏，这样反而会把异物愈塞愈进，应到医院五官科请医生取出异物。

(3) 鼻腔异物

①如果异物阻塞在鼻孔口，可用手指压住另一侧鼻孔，用力将异物喷出。可以用纸捻刺激婴儿鼻孔，让他打喷嚏，将异物喷出。

②如果异物深入到鼻孔深处，可以用镊子细心夹出，如果无法夹出，应到医院五官科就诊。

二、跌落伤

孩子生性好动，平衡性又差，很容易从床上、椅子上、楼梯等地方跌落下来，父母再当心，有时也免不了孩子跌跌碰碰的。孩子跌落伤的轻重程度可以相差很大，有的仅仅是头上碰出个包，有的可以是严重的脑震荡，甚至威胁到生命。重要的是时时刻刻预防，并从点点滴滴做起，如在楼梯口、窗台前安装围栏，床上安装护栏，房间内不要有高低落差的台阶，尽量不要用地毯、地垫，以免孩子绊倒受伤。

1. 表现

(1) 婴幼儿的头大，跌倒时多数是头先着地，头部首先受伤。

(2) 跌落后立刻大声哭泣，如果能够自行停止，又恢复原来状态，就不用担心。

(3) 头部严重受伤会引起严重脑震荡，表现为意识丧失或意识不清，出现发呆、反应迟钝、反复呕吐、抽搐，甚至耳鼻出血等，是十分严重的危险状态。

(4) 有的头部受伤后，异常症状并不马上表现出来，要等到 2~3 天后才出现异常，因此要仔细观察 2~3 天。

(5) 跌落伤常常伴有出血，有的有骨折发生，在紧急处置后要到医院进一步检查。

(6) 腹部被撞击后应该仔细观察，如果没有出血和伤口，不久后哭泣停止，情绪恢复原样，就不必担心。如果抚摸腹部感到疼痛加剧，出现呕吐、肚子肿胀、脸色苍白、手脚变冷、脉搏加快变细时，表示有内脏损伤出血，应该立即转送医院抢救。

2. 紧急措施

(1) 孩子跌落受伤后，如果出现下列表现，表示病情严重，要立即转送医院：

①头部受伤出现反复呕吐、意识不清。

②腹部受伤后出现腹部拒按摩、腹部肿胀、脸色苍白。

③有较大创口或出血。

(2) 如果被撞出肿块，应该尽量让孩子安静，用冷毛巾敷在患处，可以减轻疼痛，消除肿胀。

(3) 轻微出血用纱布按压止血。

(4) 头部撞伤后应该观察 2~3 天，如果无异常情况才能放心下来。

第四章 早期教育和训练

第一节 婴幼儿发展的观察与评价

一、婴幼儿发育的观察

根据《上海市 0~3 岁婴幼儿教养方案（试行）》，0~3 岁婴幼儿发展水平“观察要点”，由发育与健康，感知与运动，认知与语言，情感与社会性四个方面组成，其完整地、综合地体现在每一位婴幼儿身上。因此，保教人员和家长应掌握 0~3 岁婴幼儿不同发展水平的内容，并自如地运用到日常教养中，促进每一位 0~3 岁婴幼儿健康、快乐地成长。

由于遗传、营养、教育等因素的影响，0~3 岁婴幼儿的发展有个体差异性，表现为发展的速度不同、特点不同，而且就其本身而言，发展也存在着不平衡性。因此，保教人员和家长在观察孩子的行为时，一方面，应注意分辨其是正常行为还是异常行为。对异常行为，应及时就诊、及早矫治；另一方面，应注意分辨其是偶发行为（发展中正常的新行为）还是稳定行为。对发展中正常的新行为，应及时提供刺激，促使其向稳定行为发展。

1. 保教人员和家长应遵循孩子的发展规律，正确、科学地对待观察活动和观察结果。

（1）观察对象：新生儿（0~1 个月）。

发育与健康	感知与运动	认知与语言	情感与社会性
1. 身高约增加 2.5 厘米 2. 体重约增加 0.8~1 千克 3. 头围 33~38 厘米 4. 胸围比头围小 1~2 厘米 5. 皮肤饱满、红润 6. 视力很模糊，眼有光感或眼前手动感，但 20~30 厘米左右的东西看得还比较清晰 7. 大便有的每天 2~3 次 8. 有的每块尿布上均有大便，色淡黄 9. 一昼夜睡 18~20 小时左右	1. 有很强的吮吸、拱头和握拳的本能反应 2. 常常会很用力地踢脚和四肢活动 3. 俯卧时尝试着要抬起头来	1. 无意识地对一两种味道有不同反应 2. 眼睛能注视红球，但持续的时间很短 3. 喜欢注视人的脸 4. 有不同的哭声 5. 对说话声很敏感，尤其对高音很敏感	1. 当看见人的面部时活动减少 2. 哭闹时听到母亲的呼唤声能安静 3. 对婴幼儿讲话或抱着时表现安静。当抱着时，婴幼儿表现独特的有特征性的姿势（如紧紧地蜷曲像一只小猫）

（2）观察对象：2~3 个月。

发育与健康	感知与运动	认知与语言	情感与社会性
1. 平均身高男孩为 63.51 厘米，女孩为 61.88 厘米 2. 平均体重男孩为 7.23 千克，女孩为 6.55 千克 3. 平均头围男孩为 41.32 厘米，女孩为 40.30 厘米 4. 平均胸围男孩为 42.07 厘米，女孩为 40.74 厘米 5. 大便次数较前明显减少 6. 眼能追随活动的物体 180°，视力标准为 0.02，奶量的差异开始明显，平均每天 700 毫升左右 7. 一昼夜睡 16~18 小时	1. 新生儿的生理反射开始消失 2. 听力较前灵敏 3. 直立位头可转移自如头可随看到的物品或听到的声音转移 180° 4. 俯卧位能变为侧卧位 5. 手指已放开，用手摸东西，能拉扯衣服 6. 能将两手碰在一起	1. 眼睛能立刻注意到大玩具，并追随着人走动 2. 开始将声音和形象联系起来，试图找出声音的来源 3. 对成人的逗引有反应，会发出“咕咕”声音，而且会发 ɑ、o、e 音 4. 注视自己的手 5. 能辨别不同人说话的声音及同一人带有不同情感的语调	1. 逗引时出现动嘴巴、伸舌头、微笑和摆动身体等情绪反应 2. 能忍受喂奶的短时间停顿 3. 自发微笑迎人，见人手足舞动表示欢乐，笑出声 4. 哭的时间减少，哭声分化

（3）观察对象：4~6 个月。

发育与健康	感知与运动	认知与语言	情感与社会性
1. 平均身高男孩为 69.66 厘米，女孩为 68.17 厘米 2. 平均体重男孩为 8.77 千克，女孩为 8.27 千克 3. 平均头围男孩为 44.44 厘米，女孩为 43.31 厘米 4. 平均胸围男孩为 44.35 厘米，女孩为 43.57 厘米 5. 能固定视物，看约 75 厘米远的物体，视力标准为 0.04 6. 慢慢习惯用小勺喂吃逐渐添加的辅食 7. 流相当多的唾液 8. 大便每天 1~3 次 9. 大多数婴幼儿开始后半夜不喂奶，能整个晚上睡觉 10. 开始长出乳前牙 11. 血色素≥11 克	1. 靠坐稳，独坐时身体稍前倾 2. 俯卧抬头 90°，能抬胸，双臂支撑会翻身至仰卧，不久又会做反向动作 3. 扶腋下能站直，扶他（她）站起来时，能在短时间内自己支撑 4. 双手能拿起面前的玩具，能把玩具放入口中 5. 玩具从一只手换到另一只手时仍稍显笨拙 6. 会将拳头放在嘴里，喜欢把东西往嘴里塞 7. 会撕纸 8. 玩手、脚	1. 会用很长的时间来审视物体和图形 2. 开始辨认生熟人 3. 会寻找东西，如手中玩具掉了，会用目光寻找 4. 咿呀作语，开始发辅音，如 d、n、m、b 5. 看见熟人、玩具能发出愉悦的声音 6. 叫他（她）名字会转头看	1. 会对着镜子中的像微笑、发音，会伸手试拍自己的镜像 2. 随着看护者情绪的变化而变化自己的情绪 3. 看到看护者时伸出两手举起，期望抱他（她） 4. 能辨别陌生人，见陌生人盯看、躲避、哭等，开始怕羞，会害羞转开脸和身体 5. 高兴时大笑 6. 当将其独处或别人拿走他的小玩具时会表示反对 7. 会用哭声、面部表情和姿势动作与人沟通

（4）观察对象：7~9 个月。

发育与健康	感知与运动	认知与语言	情感与社会性
1. 平均身高男孩为 72.85 厘米，女孩为 71.20 厘米 2. 平均体重男孩为 9.52 千克，女孩为 8.90 千克 3. 平均头围男孩为 45.43 厘米，女孩为 44.38 厘米 4. 平均胸围男孩为 45.52 厘米，女孩为 44.56 厘米 5. 视力标准为 0.1 6. 需大小便时会有表情或反应 7. 能自己拿着饼干咀嚼吞咽，会吃稀粥 8. 上颌、下颌长出乳旁切牙 9. 一昼夜睡 15 小时左右	1. 独坐自如，自己坐起来能躺下去 2. 扶双腕能站，站立时腰、髋、膝关节能伸直 3. 自己会四肢撑起爬 4. 用拇指、食指对指取物 5. 能拨弄桌上的小东西（如大米花、葡萄干等） 6. 将物换手 7. 有意识地摇东西（如拨浪鼓、小铃铛等），双手拿两物对敲	1. 会用眼睛审视某个物体，并不厌其烦地观察其特点和变化 2. 注意观察大人行动，模仿大人动作，如拍手 3. 会寻找隐藏起来的东西，如拿掉玩具的盖布 4. 能分辨地点 5. 正在尝试操作探索，试图找出事物间的某种联系 6. 能重复发出某些元音和辅音，如“ma ~ma，ba ~ba”的音 7. 试着模仿声音，发音越来越像真正的语言 8. 懂得几个词，如拍手、再见等	1. 懂得成人面部表情，对成人说“不”有反应，受责骂或不高兴时会哭 2. 表现出喜爱家庭成员，对熟悉喜欢他（她）的成人伸出手臂要求抱 3. 对陌生人表现出各种行为，如怕羞、转过身、垂头、大哭、尖叫，拒绝玩或接受玩具，情绪不稳定，表现忧虑 4. 喜欢玩躲猫猫一类的交际游戏，而且会笑得非常激动、投入 5. 会注视，伸手去接触、摸另一个宝宝 6. 喜欢照镜子 7. 会挥手再见、招手欢迎，玩拍手游戏 8. 当从他（她）处拿走东西时，会遭到强烈的反抗 9. 听到表扬会高兴地重复刚才的动作

（5）观察对象：10~12 个月。

发育与健康	感知与运动	认知与语言	情感与社会性
1. 平均身高男孩为 78.02 厘米，女孩为 76.36 厘米 2. 平均体重男孩为 10.42 千克，女孩为 9.64 千克 3. 平均头围男孩为 46.93 厘米，女孩为 45.64 厘米 4. 平均胸围男孩为 46.80 厘米，女孩为 45.43 厘米 5. 视力标准为 0.2~0.25 6. 血色素≥11 克 7. 有规律地在固定时间大便，每天 1~2 次 8. 上、下颌开始长出第一乳磨牙	1. 会用四肢爬行，且腹部不贴地面 2. 自己扶物站起来 3. 自己会坐下 4. 自己扶物能蹲下取物，不会复位 5. 独站稳，自己扶物可行走 6. 独走几步即扑向大人怀里 7. 手指协调能力更好，如打开包糖的纸	1. 会用手指向他（她）感兴趣的东西 2. 故意把东西扔掉又捡起来，把球滚向别人 3. 将大圆圈套在木棍上 4. 从杯子中取物放物（如积木、勺子等），试着把小丸投入瓶中 5. 喜欢看图画 6. 能懂得一些词语的意义.如问：“灯在哪儿呢?”	1. 会模仿手势，面部有表情地发出声音 2. 喜欢重复的游戏，例如“再见”、玩拍手游戏、躲猫猫 3. 显示出更强的独立性，不喜欢大人搀扶或被抱着 4. 更喜欢情感交流活动，还懂得采取不同的方式 5. 能玩简单的游戏，惊讶时发笑 6. 准确地表示愤怒、害怕、感情嫉妒、焦急、同情、倔犟

续表

发育与健康	感知与运动	认知与语言	情感与社会性
9. 流涎的现象减少，一昼夜睡 14 小时左右		7. 会看灯，向他索要东西知道给 8. 能按要求指向自己的耳朵、眼睛和鼻子 9. 能说出最基本的语言，如“爸爸…妈妈” 10. 出现难懂的话，自创一些词语来指称事物 11. 用动作表示同意（如点头）或不同意（如摇头、摇手等）	7. 以哭引人注意 8. 听从劝阻

（6）观察对象：13~18 个月。

发育与健康	感知与运动	认知与语言	情感与社会性
1. 18 个月时，平均身高男孩为 83.52 厘米，女孩为 82.51 厘米 2. 平均体重男孩为 11.55 千克，女孩为 11.01 千克 3. 平均头围男孩为 48.00 厘米，女孩为 46.76 厘米 4. 平均胸围男孩为 48.38 厘米，女孩为 47.22 厘米 5. 上下第 1 乳磨牙大多长出，乳尖牙开始萌出 6. 会咀嚼像苹果、梨等这样的食品，并能很协调地在搅拌后咽下 7. 前囟门闭合（正常为 12~18 个月） 8. 能控制大便 9. 白天能控制小便	1. 走得稳 2. 自己能蹲，不扶物就能复位 3. 扶着一手，能上下楼梯 2~3 级 4. 会跑，但不稳 5. 味觉、嗅觉更灵敏，对物品有了手感 6. 会扔出球去，但无方向 7. 会用 2~3 块积木垒高 8. 能抓住一支蜡笔用来涂画 9. 能双手端碗 10. 会试着自己用小勺进食 11. 模仿母亲（主要教养者）做家务，如扫地	1. 开始自发地玩功能性游戏，如用玩具电话做出打电话的样子，开始知道书的概念，如喜欢模仿翻书页 2. 喜欢玩有空间关系的游戏，如把水从一个容器倒入另一个容器中 3. 理解简单的因果关系 4. 挑出不同的物品 5. 开始重复别人说过的话 6. 开始对熟悉的物品和人说出名称和姓名，但还不能分得很细 7. 会使用“动词”，如抱、吃、喝 8. 模仿常见动物的叫声	1. 能在镜中辨认出自己，并能叫出自己镜像中的名字 2. 对陌生人表示新奇 3. 在很短的时间内表现出丰富的情绪变化，如兴高采烈、生气、悲伤等 4. 看到别的小孩哭时，表现出痛苦的表情或跟着哭，表现出同情心 5. 受挫折时常常发脾气 6. 对选择玩具有偏爱 7. 醒着躺在床上，四处张望 8. 个别孩子吮拇指习惯达到高峰，特别在睡觉时 9. 喜欢单独玩或观看别人游戏活动 10. 会依附安全的东西，如毯子 11. 开始能理解并遵从成人简单的行为准则和规范 12. 对常规的改变和所有的突然变迁表示反对，表现出情绪不稳定

（7）观察对象：19~24 个月。

发育与健康	感知与运动	认知与语言	情感与社会性
1. 24 个月时，平均身高男孩为 89.91 厘米，女孩为 88.81 厘米 2. 平均体重男孩为 12.89 千克，女孩为 12.33 千克 3. 平均头围男孩为 48.57 厘米，女孩为 47.42 厘米 4. 平均胸围男孩为 49.89 厘米，女孩为 48.84 厘米 5. 视力标准为 0.5 6. 会主动表示大小便，白天基本不尿湿裤子 7. 开始长第二乳磨牙，牙齿大概 16 只 8. 一昼夜睡 12~13 小时左右	1. 连续跑 3~4 米，但不稳 2. 自己上下床（矮床） 3. 会用脚尖走路（4~5 步），但不稳 4. 一手扶栏杆自己上下楼梯（5~8 级） 5. 开始做原地的跳跃动作，如双脚跳起（同时离开地面） 6. 能踢大球 7. 能蹲着玩 8. 能够双手举过头顶掷一个球 9. 能够根据音乐的节奏做动作 10. 用玻璃丝穿进扣子洞眼 11. 会把 5~6 块积木搭成塔 12. 能自己用汤匙吃东西	1. 开口表示个人需要 2. 能记住生活中熟悉物放置的固定地方，如糖缸 3. 喜欢看电视 4. 口数 1~5，口手一致能数 1~3。 5. 开始理解事件发生的前后顺序 6. 按指示办事（3 件，连续的） 7. 开始知道自己是女孩还是男孩 8. 对声音的反应越来越强烈，并且喜欢这些声音的重复，如一遍又一遍地听一首歌、读一本书等 9. 说 3~5 个字的句子 10. 开始用名字称呼自己，开始会用“我” 11. 说出常见东西的名称（50 个）和用途 12. 听完故事能说出讲的是什么人、什么事 13. 随大人念几句儿歌 14. 会回答生活上的问题	1. 能区别成人的表情 2. 当父母或看护人离开房间时会感到沮丧 3. 在有提示的情况下，会说：“请”和“谢谢” 4. 与父母分离有恐惧 5. 对自己的独立性和完成一些技能感到骄傲 6. 不愿把东西给别人，只知道是“我的” 7. 情绪变化开始变慢，如能较长地延续某种情绪状态 8. 交际性增强，较少表现出不友好和敌意 9. 会帮忙做事，如学着把玩具收拾好 10. 游戏时模仿父母的动作，如假装给娃娃喂饭、穿衣

（8）观察对象：25~30 个月。

发育与健康	感知与运动	认知与语言	情感与社会性
1. 30 个月时，平均身高男孩为 94.44 厘米，女孩为 92.93 厘米 2. 平均体重男孩为 13.87 千克，女孩为 13.41 千克 3. 平均头围男孩为 49.31 厘米，女孩为 48.25 厘米 4. 平均胸围男孩为 50.80 厘米，女孩为 49.67 厘米	1. 能后退、侧着走和奔跑，能轻松地立定蹲下 2. 会迈过低矮的障碍物 3. 能交替双脚走楼梯 4. 能从楼梯末层跳下 5. 能独脚站 2~5 秒 6. 能随意滚球 7. 能控制活动方向	1. 知道“大、小”“多、少”“上、下”，会比较多少、长短、大小 2. 知道圆、方和三角形 3. 知道红色 4. 用积木搭桥、火车 5. 用纸折长方形 6. 能数到 10	1. 有简单的是非观念，知道打人不好 2. 仍会发脾气 3. 喜欢玩弄外生殖器 4. 知道自己的全名 5. 和小朋友一起玩简单的角色游戏，会相互模仿，有模糊的角色装扮意识 6. 开始意识到他人的情感

续表

发育与健康	感知与运动	认知与语言	情感与社会性
5. 20 颗乳牙已全部出齐	8. 举起手臂投掷，有方向，会骑三轮车和其他大轮的玩具车 9. 会自己洗手、擦脸 10. 会转动把手开门，旋开瓶盖取物 11. 能用大号蜡笔涂涂画画，自己画垂直线、水平线 12. 一页一页地用五指抓翻书页 13. 会穿鞋袜、会解衣扣、拉拉链	7. 游戏时能用物体或自己的身体部位代表其他物体（如手指当牙刷） 8. 会用几个“形容词” 9. 会问“这是什么?” 10. 会用“你、他”、“你们”、“他们”，会用“连续词”：“和”、“跟” 11. 知道日用品名字(50 个) 12. 会说简单的复合句，叙述经过的事 13. 会背儿歌 8~10 首	7. 开始能讨论自己的情感

（9）观察对象：31~36 个月。

发育与健康	感知与运动	认知与语言	情感与社会性
1. 36 个月时，平均身高男孩为 97.26 厘米，女孩为 96.28 厘米 2. 平均体重男孩为 14.73 千克，女孩为 14.22 千克 3. 平均头围男孩为 49.63 厘米，女孩为 48.65 厘米 4. 平均胸围男孩为 50.80 厘米，女孩为 49.91 厘米 5. 视力标准为 0.6 6. 晚上能控制大小便，不尿床	1. 单脚站（5~10 秒） 2. 能双脚离地腾空连续跳跃 2~3 次 3. 能双脚交替灵活走楼梯 4. 能走直线 5. 能跨越一条短的平衡木 6. 能将球扔出 3 米多 7. 能按口令做操（4~8 节），动作较准确 8. 用积木（积塑）搭（或插）成较形象的物体 9. 能模仿画圆、十字形 10. 会扣衣扣，会穿简单外衣 11. 试用筷子	1. 让他画方形时，可能会画一个长方形 2. 口数 6~10，口手合一能数 1~5 3. 认识黄色、绿色 4. 懂得“里”、“外” 5. 能用纸折小飞镖 6. 会问一些关于“什么”、“何时”和“为什么”的问题 7. 理解故事主要情节 8. 认识并说出 100 张左右图片名称 9. 能运用大约 500 个单词 10. 能说出有 5~6 个字的复杂句子 11. 开始运用“如果”、“和”、“但是”等词 12. 知道一些礼貌用语，如“谢谢”和“请”，并知道何时使用这些礼貌用语 13. 知道家里人的名字和简单的情况	1. 知道自己的性别及性的差异，能正确使用性别短语，倾向于玩属于自己性别的玩具和参加属于自己性别群体的活动 2. 和别人一起玩简单的游戏，如玩“过家家”游戏 3. 能和同龄小朋友分享同一事件，如把玩具分给别人 4. 知道等待轮流，但常常不耐心 5. 害怕黑暗和动物 6. 兄弟姐妹之间会比赛和产生嫉妒 7. 会整理玩具 8. 自己上床睡觉 9. 大吵大闹和发脾气已不常见，持续时间短 10. 有时试图努力隐瞒自己的感情 11. 对成功表现出积极的情感，对失败表现出消极的情感

2. 日常观察与记录的方法

(1) 观察：观察是对一定对象的指向和集中，使被观察的对象能够得到清晰、深刻和完善的反映。

①观察的目的是为了更好地了解婴幼儿语言发展的情况，对其进行适当的语言教育。

②观察的方法可以是目睹、照片或摄像等。观察的方法可以分为有计划观察和无计划观察两大类：有计划的观察可分为重点观察、针对性观察、主动观察等几种；无计划观察可分为随机观察、随意观察、被动观察等几种。观察的方法可以根据需要灵活使用。

③观察的态度要认真、细致，能及时捕捉现象进行准确的记录，并进行认真深入的分析。

(2) 记录：记录是为了把观察到的一件事的过程、一段小插曲、一个小结尾等，用揭示性、建议性或点评性的语言记录下来，也可以用用照片、摄像记录下来。

①佚事记录法：将婴幼儿成长过程中发生的行为表现原始而又真实地记录下来，用于记录一个事件或事件的一个片段，这种方法可以比较完整地记录一个事件的全部过程。

②表格记录法：将婴幼儿成长过程中的要素分解为几个可以观察到的要点，然后按照“时间——要点”的格式，在一个时间段里记录下来。这种方法比较简便，但是可能缺少相应的过程。

③跟踪记录法：要了解婴幼儿成长过程中的纵向行为轨迹，及时发现记录婴幼儿成长过程中发生的瞬间，可以跟踪记录。跟踪记录有利于记录婴幼儿发展中一个阶段的变化，有的用第一人称，有的用第三人称，是受父母欢迎的成长记录。

二、婴幼儿发展的评价

1. 发展评价的基本概念

婴幼儿发展是指在 0~3 岁期间，个体在生理、心理以及社会行为上不断成熟、变化的复杂过程。发展评价是将某一婴幼儿与婴幼儿群体，或个体发展与一般发展水平与规律相比，而对其发展速度、发展特点作出的评定和估价。

2. 评价的意义

通过对个别婴幼儿的整体发展水平、各项能力的发展水平及其发展速度进行科学评价，有助于对个别婴幼儿发展水平及发展需要的全面、深入、客观了解，从而才能制定出科学、客观的个别化教学计划，并通过实施使婴幼儿获得充分、健康的发展。

3. 评价与观察评价

有比较才有鉴别。要了解某一婴幼儿的发展状况，必须要与一般婴幼儿发展进行比较，而要进行这样的比较，知道某一婴幼儿发展与一般婴幼儿发展相比的水平与特点，就先需要掌握一般婴幼儿发展的依据，然后才有可能进行比较。那么这样的依据就是比较了解某一婴幼儿大动作发展的标准。

一般采用的评价方法主要有标准化的量表，包括全面性的和某个方面的；另外日常生活中又大量使用一些简便易行的观察方法。

4. 婴幼儿智能测评的局限性

智力作为一种心理活动，它是通过人的行为表现出来的，而且智力是由许多因素构成的。因此，智能测评就不能像量布、量米那样可以直接进行，而是通过作业，回答问题，动作，做算术题，解释字义等多种形式来间接进行。在这种测验中，智力水平和本身的知识、技能水平便常常混在一起，很难进行区分。

智能测评只是鉴定人的智力水平的一种方法，但不是唯一的方法；也不是万能的，有时还有赖于其他方法配合，才能取得较正确的结论。

它的局限性还表现在以下方面：

（1）0~3 岁的宝宝在进行测评时，测评会随环境和自身状态的变化而差异很大，一次的测评结果可靠性不能得到充分保证。这也是我们倡导家庭自测的主要原因。

（2）0~3 岁的宝宝的发展变化很快，学习能力很强。父母如果在某一个方面进行培养，其相应的智能变化很大，测评结果并不能界定孩子的智力潜能，它只能测定宝宝智力的表现。即使是测量智力表现，也难以用有限量的测验题目确切地说明智力的全部情况。

（3）智能测评只能测量一定时期内的智力表现，而不能预定将来的智力发展。所以，不要把智能测评绝对化，应当注意长期动态观察，才能确切地说明宝宝智力的水平。

（4）智能测评的诊断价值，在很大程度上取决于量表的设计。只有周密、细致、有较高科学性的量表，才能获得比较科学的结果；同时还要注重国情，国外的情况不一定完全适应国内。此外，测查人员的素质、水平和工作态度也是直接影响测评结果的因素之一。

需要强调的是：智能测评是有价值的，但切忌将一次智力测查结果就当成“标签”给宝宝贴上，从此当成包袱。智能测评结果应是“提示”，当发现有不足时，应当有针对性地加强宝宝这方面的教育和训练，使他尽快追上这一“差距”，接近或达到正常水平；如果发现超常，更应抓住优势项目积极进行引导和培养，使之得到充分的开发，让智测起到“帮人”的作用。我们提倡追踪观察，通过定期复查，发现其间的变化，不以一次结果做定论。

5. 婴幼儿发展的评价原则

（1）把握评价的客观性。

（2）测评结果的科学性。

在实践中应当注意，一旦发现婴幼儿的发展落后于正常水平，应该进行分析和观察，并且到专业的机构进行评估，不能轻易得出评价的结论。发现婴幼儿发展迟滞的情况，应该及时诊治，慎重采取措施。

6. 婴幼儿发展评价方法的介绍

（1）发育诊断法（Gesell 发育量表）。美国心理学家盖泽尔通过数十年对婴幼儿行为系统的观察，于 1940 年编制了婴幼儿发育量表。盖泽尔认为年龄较小的婴幼儿谈不上“智力”，只能提“发育”，用这种方法对婴幼儿进行的评价叫发育评价，其结果用发育商（DQ）来表示。要求先计算各个领域的发育商，再计算总的发育商。

①测验对象：盖泽尔量表适用于出生后 4 周到 6 岁的婴幼儿。

②测验项目：测验项目有大运动、精细动作、适应性行为、语言和个人–社交行为 5 项。

③评价标准：见表 17。

表 17　　发育商（DQ）评价标准

DQ	评价结果
85~120	正常范围
68~84	临界范围
52~67	轻度弱智
36~51	中度弱智
20~35	重度弱智
20 以下	极度弱智

④评价作用：盖泽尔量表是评价婴幼儿发展的经典量表，具有鉴别婴幼儿心理功能的作用。盖泽尔量表的评分结果既可以反映出婴幼儿的整体发展水平，又不会掩盖运动、适应性行为、语言、个人–社交等各领域婴幼儿的具体表现特点，能够明确地反映婴幼儿在各个领域的发育水平，为确定早期训练提供了可供参考依据。它是应用最广泛的婴幼儿发育量表之一。

(2) 丹佛发育筛查测验 (简称 DDST)。是一种简单易行的发育筛查法，可以用于对婴幼儿生长发育的监测。筛查方法简单、费时少，虽不能测定发育商或智商，但用于发育筛查具有结果可靠、简单易行的优点。

①使用对象：本法适用于出生后 2 周到 6 岁的婴幼儿。

②评价结果：根据评价中项目分布的情况，将结果分为“正常”、“可疑”、“异常”、“无法解释”4 种情况。

第二节　婴幼儿常见心理问题的游戏矫正法

一、针对问题：焦虑

【游戏一：找香蕉】

适用年龄：11 个月。

材料准备：香蕉、纸。

玩法：让婴幼儿观看育婴师用纸将香蕉包好，然后将纸包交给婴幼儿，观察婴幼儿对纸包的反应。育婴师问婴幼儿：“香蕉哪儿去了？快找出来!”开始婴幼儿不懂得如何去打开纸包，只会翻弄纸包，把纸包撕破才能取出香蕉。然后育婴师用另一张纸将香蕉包好，让婴幼儿观看育婴师打开纸包的动作。打开后，将香蕉取出给婴幼儿看，然后再包好，再打开，反复多次，最后让婴幼儿学会不撕破纸就能取出香蕉。当婴幼儿获得成功时，可以请他吃香蕉。

益处：此项游戏可训练婴幼儿手指的活动能力、感知能力和模仿能力，以及克服不会做的焦虑情绪。

提示：纸包要采用清洁的纸，包物时不可包得过紧，要易于打开。先教婴幼儿打开包得较大的东西或玩具的纸包，以后可以逐渐打开较小的纸包，如包饼干、软糖和小积木、小娃娃等的小纸包。

【游戏二：躲猫猫】

适用年龄：1岁左右。

材料准备：毛巾或手帕。

玩法：

(1) 婴幼儿躺下，育婴师将手帕盖在婴幼儿的脸上，配合口令一、二、三，拉开手帕，然后育婴师面对着婴幼儿做表情，告诉婴幼儿：“嘿! 看到了。”

(2) 亲子面对面坐着，育婴师将手帕盖在自己的脸上，然后瞬间地移开手帕，并对着婴幼儿说：“嘿!”

(3) 育婴师双手将婴幼儿的脸遮住，配合数数 1~10，当育婴师数到 10 的时候，迅速移开双手，同时大声喊：“嘿!”

益处：通过视觉、听觉测试，感受存在与消失的不同；克服焦虑、恐惧的心理，引导婴幼儿心理的健康发展。

提示：育婴师也可以用窗帘和婴幼儿玩躲猫猫的游戏。遮盖的时间可以逐渐延长。

二、针对问题：胆小

【游戏一：小鸭洗澡】

适用年龄：1岁半~2岁。

材料准备：家里用的莲蓬头、澡盆，玩具鸭子及小毛巾等。

玩法：

(1) 事先拿一个莲蓬头作为玩具给孩子玩，告诉他这是什么，可以干什么，使婴幼儿对此不再害怕。

(2) 在澡盆里放一些水，和婴幼儿一起给鸭子洗澡。玩一会儿，告诉婴幼儿鸭子要用莲蓬头冲一冲。水龙头开小一些，让水从莲蓬头里出来。婴幼儿熟悉就不会害怕了。

益处：让婴幼儿熟悉陌生的物品，消除害怕的心理。

提示：让婴幼儿有一个渐进的过程，先熟悉单个的莲蓬头，然后再熟悉莲蓬头是如何给鸭子洗澡的，然后才是给自己洗澡，不再害怕。刚开始，出水要小，这样出水的声音才会小而轻柔，减轻婴幼儿的恐惧。

【游戏二：小猴，小猴荡呀荡】

适用年龄：12个月左右。

材料准备：

(1) 儿歌：小猴子，荡呀荡。前荡、后荡，荡荡荡。小猴、小猴本领大。

(2) 布荡椅一个。

玩法：婴幼儿立或坐在荡椅中，婴幼儿的手抓住边上的绳子，育婴师轻轻将婴幼儿前后摆动，幅度由小到大，边荡边念儿歌。反复进行，直到婴幼儿不再害怕，并能感到开心。

益处：通过活动给予婴幼儿前庭平衡练习；锻炼婴幼儿的胆量。

提示：做每个动作时要观察婴幼儿是否适应，幅度要慢慢加大，难度要慢慢加强。育婴师在与婴幼儿的活动过程中，要和婴幼儿进行语言上的交流，并对婴幼儿多鼓励。

三、针对问题：爱哭

【游戏一：玩水】

适用年龄：18~36个月。

材料准备：小盆、小瓶、小碗、小杯和小漏斗等容器。

玩法：1岁半左右的婴幼儿可用小盆、小瓶、小碗、小杯和小漏斗等容器装水玩。育婴师可与婴幼儿一起玩。把盆子装满水，将瓶子压到水下装满，然后拿瓶子里的水倒进碗里，一边倒水一边说："宝宝的不高兴倒掉了。"如此反复多次，然后，亲一下婴幼儿，告诉他："宝宝的不高兴给倒掉了，宝宝笑笑。"这样，婴幼儿会受育婴师情绪的感染而高兴起来。还可用一个大盆，装上半盆水，把一些可漂浮的玩具如小船、小鸭子、小乌龟或机动的游泳娃娃、青蛙、轮船等放在大盆中，让婴幼儿玩，做各种游戏，如小鸭戏水、小孩游泳等。婴幼儿可对着大盆里的水大声地叫，把自己的不高兴发泄出来。

益处：在玩水过程中，发泄自己的不高兴情绪。

提示：婴幼儿天生喜欢玩水，这是大自然赋予的玩具，可给婴幼儿带来无穷的乐趣。婴幼儿在玩水的过程中，发泄自己的不高兴情绪。开始小儿可能会把水搞得满身满地，这时育婴师应在旁边指导，提醒小儿别弄湿衣服，并帮助小儿卷起袖子。

【游戏二：快乐一家】

适合年龄：8~12 个月。

材料准备：各种毛绒玩具、带响玩具、彩色垫子。

玩法：育婴师引导婴幼儿观看地上不同的玩具，激发婴幼儿去玩的兴趣。鼓励婴幼儿在地上爬，追逐成人。育婴师可根据婴幼儿的兴趣来做各种游戏：有的婴幼儿喜欢找到玩具后摆弄；有的婴幼儿将自己喜欢的玩具放在一起；还有的婴幼儿可能对爬越障碍有兴趣，会反复地爬。育婴师可根据婴幼儿的兴趣，选择一些游戏，如送玩具，鼓励婴幼儿多爬，多拿一些好玩的玩具给成人等。

益处：在发展婴幼儿爬行动作，促进身体协调性的基础上激发婴幼儿的愉快情绪。

提示：育婴师始终以游戏口吻鼓励婴幼儿活动，并在活动中尊重婴幼儿的意愿和需要，让婴幼儿自由地玩。育婴师还可以与婴幼儿一起爬，同时注意不要让婴幼儿过度疲劳，要动静交替。

四、针对问题：霸道

【游戏一：宝宝，椅子哭了】

适用年龄：3 岁。

材料准备：小椅子，哭的头像。

玩法：

(1) 学“呜呜呜”哭的样子，引起婴幼儿的注意。

(2) “谁在哭呀?”边问边找。

(3) 拿出小椅子 (椅子背上贴上哭的头像)，“你为什么哭呀?”让婴幼儿自己说说。

(4) 和婴幼儿一起念念“椅子宝宝哭了”的儿歌。

(5) 学习拿椅子的方法。

(6) 日常生活中随机教育。

益处：了解拿椅子的方法，养成爱护椅子的良好习惯。

提示：虽然是关于习惯养成的游戏，实际上也引导孩子换位思考问题，体察他人的感受，而不是唯我独尊。

附：儿歌：宝宝，椅子哭了。

小椅子，呜呜哭。
有人把我拖，
有人把我翘。
宝宝轻轻抱，轻轻放，
我是你的好朋友。

【游戏二：分糖果】

适用年龄：2~3 岁。

材料准备：糖果若干 (装在糖果盒中)，漂亮的小包。

玩法：和婴幼儿一起欣赏糖果的外形等，激发其活动兴趣。然后，一起玩“卖糖果”的游戏：请婴幼儿将糖果装入包中，一边走，一边吆喝：“谁要糖哟?”育婴师则赶来买糖。

益处：鼓励婴幼儿将自己喜欢的物品与他人分享，尝试关爱他人。

提示：这里的“卖糖果”，可以调换成婴幼儿喜欢的其他物品，可灵活运用。游戏结束后，不要着急地将糖还给婴幼儿，育婴师可与婴幼儿一起吃糖果，感受分享的含义。

五、针对问题：任性

【游戏一：不吃手指头】

适用年龄：1~1 岁半。

环境创设：该活动可在婴幼儿出现吃手指的情况或婴幼儿休息时进行。

玩法：把婴幼儿抱坐在腿上，一边摆弄婴幼儿的手指，一边念《手指歌》。念完后，告诉婴幼儿：五个手指是好朋友，相亲相爱不分离，婴幼儿要是咬了其中一个手指，别的手指朋友会不高兴。提醒婴幼儿别让手指“跑”到嘴里。

益处：让婴幼儿明白吃手指是不好的习惯，培养婴幼儿爱清洁的习惯和活泼开朗的性格。

提示：对于 1 岁多的婴幼儿来说，有些坏习惯会非常执拗，呆板地灌输讲卫生知识，婴幼儿并不明白。用转移目标和注意力的方法，效果会比较好。婴幼儿吃手指有多方面的原因，育婴师要细心观察，及时引导。

附：儿歌：手指歌。

两个拇指，弯弯腰，点头笑。
两个食指，变公鸡，斗一斗。
两个小指，勾一勾，做朋友。
两只手掌，碰一碰，拍拍手。

【游戏二：换角色】

适用年龄：2~3 岁。

环境创设：平时一起游戏时。

玩法：和婴幼儿一起玩“过家家”游戏，提议和婴幼儿互换角色扮演，由婴幼儿来当育婴师”，育婴师来当“婴幼儿”。可以再现婴幼儿的一些任性、发脾气行为，有意为难“育婴师”，让“育婴师”来处理这些头痛的事，让“育婴师”来给“婴幼儿”讲道理；还可以由两个育婴师来表演，两个人都扮演“婴幼儿”，一个“婴幼儿”很任性，一个“婴幼儿”很听话，让“育婴师”来评价这两个“婴幼儿”的行为，是任性好?还是听话好?

益处：这个活动是给婴幼儿的行为照镜子，所谓“当局者迷，旁观者清”，婴幼儿难以在事件中清醒认识自己的行为，而作为旁观者来认识，就会有更深的感受。

提示：婴幼儿的任性不是 1~2 个游戏就可以矫正过来的，但至少通过这个游戏可以明白一些浅显的道理。

六、针对问题：依赖

【游戏一：拉绳取物】

适用年龄：1 岁。

材料准备：绳子，桌子，喜欢的玩具。

玩法：让婴幼儿坐在桌旁的小椅子上，桌面上放一件他喜爱的玩具，但伸手够不着。当他疑惑不解地看着育婴师时，育婴师就把一根绳子系在玩具上，看他是否知道拉绳子取玩具。育婴师可做示范，让他模仿。要多次重复这种游戏，不断变换绳子的颜色，放上不同的玩具。

益处：理解事物之间的逻辑关系，发展独立解决问题的能力，培养自信心。

提示：玩这个游戏的前提是会抓住小绳子，模仿动作。

【游戏二：用筷子夹大枣】

适用年龄：2~3 岁。

材料准备：筷子，大枣。

玩法：一边夹一边数 1 个、2 个等。由于大枣的表面因晒干而凹凸不平，比较容易被筷子夹牢，当婴幼儿用筷子夹住大枣时会十分兴奋，这时就应及时赞扬婴幼儿的小手“真巧”，使他继续练习。

益处：让婴幼儿在愉快中学习用筷子和数数，为生活自理打下基础。

提示：还可用可乐瓶制作小猫等小动物，让婴幼儿去喂，增加乐趣。

七、针对问题：退缩

【游戏一：找朋友】

适用年龄：25~36 个月。

材料准备：婴幼儿喜爱的长毛绒玩具 2 个。

玩法：育婴师预先把婴幼儿喜爱的长毛绒玩具分别藏在某一房间的某一较明显的地方，然后育婴师以夸张的表情去问婴幼儿：“宝宝，我听见你的小兔（指玩具）在哭呢，你不要它了吗?”激起婴幼儿寻找“好朋友”的欲望。进而育婴师再告诉婴幼儿，小兔的哭声是从哪间房子里传出来的，使婴幼儿有方向地去寻找。当婴幼儿有些失望的时候，育婴师可以不断地提示，帮助婴幼儿获得成功。当婴幼儿找到“好朋友”的时候，育婴师热烈地拥抱婴幼儿，夸奖婴幼儿。然后，让婴幼儿把“好朋友”藏起来，请育婴师去找。如此反复地进行，可以调换玩具，逐步增加找寻玩具的难度。

益处：尝试有意向地寻找“好朋友”——玩具，体验寻找“好朋友”过程中的期望和快乐。

提示：育婴师在游戏时提供藏玩具的场所必须是安全的。育婴师在藏玩具时，应针对婴幼儿的年龄特点及游戏的经验，逐步提升游戏的难度，切忌第一次游戏时就把玩具藏得太隐蔽，不方便婴幼儿寻找，导致游戏失败。

【游戏二：户外活动】

适用年龄：2 个月。

环境创设：风和日丽、婴幼儿兴致好时。

玩法：把婴幼儿抱到室外，让他观察眼前出现的人和事物，并缓慢清晰反复地向他说明情况。这时婴幼儿会兴致勃勃地东看西看，目不暇接。开始时，每次 2~3 分钟，以后逐渐增加至 15~20 分钟，可结合日光浴、空气浴进行。

益处：发展视觉，开阔眼界，启迪心智。

提示：进行游戏的前提是婴幼儿的觉醒时间明显增加。

育婴师国家职业资格三级操作技能教学提示

第一章　婴幼儿养育

第一节　婴幼儿喂养

一、教学目的：科学合理设计婴儿食谱、搭配婴幼儿膳食的方法。

二、教学要求：学会编排不同年龄的婴儿食谱；掌握平衡膳食的特点；掌握膳食营养状况评价方法；学会制作混合的多样的婴儿菜谱。

三、授课计划和教具：

内容	方　法	教　具	时间（分）
婴幼儿消化代谢的特点	小讲课	多媒体	10
婴幼儿平衡膳食的特点	小讲课	多媒体	20

四、核心知识：

1. 0~3 岁的婴幼儿是人生中处于生长发育最快速的阶段。生长发育越快，需要的能量和各种营养素就越高；

2. 能量是由膳食中能产生热能的营养素（蛋白质、脂肪、碳水化合物）在人体内进行氧化和代谢的过程中所释放出的能量；

3. 营养素投入需要遵循“自然食物、平衡膳食”的原则；

4. 营养状况评价包括体格生长的测量、膳食调查和实验室的检查；

5. 婴幼儿平衡膳食的特点是：品种多样，比例适当，饮食定量。

第二节　良好饮食行为的培养

一、教学目的：了解良好喂养行为的意义和培养方法及技巧。

二、教学要求：

1. 了解婴幼儿饮食行为；

2. 培养良好饮食行为的方法和技巧；

3. 了解常见的喂养误区。

三、授课计划和教具：

内　容	教学方法	教　具	时间（分）
婴幼儿饮食行为	小讲课	多媒体	10
培养良好饮食行为的方法和技巧	小讲课、小组讨论	多媒体、纸、笔	20
喂养误区	快速反应	多媒体、纸、笔	20

四、核心知识：

1. 婴幼儿饮食行为的内容；
2. 培养良好饮食行为的方法和技巧；
3. 喂养误区。

第三节　饮食卫生

一、教学目的和要求：

1. 了解食具清洁和消毒以及食物保鲜方法；
2. 了解食物中毒的表现及预防方法。

二、授课计划和教具：

内　容	教学方法	教　具	时间（分）
食具清洁和消毒	小讲课、小组讨论	多媒体、纸、笔	10
食物保鲜	小讲课、演示	多媒体	20
食物中毒	小讲课、小组讨论	多媒体、纸、笔	10

三、核心知识：

1. 食具清洁和消毒；
2. 食物保鲜方法；
3. 食物中毒的表现及预防。

第四节　婴幼儿营养状况评价

一、教学目的： 掌握婴幼儿营养状况评价的方法。

二、教学要求：

1. 了解营养投入和营养结局的概念；
2. 了解婴幼儿营养状况评价的方法。

三、授课计划和教具：

内　容	教学方法	教　具	时间（分）
营养投入和营养结局的概念	小讲课	多媒体	10
婴幼儿营养状况评价的方法	小讲课、演示	多媒体、纸、笔	20

四、核心知识：

1. 营养投入和营养结局；
2. 婴幼儿营养状况评价的方法。

第五节　婴幼儿睡眠

一、教学目的： 了解睡眠的重要性与婴幼儿睡眠规律；掌握培养良好睡眠习惯的方法与睡眠不安的预防。

二、教学要求：了解睡眠的重要性，掌握婴幼儿期不同年龄阶段的睡眠特点及培养良好睡眠习惯的方法。

三、授课计划和教具：

内　容	教学方法	教　具	时间（分）
睡眠知识	小讲课	多媒体	10
小儿睡眠环境	演示	婴儿床、床上用品、调光灯、遮光窗帘、婴儿模型	20
如何帮助小儿睡好觉	小组讨论、小讲课	多媒体、纸	20

四、核心知识：

1. 睡眠的重要性；
2. 婴幼儿睡眠模式特点；
3. 培养婴幼儿良好睡眠习惯的方法；
4. 睡眠不安的预防。

第六节　婴幼儿大小便排泄

一、教学目的：

1. 了解婴幼儿大小便的生理特点；
2. 了解婴幼儿大小便的异常。

二、教学要求：

1. 掌握正常和异常大小便的基本知识；
2. 掌握大小便习惯的培养。

三、授课计划和教具：

内　容	教学方法	教　具	时间（分）
婴幼儿排便的误区	小讲课	多媒体	10
小便异常	小讲课、小组讨论	多媒体、纸、笔	20

第二章　婴幼儿保健

第一节　婴幼儿生长发育监测

一、教学目的：了解婴幼儿生长发育监测的原理、作用和方法。

二、教学要求：

1. 会使用包含身长和体重以及神经心理发育的生长发育监测图；
2. 学会利用生长发育监测图判断婴幼儿健康状况。

三、授课计划和教具：

内　容	教学方法	教　具	时间（分）
生长发育监测的原理	小讲课	多媒体	10
婴幼儿神经心理发育和生长发育监测图	小讲课、演示	每人 1 张监测图	10
生长监测方法和结果分析	案例分析	体重秤、体重袋、有标记的个案生长监测图、黑板、粉笔、多媒体	20
生长监测的作用	快速反应		10

四、核心知识：

1. 儿童身长和体重的发育曲线和生长发育监测的概念；
2. 生长发育监测图的认识和生长发育监测的作用；
3. 生长发育监测的方法和生长曲线异常以及发育落后的识别。

第二节　计划免疫

一、教学目的：了解儿童预防接种的程序和各种疫苗的作用以及接种反应的识别、处理。

二、教学要求：

1. 了解免疫的概念；
2. 掌握婴幼儿免疫接种的程序；
3. 了解各种疫苗的作用和影响因素；
4. 了解常见的疫苗接种反应和应对处理方法。

三、授课计划和教具：

内　容	方　法	教　具	时间（分）
免疫和预防接种的概念	小讲课	多媒体	15
影响免疫接种的因素	快速反应	纸、笔	10
免疫程序	小讲课	多媒体	10
预防接种的反应和处理	小讲课	多媒体	15

四、核心知识：

1. 计划免疫是预防传染病的最有效措施；
2. 基础免疫和计划免疫程序；
3. 影响免疫接种的因素；
4. 预防接种的反应及其处理。

第三节　早产儿的护理

一、教学目的：了解早产儿的生理特征及护理。

二、教学要求：识别早产儿的生理特征，学会早产儿护理。

三、授课计划和教具：

内　容	教学方法	教　具	时间（分）
早产儿的生理特征及护理	小讲课	多媒体	30

四、核心知识：

1. 早产儿特殊生理状态；

2. 早产儿护理的特殊要求。

第四节　高危儿保健

一、教学目的：认识高危儿保健的意义，掌握高危儿家庭监测的方法。

二、教学要求：

1. 了解高危儿、高危因素以及高危儿家庭监测的内容；

2. 了解婴幼儿发育异常的早期表现。

三、授课计划和教具：

内　容	方　法	教　具	时间（分）
高危儿概念	小讲课	多媒体	5
高危因素	快速反应	纸、笔、多媒体	10
高危儿家庭监测	小讲课、演示	响铃、红球、布娃娃	10
早期发现发育异常	小讲课、演示	布娃娃、铃铛、红球	10

四、 核心知识：

1. 高危儿有发育障碍和脑损伤的潜在危险，应该进行高危儿监测，早期发现发育异常，早期诊断发育障碍，以便得到早期医学干预，促进正常发育；

2. 高危因素的种类，了解常见的高危因素，提高对高危儿的识别能力；

3. 高危儿家庭监测 10 项的认识；

4. 了解常见的婴幼儿发育异常的表现。

第三章　常见病家庭护理

第一节　常见营养性疾病

一、教学目的：了解婴幼儿营养性疾病的常见原因、表现以及预防方法。

二、教学要求：能够早期发现常见的婴幼儿营养性疾病，了解其发病原因，懂得预防的方法。

三、授课计划和教具：

内　容	方　法	教　具	时间（分）
铁缺乏症	小讲课、小组讨论	多媒体、纸、笔	20
维生素 D 缺乏性佝偻病	小讲课、小组讨论	多媒体、纸、笔	20
维生素 A 缺乏症	小讲课	多媒体	20
碘缺乏症	小讲课	多媒体	20

四、核心知识：

1. 铁缺乏症的认识和预防；
2. 佝偻病的早期判断和预防；
3. 维生素 A 缺乏症的常见原因和预防；
4. 碘缺乏症的表现和预防。

第二节　常见传染性疾病

一、教学目的：了解婴幼儿常见传染性疾病的病因、症状表现及护理。

二、教学要求：识别婴幼儿常见传染性疾病时的症状表现，学会婴幼儿传染性疾病的护理。

三、授课计划和教具：

内容	教学方法	教具	时间（分）
婴幼儿常见传染性疾病（麻疹、流行性腮腺炎、水痘、百日咳、脊髓灰质炎、流行性脑脊髓膜炎、手足口病、流行性乙型脑炎、细菌性痢疾、传染性肝炎）	小讲课	多媒体	30

四、核心知识：

1. 婴幼儿常见传染性疾病的症状表现；
2. 婴幼儿常见传染性疾病的护理。

第三节　常见行为异常

一、教学目的：了解婴幼儿常见的行为异常。

二、教学要求：吸吮手指、咬指甲、屏气发作的表现。

三、授课计划和教具：

内　容	教学方法	教　具	时间（分）
行为异常	小讲课	多媒体	10
屏气发作	小讲课	多媒体	10
吮吸手指、咬指甲	小讲课	多媒体	10

四、核心知识：

1. 不良行为习惯的表现形式；
2. 不良行为习惯的预防；
3. 不良行为习惯的处理方法。

第四节　小儿意外伤害的紧急处理和预防

一、教学目的：认识儿童意外伤害的种类及其危险性，掌握常见意外伤害的紧急处理和预防方法。

二、教学要求：

1. 了解儿童意外伤害的分类和急救原则；
2. 掌握常见意外伤害的急救方法（人工呼吸、胸外按压、异物吸入、骨折固定、止血等）。

三、授课计划和教具：

内　容	方　法	教　具	时间（分）
儿童意外伤害的分类和急救原则	小讲课	多媒体	10
常见儿童意外伤害的紧急处理	小讲课、演示、课堂实习	多媒体、模型娃娃、	40
儿童意外伤害的预防	快速反应	纸、笔、多媒体	10

四、核心知识：

1. 掌握儿童常见的意外伤害种类及其急救原则；
2. 掌握常见的儿童意外伤害的紧急处理方法；
3. 了解儿童意外伤害的预防原则。

第四章　早期教育和训练

一、教学目的和要求：

1. 了解婴幼儿发展的观察要点；
2. 了解婴幼儿智能测评的局限性；
3. 了解婴幼儿智能评价的方法；
4. 婴幼儿常见心理问题的游戏矫正法。

二、教学方法与教具：

内　容	教学方法	教　具	时间（分）
婴幼儿发展的观察	小讲课	多媒体	20
婴幼儿发展的评价 婴幼儿常见心理问题的游戏矫正法	小讲课 小讲课	多媒体 多媒体	20 20

三、核心知识：婴幼儿发展的观察要点、评价方法，以及婴幼儿常见心理问题的游戏矫正法。

附　录

世界卫生组织(WHO)推荐0~6岁男、女儿童身高、体重参考值及评价标准

附表1　WHO0~36个月男孩的年龄身高(厘米)表(卧位)(均值±标准差,$\overline{X}\pm s$)

年龄(月)	−3s	−2s	−1s	平均值	+1s	+2s	+3s
0	43.6	45.9	48.2	50.5	52.8	55.1	57.4
1	47.2	49.7	52.1	54.6	57.0	59.5	61.9
2	50.4	52.9	55.5	58.1	60.7	63.2	65.8
3	53.2	55.8	58.5	61.1	63.7	66.4	69.0
4	55.6	58.3	61.0	63.7	66.4	69.1	71.7
5	57.8	60.5	63.2	65.9	68.6	71.3	74.0
6	59.8	62.4	65.1	67.8	70.5	73.2	75.9
7	61.5	64.1	66.8	69.5	72.2	74.8	77.5
8	63.0	65.7	68.3	71.0	73.6	76.3	78.9
9	64.4	67.0	69.7	72.3	75.0	77.6	80.3
10	65.7	68.3	71.0	73.6	78.3	78.9	91.6
11	66.9	69.6	72.2	74.9	77.5	80.2	82.9
12	68.0	70.7	73.4	76.1	78.8	81.5	84.2
13	69.0	71.8	74.5	77.2	80.0	82.7	85.5
14	70.0	72.8	75.6	78.3	81.1	83.9	86.7
15	70.9	73.7	76.6	79.4	82.3	85.1	88.0
16	71.7	74.6	77.5	80.4	83.4	86.3	89.2
17	72.5	75.5	78.5	81.4	84.4	87.4	90.4
18	73.3	76.3	79.4	82.4	85.4	88.5	91.5
19	74.0	77.1	80.2	83.3	86.4	89.5	92.7
20	74.7	77.9	81.1	84.2	87.4	90.6	93.8
21	75.4	78.7	81.9	85.1	88.4	91.6	94.8
22	76.1	79.4	82.7	86.0	89.3	92.5	95.8
23	76.8	80.2	83.5	86.8	90.2	93.5	96.8
24	77.5	80.9	84.3	87.6	91.0	94.4	97.7
25	78.3	81.7	85.1	88.5	91.8	95.2	98.6
26	79.0	82.4	85.8	89.2	92.7	96.1	99.5
27	79.8	83.2	86.6	90.0	93.4	96.9	100.3
28	80.5	83.9	87.4	90.8	94.2	97.6	101.1
29	81.3	84.7	88.1	91.6	95.0	98.4	101.8
30	82.0	85.4	88.9	92.3	95.7	99.2	102.6
31	82.7	86.2	89.6	93.0	96.5	99.9	103.3
32	83.4	86.9	90.3	93.7	97.2	100.6	104.1

续表

年龄(月)	$-3s$	$-2s$	$-1s$	平均值	$+1s$	$+2s$	$+3s$
33	84.1	87.6	91.0	94.5	97.9	101.4	104.8
34	84.7	88.2	91.7	95.2	98.6	102.1	105.6
35	85.4	88.8	92.3	95.8	99.3	102.8	106.3
36	85.9	89.4	93.0	96.5	100.1	103.6	107.1

说明:1. 平均值即中位数的意义，SD 表示统计学的标准差。

2. 年龄身高低于−2SD 为生长迟缓；年龄体重低于−2SD 为低体重，身高体重低于−2SD 为消瘦。身高体重大于+2SD 为超重、肥胖。

附表 2　WHO3~6 岁男孩的年龄身高(厘米)表(立位)(均值 ± 标准差，$\bar{X} \pm s$)

年龄(月)		$-3s$	$-2s$	$-1s$	平均值	$+1s$	$+2s$	$+3s$
3	0	83.5	87.3	91.1	94.9	98.7	102.5	106.3
3	1	84.1	87.9	91.8	95.6	99.5	103.3	107.2
3	2	84.7	88.6	92.4	96.3	100.2	104.1	108.0
3	3	85.2	89.2	93.1	97.0	101.0	104.9	108.8
3	4	85.8	89.8	93.8	97.7	101.7	105.7	109.7
3	5	86.4	90.4	94.4	98.4	102.4	106.4	110.5
3	6	86.9	91.0	95.0	99.1	103.1	107.2	111.2
3	7	87.5	91.6	95.7	99.7	103.8	107.9	112.0
3	8	88.0	92.1	96.3	100.4	104.5	108.7	112.8
3	9	88.6	92.7	96.9	101.0	105.2	109.4	113.5
3	10	89.1	93.3	97.5	101.7	105.9	110.1	114.3
3	11	89.6	93.9	98.1	102.3	106.6	110.8	115.0
4	0	90.2	94.4	98.7	102.9	107.2	111.5	115.7
4	1	90.7	95.0	99.3	103.6	107.9	112.2	116.5
4	2	91.2	95.5	99.9	104.5	108.5	112.8	117.2
4	3	91.7	96.1	100.4	104.8	109.1	113.5	117.8
4	4	92.2	96.6	101.0	105.4	109.8	114.2	118.5
4	5	92.7	97.1	101.6	106.0	110.4	114.8	119.2
4	6	93.2	97.7	102.1	106.6	111.0	115.4	119.9
4	7	93.7	98.2	102.7	107.1	111.6	116.1	120.5
4	8	94.2	98.7	103.2	107.7	112.2	116.7	121.2
4	9	94.7	99.2	103.7	108.3	112.8	117.3	121.8
4	10	95.2	99.7	104.3	108.8	113.4	117.9	122.5
4	11	95.7	100.2	104.8	109.4	114.0	118.5	123.1
5	0	96.1	100.7	105.3	109.9	114.5	119.1	123.7
5	1	96.6	101.2	105.8	110.5	115.1	119.7	124.3
5	2	97.1	101.7	106.4	111.0	115.6	120.3	124.9
5	3	97.5	102.2	106.9	111.5	116.2	120.9	125.5
5	4	98.0	102.7	107.4	112.1	116.8	121.4	126.1

续表

年龄(月)		−3*s*	−2*s*	−1*s*	平均值	+1*s*	+2*s*	+3*s*
5	5	98.4	103.2	107.9	112.6	117.0	122.0	126.7
5	6	98.9	103.6	108.4	113.1	117.8	122.6	127.3
5	7	99.3	104.1	108.9	113.6	118.4	123.1	127.9
5	8	99.8	104.6	109.3	114.1	118.9	123.7	128.4
5	9	100.2	105.0	109.8	114.6	119.4	124.2	129.0
5	10	100.7	105.5	110.3	115.1	119.9	124.7	129.6
5	11	101.1	105.9	110.8	115.6	120.4	125.3	130.1
6	0	101.5	106.4	111.2	116.1	121.0	125.8	130.7
6	1	101.9	106.8	111.7	116.6	121.5	126.3	131.2
6	2	102.4	107.3	112.2	117.1	122.0	126.9	131.0
6	3	102.8	107.7	112.6	117.5	122.5	127.4	132.0
6	4	103.2	108.1	113.1	118.0	123.0	127.9	132.0
6	5	103.6	108.6	113.5	118.5	123.4	128.4	133.4
6	6	104.0	109.0	114.0	119.0	123.9	128.9	133.9
6	7	104.4	109.4	114.4	119.4	124.4	129.4	134.4
6	8	104.8	109.8	114.9	119.9	124.9	129.9	134.9
6	9	105.2	110.3	115.3	120.3	125.4	130.4	135.4
6	10	105.6	110.7	115.7	120.8	125.8	130.9	136.0
6	11	106.0	111.1	116.2	121.2	126.3	131.4	136.5

附表 3　WHO0~36 个月女孩的年龄身高(厘米)表(卧位)(均值 ± 标准差，$\overline{X} \pm s$)

年龄(月)	−3*s*	−2*s*	−1*s*	平均值	+1*s*	+2*s*	+3*s*
0	43.4	45.5	47.4	49.9	52.0	54.2	56.4
1	46.7	49.0	51.2	53.5	55.8	58.1	60.4
2	49.6	52.0	54.4	56.8	59.2	61.6	.64.0
3	52.1	54.6	57.1	59.5	62.0	64.5	67.0
4	54.3	56.9	59.4	62.0	64.5	67.1	69.6
5	56.3	58.9	61.5	64.1	66.7	69.3	71.9
6	58.0	60.6	63.3	65.9	68.6	71.2	73.9
7	59.5	62.2	64.9	67.6	70.2	72.9	75.6
8	60.9	63.7	66.4	69.1	71.8	74.5	77.2
9	62.2	65.0	67.7	70.4	73.2	75.9	78.7
10	63.5	66.2	69.0	71.8	74.5	77.3	80.1
11	64.7	67.5	70.3	73.1	75.9	78.7	81.5
12	65.8	68.6	71.5	74.3	77.1	80.0	82.8
13	66.9	69.8	72.6	75.5	78.4	81.2	84.1
14	67.9	70.8	73.7	76.7	79.6	82.5	85.4
15	68.9	71.9	74.8	77.8	80.7	83.7	86.6
16	69.9	72.9	75.9	78.9	81.8	84.8	87.8

续表

年龄(月)	−3*s*	−2*s*	−1*s*	平均值	+1*s*	+2*s*	+3*s*
17	70.8	73.8	76.9	79.9	82.9	86.0	89.0
18	71.7	74.8	77.9	80.9	84.0	87.1	90.1
19	72.6	75.7	78.8	81.9	85.0	88.1	91.2
20	73.4	76.6	79.7	82.9	86.0	89.2	92.3
21	74.3	77.4	80.6	83.8	87.0	90.2	93.4
22	75.1	78.3	81.5	84.7	87.9	91.1	94.4
23	75.9	79.1	82.4	85.6	88.9	92.1	95.3
24	76.6	79.9	83.2	86.5	89.8	93.0	96.3
25	77.4	80.7	84.0	87.3	90.6	93.9	97.2
26	78.2	81.5	84.8	88.2	91.5	94.8	98.1
27	78.9	82.3	85.6	89.0	92.3	95.7	99.0
28	79.7	83.0	86.4	89.8	93.1	96.5	99.9
29	80.4	83.8	87.2	90.6	93.9	97.3	100.7
30	81.1	84.5	87.9	91.3	94.7	98.1	101.5
31	81.8	85.2	88.6	92.1	95.5	98.9	102.4
32	82.4	85.9	89.3	92.8	96.3	99.7	103.2
33	83.1	86.8	90.0	93.5	97.0	100.5	104.0
34	83.7	87.2	90.7	94.2	97.7	101.2	104.7
35	84.3	87.8	91.4	94.9	98.4	102.0	105.5
36	84.8	88.4	92.0	95.6	99.1	102.7	106.3

附表 4　WHO3~6 岁女孩的年龄身高(厘米)表(立位)(均值 ± 标准差,$\bar{X} \pm s$)

年龄(月)		−3*s*	−2*s*	−1*s*	平均值	+1*s*	+2*s*	+3*s*
3	0	82.8	86.5	90.2	93.9	97.6	101.4	105.1
3	1	83.4	87.1	90.9	94.6	98.4	102.1	105.9
3	2	84.0	87.7	91.5	95.3	99.1	102.9	106.6
3	3	84.5	88.4	92.2	96.0	99.8	103.6	107.4
3	4	85.1	89.0	92.8	96.6	100.5	104.3	108.2
3	5	85.7	89.6	93.4	97.3	101.2	105.0	108.9
3	6	86.3	90.2	94.0	97.9	101.8	105.7	109.6
3	7	86.8	90.7	94.7	98.6	102.5	106.4	110.3
3	8	87.4	91.3	95.3	99.2	103.1	107.1	111.0
3	9	87.9	91.9	95.8	99.8	103.8	107.8	111.7
3	10	88.4	92.4	96.4	100.4	104.4	108.4	112.4
3	11	89.0	93.0	97.0	101.0	105.1	109.1	113.1
4	0	89.5	93.5	97.6	101.6	105.7	109.7	113.8
4	1	90.0	94.1	98.1	102.2	106.3	110.4	114.4
4	2	90.5	94.6	98.7	102.8	106.9	111.0	115.1
4	3	91.0	95.1	99.3	103.4	107.5	111.6	115.8
4	4	91.5	95.6	99.8	104.0	108.1	112.3	116.4

续表

年龄(月)		-3s	-2s	-1s	平均值	+1s	+2s	+3s
4	5	92.0	96.1	100.3	104.5	108.7	112.9	117.1
4	6	92.4	96.7	l00.9	105.1	109.3	113.5	117.7
4	7	92.9	97.1	101.4	105.6	109.9	114.1	118.4
4	8	93.4	97.6	101.9	106.2	110.5	114.8	119.0
4	9	93.8	98.1	102.4	106.7	111.1	115.4	119.7
4	10	94.3	98.6	102.9	107.3	111.6	116.0	120.3
4	11	94.7	99.1	103.5	107.8	112.2	116.6	121.0
5	0	95.1	99.5	104.0	108.4	112.8	117.2	121.6
5	1	95.5	l00.0	104.5	108.9	113.4	117.8	122.3
5	2	96.0	100.5	105.0	109.5	113.9	118.4	122.9
5	3	96.4	100.9	105.4	110.0	114.5	119.1	123.6
5	4	96.8	101.4	105.9	110.5	115.1	119.7	124.2
5	5	97.2	101.8	106.4	111.0	115.7	120.3	124.9
5	6	97.6	102.2	106.9	111.6	116.2	120.9	125.5
5	7	98.0	102.7	107.4	112.1	116.8	121.5	126,2
5	8	98.4	103.1	107.9	112.6	117.3	122.1	126.8
5	9	98.8	103.5	108.3	113.1	117.9	122.7	127.5
5	10	99.1	104.0	108.8	113.6	118.4	123.3	128.1
5	11	99.5	104.4	109.3	114.1	119.0	123.9	128.7
6	0	99.9	104.8	109.7	114.6	119.6	124.5	129.4
6	1	100.2	105.2	1l0.2	115.1	120.1	125.1	130.0
6	2	100.6	105.6	110.6	115.6	120.6	125.7	130.7
6	3	101.0	106.0	111.1	116.1	121.2	126.3	131.3
6	4	101.3	106.4	111.5	116.6	121.7	126.8	131.9
6	5	101.7	106.8	112.0	117.1	122.3	127.4	132.6
6	6	102.0	107.2	112.4	117.6	122.8	128.0	133.2
6	7	102.4	107.6	112.9	118.1	123.4	128.6	133.9
6	8	102.7	108.0	113.3	118.6	123.9	129.2	134.5
6	9	103.1	108.4	113.8	119.1	124.4	129.8	135.1
6	10	103.4	108.8	114.2	119.6	125.0	130.4	135.8
6	11	103.8	109.2	114.7	120.1	125.5	13I.0	136.4

附表 5　WHO0~36 个月男孩的年龄体重(千克)表(均值 ± 标准差,$\bar{X} \pm s$)

年龄(月)	-3s	-2s	-1s	平均值	+1s	+2s	+3s
0	2.0	2.4	2.9	3.3	3.8	4.3	4.8
1	2.2	2.9	3.6	4.3	5.0	5.6	6.3
2	2.6	3.5	4.3	5.2	6.0	6.8	7.6
3	3.1	4.1	5.0	6.0	6.9	7.7	8.6
4	3.7	4.7	5.7	6.7	7.6	8.5	9.4

续表

年龄(月)	−3*s*	−2*s*	−1*s*	平均值	+1*s*	+2*s*	+3*s*
5	4.3	5.3	6.3	7.3	8.2	9.2	10.1
6	4.9	5.9	6.9	7.8	8.8	9.8	10.8
7	5.4	6.4	7.4	8.3	9.3	10.3	11.3
8	5.9	6.9	7.8	8.8	9.8	10.8	11.8
9	6.3	7.2	8.2	9.2	10.2	11.3	12.3
10	6.6	7.6	8.6	9.5	10.6	11.7	12.7
11	6.9	7.9	8.9	9.9	10.9	12.0	13.1
12	7.1	8.1	9.1	10.2	11.3	12.4	13.5
13	7.3	8.3	9.4	10.4	11.5	12.7	13.8
14	7.5	8.5	9.6	10.7	11.8	13.0	14.1
15	7.6	8.7	9.8	10.9	12.0	13.2	14.4
16	7.7	8.8	10.0	11.1	12.3	13.5	14.7
17	7.8	9.0	10.1	11.3	12.5	13.7	14.9
18	7.9	9.1	10.3	11.5	12.7	13.9	15.2
19	8.0	9.2	10.5	11.7	12.9	14.1	15.4
20	8.1	9.4	10.6	11.8	13.1	14.4	15.6
21	8.3	9.5	10.8	12.0	13.3	14.6	15.8
22	8.4	9.7	10.9	12.2	13.5	14.8	16.0
23	8.5	9.8	11.1	12.4	13.7	15.0	16.3
24	8.6	9.9	11.3	12.6	13.9	15.2	16.5
25	8.7	10.1	11.4	12.8	14.1	15.4	16.7
26	8.8	10.2	11.6	13.0	14.3	15.6	16.9
27	8.9	10.3	11.7	13.1	14.5	15.8	17.1
28	9.1	10.5	11.9	13.3	14.6	16.0	17.3
29	9.2	10.6	12.1	13.5	14.8	16.2	17.5
30	9.3	10.8	12.2	13.7	15.0	16.4	17.7
31	9.4	10.9	12.4	13.8	15.2	16.6	17.9
32	9.5	11.0	12.5	14.0	15.4	16.8	18.2
33	9.7	11.2	12.7	14.2	15.6	17.0	18.4
34	9.8	11.3	12.8	14.4	15.8	17.2	18.6
35	9.9	11.4	13.0	14.5	16.0	17.4	18.9
36	10.0	11.6	13.1	14.7	16.2	17.7	19.1

附表 6　WHO3~6 岁男孩的年龄体重（千克）表（均值 ± 标准差，$\bar{X} \pm s$）

年龄(月)	−3*s*	−2*s*	−1*s*	平均值	+1*s*	+2*s*	+3*s*
3　0	9.8	11.4	13.0	14.6	16.4	18.3	20.1
3　1	9.9	11.5	13.2	14.8	16.6	18.5	20.3
3　2	10.0	11.7	13.3	15.0	16.8	18.7	20.5
3　3	10.1	11.8	13.5	15.2	17.0	18.9	20.7

续表

年龄(月)		−3s	−2s	−1s	平均值	+1s	+2s	+3s
3	4	10.2	11.9	13.6	15.3	17.2	19.1	21.0
3	5	10.3	12.0	13.8	15.5	17.4	19.3	21.2
3	6	10.4	12.1	13.9	15.7	17.6	19.5	21.4
3	7	10.5	12.3	14.1	15.8	17.8	19.7	21.7
3	8	10.6	12.4	14.2	16.0	18.0	19.9	21.9
3	9	10.7	12.5	14.4	16.2	18.2	20.1	22.1
3	10	10.8	12.6	14.5	16.4	18.4	20.4	22.4
3	11	10.9	12.8	14.6	16.5	18.6	20.6	22.6
4	0	11.0	12.9	14.8	16.7	18.7	20.8	22.8
4	1	11.1	13.0	14.9	16.9	18.9	21.0	23.1
4	2	11.2	13.1	15.1	17.0	19.1	21.2	23.3
4	3	11.3	13.3	15.2	17.2	19.3	21.4	23.6
4	4	11.4	13.4	15.4	17.4	19.5	21.7	23.8
4	5	11.5	13.5	15.5	17.5	19.7	21.9	24.1
4	6	11.6	13.7	15.7	17.7	19.9	22.1	24.3
4	7	11.8	13.8	15.8	17.9	20.1	22.3	24.6
4	8	11.9	13.9	16.0	18.0	20.3	22.6	24.8
4	9	12.0	14.0	16.1	18.2	20.5	22.8	25.1
4	10	12.1	14.2	16.3	18.3	20.7	23.0	25.4
4	11	12.2	14.3	16.4	18.5	20.9	23.3	25.6
5	0	12.3	14.4	16.6	18.7	21.1	23.5	25.9
5	1	12.4	14.6	16.7	18.8	21.3	23.7	26.2
5	2	12.6	14.7	16.9	19.0	21.5	24.0	26.5
5	3	12.7	14.8	17.0	19.2	21.7	24.2	26.7
5	4	12.8	15.0	17.1	19.3	21.9	24.5	27.0
5	5	12.9	15.1	17.3	19.5	22.1	24.7	27.3
5	6	13.0	15.2	17.4	19.7	22.3	25.0	27.6
5	7	13.1	15.4	17.6	19.8	22.5	25.2	27.9
5	8	13.2	15.5	17.7	20.0	22.7	25.5	28.2
5	9	13.4	15.6	17.9	20.2	23.0	25.7	28.5
5	10	13.5	15.8	18.0	20.3	23.2	26.0	28.9
5	11	13.6	15.9	18.2	20.5	23.4	26.3	29.2
6	0	13.7	16.0	18.4	20.7	23.6	26.6	29.5
6	1	13.8	16.2	18.5	20.9	23.8	26.8	29.8
6	2	13.9	16.3	18.7	21.0	24.1	27.1	30.2
6	3	14.0	16.4	18.8	21.2	24.3	27.4	30.5
6	4	14.1	16.5	19.0	21.4	24.5	27.7	30.9
6	5	14.2	16.7	19.1	21.6	24.8	28.0	31.2
6	6	14.3	16.8	19.3	21.7	25.0	28.3	31.6
6	7	14.4	16.9	19.4	21.9	25.3	28.6	31.9
6	8	14.6	17.1	19.6	22.1	25.5	28.9	32.3
6	9	14.7	17.2	19.7	22.3	25.8	29.2	32.7

续表

年龄(月)	-3s	-2s	-1s	平均值	+1s	+2s	+3s
6　10	14.8	17.3	19.9	22.5	26.0	29.5	33.1
6　11	14.9	17.5	20.1	22.7	26.3	29.9	33.5

附表 7　WHO0~36 个月女孩的年龄体重(千克)表(均值 ± 标准差，$\bar{X} \pm s$)

年龄(月)	-3s	-2s	-1s	平均值	+1s	+2s	+3s
0	1.8	2.2	2.7	3.2	3.6	4.0	4.3
1	2.2	2.8	3.4	4.0	4.5	5.1	5.6
2	2.7	3.3	4.0	4.7	5.4	6.1	6.7
3	3.2	3.9	4.7	5.4	6.2	7.0	7.7
4	3.7	4.5	5.3	6.0	6.9	7.7	8.6
5	4.1	5.0	5.8	6.7	7.5	8.4	9.3
6	4.6	5.5	6.3	7.2	8.1	9.0	10.0
7	5.0	5.9	6.8	7.7	8.7	9.6	10.5
8	5.3	6.3	7.2	7.2	9.1	10.1	11.1
9	5.7	6.6	7.6	8.6	9.6	10.5	11.5
10	5.9	6.9	7.9	8.9	9.9	10.9	11.9
11	6.2	7.2	8.2	9.2	10.3	11.3	12.3
12	6.4	7.4	8.5	9.5	10.6	11.6	12.7
13	6.6	7.6	8.7	9.8	10.8	11.9	13.0
14	6.7	7.8	8.9	10.0	11.1	12.2	13.2
15	6.9	8.0	9.1	10.2	11.3	12.4	13.5
16	7.0	8.2	9.3	10.4	11.5	12.6	13.7
17	7.2	8.3	9.5	10.6	11.8	12.9	14.0
18	7.3	8.5	9.7	10.8	12.0	13.1	14.2
19	7.5	8.6	9.8	11.0	12.2	13.3	14.5
20	7.6	8.8	10.0	11.2	12.4	13.5	14.7
21	7.7	9.0	10.2	11.4	12.6	13.8	15.0
22	7.9	9.1	10.3	11.5	12.8	14.0	15.2
23	8.0	9.3	10.5	11.7	13.0	14.2	15.5
24	8.2	9.4	10.7	11.9	13.2	14.5	15.8
25	8.3	9.6	10.8	12.1	13.4	14.7	16.0
26	8.5	9.7	11.0	12.3	13.6	14.9	16.3
27	8.6	9.9	11.2	12.4	13.8	15.2	16.6
28	8.8	10.1	11.3	12.6	14.0	15.4	16.8
29	8.9	10.2	11.5	12.8	14.2	15.6	17.1
30	9.1	10.3	11.6	12.9	14.4	15.9	17.3
31	9.2	10.5	11.8	13.1	14.6	16.1	17.6
32	9.3	10.6	11.9	13.3	14.8	16.3	17.8
33	9.4	10.7	12.1	13.4	15.0	16.5	18.1
34	9.5	10.9	12.2	13.6	15.2	16.7	18.3
35	9.6	11.0	12.4	13.8	15.4	16.9	18.5
36	9.7	11.1	12.5	13.9	15.5	17.1	18.8

续表 8　WHO3~6 岁女孩的年龄体重(千克)表(均值 ± 标准差，$\bar{X} \pm s$)

年龄(月)	−3*s*	−2*s*	−1*s*	平均值	+1*s*	+2*s*	+3*s*
3 0	9.7	11.2	12.6	14.1	16.1	18.0	20.0
3 1	9.8	11.3	12.8	14.3	16.3	18.3	20.2
3 2	9.9	11.4	12.9	14.4	16.5	18.5	20.5
3 3	10.0	11.5	13.1	14.6	16.7	18.7	20.8
3 4	10.1	11.6	13.2	14.8	16.9	19.0	21.1
3 5	10.2	11.8	13.3	14.9	17.0	19.2	21.3
3 6	10.3	11.9	13.5	15.1	17.2	19.4	21.6
3 7	10.4	12.0	13.6	15.2	17.4	19.6	21.8
3 8	10.5	12.1	13.7	15.4	17.6	19.8	22.1
3 9	10.6	12.2	13.9	15.5	17.8	20.1	22.3
3 10	10.7	12.3	14.0	15.7	18.0	20.3	22.6
3 11	10.8	12.4	14.1	15.8	18.1	20.5	22.8
4 0	10.9	12.6	14.3	16.0	18.3	20.7	23.1
4 1	10.9	12.7	14.4	16.1	18.5	20.9	23.3
4 2	11.0	12.8	14.5	16.2	18.7	21.1	23.5
4 3	11.1	12.9	14.6	16.4	18.9	21.3	23.8
4 4	11.2	13.0	14.8	16.5	19.0	21.5	24.0
4 5	11.3	13.1	14.9	16.7	19.2	21.7	24.3
4 6	11.4	13.2	15.0	16.8	19.4	21.9	24.5
4 7	11.5	13.3	15.1	17.0	19.6	22.2	24.8
4 8	11.5	13.4	15.2	17.1	19.7	22.4	25.0
4 9	儿.6	13.5	15.4	17.2	19.9	22.6	25.3
4 10	11.7	13.6	15.5	17.4	20.1	22.8	25.5
4 11	11.8	13.7	15.6	17.5	20.3	23.0	25.8
5 0	11.9	13.8	15.7	17.7	20.4	23.2	26.0
5 1	11.9	13.9	15.9	17.8	20.6	23.5	26.3
5 2	12.0	14.0	16.0	18.0	20.0	23.7	26.5
5 3	12.1	14.1	16.1	18.1	21.0	23.9	26.8
5 4	12.2	14.2	16.2	18.3	21.2	24.1	27.1
5 5	12.2	14.3	16.4	18.4	21.4	24.4	27.4
5 6	12.3	14.4	16.5	18.6	21.6	24.6	27.7
5 7	12.4	14.5	16.6	18.7	21.8	24.9	28.0
5 8	12.5	14.6	16.7	18.9	22.0	25.1	28.3
5 9	12.5	14.7	16.9	19.0	22.2	25.4	28.6
5 10	12.6	14.8	17.0	19.2	22.4	25.7	28.9
5 11	12.7	14.9	17.1	19.4	22.6	25.9	29.2
6 0	12.8	15.0	17.3	19.5	22.9	26.2	29.6
6 1	12.8	15.1	17.4	19.7	23.1	Z6.5	29.9
6 2	12.9	15.2	17.5	19.9	23.3	26.8	30.2
6 3	13.0	15.3	17.7	20.0	23.6	27.1	30.6
6 4	13.0	15.4	17.8	20.2	23.6	27.4	31.0

续表

年龄(月)	−3s	−2s	−1s	平均值	+1s	+2s	+3s
6 5	13.1	15.5	18.0	20.4	24.1	27.7	31.4
6 6	13.2	15.7	18.1	20.6	24.3	28.0	31.8
6 7	13.2	15.8	18.3	20.8	24.6	28.4	32.2
6 8	13.3	15.9	18.4	21.0	24.9	28.7	32.6
6 9	13.4	16.0	18.6	21.2	25.1	29.1	33.0
6 10	13.4	16.1	18.8	21.4	25.4	29.4	33.5
6 11	13.5	16.2	18.9	21.6	25.7	29.8	33.9

附表 9　WHO 身高 49~103 厘米男孩的身高体重(千克)表(卧位)(均值 ± 标准差, $\bar{X} \pm s$)

(cm)	−3s	−2s	−1s	平均值	+1s	+2s	+3s
49.0	2.1	2.5	2.8	3.1	3.7	4.2	4.7
49.5	2.1	2.5	2.9	3.2	3.7	4.3	4.8
50.0	2.2	2.5	2.9	3.3	3.8	4.4	4.9
50.5	2.2	2.6	3.0	3.4	3.9	4.5	5.0
51.0	2.2	2.6	3.1	3.5	4.0	4.6	5.1
51.5	2.3	2.7	3.1	3.6	4.1	4.7	5.2
52.0	2.3	2.8	3.2	3.7	4.2	4.8	5.4
52.5	2.4	2.8	3.3	3.8	4.3	4.9	5.5
53.0	2.4	2.9	3.4	3.9	4.5	5.0	5.6
53.5	2.5	3.0	3.5	4.0	4.6	5.2	S.8
54.0	2.6	3.1	3.6	4.1	4.7	5.3	5.9
54.5	2.6	3.2	3.7	4.2	4.8	5.4	6.0
55.0	2.7	3.3	3.8	4.3	5.0	5.6	6.2
55.5	2.8	3.3	3.9	4.5	5.1	5.7	6.3
56.0	2.9	3.5	4.0	4.6	5.2	5.9	6.5
56.5	3.0	3.6	4.1	4.7	5.4	6.0	6.6
57.0	3.1	3.7	4.3	4.8	5.5	6.1	6.8
57.5	3.2	3.8	4.4	5.0	5.6	6.3	7.0
58.0	3.3	3.9	4.5	5.1	5.8	6.4	7.1
58.5	3.4	4.0	4.6	5.2	5.9	6.5	7.3
59.0	3.5	4.1	4.8	5.4	6.1	6.7	7.4
59.5	3.6	4.2	4.9	5.5	6.2	6.9	7.6
60.0	3.7	4.4	5.0	5.7	6.4	7.1	7.8
60.5	3.8	4.5	5.1	5.8	6.5	7.2	7.9
61.0	4.0	4.6	5.3	5.9	6.7	7.4	8.1
61.5	4.1	4.8	5.4	6.1	6.8	7.5	8.3
62.0	4.2	4.9	5.6	6.2	7.0	7.7	8.4
62.5	4.3	5.0	5.7	6.4	7.1	7.8	8.6
63.0	4.5	5.2	5.8	6.5	7.3	8.0	8.8

续表

（厘米）	−3s	−2s	−1s	平均值	+1s	+2s	+3s
63.5	4.6	5.3	6.0	6.7	7.4	8.2	8.9
64.0	4.7	5.4	6.1	6.8	7.6	8.3	9.1
64.5	4.9	5.6	6.3	7.0	7.7	8.5	9.3
65.0	5.0	5.7	6.4	7.1	7.9	8.7	9.4
65.5	5.1	5.8	6.5	7.3	8.0	8.8	9.6
66.0	5.3	6.0	6.7	7.4	8.2	9.0	9.9
66.5	5.4	6.1	6.8	7.6	8.3	9.1	9.9
67.0	5.5	6.2	7.0	7.7	8.5	9.3	10.1
67.5	5.7	6.4	7.1	7.8	8.6	9.5	10.3
68.0	5.8	6.5	7.3	8.0	8.8	9.6	10.4
68.5	5.9	6.6	7.4	8.1	8.9	9.8	10.6
69.0	6.0	6.8	7.5	8.3	9.1	9.9	10.7
69.5	6.2	6.9	7.7	8.4	9.2	10.1	10.9
70.0	6.3	7.0	7.8	8.5	9.4	10.2	11.1
70.5	6.4	7.2	7.9	8.7	9.5	10.4	11.2
71.0	6.5	7.3	8.1	8.8	9.7	10.5	11.4
71.5	6.7	7.4	8.2	8.9	9.8	10.7	11.5
72.0	6.8	7.5	8.3	9.1	9.9	10.8	11.7
72.5	6.9	7.7	8.4	9.2	10.1	11.0	11.8
73.0	7.0	7.8	8.6	9.3	10.2	11.1	12.0
73.5	7.1	7.9	8.7	9.5	10.3	11.2	12.1
74.0	7.2	8.0	8.8	9.6	10.5	11.4	12.3
74.5	7.3	8.1	8.9	9.7	10.6	11.5	12.4
75.0	7.4	8.2	9.0	9.8	10.7	11.6	12.5
75.5	7.5	8.3	9.1	9.9	10.8	11.8	12.7
76.0	7.6	8.4	9.2	10.0	11.0	11.9	12.8
76.5	7.7	8.5	9.3	10.2	11.1	12.0	12.9
77.0	7.8	8.6	9.4	10.3	11.2	12.1	13.1
77.5	7.9	8.7	9.5	10.4	11.3	12.3	13.2
78.0	8.0	8.8	9.7	10.5	11.4	12.4	13.3
78.5	8.1	8.9	9.8	10.6	11.6	12.5	13.5
79.0	8.2	9.0	9.9	10.7	11.7	12.6	13.6
79.5	8.2	9.1	10.0	10.8	11.8	12.7	13.7
80.0	8.3	9.2	10.1	10.9	11.9	12.9	13.8
80.5	8.4	9.3	10.1	11.0	12.0	13.0	14.0
81.0	8.5	9.4	10.2	11.1	12.1	13.1	14.1
81.5	8.6	9.5	10.3	11.2	12.2	13.2	14.2
82.0	8.7	9.6	10.4	11.3	12.3	13.3	14.3
82.5	8.8	9.6	10.5	11.4	12.4	13.4	14.4
83.0	8.8	9.7	10.6	11.5	12.5	13.5	14.6
83.5	8.9	9.8	10.7	11.6	12.6	13.7	14.7

续表

（厘米）	−3s	−2s	−1s	平均值	+1s	+2s	+3s
84.0	9.0	9.9	10.8	11.7	12.8	13.8	14.8
84.5	9.1	10.0	10.9	11.8	12.9	13.9	14.9
85.0	9.2	10.1	11.0	11.9	13.0	14.0	15.0
85.5	9.3	10.2	11.1	12.0	13.1	14.1	15.1
86.0	9.3	10.3	11.2	12.1	13.2	14.2	15.3
86.5	9.4	10.4	11.3	12.2	13.3	14.3	15.4
87.0	9.5	10.5	11.4	12.3	13.4	14.4	15.5
87.5	9.6	10.5	11.5	12.4	13.5	14.6	15.6
88.0	9.7	10.6	11.6	12.5	13.6	14.7	15.7
88.5	9.8	10.7	11.7	12.7	13.7	14.8	15.8
89.0	9.9	10.8	11.8	12.8	13.8	14.9	16.0
89.5	10.0	10.9	11.9	12.9	13.9	15.0	16.1
90.0	10.0	11.0	12.0	13.0	14.0	15.1	16.2
90.5	10.1	11.1	12.1	13.1	14.2	15.2	16.3
91.0	10.2	11.2	12.2	13.2	14.3	15.3	16.4
91.5	10.3	11.3	12.3	13.3	14.4	15.5	16.5
92.0	10.4	11.4	12.4	13.4	14.5	15.6	16.7
92.5	10.5	11.5	12.5	13.5	14.6	15.7	16.8
93.0	10.6	11.6	12.6	13.7	14.7	15.8	16.9
93.5	10.7	11.7	12.8	13.8	14.9	15.9	17.0
94.0	10.8	11.9	12.9	13.9	15.0	16.1	17.1
94.5	10.9	12.0	13.0	14.0	15.1	16.2	17.3
95.0	11.0	12.1	13.1	14.1	15.2	16.3	17.4
95.5	11.2	12.2	13.2	14.3	15.4	16.4	17.5
96.0	11.3	12.3	13.3	14.4	15.5	16.6	17.7
96.5	11.4	12.4	13.5	14.5	15.6	16.7	17.8
97.0	11.5	12.5	13.6	14.7	15.7	16.8	17.9
97.5	11.6	12.7	13.7	14.8	15.9	17.0	18.1
98.0	11.7	12.8	13.9	14.9	16.0	17.1	18.2
98.5	11.8	12.9	14.0	15.1	16.2	17.2	18.3
99.0	11.9	13.0	14.1	15.2	16.3	17.4	18.5
99.5	12.0	13.1	14.2	15.4	16.4	17.5	18.6
100.0	12.1	13.3	14.4	15.5	16.6	17.7	18.8
100.5	12.2	13.4	14.5	15.7	16.7	17.8	18.9
101.0	12.3	13.5	14.7	15.8	16.9	18.0	19.1
101.5	12.5	13.6	14.8	16.0	17.1	18.1	19.2
102.0	12.6	13.8	14.9	16.1	17.2	18.3	19.4
102.5	12.7	13.9	15.1	16.3	17.4	18.5	19.6
103.0	12.8	14.0	15.2	16.5	17.5	18.6	19.7

附表 10　WHO 身高 55~145 厘米男孩的身高体重(千克)表(立位)(均值 ± 标准差,$\bar{X} \pm s$)

(厘米)	$-3s$	$-2s$	$-1s$	平均值	$+1s$	$+2s$	$+3s$
55.0	2.0	2.8	3.6	4.3	5.5	6.7	7.9
55.5	2.2	2.9	3.7	4.5	5.7	6.9	8.1
56.0	2.3	3.1	3.9	4.7	5.9	7.1	8.3
56.5	2.4	3.2	4.1	4.9	6.1	7.3	8.4
57.0	2.6	3.4	4.2	5.0	6.2	7.4	8.6
57.5	2.7	3.5	4.4	5.2	6.4	7.5	8.8
58.0	2.8	3.7	4.5	5.4	6.6	7.8	9.0
58.5	3.0	3.8	4.7	5.5	6.7	7.9	9.1
59.0	3.1	4.0	4.8	5.7	6.9	8.1	9.3
59.5	3.2	4.1	5.0	5.9	7.1	8.2	9.4
60.0	3.4	4.3	5.1	6.0	7.2	8.4	9.5
60.5	3.5	4.4	5.3	6.2	7.4	8.6	9.8
61.0	3.6	4.5	5.4	6.3	7.5	8.7	9.9
61.5	3.8	4.7	5.6	6.5	7.7	8.9	10.1
62.0	3.9	4.8	5.7	6.6	7.8	9.0	10.2
62.5	4.0	4.9	5.9	6.8	8.0	9.2	10.4
63.0	4.1	5.1	6.0	6.9	8.1	9.3	10.6
63.5	4.3	5.2	6.1	7.1	8.3	9.5	10.7
64.0	4.4	5.3	6.3	7.2	8.4	9.6	10.9
64.5	4.5	5.5	6.4	7.3	8.6	9.8	11.0
65.0	4.6	5.6	6.5	7.5	8.7	9.9	11.2
65.5	4.7	5.7	6.7	7.6	8.9	10.1	11.3
66.0	4.9	5.8	6.8	7.7	9.0	10.2	11.5
66.5	5.0	6.0	6.9	7.9	9.1	10.4	11.6
67.0	5.1	6.1	7.0	8.0	9.3	10.5	11.8
67.5	5.2	6.2	7.2	8.1	9.4	10.7	11.9
68.0	5.3	6.3	7.3	8.3	9.5	10.8	12.1
68.5	5.5	6.4	7.4	8.4	9.7	10.9	12.2
69.0	5.6	6.6	7.5	8.5	9.8	11.1	12.4
69.5	5.7	6.7	7.7	8.6	9.9	11.2	12.5
70.0	5.8	6.8	7.8	8.8	10.1	11.4	12.7
70.5	5.9	6.9	7.9	8.9	10.2	11.5	12.8
71.0	6.0	7.0	8.0	9.0	10.3	11.6	12.9
71.5	6.1	7.1	8.1	9.1	10.4	11.8	13.1
72.0	6.3	7.2	8.2	9.2	10.6	11.9	13.2
72.5	6.4	7.4	8.3	9.3	10.7	12.0	13.4
73.0	6.5	7.5	8.5	9.5	10.8	12.1	13.5
73.5	6.6	7.6	8.6	9.6	10.9	12.3	13.6
74.0	6.7	7.7	8.7	9.7	11.0	12.4	13.8
74.5	6.8	7.8	8.8	9.8	11.2	12.5	13.9
75.0	6.9	7.9	8.9	9.9	11.3	12.7	14.0

续表

（厘米）	−3s	−2s	−1s	平均值	+1s	+2s	+3s
75.5	7.0	8.0	9.0	10.0	11.4	12.8	14.2
76.0	7.1	8.1	9.1	10.1	11.5	12.9	14.3
76.5	7.2	8.2	9.2	10.2	11.6	13.0	14.4
77.0	7.3	8.3	9.3	10.4	11.8	13.2	14.5
77.5	7.4	8.4	9.4	10.5	11.9	13.3	14.7
78.0	7.5	8.5	9.6	10.6	12.0	13.4	14.8
78.5	7.6	8.6	9.7	10.7	12.1	13.5	14.9
79.0	7.7	8.7	9.8	10.8	12.2	13.6	15.1
79.5	7.8	8.8	9.9	10.9	12.3	13.8	15.2
80.0	7.9	8.9	10.0	11.0	12.4	13.9	15.3
80.5	8.0	9.0	10.1	11.1	12.6	14.0	15.4
81.0	8.1	9.1	10.2	11.2	12.7	14.1	15.5
81.5	8.2	9.2	10.3	11.3	12.8	14.2	15.7
82.0	8.3	9.3	10.4	11.5	12.9	14.3	15.8
82.5	8.4	9.4	10.5	11.6	13.0	14.5	15.9
83.0	8.5	9.5	10.6	11.7	13.1	14.6	16.0
83.5	8.6	9.6	10.7	11.8	13.2	14.7	16.1
84.0	8.7	9.7	10.8	11.9	13.3	14.8	16.2
84.5	8.8	9.8	10.9	12.0	13.5	14.9	16.4
85.0	8.9	9.9	11.0	12.1	13.6	15.0	16.5
85.5	8.9	10.0	11.1	12.2	13.7	15.1	16.6
86.0	9.0	10.1	11.2	12.3	13.8	15.3	16.7
86.5	9.1	10.2	11.3	12.5	13.9	15.4	16.8
87.0	9.2	10.3	11.5	12.6	14.0	15.5	16.9
87.5	9.3	10.4	11.6	12.7	14.1	15.6	17.1
88.0	9.4	10.5	11.7	12.8	14.3	15.7	17.2
88.5	9.5	10.6	11.8	12.9	14.4	15.8	17.3
89.0	9.6	10.7	11.9	13.0	14.5	16.0	17.4
89.5	9.7	10.8	12.0	13.1	14.6	16.1	17.5
90.0	9.8	10.9	12.1	13.3	14.7	16.2	17.6
90.5	9.9	11.0	12.2	13.4	14.8	16.3	17.8
91.0	9.9	11.1	12.3	13.5	15.0	16.4	17.9
91.5	10.0	11.2	12.4	13.6	15.1	16.5	18.0
92.0	10.1	11.3	12.5	13.7	15.2	16.7	18.1
92.5	10.2	11.4	12.6	13.9	15.3	16.8	18.3
93.0	10.3	11.5	12.8	14.0	15.4	16.9	18.4
93.5	10.4	11.6	12.9	14.1	15.6	17.0	18.5
94.0	10.5	11.7	13.0	14.2	15.7	17.2	18.6
94.5	10.6	11.8	13.1	14.3	15.8	17.3	18.8
95.0	10.7	11.9	13.2	14.5	15.9	17.4	18.9
95.5	10.8	12.0	13.3	14.6	16.1	17.5	19.0

续表

（厘米）	−3s	−2s	−1s	平均值	+1s	+2s	+3s
96.0	10.9	12.1	13.4	14.7	16.2	17.7	19.2
96.5	11.0	12.2	13.5	14.8	16.3	17.8	19.3
97.0	11.0	12.4	13.7	15.0	16.5	17.9	19.4
97.5	11.1	12.5	13.8	15.1	16.6	18.1	19.6
98.0	11.2	12.6	13.9	15.2	16.7	18.2	19.7
98.5	11.3	12.7	14.0	15.4	16.9	18.4	19.9
99.0	11.4	12.8	14.1	15.5	17.0	18.5	20.0
99.5	11.5	12.9	14.3	15.6	17.1	18.6	20.2
100.0	11.6	13.0	14.4	15.7	17.3	18.8	20.3
100.5	11.7	13.1	14.5	15.9	17.4	18.9	20.5
101.0	11.8	13.2	14.6	16.0	17.5	19.1	20.6
101.5	11.9	13.3	14.7	16.2	17.7	19.2	20.8
102.0	12.0	13.4	14.9	16.3	17.8	19.4	20.9
102.5	12.1	13.6	15.0	16.4	18.0	19.5	21.1
103.0	12.2	13.7	15.1	16.6	18.1	19.7	21.3
103.5	12.3	13.8	15.3	16.7	18.3	19.9	21.4
104.0	12.4	13.9	15.4	16.9	18.4	20.0	21.6
104.5	12.6	14.0	15.5	17.0	18.6	20.2	21.8
105.0	12.7	14.2	15.6	17.1	18.8	20.4	22.0
105.5	12.8	14.3	15.8	17.3	18.9	20.5	22.2
106.0	12.9	14.4	15.9	17.4	19.1	20.7	22.4
106.5	13.0	14.5	16.1	17.6	19.2	20.9	22.5
107.0	13.1	14.7	16.2	17.7	19.4	21.1	22.7
107.5	13.2	14.8	16.3	17.9	19.6	21.3	22.9
108.0	13.4	14.9	16.5	18.0	19.7	21.4	23.1
108.5	13.5	15.0	16.6	18.2	19.9	21.6	23.4
109.0	13.6	15.2	16.8	18.3	20.1	21.8	23.6
109.5	13.7	15.3	16.9	18.5	20.3	22.0	23.8
110.0	13.8	15.4	17.1	18.7	20.4	22.2	24.0
110.5	14.0	15.6	17.2	18.8	20.6	22.4	24.2
111.0	14.1	15.7	17.4	19.0	20.8	22.6	24.5
111.5	14.2	15.9	17.5	19.1	21.0	22.8	24.2
112.0	14.4	16.0	17.7	19.3	21.2	23.1	24.9
112.5	14.5	16.1	17.8	19.5	21.4	23.3	25.2
113.0	14.6	16.3	18.0	19.6	21.6	23.5	25.4
113.5	14.8	16.4	18.1	19.8	21.8	23.7	25.7
114.0	14.9	16.6	18.3	20.0	22.0	24.0	25.9
114.5	15.0	16.7	18.5	20.2	22.2	24.2	26.2
115.0	15.2	16.9	18.6	20.3	22.4	24.4	26.5
115.5	15.3	17.1	18.8	20.5	22.6	24.7	26.8
116.0	15.5	17.2	18.9	20.7	22.8	24.9	27.0

续表

（厘米）	−3*s*	−2*s*	−1*s*	平均值	+1*s*	+2*s*	+3*s*
116.5	15.6	17.4	19.1	20.9	23.0	25.2	27.3
117.0	15.8	17.5	19.3	21.1	23.2	25.4	27.6
117.5	15.9	17.7	19.5	21.2	23.5	25.7	27.9
118.0	16.1	17.9	19.6	21.4	23.7	26.0	28.2
118.5	16.2	18.0	19.8	21.6	23.9	26.2	28.5
119.0	16.4	18.2	20.0	21.8	24.2	26.5	28.8
119.5	16.6	18.4	20.2	22.0	24.4	26.8	29.2
120.0	16.7	18.5	20.4	22.2	24.6	27.1	29.5
120.5	16.9	18.7	20.6	22.4	24.9	27.4	29.8
121.0	17.0	18.9	20.7	22.6	25.1	27.6	30.2
121.5	17.2	19.1	20.9	22.8	25.4	27.9	30.5
122.0	17.4	19.2	21.1	23.0	25.6	28.3	30.9
122.5	17.5	19.4	21.3	23.2	25.9	28.6	31.2
123.0	17.7	19.6	21.5	23.4	26.2	28.9	31.6
123.5	17.9	19.8	21.7	23.6	26.4	29.2	32.0
124.0	18.0	20.0	21.9	23.9	26.7	29.5	32.4
124.5	18.2	20.2	22.1	24.1	27.0	29.9	32.7
125.0	18.4	20.4	22.3	24.3	27.2	30.2	33.1
125.5	18.6	20.5	22.5	24.5	27.5	30.5	33.5
126.0	18.7	20.7	22.8	24.8	27.8	30.9	33.9
126.5	18.9	20.9	23.0	25.0	28.1	31.2	34.4
127.0	19.1	21.1	23.2	25.2	28.4	31.6	34.8
127.5	19.2	21.3	23.4	25.5	28.7	32.0	35.2
128.0	19.4	21.5	23.6	25.7	29.0	32.3	35.6
128.5	19.6	21.7	23.8	26.0	29.3	32.7	36.1
129.0	19.8	21.9	24.1	26.2	29.7	33.1	36.5
129.5	19.9	22.1	24.3	26.5	30.0	33.5	37.0
130.0	20.1	22.3	24.5	26.8	30.3	33.9	37.5
130.5	20.3	22.5	24.8	27.0	30.7	34.3	37.9
131.0	20.4	22.7	25.0	27.3	31.0	34.7	38.4
131.5	20.6	22.9	25.2	27.6	31.3	35.1	38.9
132.0	20.8	23.1	25.5	27.8	31.7	35.5	39.4
132.5	21.0	23.3	25.7	28.1	32.1	36.0	39.9
133.0	21.1	23.6	26.0	28.4	32.4	36.4	40.4
133.5	21.3	23.8	26.2	28.7	32.8	36.9	40.9
134.0	21.5	24.0	26.5	29.0	33.2	37.3	41.5
134.5	21.6	24.2	26.7	29.3	33.5	37.8	42.0
135.0	21.8	24.4	27.0	29.6	33.9	38.2	42.5
135.5	22.0	24.6	27.3	29.9	34.3	38.7	43.1
136.0	22.1	24.8	27.5	30.2	34.7	39.2	43.7
136.5	22.3	25.0	27.8	30.6	35.1	39.7	44.2

续表

(厘米)	$-3s$	$-2s$	$-1s$	平均值	$+1s$	$+2s$	$+3s$
137.0	22.4	25.3	28.1	30.9	35.5	40.2	44.8
137.5	22.6	25.5	28.4	31.2	36.0	40.7	45.4
138.0	22.8	25.7	28.6	31.6	36.4	41.2	46.0
138.5	22.9	25.9	28.9	31.9	36.8	41.7	46.6

附表 11 WHO 身高 49~101cm 女孩的身高体重(kg)表(卧位)(均值±标准差,$\bar{X} \pm s$)

(厘米)	$-3s$	$-2s$	$-1s$	平均值	$+1s$	$+2s$	$+3s$
49.0	2.2	2.6	2.9	3.3	3.6	4.0	4.3
49.5	2.2	2.6	3.0	3.4	3.7	4.1	4.5
50.0	2.3	2.6	3.0	3.4	3.8	4.2	4.6
50.5	2.3	2.7	3.1	3.5	3.9	4.3	4.7
51.0	2.3	2.7	3.1	3.5	4.0	4.4	4.9
51.5	2.4	2.8	3.2	3.6	4.1	4.S	5.0
52.0	2.4	2.8	3.3	3.7	4.2	4.7	5.1
52.5	2.5	2.9	3.4	3.8	4.3	4.8	5.3
53.0	2.5	3.0	3.4	3.9	4.4	4.9	5.4
53.5	2.6	3.1	3.5	4.0	4.5	5.0	5.6
54.0	2.7	3.1	3.6	4.1	4.6	5.2	5.7
54.5	2.7	3.2	3.7	4.2	4.7	5.3	5.9
55.0	2.8	3.3	3.8	4.3	4.9	5.5	6.0
55.5	2.9	3.4	3.9	4.4	5.0	5.6	6.2
56.0	3.0	3.5	4.0	4.5	5.1	5.7	6.3
56.5	3.0	3.6	4.1	4.6	5.3	5.9	6.5
57.0	3.1	3.7	4.2	4.8	5.4	6.0	6.6
57.5	3.2	3.8	4.3	4.9	5.5	6.2	6.8
58.0	3.3	3.9	4.4	5.0	5.7	6.3	7.0
58.5	3.4	4.0	4.6	5.1	5.8	6.5	7.1
59.0	3.5	4.1	4.7	5.3	5.9	6.6	7.3
59.5	3.6	4.2	4.8	5.4	6.1	6.8	7.4
60.0	3.7	4.3	4.9	5.5	6.2	6.9	7.6
60.5	3.8	4.4	5.1	5.7	6.4	7.1	7.7
61.0	3.9	4.6	5.2	5.8	6.5	7.2	7.9
61.5	4.0	4.7	5.3	6.0	6.7	7.4	8.1
62.0	4.1	4.8	5.4	6.1	6.8	7.5	8.2
62.5	4.2	4.9	5.6	6.2	7.0	7.7	8.4
63.0	4.4	5.0	5.7	6.4	7.1	7.8	8.5
63.5	4.5	5.2	5.8	6.5	7.3	8.0	8.7
64.0	4.6	5.3	6.0	6.7	7.4	8.1	8.9
64.5	4.7	5.4	6.1	6.8	7.6	8.3	9.0

续表

（厘米）	−3s	−2s	−1s	平均值	+1s	+2s	+3s
65.0	4.8	5.5	6.3	7.0	7.7	8.4	9.2
65.5	4.9	5.7	6.4	7.1	7.9	8.6	9.3
66.0	5.1	5.8	6.5	7.3	8.0	8.7	9.5
66.5	5.2	5.9	6.7	7.4	8.1	8.9	9.6
67.0	5.3	6.0	6.8	7.5	8.3	9.0	9.8
67.5	5.4	6.2	6.9	7.7	8.4	9.2	9.9
68.0	5.5	6.3	7.1	7.8	8.6	9.3	10.1
68.5	5.6	6.4	7.2	8.0	8.7	9.5	10.2
69.0	5.8	6.5	7.3	8.1	8.9	9.6	10.4
69.5	5.9	6.7	7.5	8.2	9.0	9.8	10.5
70.0	6.0	6.8	7.6	8.4	9.1	9.9	10.7
70.5	6.1	6.9	7.7	8.5	9.3	10.1	10.8
71.0	6.2	7.0	7.8	8.6	9.4	10.2	11.0
71.5	6.3	7.1	8.0	8.8	9.5	10.3	11.1
72.0	6.4	7.2	8.1	8.9	9.7	10.5	11.2
72.5	6.5	7.4	8.2	9.0	9.8	10.5	11.4
73.0	6.6	7.5	8.3	9.1	9.9	10.7	11.5
73.5	6.7	7.6	8.4	9.3	10.0	10.8	11.6
74.0	6.8	7.7	8.5	9.4	10.2	11.0	11.8
74.5	6.9	7.8	8.6	9.5	10.3	11.1	11.9
75.0	7.0	7.9	8.7	9.6	10.4	11.2	12.0
75.5	7.1	8.0	8.8	9.7	10.5	11.3	12.1
76.0	7.2	8.1	8.9	9.8	10.6	11.4	12.3
76.5	7.3	8.2	9.0	9.9	10.7	11.6	12.4
77.0	7.4	8.3	9.1	10.0	10.8	11.7	12.5
77.5	7.5	8.4	9.2	10.1	11.0	11.8	12.6
78.0	7.6	8.5	9.3	10.2	11.1	11.9	12.7
78.5	7.7	8.6	9.4	10.3	11.2	12.0	12.9
79.0	7.8	8.7	9.5	10.4	11.3	12.1	13.0
79.5	7.9	8.7	9.6	10.5	11.4	12.2	13.1
80.0	8.0	8.8	9.7	10.6	11.5	12.3	13.2
80.5	8.0	8.9	9.8	10.7	11.6	12.4	13.3
81.0	8.1	9.0	9.9	10.8	11.7	12.6	13.4
81.5	8.2	9.1	10.0	10.9	11.8	12.7	13.5
82.0	8.3	9.2	10.1	11.0	11.9	12.8	13.7
82.5	8.4	9.3	10.2	11.1	12.0	12.9	13.8
83.0	8.5	9.4	10.3	11.2	12.1	13.0	13.9
83.5	8.5	9.5	10.4	11.3	12.2	13.1	14.0
84.0	8.7	9.6	10.5	11.4	12.3	13.2	14.1
84.5	8.7	9.6	10.6	11.5	12.4	13.3	14.2
85.0	8.8	9.7	10.6	11.6	12.5	13.4	14.3

续表

（厘米）	−3*s*	−2*s*	−1*s*	平均值	+1*s*	+2*s*	+3*s*
85.5	8.9	9.8	10.7	11.7	12.6	13.5	14.5
86.0	9.0	9.9	10.8	11.8	12.7	13.6	14.6
86.5	9.1	10.0	10.9	11.8	12.8	13.7	14.7
87.0	9.2	10.1	11.0	11.9	12.9	13.9	14.8
87.5	9.3	10.2	11.1	12.0	13.0	14.0	14.9
88.0	9.4	10.3	11.2	12.2	13.1	14.1	15.0
88.5	9.4	10.4	11.3	12.3	13.2	14.2	15.2
89.0	9.5	10.5	11.4	12.4	13.3	14.3	15.3
89.5	9.6	10.6	11.5	12.5	13.4	14.4	15.4
90.0	9.7	10.7	11.6	12.6	13.6	14.5	15.5
90.5	9.8	10.8	11.7	12.7	13.7	14.7	15.7
91.0	9.9	10.9	11.8	12.8	13.8	14.8	15.8
91.5	10.0	11.0	11.9	12.9	13.9	14.9	15.9
92.0	10.1	11.1	12.1	13.0	14.0	15.0	16.0
92.5	10.2	11.2	12.2	13.1	14.2	15.2	16.2
93.0	10.3	11.3	12.3	13.3	14.3	15.3	16.3
93.5	10.4	11.4	12.4	13.4	14.4	15.4	16.5
94.0	10.5	11.5	12.5	13.5	14.5	15.6	16.6
94.5	10.6	11.6	12.6	13.6	14.7	15.7	16.7
95.0	10.7	11.8	12.8	13.8	14.8	15.9	16.9
95.5	10.9	11.9	12.9	13.9	15.0	16.0	17.0
96.0	11.0	12.0	13.0	14.0	15.1	16.1	17.2
96.5	11.1	12.1	13.1	14.2	15.2	16.3	17.4
97.0	11.2	12.2	13.3	14.3	15.4	16.5	17.6
97.5	11.3	12.4	13.4	14.4	15.5	16.6	17.7
98.0	11.5	12.5	13.5	14.6	15.7	16.8	17.9
98.5	11.6	12.6	13.7	14.7	15.8	16.9	18.0
99.0	11.7	12.8	13.8	14.9	16.0	17.1	18.2
99.5	11.9	12.9	14.0	15.0	16.1	17.3	18.4
100.0	12.0	13.1	14.1	15.2	16.3	17.4	18.6
100.5	12.1	13.2	14.3	15.3	16.5	17.6	18.8
101.0	12.3	13.3	14.4	15.5	16.6	17.8	19.0

附表 12　WHO 身高 55~137 厘米女孩的身高体重（千克）表(立位)（均值 ± 标准差，$\bar{X} \pm s$）

（厘米）	−3*s*	−2*s*	−1*s*	平均值	+1*s*	+2*s*	+3*s*
55.0	2.3	3.0	3.6	4.3	5.5	6.7	7.9
55.5	2.4	3.1	3.8	4.5	5.7	6.9	8.1
56.0	2.5	3.2	3.9	4.7	5.9	7.1	8.3
56.5	2.6	3.4	4.1	4.8	6.0	7.3	8.5

续表

（厘米）	−3*s*	−2*s*	−1*s*	平均值	+1*s*	+2*s*	+3*s*
57.0	2.7	3.5	4.2	5.0	6.2	7.4	8.6
57.5	2.8	3.6	4.4	5.2	6.4	7.6	8.8
58.0	3.0	3.8	4.5	5.3	6.6	7.8	9.0
58.5	3.1	3.9	4.7	5.5	6.7	7.9	9.1
59.0	3.2	4.0	4.8	5.7	6.9	8.1	9.3
59.5	3.3	4.1	5.0	5.8	7.0	8.3	9.5
60.0	3.4	4.3	5.1	6.0	7.2	8.4	9.6
60.5	3.5	4.4	5.3	6.1	7.3	8.6	9.8
61.0	3.6	4.5	5.4	6.3	7.5	8.7	9.9
61.5	3.7	4.6	5.5	6.4	7.6	8.9	10.1
62.0	3.9	4.8	5.7	6.6	7.8	9.0	10.2
62.5	4.0	4.9	5.8	6.7	7.9	9.2	10.4
63.0	4.1	5.0	5.9	6.9	8.1	9.3	10.5
63.5	4.2	5.1	6.1	7.0	8.2	9.4	10.7
64.0	4.3	5.2	6.2	7.1	8.4	9.6	10.8
64.5	4.4	5.4	6.3	7.3	8.5	9.7	10.9
65.0	4.5	5.5	6.4	7.4	8.6	9.8	11.1
65.5	4.6	5.6	6.6	7.5	8.8	10.0	11.2
66.0	4.7	5.7	6.7	7.7	8.9	10.1	11.3
66.5	4.8	5.8	6.8	7.8	9.0	10.2	11.5
67.0	5.0	5.9	6.9	7.9	9.1	10.4	11.6
67.5	5.1	6.1	7.0	8.0	9.3	10.5	11.7
68.0	5.2	6.2	7.2	8.2	9.4	10.6	11.9
68.5	5.3	6.3	7.3	8.3	9.5	10.7	12.0
69.0	5.4	6.4	7.4	8.4	9.6	10.9	12.1
69.5	5.5	6.5	7.5	8.5	9.8	11.0	12.2
70.0	5.6	6.6	7.6	8.6	9.9	11.1	12.4
70.5	5.7	6.7	7.7	8.8	10.0	11.2	12.5
71.0	5.8	6.8	7.9	8.9	10.1	11.4	12.6
71.5	5.9	6.9	8.0	9.0	10.2	11.5	12.7
72.0	6.0	7.1	8.1	9.1	10.3	11.6	12.8
72.5	6.1	7.2	8.2	9.2	10.5	11.7	13.0
73.0	6.2	7.3	8.3	9.3	10.6	11.8	13.1
73.5	6.4	7.4	8.4	9.4	10.7	11.9	13.2
74.0	6.5	7.5	8.5	9.5	10.8	12.1	13.3
74.5	6.6	7.6	8.6	9.6	10.9	12.2	13.4
75.0	6.7	7.7	8.7	9.7	11.0	12.3	13.6
75.5	6.8	7.8	8.8	9.9	11.1	12.4	13.7
76.0	6.9	7.9	8.9	10.0	11.2	12.5	13.8
76.5	7.0	8.0	9.0	10.1	11.3	12.6	13.9
77.0	7.1	8.1	9.1	10.2	11.5	12.7	14.0

续表

（厘米）	−3*s*	−2*s*	−1*s*	平均值	+1*s*	+2*s*	+3*s*
77.5	7.2	8.2	9.2	10.3	11.6	12.8	14.1
78.0	7.3	8.3	9.3	10.4	11.7	13.0	14.3
78.5	7.4	8.4	9.4	10.5	11.8	13.1	14.4
79.0	7.5	8.5	9.5	10.6	11.9	13.2	14.5
79.5	7.6	8.6	9.7	10.7	12.0	13.3	14.6
80.0	7.7	8.7	9.8	10.8	12.1	13.4	14.7
80.5	7.8	8.8	9.9	10.9	12.2	13.5	14.8
81.0	7.9	8.9	10.0	11.0	12.3	13.6	15.0
81.5	8.0	9.0	10.1	11.1	12.4	13.8	15.1
82.0	8.1	9.1	10.2	11.2	12.5	13.9	15.2
82.5	8.2	9.2	10.3	11.3	12.6	14.0	15.3
83.0	8.3	9.3	10.4	11.4	12.8	14.1	15.4
83.5	8.3	9.4	10.5	11.5	12.9	14.2	15.6
84.0	8.4	9.5	10.6	11.6	13.0	14.3	15.7
84.5	8.5	9.6	10.7	11.7	13.1	14.4	15.8
85.0	8.6	9.7	10.8	11.8	13.2	14.6	15.9
85.5	8.7	9.8	10.9	11.9	13.3	14.7	16.1
86.0	8.8	9.9	11.0	12.0	13.4	14.8	16.2
86.5	8.9	10.0	11.1	12.2	13.5	14.9	16.3
87.0	9.0	10.1	11.2	12.3	13.7	15.1	16.4
87.5	9.1	10.2	11.3	12.4	13.8	1S.2	16.6
88.0	9.2	10.3	11.4	12.5	13.9	15.3	16.7
88.5	9.3	10.4	11.5	12.6	14.0	15.4	16.8
89.0	9.3	10.5	11.6	12.7	14.1	15.6	17.0
89.5	9.4	10.6	11.7	12.8	14.2	15.7	17.1
90.0	9.5	10.7	11.8	12.9	14.4	15.8	17.3
90.5	9.6	10.7	11.9	13.0	14.5	15.9	17.4
91.0	9.7	10.8	12.0	13.2	14.6	16.1	17.5
91.5	9.8	10.9	12.1	13.3	14.7	16.2	17.7
92.0	9.9	11.0	12.2	13.4	14.9	16.3	17.8
92.5	9.9	11.1	12.3	13.5	15.0	16.5	18.0
93.0	10.0	11.2	12.4	13.6	15.1	16.6	18.1
93.5	10.1	11.3	12.5	13.7	15.2	16.7	18.3
94.0	10.2	11.4	12.6	13.9	15.4	16.9	18.4
94.5	10.3	11.5	12.8	14.0	15.5	17.0	18.6
95.0	10.4	11.6	12.9	14.1	15.6	17.2	18.7
95.5	10.5	11.7	13.0	14.2	15.8	17.3	18.9
96.0	10.6	11.8	13.1	14.3	15.9	17.5	19.0
96.5	10.7	11.9	13.2	14.5	16.0	17.6	19.2
97.0	10.7	12.0	13.3	14.6	16.2	17.8	19.3
97.5	10.8	12.1	13.4	14.7	16.3	17.9	19.5

续表

（厘米）	-3s	-2s	-1s	平均值	+1s	+2s	+3s
98.0	10.9	12.2	13.5	14.9	16.5	18.1	19.7
98.5	11.0	12.3	13.7	15.0	16.6	18.2	19.8
99.0	11.1	12.4	13.8	15.1	16.7	18.4	20.0
99.5	11.2	12.5	13.9	15.2	16.9	18.5	20.1
100.0	11.3	12.7	14.0	15.4	17.0	18.7	20.3
100.5	11.4	12.8	14.1	15.5	17.2	18.8	20.5
101.0	11.5	12.9	14.3	15.6	17.3	19.0	20.7
101.5	11.6	13.0	14.4	15.8	17.5	19.1	20.8
102.0	11.7	13.1	14.5	15.9	17.6	19.3	21.0
102.5	11.8	13.2	14.6	16.0	17.8	19.5	21.2
103.0	11.9	13.3	14.7	16.2	17.9	19.6	21.4
103.5	12.0	13.4	14.9	16.3	18.1	19.8	21.6
104.0	12.1	13.5	15.0	16.5	18.2	20.0	21.7
104.5	12.2	13.7	15.1	16.6	18.4	20.1	21.9
105.0	12.3	13.8	15.3	16.7	18.5	20.3	22.1
105.5	12.4	13.9	15.4	16.9	18.7	20.5	22.3
106.0	12.5	14.0	15.5	17.0	18.9	20.7	22.5
106.5	12.6	14.1	15.7	17.2	19.0	20.9	22.7
107.0	12.7	14.3	15.8	17.3	19.2	21.0	22.9
107.5	12.8	14.4	15.9	17.5	19.3	21.2	23.1
108.0	13.0	14.5	16.1	17.6	19.5	21.4	23.3
108.5	13.1	14.6	16.2	17.8	19.7	21.6	23.5
109.0	13.2	14.8	16.4	17.9	19.8	21.8	23.7
109.5	13.3	14.9	16.5	18.1	20.0	22.0	23.9
110.0	13.4	15.0	16.6	18.2	20.2	22.2	24.1
110.5	13.6	15.2	16.8	18.4	20.4	22.4	24.3
111.0	13.7	15.3	16.9	18.6	20.6	22.6	24.6
111.5	13.8	15.5	17.1	18.7	20.7	22.8	24.8
112.0	14.0	15.6	17.2	18.9	20.9	23.0	25.0
112.5	14.1	15.7	17.4	19.0	21.1	23.2	25.2
113.0	14.2	15.9	17.5	19.2	21.3	23.4	25.5
113.5	14.4	16.0	17.7	19.4	21.5	23.6	25.7
114.0	14.5	16.2	17.9	19.5	21.7	23.8	26.0
114.5	14.6	16.3	18.0	19.7	21.9	24.1	26.2
115.0	14.8	16.5	18.2	19.9	22.1	24.3	26.5
115.5	14.9	16.6	18.4	20.1	22.3	24.5	26.3
116.0	15.0	16.8	18.5	20.3	22.5	24.8	27.0
116.5	15.2	16.9	18.7	20.4	22.7	25.0	27.3
117.0	15.3	17.1	18.9	20.6	23.0	25.3	27.6
117.5	15.5	17.3	19.0	20.8	23.2	25.6	27.9
118.0	15.6	17.4	19.2	21.0	23.4	25.8	28.2

续表

（厘米）	−3*s*	−2*s*	−1*s*	平均值	+1*s*	+2*s*	+3*s*
118.5	15.8	17.6	19.4	21.2	23.7	26.1	28.5
119.0	15.9	17.7	19.6	21.4	23.9	26.4	28.9
119.5	16.1	17.9	19.8	21.6	24.1	26.7	29.2
120.0	16.2	18.1	20.0	21.8	24.4	27.0	29.6
120.5	16.4	18.3	20.1	22.0	24.7	27.3	29.9
121.0	16.5	18.4	20.3	22.2	24.9	27.6	30.3
121.5	16.7	18.6	20.5	22.5	25.2	27.9	30.7
122.0	16.8	18.8	20.7	22.7	25.5	28.3	31.1
122.5	17.0	19.0	20.9	22.9	25.8	28.6	31.5
123.0	17.1	19.1	21.2	23.1	26.1	29.0	31.9
123.5	17.3	19.3	21.3	23.4	26.4	29.3	32.3
124.0	17.4	19.5	21.6	23.6	26.7	29.7	32.8
124.5	17.6	19.7	21.8	23.9	27.0	30.1	33.2
125.0	17.8	19.9	22.0	24.1	27.3	30.5	33.7
125.5	17.9	20.1	22.2	24.3	27.6	30.9	34.2
126.0	18.1	20.2	22.4	24.6	28.0	31.3	34.7
126.5	18.2	20.4	22.7	24.9	28.3	31.7	35.2
127.0	18.4	20.6	22.9	25.1	28.6	32.2	35.7
127.5	18.6	20.8	23.1	25.4	29.0	32.6	36.2
128.0	18.7	21.0	23.3	25.7	29.4	33.1	36.8
128.5	18.9	21.2	23.6	25.9	29.7	33.6	37.4
129.0	19.0	21.4	23.8	26.2	30.1	34.0	37.9
129.5	19.2	21.6	24.1	26.5	30.5	34.5	38.6
130.0	19.4	21.8	24.3	26.8	30.9	35.1	39.2
130.5	19.5	22.1	24.6	27.1	31.3	35.6	39.8
131.0	19.7	22.3	24.8	27.4	31.8	36.1	40.5
131.5	19.1	22.5	25.1	27.7	32.2	36.7	41.1
132.0	20.0	22.7	25.4	28.0	32.6	37.2	41.8
132.5	20.2	22.9	25.6	28.4	33.1	37.8	42.6
133.0	20.4	23.1	25.9	28.7	33.6	38.4	43.3
133.5	20.5	23.4	26.2	29.0	34.0	39.0	44.0
134.0	20.7	23.6	26.5	29.4	34.5	39.7	44.8
134.5	20.8	23.8	26.8	29.7	35.0	40.3	45.6
135.0	21.0	24.0	27.0	30.1	35.5	41.0	46.4
135.5	21.2	24.3	27.3	30.4	36.0	41.6	47.2
136.0	21.3	24.5	27.6	30.8	36.5	42.3	48.1
136.5	21.5	25.7	27.9	31.1	37.1	43.0	49.0
137.0	21.7	25.0	28.2	31.5	37.6	43.7	49.9

参考文献

【1】胡亚美，江戴芳（主编）.诸福棠实用儿科学(第七版). 北京：人民卫生出版社，2002
【2】王令仪（主编). 儿童保健学. 北京：科学出版社，1997
【3】石淑华（主编). 儿童保健学. 北京：人民卫生出版社，2006
【4】何国军，张静平. 实用社区护理. 北京：人民卫生出版社，2002
【5】苟文丽，吴连方. 分娩学. 北京：人民卫生出版社，2005
【6】殷磊. 护理学基础 (第 3 版) . 北京：人民卫生出版社，2002
【7】杨锡强，易著文.儿科学 (第 6 版) . 北京：人民卫生出版社，2003
【8】胡雁. 儿科护理学. 北京：人民卫生出版社，2005
【9】劳动和社会保障部 中国就业培训技术指导中心.育婴员（国家职业资格培训教程). 北京：中国妇女出版社，2003
【10】劳动和社会保障部教材办公室 上海市职业培训指导中心.育婴师（国家职业资格五级). 北京：中国劳动社会保障出版社，2006
【11】劳动和社会保障部教材办公室 上海市职业培训指导中心. 育婴师（国家职业资格四级). 北京：中国劳动社会保障出版社，2006
【12】劳动和社会保障部教材办公室 上海市职业培训指导中心. 育婴师（国家职业资格三级). 北京：中国劳动社会保障出版社，2006
【13】谢鹏，林义雯，吴昭琳. 培养 0~3 岁高智商宝宝天天练. 长沙：湖南科学技术出版社，2006
【14】丁宗一（主编). 中国儿童喂养指南. 北京：第二军医大学出版社，2006
【15】程军. 在游戏中成长. 北京：九州出版社，2005
【16】李洁. 婴幼儿运动训练. 北京：中国人口出版社，2005
【17】楼必生. 婴儿教育活动设计. 湖北：华中师范大学出版社，2000
【18】薛辛东. 儿科学. 北京：人民卫生出版社，2005
【19】陈帼眉. 学前心理学. 北京：人民教育出版社，2003
【20】蒙台梭利育儿课程编委会. 如何强化开发婴幼儿语言能力. 北京：中国档案出版社，2003
【21】蒙台梭利育儿课程编委会. 儿童早期教育法. 北京：中国档案出版社，2003
【22】劳动和社会保障部培训就业司，职业技能鉴定中心. 国家职业技能鉴定教程. 北京：北京广播学院出版社，2003
【23】谢鹏，林义雯. 婴幼儿科学养育. 长沙：湖南科学技术出版社，2005
【24】徐景蓁. 实用育儿百科. 北京：中国轻工业出版社，2008
【25】全国家政服务实验基地教材编写组. 高级家政服务员实用教程. 北京：机械工业出版社，2004
【26】沈晓明（主编）. 儿童铅中毒. 北京：人民卫生出版社，1996
【27】钟燕，刘康香，康如彤，等.长沙市儿童铅中毒危险因素调查. [J] 湖南医学，2002，19 (1)，59~60

图书在版编目（CIP）数据

育婴师职业资格培训教程：国家职业资格五级、四级、三级／湖南省育婴师国家职业资格培训与鉴定教程编审委员会组织编写．—长沙：湖南科学技术出版社，2008.7（2019年重印）
ISBN 978－7－5357－5368－7

Ⅰ．育... Ⅱ．湖... Ⅲ．婴幼儿—哺育—技术培训—教材 Ⅳ．R174

中国版本图书馆CIP数据核字(2008)第114588号

国家职业资格培训与鉴定教程
育婴师职业资格培训教程
（国家职业资格五级、四级、三级）
组织编写：湖南省育婴师国家职业资格培训与鉴定教程编审委员会
责任编辑：龚绍石　杨　林
出版发行：湖南科学技术出版社
社　　址：长沙市湘雅路276号
　　　　　http：//www.hnstp.com
邮购联系：本社直销科　0731－84375808
印　　刷：长沙鸿和印务有限公司
　　　　　（印装质量问题请直接与本厂联系）
厂　　址：长沙市望城区金山桥街道
邮　　编：410200
版　　次：2008年7月第1版
印　　次：2019年9月第15次印刷
开　　本：787mm×1092mm　1/16
印　　张：22
字　　数：530000
书　　号：ISBN 978－7－5357－5368－7
定　　价：38.00元